「腹の虫」の研究

日本の心身観をさぐる

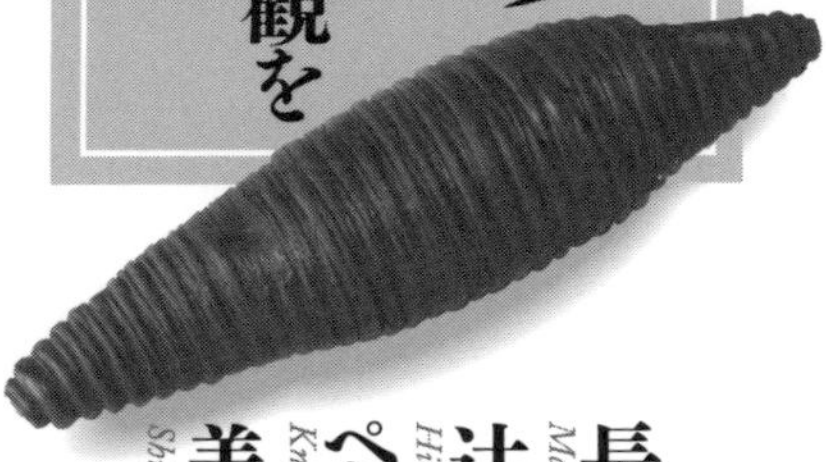

長谷川雅雄 *Masao Hasegawa*
辻本裕成 *Hiroshige Tsujimoto*
ペトロ・クネヒト *Knecht Peter*
美濃部重克 *Shigekatsu Minobe*

名古屋大学出版会

南山大学学術叢書

「腹の虫」の研究　目次

はじめに 1

第Ⅰ部

第1章　言葉を発する「虫」――「応声虫」という奇病 ……… 11

　一　「応声虫」の事例　12
　二　創作文芸に見る「応声虫」　20
　三　医書の「応声虫」論　24
　四　「応声虫」とは何か――精神医学的検討　35

第2章　「虫」の病と「異虫」 ……… 55

　一　「虫証」　56
　二　姿を現す「異虫」たち　61
　三　顕微鏡の登場とその波紋　72
　四　顕微鏡による「異虫」の観察　79

第3章　「諸虫」と「五臓思想」……89
一　「諸虫」　90
二　「五臓思想」　106
三　「離魂病」　116
四　「五臓」と「虫」　127
第4章　「虫の居所」――「腹の虫」と「胸の虫」……137
一　「腹の虫」と「胸の虫」　138
二　「癪」――「腹」と「胸」の病　154
三　「癪の虫」　175
四　「虫の居所」としての「腹」と「胸」　183
第5章　「疳の虫」……191
一　文芸作品の「疳の虫」とその周辺　192
二　医家による見解　202
三　「疳」の病症変遷――「疳」と「労」　219
四　「疳」と「労」の「虫」像　230

第6章 「疳の虫」の民間治療 ………… 243

一 江戸時代の「疳の虫」の治療法 244
二 「虫封じ」の民俗誌 254
三 現代の「虫封じ」 263
四 「虫封じ」の社会における意味 276

第Ⅱ部

第7章 「虫」病前史──「鬼」から「虫」へ ………… 287

一 「霊因」と医の領域 288
二 「鬼」と「尸」 303
三 「伝尸鬼」と「伝尸虫」 311

第8章 「虫」病の誕生 ………… 325

一 室町・戦国期の日記と「虫」所労 326
二 わが国特有の「虫」病 333
三 「胸虫」から「積虫」へ 347

目次

第9章 「虫」観・「虫」像の解体と近代化 …… 355

一 「脳・神経」学説とその影響 356

二 「虫」の発生思想とその変容 377

三 近代医学と「虫」病の解体 392

第10章 教科書と近代文学に見る「五臓」用語と「脳・神経」表現 …… 411

一 初等教育用教科書に見る心身観 412

二 近代文学に見る「脳・神経」と「虫」 424

三 消え去ることのない「腹の虫」 440

おわりに 449

注 455
あとがき 477
文献一覧 巻末13
事項索引 巻末4
人名索引 巻末1

凡例

一、資料の引用は、巻末の「文献一覧」に示した出典による。ただし、大正期以降の資料については、原則として当該の注において示した。

二、旧漢字・異体字などは原則として現在通用の字体に改めて引用した。また、適宜、句読点、濁点などを補った。

三、参考のため、引用資料について、通説により成立年または刊年と著者を示したが、成立年や著者には議論の余地の残っている資料も少なくない。資料のおおまかな年代を知るための便宜的なものと理解されたい。成立年または刊年は、江戸時代以前のものは西暦年で、明治以後のものは和暦年で示した。成立年と刊年がともに明らかで、かつその差が五年以上ある場合は、その双方を併記し、成立年と刊年の差が五年に満たない場合は、刊年のみを記すこととした。中国の文献を示す場合は、著者名とともに、著者の活躍時代名を記したが、成立年や刊年に関して不明であったり諸説があったりするものも多いため、おおよその成立年または刊年を西暦年で記すこととした。

四、資料の成立年が不詳の場合には、著者の生没年を示した。

五、原漢文のものは原則として私に書き下して引用した。日本の文献を書き下した場合には「漢文」と記した。

六、原本が和刻本などで訓点、振り仮名などを有する場合にはそれに従って書き下し、振り仮名を付けて引用した。日本の文献および中国文献の和刻版においては、その訓点に従ったが、意味が通じやすくするために改変した箇所も一部ある。和刻本から引用した場合に、原本にない振り仮名を引用者が補った時は（　）で振り仮名を付した。

七、引用文中にある割注や割書きは、〔　〕のなかに一行表記で示した。

八、引用文中の引用者による補いは、（　）で示した。

はじめに

「腹の虫が納まらない」とか「虫の居所が悪い」という言い回しの、「虫」とはいったい何かという素朴な疑問が、本書の出発点になっている。

「腹の虫が納まらない」という言い方は、「私」（主体）は、腹立たしくて、気持ちが納まらないという状態をさしている。この場合、「私」が感じている腹立たしさを抑えがたくさせているのは「私」ではなく、「腹の虫」ということになる。どうやら、この「虫」は、怒りという感情の制御を乱すものであるらしい。「腹の虫」は、「私」のなかにあって、「私」を困らせたり、苦しめたりする意思を持つもののように思える。しかし、「虫」が「いたずら」をするのは、「虫の居所が悪い」時であって、普段は影を潜めているものであるらしい。

「虫が好かない」という時の「虫」も、謎の「虫」である。「虫が好かない」という言い回しは、何となく気に食わないとか、モヤモヤとした嫌悪の感情が起こっていることを表している。不快な心理状態になっているのに、なぜそうなっているのかを、「私」ははっきりと説明できない、または摑めていない、もしくははっきりさせることを避けているのだが、そうさせているのが「虫」だということになる。私たちは、何かを見通すことができないと、モヤモヤとした気分になったり、イライラしたりする。見通すことを妨げ、イライラさせるのも「虫」であるらしい。

「虫がいい」という時の「虫」は、なかなか魅力的な「虫」である。自分勝手なことを考えたり、したりする時、そうさせるのは「私」ではなく、「虫」であるのだから、この場合は、「私」を苦しめるのではなく、逆に「私」を楽にしてくれる「虫」である。「虫」が悪を引き受けることによって、「私」と「虫」は親和的な関係を結べている。

この「虫」のおかげで、「私」は内面の葛藤による苦痛を避けることができるという、「私」にとって都合のいい「虫」である。

「虫の知らせ」の「虫」も、不思議な「虫」だ。「不吉な予感」などの、理屈では説明できない直感的な予測をする「虫」である。この予感は、外れることも多いが、時には「虫」が予知能力を発揮したかのように、みごと的中するという凄さを見せることもある。知覚を越えたものを感知する能力は、「私」よりも「虫」の方が高いのかもしれない。

「虫」は大人だけのものとは決まっていない。もっぱら子どもを専門とする「虫」もある。「疳の虫」だ。急にぐずついたり、夜泣きを繰り返したりして、親を困らせる「虫」である。この「虫」は子どもの敵でもあり、親の敵でもある。今日においても、「疳の虫」を抑えるための「虫封じ」を行なっている寺社が、全国に散在している。「獅子身中の虫」という諺は、仲間でありながら、仲間を裏切る者の譬えとして用いられることが多いが、元来は、自身を破壊するものが自身の中にあることを意味するものである。「私」を裏切ったり、「私」を破壊するものが、「私」のなかの「虫」であるとすれば、ゾッとするほど恐ろしい「虫」である。

このように「虫」の言い回しを挙げていくとキリがないが、「私」のなかにあって「私」にさまざまな働きかけをする、こうした「虫」とはいったい何ものなのだろうか。「腹の虫」は、「もう一人の私」なのだろうか。しかし、「虫」というからには、姿・形のある生き物であるはずである。実際、人身中に寄生する「虫」もいる。では、人体に寄生する「実在体」なのだろうか。だとすれば、それが「私」のこころを変化させるというのは、明らかに奇妙である。ならば「虫」は、空想が生み出した単なる「仮想体」なのだろうか。そうであるなら、こころの不均衡をもたらすものを、なぜ「実在体」である「虫」に仮託したのだろうか。この不思議な「虫」とはいったい何だろう。

このような謎めいた「虫」の、その正体に迫るためには、「虫」たちが今日以上に生き生きと「活動」していた時代に、目を向けねばならないだろう。その時代とは、江戸時代である。当時の人々が「虫」をどう捉えていたかを探ることによって、その謎に迫る手がかりが得られるはずである。

「虫」と正面から向き合っていたのは、当時の医師たちである。江戸時代の医学は、人身中に居所を定める「虫」たちを重視していた。「虫」たちが、さまざまな病を引き起こすからである。江戸期の医書は、種々の「虫」病の記載に満ちている。その「虫」たちは、近代医学の考える寄生虫とは随分違っていた。その「虫」たちの居所も、腹だけではなく、胸にも皮下にも「虫」が「いる」とされていた。「腹の虫」だけではなく、「胸の虫」や「皮下走虫」などが実在するものと信じられていた。さらに、これらの「虫」は、人の身体だけではなく、こころにも変調をもたらすものと考えられていた。「虫」は、心身を攪乱する病害性によって、人々を苦しめたのである。「虫」は、医師にとってもなかなか手ごわい相手だった。「虫」病によって死に至ることもしばしばあったし、それに「虫」は、心身にわたって複雑な症状を引き起こすため、診断が難しかったからである。医師たちの間では、奇病に出会ったら「虫」病を疑え、と言われたほどだった。

「虫」に関心を向けたのは、医師たちばかりではなかった。一般の人々も、「虫」に対して無関心ではいられなかった。そのことは、人々の心情や暮しぶりを活写した文芸作品や浄瑠璃、歌舞伎といった演劇の台本、それに随筆類などから、伺い知ることができる。それらの作品には、「虫」や「虫」病が多く登場しており、人々が「虫」や「虫」病をどう考え、どう対処していたかが描かれている。人々は、医師を頼るだけではなかった。民間薬を用いたり、「虫」に効くとされたまじないを行なったりもしたのである。とくに、「疳の虫」の場合は、親がその子どもを連れて寺社に赴き、そこで「虫封じ」の儀礼をしてもらうという習俗が盛んだった。「疳の虫」は、幼児のありふれた病であり、またしばしば死亡する怖い病でもあったのであり、わが子の病を心配した親たちは、医師を頼るだけでなく、「虫封じ」の儀礼にも切実な期待を寄せたのだろう。

近世の医書、文芸書、そして民俗資料などを通して浮かび上がってくるのは、当時人々の日常の隅々にまで、「虫」が深く関わっていたという光景であり、社会全体が「虫」と向き合っていたという構図である。近世には、現代とあまりに異なる、「虫」と人との関わりがあったと見なければならない。

そうであるなら、このような違いを生み出したものはいったい何か、という新たな謎が立ち現れてくる。近世における「虫」と人との関わりを成立させていたものは、当時の人々が共有していたはずの「虫」観だったのではないかと私たちは考える。近世の「虫」観の大きな特徴は、先にも触れたように、人身中の「虫」が身体だけではなく、精神にも変調をもたらす攪乱体と捉えられていたことである。このことは、人の身体と精神をどう見るかという「心身観」が、現代とは異なっていたことをも意味している。したがって、「虫」観を探究していくことは、過去の時代における日本人の「心身観」がどのようなものであったかを追究することと、分かちがたく繋がってくる。また、この「心身観」の底辺には、人の自己認識や人間観の問題が大きく横たわっているはずである。

しかし、かつての「虫」観や心身観は、今日きわめて見えにくいものになっている。明治の近代化によって、これらは「非科学的」で誤った見方として否定され、忘れ去られてすでに久しい時が経っているからである。そのためか、日本の「虫」観・「虫」像を明らかにしようとする研究は、これまでほとんどなされてこなかった。本書は、この埋もれたまま眠っているものを、呼び覚まそうとする試みである。

ここで本書の構成と内容とを、簡略に述べておこう。

全体を第I部と第II部とに、大きく二つに分け、まず第I部では、わが国の「虫」観の特徴がどのようなものであったかを、具体的に探っていく。もっとも円熟した姿を見せた、近世の「虫」観を中心に見ていくことになる。

前述のように、「虫」観形成の推進的役割を果たしたのは、医家たちだった。彼らの主張した各種の「虫」病は、多分に心身双方の不調を含むものであり、今日の寄生虫症とは全く異なるものである。この、心身の不調を「虫」

によるとする見方は、「虫」観の中核をなすものであると私たちは考え、これを「虫因」観と呼ぶことにするが、この「虫因」観の持つ意義は大きい。王朝時代の「物気《もののけ》」や近世の「狐憑き」のように、長い時代にわたって続いた、心身の変調を「憑霊」によるものと見る、いわば「霊因」観に、強く対抗する意味があったのである。「霊因」性の変調と見なされる限り、それは医療の対象にはならない。僧侶や法者といった宗教家が扱うものだからである。しかし「虫因」性の変調であれば、格好の医療対象になる。「虫」という病因と、「駆虫」という治療法が確定できるからである。当時にあっては、病因と治療法を確定できる病は少なかった。こうして「虫」病は、「霊因」観に対抗するための有力な武器になったのである。ただし、「虫因」観によって、霊性が払拭されたかと言えば、そうとも言えない。奇病が「虫因」性の病と見なされたり、体外に排出された「虫」が、この世のものとも思われないような「奇虫」ないし「異虫」であったと、「観察」されたりしたのである。

第Ⅰ部でははじめに、当時奇病として知られていた「応声虫」を取り上げ、「虫」が精神を攪乱する病因と見られた例として、詳しく検討する（第1章）。続いて、稀な病ではなく、ごくありふれた「虫」病である「虫証」について述べる。ありふれた「虫」病であっても、その病者から排出されるのは、ありふれた「虫」とは限らなかった。「異虫」を「観察」したり、「実見」したことを記した医書は少なくない。これらの資料から、「異虫」の意義について考えたい（第2章）。

次に、「虫因」観をもたらした、その母体となったものは何かという問題を考える。わが国の医学は、古来中国に依拠してきたために、中国の医学思想を基盤として成り立っていた。その大きな特徴は、心身一元的な見方にあり、とくに「心・肺・肝・脾・腎」の「五臓」を、身体だけではなく精神の中枢と見なしたことである。本書ではこれを「五臓思想」と呼び、この「五臓思想」と「虫」観との関連について考えていく（第3章）。

「虫の居所」という言い方が今日でもされるが、文字通り、「虫」の「居所」についても取り上げる。近世において、「虫の居所」とされたのは、主として「腹」と「胸」であったが、当時の「腹」や「胸」は、今日の私たちが思っている「腹」や「胸」と少し違っていた。そのことを、近世的な病である「癪」を通じて、明らかにしていきたい（第4章）。

「疳の虫」は、江戸時代の代表的な小児病であった。和・漢の医学では「疳の虫」（疳、疳症、疳疾などという）がどのように考えられていたかを扱う。「疳」は青年期に至ると、「労」という別の病に変わっていくという特異な病症変遷観があったことを取り上げ、併せて「疳虫」と「労虫」の「実見」記録について検討する（第5章）。「疳の虫」は、一般の人々、とくに子を持つ親にとって、大きな関心事であった。人々は、「疳の虫」への対処として、民間薬を用いたりまじないを行なったりした。このような「疳の虫」の民俗や民間治療は、江戸時代から現代まで続いており、その様相を近世の資料および民俗学の知見をもとに検討する。また寺社において今日なお行なわれている「虫封じ」の儀礼について、私たちが実際に調査し、知りえた事柄を詳しく述べる（第6章）。

第Ⅱ部は、「虫」観が時代によってどう変遷してきたかという、おおよその流れを摑むことを目的としている。まず、病を「霊因」によるとする見方から、新たに「虫因」という観点が現れてくる前後の段階に目を向け、「鬼」と病との関連を資料を用いて検討する。続いて、諸病の病因を「鬼」と見る考えから、「虫」と見る考えへの移行段階に焦点を当て、「鬼」性を濃厚に含んだ「虫」が起こす「伝尸病」を取り上げて考察する（第7章）。そして「虫」病が、記録に現れはじめる頃の資料（日記類や医書など）に基づいて、どのような病が「虫」病と見なされ、それらがどのように推移していったかを明らかにしていく（第8章）。

最後は、江戸から明治に移る時代に、「虫」観の大変動が起こったことについて見ていく。近代化は、医学においても西洋医学に全面的に切り替わるという根底的な変化をもたらした。「五臓思想」から「脳・神経」学説への転換が図られ、それに伴って従来からの「虫」観も否定されていく。その過程で「虫」病がどう解体され、近代医学にどう組み込まれていったかを追う（第9章）。近代的な「脳・神経」学説の影響は、教育や文学の世界にも大きな影響を及ぼした。その具体的な様相を、教科書類や近代文学の作品を検討することによって浮き彫りにし、

「虫」観の変貌の意義について考える（第10章）。

以上が本書の内容であるが、次の二点を付加しておきたい。まず一つは、日本の医学は、中国医学を基盤にしてはいたが、疾病理解や診断・治療などにおいて独自に発展した部分もあり、それが「虫」観・「虫」像に大きく反映されているという点である。またもう一つは、本書で繰り返し扱う「疳の虫」や「癪の虫」に見られるように、医家レヴェルと民間レヴェルとで、個々の「虫」像や「虫」理解にはかなりの違いが認められるという点である。本書を読み進めるにあたって留意していただければと思う。

第I部

第1章　言葉を発する「虫」——「応声虫」という奇病

江戸時代には、人が声を出すと、それに反応して体内の「虫」が言葉を発するという、不思議な病気が知られていた。その名を「応声虫」と言う。言葉を発するというのであるから、一人のなかに、主体とは異なる別の意思体が存在していることになる。「もう一つの声」を発するその意思体を、当時の人たちは「虫」と捉えていた。「虫」であるからには、姿・形のある可視的な物体のはずである。実際、体内から排出された「応声虫」がどのような姿・形をしていたかを記した資料もある。擬人化される意思体としての側面と、可視的で物体的な側面とを合わせ持つものを、「虫」と見なしたことの意味が重要である。したがって「応声虫」は、わが国近世の「虫」観・「虫」像がどのようなものであったかを知る上で、欠かせない考察対象となる。

「応声虫」は、当時の医学書にその記載が見られるばかりではなく、随筆や読本《よみほん》などの文芸作品や、浄瑠璃・歌舞伎といった演劇作品にも、しばしば登場することから、広く人々の関心を惹いていたことが、容易に想像される。「応声虫」は、当時の医学が認める疾病であったにもかかわらず、不思議なことにその具体的な事例を記述した江戸期の医書はほとんどないに等しい。むしろ医学の専門家ではない知識層によって書かれた随筆類に、その事例記載が見られる。このことは、「応声虫」が医学領域の疾病概念であると同時に、市井において話題性を獲得し、独自の広がりを見せたことを示している。つまり「応声虫」は、その発生がきわめて稀な病気でありながら、その病気のことを知っている人が非常に多くいたという点でも特異である。

本章では、まず随筆類に見られる「応声虫」の事例記載を取り上げ（一節）、あわせて文芸作品に登場する「応声虫」をも視野に入れながら、一般の人々のなかで、「応声虫」がどのように受け止められていたかについて述べる（二節）。一方、医学領域での「応声虫」理解がいかなるものであったかを詳らかにするために、種々の医書を資料として検討を進めていく（三節）。そうした上で、「応声虫」という謎めいた「虫」の意義について考えてみたいと思う（四節）。

一　「応声虫」の事例

長三郎の事例

具体的な「応声虫」の事例が書かれているものとして、まず天野信景《さだかげ》の随筆『塩尻《しおじり》』（一六九七―一七三三年記）を取り上げてみよう。

［資料①］　元禄十六年の正月のこと、京都の油小路二条上ルに住む屏風屋七左衛門の息子で、十二歳になる長三郎は、急に発熱したものの、何日かの後には治まったのだが、しかし突如、「腹中」から「物いふ声」が発せられるようになり、家じゅうの者が驚いた。長三郎が何かを言うと、「腹」の内からまるで人が話すように声が返ってきて、そのつど言い争いになるのである。「薬禱を尽し」たが効果はなかった。「菅玄際」という医師に診てもらったところ、こう言った。「方書および雑記の中に此疾あり。応声虫是也」。そして「雷丸」という薬を与えようとした時、例の「腹中の声」が「其薬、用ゆべからず」と言って強く拒んだ。それを見届けた医師は、急いでその薬を飲ませたところ、次の日には「声」が弱まり、数日後にはまったく消えてしまった。長三郎が「厠」に行った時、「肛門より一虫を下」したが、それは「形蜥蜴《トカゲ》のごとく、額に小角あり。走りて

はたらく」という奇しき「虫」だった。（巻七十八）

長三郎が「応声虫」を患ったという話が、風聞として当時かなり世に広まっていたことは、いくつもの随筆作品に記されている事実から知れるのだが、その一つである『元禄十五年　世間咄風聞集《せけんばなしふうぶんしゅう》』（著者不詳、一七〇二年記）には、長三郎と「声」とのやり取りが、以下のように、より詳しく描かれている。

［資料②］　油小路二条上ル町、屏風屋七右（衛）門と申候者世悴《せがれ》長三郎、年拾二才に成《なり》候由。（中略）十日計《ばかり》過《すぎ》候て腹中之内より物を申出し、何事にても当人より先に返事仕候。朝夕食事を本人とせり合《あい》申候。本人、「いや」と申候へば、腹中より、「くれよ。たべ可申《もうすべし》」と申候。それともにひかへ候へば大熱出申候。色々悪口申候。本人、「腹中はり、いや」と申候へども、ぜひなく親共くわせ申候。

このように、少年と「腹中の声」との間で、「食べる」「食べない」をめぐって激しい攻防戦が繰り広げられるさまがリアルに書かれている。この後の記述は、「療治・祈禱」を尽くしたが効なく、そこに医師の「菅玄隆」（『塩尻』にある「菅玄際」と似る）が現れ、その投薬によって治癒するという、『塩尻』同様の展開になっている。そして排出されてきたものは、「長さ壱尺壱寸、ひたいに角《つの》壱本御座候天《あま》竜《りょう》ごとく成《なる》もの飛出候まゝ、はねまはりかけまはり申候を打ころし申候」とあり、「蜥蜴《トカゲ》」と「天竜《あまりょう》」という譬えの違いがあるものの、「奇虫」であった点も異ならない。「天《あま》

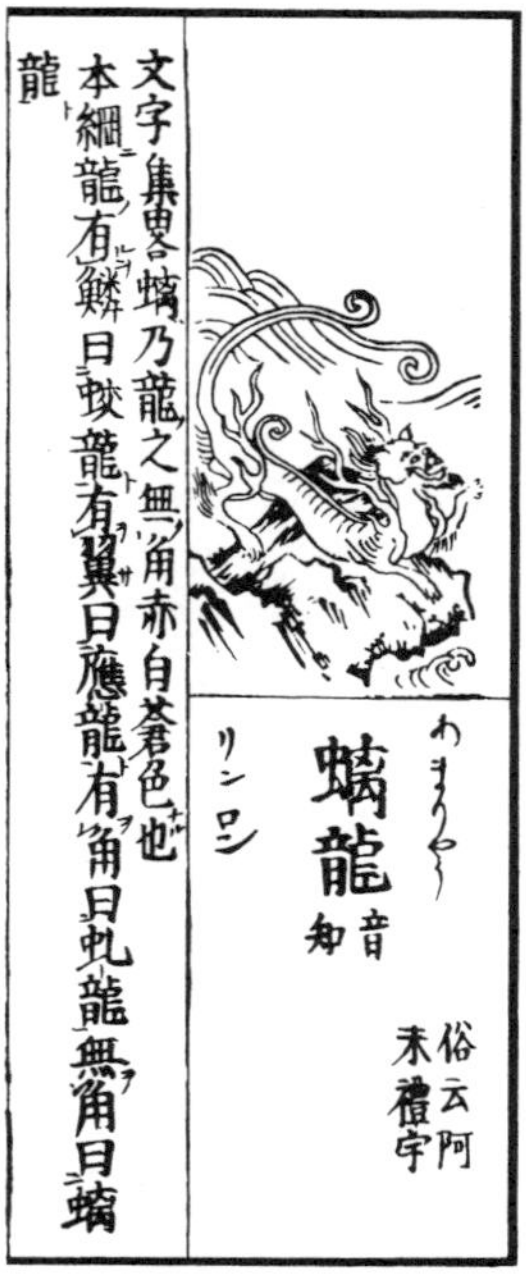

図1－1　寺島良安の『和漢三才図会』（1713 序）に載る「螭《あま》竜《りやう》」の図。［『和漢三才図会　上』（影印版）東京美術，1970］

竜《りよう》」は、中国における想像上の動物であり、寺島良安の『和漢三才図会』（一七一三年序）によると、「螭竜《あまりやう》」は角のない竜を言うとある（「巻四十五　竜蛇部」）【図1－1】。また「螭竜《あまりよう》」（天竜、雨竜、艮竜などとも表記されるが、いずれもアマリョウと訓む）は、実在する熱帯産のキノボリトカゲの類を称する語でもあり、延宝・天和年間（一六七三―八四年）に、長崎に渡来し、飼育されていたらしい。井原西鶴の『世間胸算用』（一六九二年刊）に、「螭竜《あまりよう》の子、又火食鳥《ひくひどり》などいまだ見せた事なし。これは長崎にも稀《まれ》なれば、自由《じいう》に手に入《いり》がたし」（巻四）とあり、同じ西鶴の『万《よろず》の文反古《ふみほうぐ》』（一六九六年刊）に、「艮竜《あまりよう》の子飼《こがひ》御座《ござ》候よし、何とぞ御才覚《ごさいかく》なされ、金子《きんす》五十両までならば、御求め頼み申《まうし》候」とある。

このように、「応声虫」がそれに似ていたという「天竜《あまりよう》」は、一つに中国における想像上の動物であり、いま一つに、実在するものとしてその名こそ世間に知られてはいたものの、一般の人々にとっては、見たこともない想像上の「虫」に等しい熱帯産のトカゲであった。[1]「実在」と「仮想」の両界に跨がるという共通性を持つ点で、「天《あま》竜《りよう》」は、「応声虫」を譬えるのに格好の対象であったと思われる。

次に掲げる『元禄宝永珍話』（著者不詳、一七一〇年以降の成立）は、元禄から宝永期における異聞や奇譚を編述したものであり、このなかに「長三郎」の事例も取り上げられている。その記述内容は、先の『塩尻』や『元禄十五年　世間咄風聞集』と異なっており、注目すべき特徴が認められる。

［資料③］　京油小路二条上る町、屏風や長右衛門悴長三郎とて、十二歳になりし、当五月上旬より夥敷《（おびただしく）》発熱し、中旬に至り腹中に腫物の口あきて、其口より、言使あざやかに、本人のことにしたがひてものをいひ、又食事、何によらずくらいけり。若食過ぎていかゞとて、押へて嚼《（くらわ）》さゞりければ、大熱おこり様々に悪口し、罵辱しめけり。（巻二「元禄十六未年五月　腹中に蛇を生じ、言をいひて物を食ふ」）

この『元禄宝永珍話』の語るところによると、「声」を発するのは「虫」ではない。「腹中」の「腫物」が、表皮

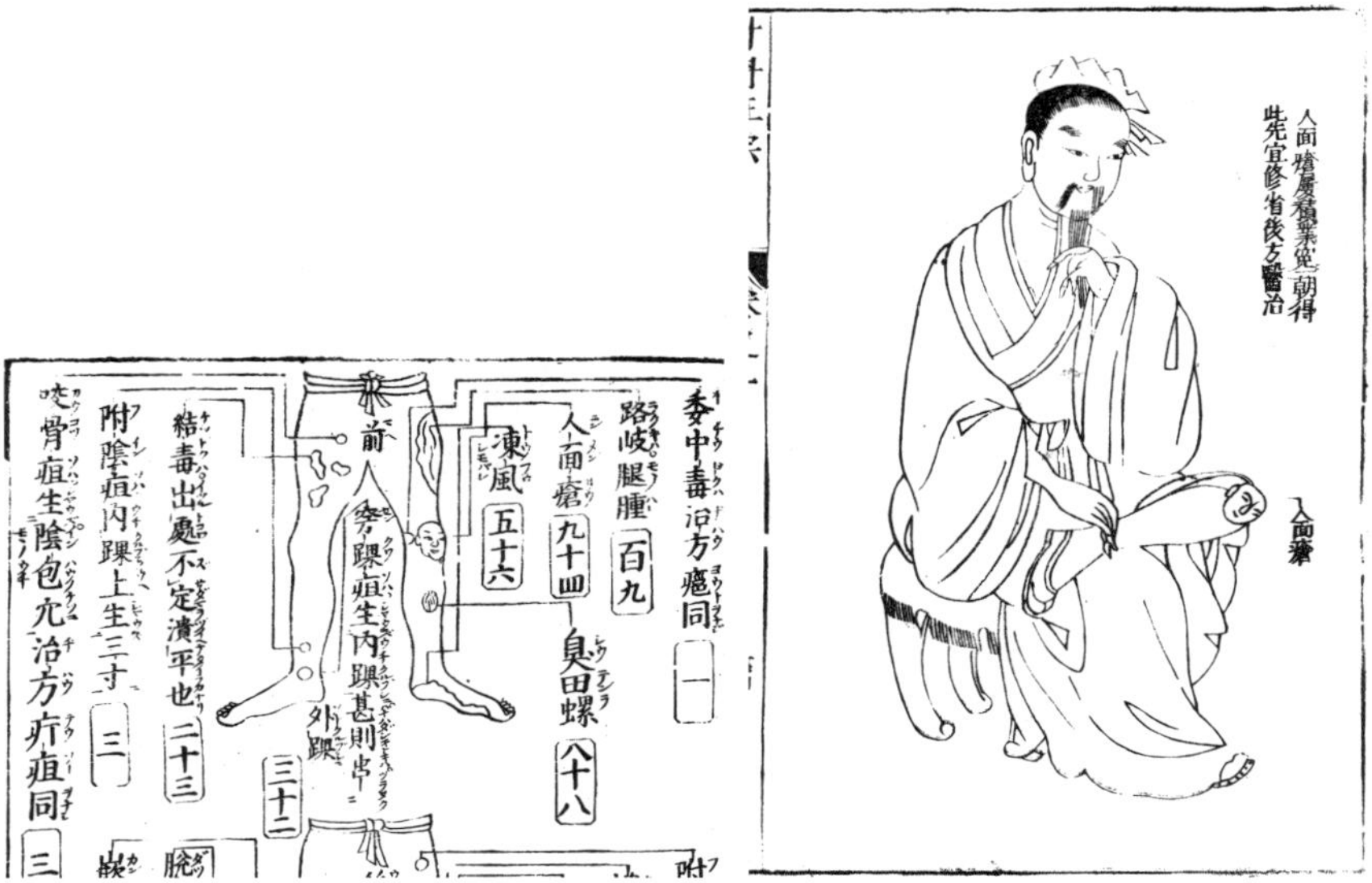

図1－2　左図は林子伯の『錦嚢外療秘録《きんのうがいりょうひろく》』（1715）に載る「人面瘡」の図。[『錦嚢外療秘録』正徳5年（1715）刊，架蔵（明和9年〈1772〉刊版）]。右図は中国の外科書である陳実功（明代）の『外科正宗《げかせいそう》』（1617）に載る「人面瘡」の図（巻之一）。[『外科正宗』寛保3年（1743）和刻版，架蔵]

に「口」を開け、「もう一つの声」を発するのである。それだけではない。その「口」が大食までするのであり、しかも、それを制止しようとすると激しく抵抗し、「大熱」を引き起こして、罵詈雑言を浴びせるというのである。この後の話は、『塩尻』や『元禄十五年　世間咄風聞集』と類似しており、「菱玄隆」という「博識の高医」が長三郎を診て、試しに種々の薬を例の「口」に呑ませ、拒んだ何種類かの薬を服用させたところ、一両日で状態が戻り、その後「糞門」から「長一尺一寸、頭に角一本ありて、其形、雨竜のごとくなる者」が飛び出してきたと述べている。

主体と、「声」を放つ別の意思体とが、食べることをめぐって争うという構図は、『元禄十五年　世間咄風聞集』（資料②）と同じだが、「もう一つの口」が設定されている点で大きく異なる。「もう一つの口」ということでよく知られているのは、「人面瘡《じんめんそう》」であろう。

「人面瘡」は、とくに膝（膝蓋部）に生じる一種の皮膚疾患で、その形が人の顔に似ているのでこの名がある。しかも、「人面瘡」の「口」が、酒を飲んだり、ものを食べたりするというように、意思体としての性格を持つ奇病として知られていたものである【図1－2】。奈良宗哲の『医門俗説弁』（一七二八年刊）は、世間で取り沙汰されている病や健康に関する種々の俗説に対して、医師の立場からその適否を論じたユニークな医書であるが、そのなかに「人面瘡」が取り上げられている。「俗説に人面瘡といふは、人の膝がしらに出来て、いつとなく眼、耳、口、鼻ありて、食を口中に入るれば、能食《（よくくう）》といへり。按ずるに、無き事とは云難し。間々ある事と見へたり」（巻之一「人面瘡の説」）と述べている。このように、著者は「人面瘡」をありえないことではなく、「間々ある事」として肯定的に見ており、その論拠として中国医書に見られる「人面瘡」の記載を引用している。百井塘雨（生年不詳、一七九四年没）の『笈埃《きゅうあい》随筆』（成立年不詳）に、「応声虫、人面瘡などといふ奇疾有れば、……」（巻之三「奇病」）と記され、また歌舞伎の『百千鳥鳴門白浪《ももちどりなるとのしらなみ》』（近松徳三、一七九七年初演）に、「人面瘡《にんめんさう》、応《おう》勢《せい》（ママ）虫《ちう》など〻申《まを》す、異病《いびやう》も数多《あまた》ござるが、……」という台詞があるように、「応声虫」と「人面瘡」は、この時代の代表的な奇病として、広く知られていたものであった。

なお、この『元禄宝永珍話』とほぼ同じ内容の記載が、神谷養勇軒による『新著聞集』（一七四九年刊）の「第十八雑事篇　腹中に蛇を生じ言をいひて物を食ふ」にも見られる(2)。細部において表記の違いがあるものの、内容は同一であり、何らかの書承関係が考えられる。『元禄宝永珍話』や『新著聞集』では、「長三郎」が食べ物をめぐって、「もう一つの声」と言い争うという「応声虫」の話に、「もう一つの口」がものを食べるという「人面瘡」の話をかぶせているのであり、このことは、「もう一つの口」があるのに、結局「雨竜のごとくなる者」が排出されてくるという不自然さにもあらわれている。いずれにしても、この資料は、当時のいわば二大奇病が合成されている点で異彩を放っている。

多種ある疾病のなかで、奇病はとくに説話化されやすく、さまざまに加工変形されて、奇譚として語り継がれるものである。多様なヴァリエーションを持つ「長三郎」の事例は、そのことをよく示している。おそらくは、一人のなかにあたかも二人の人格（意思体）が存在しているかのような希有の現象に、人々は好奇の目を向け、さまざまな想像力を掻き立てられたのであろう。[3] このことは、単に希有な現象であるという理由だけではなく、心理的な鬩ぎあいや葛藤の際に、心のなかの「他者」と激しくぶつかり合うという、誰もが味わう体験と、どこか繋がるものを人々が感じ取っていたからではないだろうか。その意味では、「二重人格」あるいは「多重人格」ともよく似ている。「二重人格」や「多重人格」がまだ極めて稀であった数十年前までの時代（今日では稀ではなくなっている）においてでさえ、それらは人々によく知られていたのであり、多くの小説や映画、ドラマに描かれ、言ってみれば近代的な「説話化」がなされたのである。「応声虫」や「二重人格」は、「心のなかの他者」あるいは「もう一人の私」という普遍性を持つために、時代を越えて人々の関心を引きつけたのではないかと思われる。

他の事例

「応声虫」の具体的な事例を記したものは多くない。「長三郎」の事例の他には、私たちが調べえた限り、伴高蹊《ばんこうけい》の随筆『閑田次筆《かんでんじひつ》』（一八〇六年刊）に書かれている程度である。それを以下に示す。

［資料④］　百井塘雨が言っている。元文三年（一七三八）の頃、四条坊門油小路の東に、「観場《ミセモノ》」を業とする者がいた。奥丹波の山里に暮らす、五十歳ほどになる農家の妻が「応声虫」を患っているという噂を聞き、見せ物に出してみたいと思い、その山里まで出向いて行った。二、三日そこに逗留したところ、たしかに、その女が何かを喋ると、それと同じ言葉を繰り返す「人声」が、腹のなかからはっきりと聞こえてくる。女の夫が言うには、先年の霜月に、妻を連れて「六条詣《(もう)》デ」（東西両本願寺に参詣すること）をしたのだが、茶店で休んでいる時に、妻の腹中から「声」がするので、周囲の人が怪しんで、あれこれとうるさく聞いてきた。そのため恥ずかしくなり、その夜のうちに帰ってきてしまった、とのことだった。（「巻之四　雑話」）

この事例は、「油小路」という地名を除いて、「長三郎」の場合とかなり異なっている。性別や年齢の違いがあるだけではない。この例では、当人と腹中の「人声」とが対立して争うのではなく、ギリシャ神話に登場するニンフのエコーのように、相手の言った言葉を鸚鵡返しに反復するのである。繰り返すことしかしない「反復」は、問題の解決を引き伸ばすものである。裏を返せば、「反復」の状態は、心のなかに納まりがたい対立や解決困難な葛藤のあることを物語っている。したがって、「対立」と「反復」とは、一見かなり隔たりがあるように見えても、両者の違いはそれほど大きくはないと言うべきである。「応声虫」は、「対立」もしくは「反復」という類似した心理的混乱を引き起こす「いたずら者」なのである。

この農家の妻の話は、これで終わっており、「観場《ミセモノ》」の目論みがどうなったかについては何も記されていない。が、後に示すように、「応声虫」が見せ物と結びつく話は他にもあり、「応声虫」説話の構成要素の一つになっているように思われる。

伴高蹊は、この農家の妻の事例に引き続いて、以下のような別の事例をも挙げている。

［資料⑤］（閑田云、）金蘭斎《コンノランサイ》といふ老荘者〔此伝は予が畸人伝に出せり〕、腹中より声に応じて物いふとおぼえたり。されどもこれはただ、みづからおぼゆるのみにて他人きかず。暫の間にて止みたりと語られし、と馬杉亨安といふ老人の話成《（なり）》し。自のみきくは気病にてもありけんかし。（「巻之四　雑話」）

この「老荘者」の場合は、「腹中より声に応じて物いふ」という、「応声虫」に似た体験をしたが、しかし「腹中」から発せられる言葉は、自身だけに聞こえて、他人には聞こえなかったという。このことから、著者は「応声虫」ではなく、「気病」なのではないかと述べている。

さらに『閑田次筆』は「応声虫」と類似する事例を、もう一つ加えている。

［資料⑥］　烏丸四条街に、近江屋吉某という職人がいた。その妹が、綾小路の職人である藤某の所に嫁ぎ、まめやかな振る舞いによって姑に気に入られていた。しかし、夫である藤某は、別の「美色のおもひ人」に心を惹かれていたため、あれこれと難癖をつけて、妻（吉某の妹）を離縁してしまった。藤某は、思い通りにその「おもひ人」を家に迎えて妻とした。

離縁された吉某の妹は、深く怨念をいだき悲嘆したのだが、それを一切顔に出さず、親元でひっそり過ごしていた。ある時、その女は知人のもとを訪れ、謎めいた言葉を伝え残した後、行方不明になる。官に申し出て「布令《フレ》」まで出してもらったにもかかわらず、死体さえ見つからなかった。丁度その頃、藤某の「後妻」は、「あやしき病」に陥っていた。「腹のうちより物いふものあり。応声虫《オホセイチウ》のごとしといへども、是は声に応ずるにはあらで、かなたよりいふなり。こたへざれば胸せまりて苦しきが故に、他人とものいふ間《ダ》にも、さし置て、腹の裏の答へをす」という状態であった。医薬や祈禱など手を尽したが、効果はなかった。

奇特あるとの評判を聞き、ある神道者のもとで祈禱を受けた。神道者が焚いた香の煙を見たとたん、その病人（後妻）は、あっと言って倒れ伏した。しかし香の煙を手で遮ると、病人は立ち上がり、「口ばしりて」こう言った。（祈禱による香の煙で）責められるのは苦しいが、この体からはけっして去るまいぞ。この言葉通り、病は癒えることなく、間もなくして死亡したが、その死体は紫色に腐乱していたという。夫の藤某も、真の狂乱となり、「檻《ヲリ》」の中に入れ置かれるほかはなく、家もすっかり衰えてしまった。しかし、藤某は死ぬことなく、今でも生き長らえており、そのあさましき様子はまことに言いようがないという話だ。（「巻之四　雑話」）

著者は、この事例を「応声虫」と類似しているとしながらも、当人の声に反応して腹中の声が発せられるのではなく、先に「腹のうち」から当人に対して言葉を浴びせてくる点が異なっていると指摘している。これ以外にも、注意しておきたいことがある。それは、「神道者」による祈禱の際に、後妻が「あっ」と言って倒れ伏した後、再び立ち上がって、前記の言葉を口走った時には、明らかに彼女の人格ではなく、別の人格に置き換わっていたという点である。後妻は、意識の変容をきたし、「憑依《ひょうい》」状態（トランス状態）となった。彼女の人格に取って代わったのは、先妻の怨霊である「憑霊人格」であった。こうなる前の病人は、主体と「もう一つの声」との二つの意思体が、同時に併存していたのだが、この時、「もう一つの声」が主体を斥《しりぞ》けて、意識の主座を占拠したのである。このことも「応声虫」とは異なる点である。これらの病理的な問題については、本章の四節で扱うので、今はこれ以上立ち入ることは控えるが、「応声虫」について考えるためには、「憑依」現象との関連・異同について検討する必要があることを指摘しておきたい。

二　創作文芸に見る「応声虫」

「応声虫」という奇病は、それ自体多分に説話性を含んだものであり、その奇異性から、「実際にあった話」として広がりやすい性格を持っている。同時に、先の諸事例が示すように、伝聞されていく過程でさまざまな変形・加工がなされていく傾向が強い。そのためもあってか、「応声虫」はフィクションである文芸作品のなかにも登場している。たとえば、早い時期のものとしては、辻原元甫《げんぽ》の仮名草子『智恵鑑《ちえかがみ》』（一六六〇年跋）があり、少し遅れて元禄期には夜食時分《やしょくじぶん》の浮世草子『好色敗毒散《こうしょくはいどくさん》』（一七〇三年刊）にも登場している。これらの軽文学作品も、随筆類とともに、「応声虫」が市井の人々に知られていくうえで、推進的な役割を果たしたことは想像に難くない。

本節では、特に浄瑠璃の『鬼一法眼三略巻《きいちほうげんさんりゃくのまき》』と、読本《よみほん》の『南総里見八犬伝《なんそうさとみはっけんでん》』とを取り上げてみたい。この二作品は、自由度の高いフィクションのなかで、「応声虫」の持つ説話性がより一層膨らみを見せていると同時に、「事例」とはまた別のリアリティがあり、「応声虫」がどのように受け止められ、理解されていたかを垣間見ることができるからである。

『鬼一法眼三略巻』

『鬼一法眼三略巻』は、歌舞伎や文楽で今日でもしばしば上演される人気演目の一つであり、とりわけ「菊畑」や「大蔵卿館」の場は、歌舞伎ファンにとってお馴染みの舞台であろう。もともとは、文耕堂《ぶんこうどう》と長谷川千四《せんし》との二人の作者による浄瑠璃作品で、享保一六年（一七三一）に大阪・竹本座で初演され、その翌年に早くも歌舞伎化されている。「応声虫」のことが出てくるのは、浄瑠璃作品の最初の場面（「第一」）であるが、今日では文楽でも歌舞伎でも上演されなくなっている箇所である。物語を要約しながら、「応声虫」がどのように扱われているかを見ていこう。

時は源平時代である。熊野別当の弁真《べんしん》は、保元の乱で源為義《ためよし》に味方したために、平清盛によって切腹させられた。残された弁真の妻（北の方）と、その娘である椰《なぎ》の前とは、坂上文藤次《さかのうえぶんとうじ》のもとに身を寄せている。文藤次は娘の飛鳥《あすか》が、椰の前の乳母をしていた縁もあって、この親子を預かっているのである。

北の方は、その時懐妊とも病気ともつかぬ、尋常ならざる状態にあった。かつて北の方は、弁真との間に男子のないことを悲しみ、熊野権現に立願して霊夢があり、懐妊の兆候を得た。しかし、出産には至らず、すでに七年もの歳月が経っている。男子誕生の時は殺害せよとの命を受けた郡代《ぐんだい》が、毎日「病人改め」にやってくる。この日も「病人改め」にやってきた平太諸賢《もろかた》が、乱暴にも北の方の懐を引きあけて、腹部を押したり掴んだりするので、見るに見かねた文藤次が諸賢にこう言う。

「毎日《まいにち》々々《く》同《おな》じ事申《ことまう》すに似《に》たれども、正《まさ》しく応声虫《おうせいちう》と申《まう》す病《やまひ》にて、時々《ときぐ》腹《はら》の内《うち》から応々《おうく》と申《まう》す、幾度仰《いくたびおほ》せられても、病《やまひ》にまがひ御座《ござ》なし」。これに対して諸賢は、「言ふなく、応声虫《おうせいちう》の煩《わづら》ひ、物知《ものしり》にとつくと尋《たづ》ねたれば、応声《おうせい》虫《ちう》とは声《こえ》に応《おう》ずる虫《むし》と書《か》く、（中略）此女《このをんな》が病《やまひ》、応声虫《おうせいちう》に極《きはま》らば、外《ほか》にて言《い》ふ事《こと》を口《くち》うつすべし、目前《もくぜん》に実否《じつぷ》を正《たゞ》して見《み》せん」と立ち上がり、強引に北の方を自分の方に引き寄せ、その腹部に向かって言い立てる。「ヤイ腹《はら》の内《うち》の病《やまひ》よ、応声虫《おうせいちう》か、応声虫《おうせいちう》かやい」と言っては耳を傾け、「文藤次《ぶんとうじ》、何《なん》とも言《い》はぬぞよ、但《たゞ》し是《これ》はむつかしさに言《い》はぬか。いろはにほへと、言《い》はぬぞよ、ちりぬるをわか、言《い》はぬぞよ言《い》はぬぞよ、なんと、声《こえ》に応《おう》ぜいでも応声虫《おうせいちう》か。懐胎《くわいたい》に極《きはま》つたはやい」と決めつける。文藤次は、懐胎ならば十月《とつき》で生まれるはず、七年も経っているからには懐胎ではない、と反論する。しかし、一歩も引かぬ諸賢は、老子が八十年もの間、母の胎内にいて、白髪で生まれてきた、という話を引き合いに出して撥ねつける。

この後、北の方は、清盛の命を受けた平広盛《ひろもり》によって、結局切り殺されてしまう。動かぬはずのその死体に、動きが起こり、疵《きず》口から、男子が生まれてくる。大きさは八、九歳の童子ほどもある巨大児だった。すなわちこれが、武蔵坊弁慶の誕生だった。

この作品の「応声虫」は、懐妊なのか、それとも腹部の病症なのかが、言い争われるなかで登場している。懐妊との異同が問題視されるということは、「応声虫」が胎児と同じほどの大きさということになるが、この点、やや不自然な感じを与える。にもかかわらず作者が、数多くある病のなかで、ことさら「応声虫」を登場させたのには理由があろう。考えられることは、まず、懐妊して七年も経つという例外状態を説明するのに、めったに見られない奇病こそがふさわしいということ。それだけではなく、懐妊と病との区別を決定づけるうえで、演劇的説得性を持つからだと思われる。「応声虫」ならば、声に応じて言葉が返ってくるはずであり、胎児ならばそのようなことは当然起こらないのであって、容易に区別ができることになる。諸賢が「腹」に向かって、あれこれ言葉をかける場面は、きわめて風変わりな設定ではあるが、観客はそれを違和感なく楽しんだことだろう。「応声虫」が誰の耳にも明らかな聴覚的確証になるわけであり、演劇的効果を高める役割を果たしている点で、興味深い例である。

『南総里見八犬伝』

一方、よく知られているように、『南総里見八犬伝』（一八一四―四二年刊）は、曲亭（滝沢）馬琴の読本《よみほん》であり、五十三巻、百六冊からなる大長編である。この作品には、先の『鬼一法眼三略巻』と異なり、「応声虫」の病に陥った人物とその状態についての具体的な描写がある。「第九輯　巻之三　第九十七回」であるが、当該の場面を簡略化して述べる。

近江の胆吹山《いぶきやま》（伊吹山）に、但鳥跖六業因《ただとりせきろくなりより》という盗賊の頭領がいた。寺院や豪民を襲って、財を奪うことを繰返しただけではない。「孕《はらめ》る婦《をんな》を奪拿《うばひと》らし、生《いき》ながらその腹を裂《さか》して、胎内《はらこもり》の子を蒸《むし》て啖《くら》ひ、炙《あぶ》らしもして」酒の肴にするなど、残虐非道の限りを尽し、人々から「胆吹山《いぶきやま》の鬼跖六《おにせきろく》」と恐れられていた。その跖六業因が、京都の祇園会《ぎおんゑ》を見物するため、物売りの姿を装い、手下の者三、四人を従えてやって来る。山鉾《やまほこ》が通るのを、群衆のなかで見物していたまさにその時、業因に異変が起こる。その様子を馬琴は、こう描写している。

「怪《あやし》むべし。業因《なりより》が、肚裏《はらのうち》に声ありて、忽然《こちねん》として叫ぶこと、応声虫《おうせいちう》に異ならず、年来《としころ》他《かれ》が做《な》しゝ悪事を、云云《かにかく》と唔《しやべ》る声、高やかにして、人の耳を、串《つらぬ》く可《ばか》りに聞えしかば、……」。これまで自分がしてきた悪事の限りを、激しくまくし立てる腹中の声が、群衆の中で鳴り響いた。慌てふためいたのは業因自身である。腹を押さえたり、胸をたたいたりしたが、腹の「声」は納まるどころか、ますます激しく罵り続けた。周囲の人々は、それを目の当りにして、驚き恐れた。こうして悪事が露見したことによって、業因は緝捕使《とりてつかひ》の大将に捕らえられてしまう。

右に引用したように、馬琴は「応声虫《おうせいちう》に異ならず」と書いているが、次の「巻之四　第九十八回」で「博士《はかせ》」を登場させ、「応声虫」についての見識を披露している。「博士《はかせ》」はこう述べる。「応声虫といふ奇病は、その病人がものいへば、腹内《はらのうち》にも声ありて、又その如くものいふのみ。則《すなはち》是《これ》响《ひゞき》の音に、応ずるに異ならず。その病人は黙然《もくねん》たるに、腹中《ふくちう》に声あるにはあらず。恁《かゝ》れば但鳥業因が、腹内《はらのうち》に声ありしは、応声虫にあらざる也」。

このように「博士《はかせ》」は、当人が声を出していないのに、腹の方から一方的に言葉を発するのは、「応声虫」ではない、と断言している。また「博士《はかせ》」は、怨霊による可能性について、「是を怨霊《おんりやう》の所為《わざ》といへるは、拠《よりどころ》あるに似たれども、そも推量の外《ほか》を出《いで》ず」と、これも否定し、「毒悪の冥罰《みやうばつ》」によって「奇病」を得たのだと結論している。

「冥罰《みやうばつ》」はともかくとして、業因の「奇病」が何であるかをめぐって、「応声虫」と「怨霊《おんりやう》」との両者が取り上げられていることに留意しておきたい。

三　医書の「応声虫」論

日本の医書に見る「応声虫」

巷で語られてきた事例や、創作文芸における「応声虫」を取り上げてきたが、そもそもその発信源であったはずの医学領域では、この奇病をどう捉えていたのだろうか。次に、江戸時代の医書を資料として、医家による「応声虫」論がどのようなものであったかを検討していきたい。総じて言えることは、「応声虫」について記載している医書は多くあるにもかかわらず、わが国の「応声虫」事例を具体的に掲載しているものは、驚くほど少ないということである。私たちの探索しえた範囲では、その著者自身が直接診療に臨んだ事例、すなわち自験例を掲げているものは皆無である。先にも取り上げた奈良宗哲の『医門俗説弁』（一七二八年刊）には、自験例ではないが、世間の風説として伝えられていた「応声虫」の二事例の記載が見られる。

［資料⑦］　俗説に、近き頃洛陽油小路辺に、十五、六歳の女子、発熱すると、二、三日にして癒《いゆ》。その後言語する度ごとに、腹中に声ありて、同く声を発し、言語すと。雷丸を服して癒たり。又摂州大阪の遊女にも此症

有り。久しき後、自《おのずから》癒たりと云へり。按《あんずるに》、是応声虫なり。是を治するの法、本草の薬石を教へ、読しむ。病者の口によむといへども、虫、声をいたさゞる薬を以て、是を服せしむれば、則癒《いゆ》。雷丸煎汁等にて治したる例、見へたり。此女子も幸に有学の医におふて治するなるべし。故に医として無学にしては病を治すること難し。（巻之三「腹中にて虫もの云ふと云ふ説」）

最初の事例は、「油小路」といい、「発熱」といい、「長三郎」の事例（資料①〜③）に酷似している。女子例であることと、年齢も三、四歳年長とされている点が異なるが、おそらく、伝聞の過程で変形されたものであろう。また、「長三郎」の場合は、当人と「声」との両者が対立して争う関係にあったのに、この事例ではその対立関係が感じ取れない記述になっている。「言語する度ごとに、腹中に声ありて、同く声を発し、言語す」と書かれており、当人の喋ったことを「声」が鸚鵡返しに繰り返したという意味にも受け取れるからである（これは、中国医書の影響によると推定されるが、この点については後に述べる）。

もう一つの事例として、大阪の遊女のことが書かれている。この事例に相当するものを、他の資料で確認することはできていないが、このような伝聞が当時なされていたのであろう。あまりにも短い記載なので、内容を検討できないのが惜しまれる。

「応声虫」の自験例を掲げている医書は見当たらないと先に述べたが、ただし、「応声虫」に似ているとした事例を記しているものはある。江戸後期には、精神の病症に関する専門医書が著されるようになったが、その嚆矢となった土田献《ただす》の『癲癇狂経験編』（一八一九年自序、漢文）に、そうした「応声虫」の類似例が記載されている。

［資料⑧］　三十八、九歳ほどになる魚屋の清右衛門は、ある日、家の中でむやみに走り回るようになり、「役人が、今すぐにも自分を捕まえに来る。助けてくれ」と言い出したので、家人は驚いた。請われて、私が往診したのだが、その時の所見は、上逆して眼が真っ赤になっており、腹部には大きさが拳《こぶし》ほどの腫瘤が認められ

た。病人は、自ら「胸中ニ物有リテ声ヲ為ス」と述べており、あたかも「応声虫」の如きであったが、私は
　「気疾」だと考える。(「経験」)

「応声虫ノ如シ」と表現しながらも、著者は「気疾」と診断している。[4]「応声虫」とは言えないと著者が判断した理由は、たぶん二つあるだろう。一つは、当人の発語に反応して、「声」が発せられるのではなく、一方的に語りかけてきたこと、いま一つは、おそらくその「声」が他者には聞こえなかったであろうことである(前述の『閑田次筆』にも「気病」という言葉が使われ、そこでも「声」が本人にしか聞こえないことが理由とされていた)。「癲」や「狂」の自験例を多数掲げ、かつその病論を多く語りながら、「気疾」という輪郭のやや不明瞭な病名を用いたのは、この事例が、定型性を欠いているという著者の感覚があったためだろう(著者はもう一例「気疾」の例を挙げているが、これも定型的ではない精神病症である)。

この事例で、気になることがもう一つある。「応声虫」の例では、「声」がすべて「腹」から出ているのに対して、ここでは「胸」から発せられている点である。これは、仮に「虫」が「胸」にいたとしても何ら不思議ではない、という観念が働いていたことを示唆しているように思われる。この「腹」と「胸」に関しては、「虫」観を探る上で興味深い問題なので、「虫の居所」について考える第4章で詳しく述べることにする。

先に「応声虫」について記した医書は多いと述べたが、そのほとんどは中国医学文献からの引用である。わが国の近代医学が欧米の医学に依拠したように、近世にいたるまでの日本の医学は、つねに先進国・中国の医学を範としてきた。その「権威」ある中国医書に記載のある「応声虫」を、医家たちは受容したのである。私たちの知りえた限りでは、「応声虫」が起こりうる病であることに、否定的な見解を表明している医書は、香川修庵(一六八三—一七五五年)の『一本堂行《いっぽんどうこう》余《よ》医言《いげん》』(成立年不詳、一七八八年刊、漢文)や、高玄竜の『虫鑑』(一八〇九年刊)など、ごくわずかしかない(これについては後述する)。しかし、大部分のものは、右に引用した『医門俗説弁』や『癲癇

狂経験編』がそうであるように、稀ではあっても起こりうるものであることを前提として論じているのである。これらの医書が依拠している中国の諸文献には、「応声虫」がどのように書かれているのかを、次に見ておこう。

中国における「応声虫」

「応声虫」に関する諸文献から類推すると、「応声虫」という語が用いられた最も古いものは、陳正敏《ちんせいびん》（宋代）による『遯斎閑覧《とんさいかんらん》』であるらしい。『遯斎閑覧』は佚書であり、現存しないが、「応声虫」に関する記載は、張杲《ちょうこう》（宋代）の『医説』（一一八九年）や、江瓘《こうかん》および江応宿《こうおうしゅく》（明代）の『名医類案』（一五四九年）をはじめ、多くの医書に引用されているので、その記載内容を知ることができる。これらには、表記上微細な相違があるものの、内容に異なる点はない。『遯斎閑覧』は「応声虫」の事例を二つ取り上げているが、まず、最初の例を『医説』から引用しよう。

［資料⑨］　楊勔《ようめん》、中年ニシテ異疾ヲ得タリ。言ヲ発スル毎ニ、応答ス。腹中ニ小声有テ之ニ效《なら》フ。数年ノ間ニ其ノ声寖《ヤヽ》大ナリ。道士有リ。見テ、驚テ曰ク、「此レ応声虫也。久ク治セザレバ延テ妻子ニ及ブ。宜ク本草ヲ読ムベシ、虫ノ応ゼザルニ遇バ、当ニ取テ之ヲ服スベシ」ト。勔、言ノ如ク読ンデ、雷丸ニ至テ、虫忽チ声無シ。乃チ頓《にわか》ニ数粒ヲ服シテ遂ニ癒ユ。（巻第五「諸虫　応声虫」）

この事例の要点は二つあろう。一つは、「腹中」の「虫」が病者（楊勔）の言葉をそのまま繰り返すということと、いま一つは、病人が本草書の薬名を読み上げていくと、この病に有効な薬（雷丸）に対してのみ、「虫」は急に声を出さなくなるということである。この「雷丸」は、竹苓《ちくりょう》とも呼ばれるように、竹類の根に寄生するキノコであり、駆虫薬として知られていたものである。李時珍（明代）の大著『本草綱目』（一五七八年）に、「雷丸」は「霹靂《へきれき》」（雷）が「物ヲ撃チ、精気ノ化スル」ことによって生じたものであり、「虫ヲ殺シ、邪ヲ逐《しりぞ》ケ、猶ホ雷ノ丸

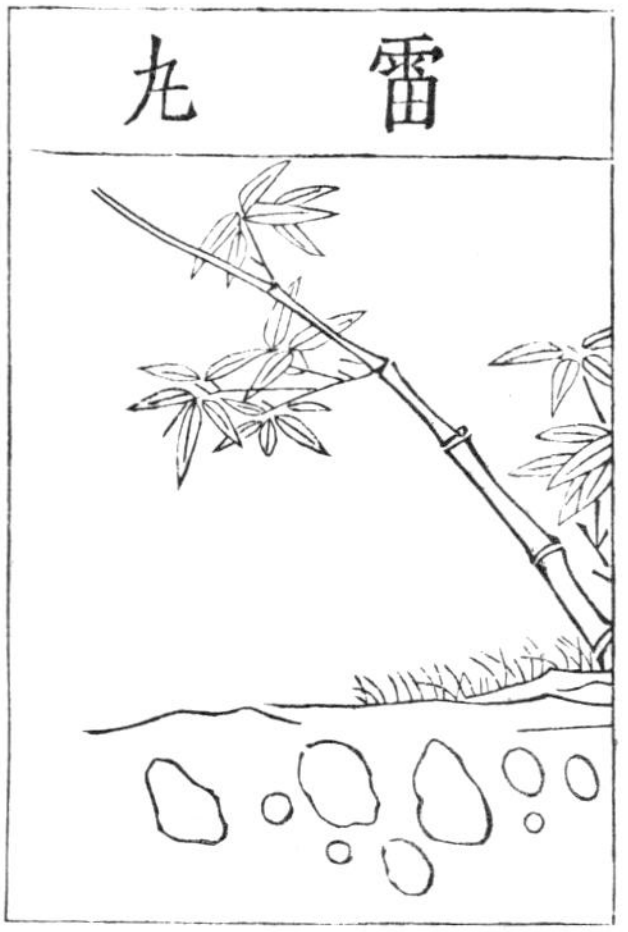

図 1－3　李時珍の『本草綱目』（1578）に載る「雷丸」の図。［『本草綱目』江戸時代和刻版（無刊記），架蔵］

ノゴトシ」（第三十七巻「木之四　寓木類　雷丸」）と記されている。同書に付されている「雷丸」の図を掲げておく【図1－3】。なお「雷丸」が、『塩尻』（資料①）や『医門俗説弁』（資料⑦）にも登場していることは、すでに見た通りである。

次に、『遯斎閑覧』の第二の事例を、『名医類案』から引用する。

［資料⑩］　正敏、後ニ長沙ニ至テ、一ノ丐《カイ》者ニ遇フ。亦是ノ疾有リ。環《メグッテ》之ヲ観ル者ノ甚ダ衆《おお》シ。因テ教テ雷丸ヲ服セシム。丐者謝シテ曰ク、「某シ貧ニシテ他ノ技無シ。衣食ヲ人ニ求ル所以ノ者ハ、唯此ニ籍《よ》ル耳《のみ》」ト。（巻之七「諸虫」）

陳正敏が、応声虫を患っている一人の物乞いに出会った。その周囲にはこの物乞いを見物している人が大勢いた。正敏が雷丸を服用するように勧めると、それを辞退してこう言った。「私は貧しいので、こうして見せ物になる以外に生きるすべがありません。衣食が得られるのも、ひとえにこの病気のおかげなのです」。この例では、「応声虫」という病が生活を妨げているのではなく、逆に生活の糧になっているのである。先に挙げた『閑田次筆』の事例（資料④）は、「応声虫」の病者を「観場《ミセモノ》」に出そうとした興行師の話であったが、その源流は『遯斎閑覧』のこの事例にあるのかもしれない。

それはともかく、『遯斎閑覧』の記載は、「応声虫」を論じる後代の医書によく引用され、「応声虫」という呼称が広まる源になるのだが、実は「応声虫」と呼ばれる以前の時代に、この病態はすでに知られていた。「応声」とか、「応病」と呼称されていたものがそれである。その古い例は、劉餗《りゅうそく》（唐代）の『隋唐嘉話』（成立年不詳）にまで辿ることができる。

［資料⑪］　応声ヲ患フ者有リ。医官ノ蘇澄ニ問フ。云ク、「古ク自リ此方無シ。今、吾ガ撰ズル所ノ本草、天下ノ薬物ヲ網羅シ、又謂ヒ尽ス。試ニ将ニ之ヲ読ムベシ。応《(まさ)》ニ覚《さと》ル所有ルベシ」。其ノ人、一声ヲ発スル毎ニ、腹中輒《(すなわち)》応ズ。唯一薬ニ至テ、再三声無シ。過テ、他薬ニ至レバ、復タ応ズルコト始ノ如シ。澄、因テ処方ヲ為シ、此ノ薬ヲ以テ主ト為ス。其ノ病、自ラ除《(いゆる)》。（巻中）

ここでの病名は「応声」となっており、まだ「虫」病とは言っていない。しかし、病者が声を出すと、体内から「もう一つの声」が応じること、および本草書を読み上げていくと、特定の薬名のところで、その「声」は止まってしまうという話の骨格は、後代に引き継がれていく「応声虫」説話と変わらない。

『隋唐嘉話』に類似する記述は、段成式（唐代）の『酉陽雑俎《ゆうようざっそ》』にも見ることができる。病名が書かれていないこと、医師の名が異なること以外に、相違はない。張鷟（唐代）の『朝野僉載《ちょうやせんさい》』（成立年不詳）にも同系の話が載っているが、病名が「応病」とされていることと、「声」の発せられる部位が腹ではなく、「喉」とされているところが異なっている。この『朝野僉載』の記載は、李昉《りほう》（宋代）らの『太平広記』（九七八年）にも引用されている。方《ほう》勺《しゃく》（宋代）の『泊宅編《はくたくへん》』（成立年不詳）に載る話は、上記のものと共通の骨格を持ちながら、「声」の「正体」を示しているところが目を引く[5]。この『泊宅編』の記述も『医説』が引いているので、それを取り上げておこう。

［資料⑫］　永州ノ通判庁《テイ》軍員《イン》毛景、奇疾ヲ得タリ。語ル毎ニ喉ノ中、必ズ物有テ声ヲ作シテ相応ス。道人有リ、教ヘテ本草ノ薬名ヲ誦スルコトヲ学バシムルニ、藍ニ至テ黙然タリ。遂ニ藍ヲ取リ、汁ヲ捩《シボリ》テ之ヲ飲ム。少頃アッテ肉塊ヲ吐出ス。長サ二寸余、人ノ形悉ク具ル。（巻第五「諸虫　応声虫」）

ここには、単に「奇疾」とのみ記され、病名は書かれていない。また「虫」という語もない。しかし、「人ノ形」

をした「肉塊」を吐き出したというのは、なかなか示唆的である。「声」を発する謎の何者かは、病人のなかにいる「もう一人の小さな人」であるはずだという認識がそこに働いていると見て取れるからである。「声」の主を、『泊宅編』では「もう一人の小さな人」と見なし、『遯斎閑覧』では「虫」と見なした。後者の見方が後代に引き継がれ、「応声虫」という言い方が定着していったのだが、その「虫」には、「もう一人の小さな人」のような振る舞いをするという意味合いが含まれていると言えるだろう。『泊宅編』では「声」が発せられる部位を、『朝野僉載』と同じく「喉」としている。主体の発声部位である「喉」と同じ場所から、「もう一つの声」も発せられたということになるが、この場合両者の「声」は、別人のように質が違っていたのであろう。この点については、後にも言及する。

以上のように、宋代に登場した「応声虫」は、唐代の「応声」あるいは「応病」という前駆体をもとに誕生したと思われるのだが、さらに溯って「応声」や「応病」の祖型ないし母胎となったと推定されるものがある。それは、隋代に成立し、後代に大きな影響を及ぼした、巣元方の『諸病源候論』（六一〇年）に載る「腹内有人声候」である。短い記載なので、その全文を以下に示す。

［資料⑬］　夫レ人有テ、腹内ニ忽チ人声有リ。或ハ人ノ語ルヲ学ビテ相答フ。此レ乃チ、不幸ニシテ災変ヲ生ズルニ致ル。経絡腑臓ノ冷熱、虚実ノ為ス所ニ関ルニ非ザル也。（巻之十九「癥瘕諸病　腹内有人声候」）

「腹内」から「人声」が発せられ、「人ノ語ルヲ学ビテ相答フ」と書かれており、これは、「応声虫」の根幹をなす特徴であり、同一の現象と見なしうるものである。ただし、注目すべきは、この「腹内有人声候」が、「不幸」にも生じた「災変」であって、「経絡腑臓」の異変ではないと論じている点である。「腹内有人声候」は「癥瘕《ちょうか》諸病」の一つとして掲げられている。「癥」も「瘕」も、腹中に生じる腫瘤ないし塊状のものを言う。その「癥」を著者は、「寒温節ヲ失フニ由リ、腑臓ノ気ノ虚弱ヲ致ス」と言い、また「癥瘕」を、「皆寒温不調ニ由リ、飲食化セズ、臓ト気ト相搏チテ、結生ズル所也」と説明している。すなわち、「腑臓」の異変である「癥瘕」のなかに、「腑臓」の異変ではない「腹内有人声候」を含ませているという、混乱が見られるのである。要するに、「腹内有人声候」は、腹中の異物であるが、他の「癥瘕」とは同列に扱えない特殊なものであり、「災変」とでも呼ぶしかない、説明困難なものという認識があったのであろう。当時の医学の枠組には、納まりがたい対象であったということになる。

「応声虫」の源流を溯ってきたが、逆に「腹内有人声候」の方から経時的にその流れを見ると、以下のように言えるであろう。「腹内有人声候」は時代が下ると、「応声」または「応病」という名称とともに医学の対象としての地位を獲得する。それは、有効な特定の薬物を提示できる、治療可能な疾病として考えられるようになったからである。ここには、「声」を逆手に取って有効薬を知り取るという巧妙な方法が「発明」されている。しかし、この段階では、腹内の「異物」が何者であるかは、明瞭にされていない。それが、「もう一人の小さな人」という認識を経て、ついに「虫」という「正体」が打ち出されることになる。ここに至って、医学が目指すところの、病因と治療法との両方をはっきりと提示することができるという「完成」段階を迎え、定着していくのである。「完成」されたものは、改変されにくい。長い期間にわたって「応声虫」論は継承され、やがてわが国にも、これらが伝えられることになる。

わが国に伝えられた「応声虫」

先述したように、わが国の医書に記載された「応声虫」は、そのほとんどが中国文献からの引用である。そのもっとも早い例は、鎌倉時代に成立した惟宗具俊《これむねのともとし》の『医談抄』（十三世紀後半に成立）であった。この書は、医師、病、薬などに関する説話が多く掲載され、「医事説話集」と呼ぶにふさわしいものであり、それまでは見られなかった新しいタイプの医書である。[6]これらの医事説話の多くは、中国書籍からの引用であるが、そのなかに当時最新渡来の『医説』も含まれており、『医説』の「応声虫」に関する記述のすべてが引用されている。すなわち『医説』が掲載している『遯斎閑覧』の二事例（資料⑨と⑩）と『泊宅編』の事例（資料⑫）とが紹介されている。この『医談抄』以後、再び「応声虫」が医書に取り上げられるようになるには、江戸時代を俟たねばならない。

当時の病名辞典である蘆川桂洲《あしかわけいしゅう》の『病名彙解《いかい》』（一六八六年刊）を見ると、その「応声虫《ヲウセイチウ》」の項（巻之二）には、李梴《りてん》（明代）の『医学入門』（一五七五年）が引かれている。『医学入門』の「巻之四　諸虫」の項には、「又応声虫有リ。語ル毎ニ喉中、物有リ声ヲ作シテ、相応ズル者ノ如シ。人有リ、本草ヲ誦セシム。雷丸ニ至テ則チ声无《（な）》シ。乃《（いま）》シ頓ニ数枚ヲ服シテ癒ユ」とあり、これがほとんどそのまま引用されている。また同じ『病名彙解』の「腹内《フクタイ》人声《ジンセイ》」（巻之五）の条には、『諸病源候論』の「腹内有人声候」（資料⑬）が引用されており、著者は「按ルニ、応声虫ノコト歟《（か）》」と述べている。

この他にも、中国文献から「応声病」あるいは「応声虫」の事例を引用している医書は多い。主なものを成立年代順に挙げておこう。まず、名古屋玄医の『怪痾一得《かいあいっとく》』（一六九一年刊、漢文）は、『遯斎閑覧』の一事例（資料⑨）を引いている。

次に、北山友松子《ゆうしょうし》の『医方考縄愆《じょうけん》』（一六九七年刊、漢文）は、呉崑《ごこん》（明代）の著した『医方考』（一五八四年）に、友松子が付注したものだが、『医方考』本文には「応声虫」について、『遯斎閑覧』の一事例（資料⑨）が引かれている。この箇所の友松子による頭注には、「出于医説」と書かれており、『遯斎閑覧』の記載は『医説』に拠っていることを指摘しているのみである。このことから、友松子の「応声虫」に対する姿勢が浮かんでこよう。書名の「縄愆」は、誤りを正すという意味であり、友松子は『医方考』に対してなかなか鋭いコメントを下しているのだが、「応声虫」に関しては何ら批判的なことを述べてはいない。このことから「応声虫」については受容的な態度を取っていたことが想像できるのである。これは友松子に限らず、中国文献から「応声虫」論を自著に引用し、取り入れた当時の医家に共通したものであったと思われる。

以下、芳村恂益《じゅんえき》の『北山医話《きたやまいわ》』（一七〇四年自序、一七一四年刊、漢文）は、「巻之中　応声病」において『隋唐嘉話』、『朝野僉載』、『泊宅編』および『遯斎閑覧』の書名を挙げて、「応声病」から「応声虫」への流れを簡潔に説明している。下津寿泉《しもつじゅせん》の『奇疾便覧』（一七一五年刊）は、『泊宅編』の事例（資料⑫）、『遯斎閑覧』の一事例（資料⑨）、『朝野僉載』の事例および『諸病源候論』の「腹内有人声候」（資料⑬）を取り上げている。多紀元簡《もとやす》（一七五五—一八一〇年）の『病名沿革攷』（刊年不詳、漢文）は、「応声病」および「応声虫」の項を設けているが、『隋唐嘉話』や『泊宅編』という文献名のみを挙げ、内容の説明はない。大橋尚因の『疝癥積聚論《せんちょうしゃくじゅろん》』（一七七八年自序、一七八七年刊、漢文）は、引用文献を挙げてはいないが、「応声虫」のかわりに「応声癥」という独自の表現をして、「応声癥ノ如キハ、腹中ニ人語ヲ為スト雖モ、然モ吾未ダ之ヲ見ズ。古人之ヲ謂ハバ、則チ決シテ無キニハアラザルト雖モ、然モ其ノ真ヲ知ラズ。故ニ論ゼズ」（「諸積」）と慎重な姿勢を取っている。

以上のように、わが国の医学は「応声虫」に関する中国の文献を積極的に取り入れ、引用・紹介することに熱心であったが、この姿勢は医家に限ったことではなかった。医師以外の知識人たちにも、自著に中国文献の「応声虫」に関する事例や記事を引いている者があり、たとえば林羅山の『野槌《のづち》』（一六二一年刊）、大朏東華《おおでとうか》の『斎諧俗《さいかいぞく》談《だん》』（一七五八年刊）、冢田大峯《つかだたいほう》の『随意録』（一八二九年跋）などには、医家たちと同様の「応声虫」に関する記述が見られるのである。

このように「応声虫」に対する、受容的な関心が大勢を占めるなかで、否定的な見解を表明している医書が、ごくわずかしかないことは先にも述べた通りだが、ここでその点について触れておくことにしよう。

高玄竜は、人身中の「虫」に関する専門医書である『虫鑑《むしかがみ》』（一八〇九年刊、漢文）のなかで、「応声虫」に関して批判的態度を取っており、「然リト雖ドモ、恐ラクハ深ク信用スルニ足ラザルナリ」と述べている。但し短い記述のみで、詳論しているわけではない。その点、香川修庵は『一本堂行余医言』の「巻之四　虫　応声虫ヲ弁ズ」において、かなりの紙幅を割いて批判しているので、それを要約しておこう。

まず、『医説』に載る『遯斎閑覧』や『朝野僉載』を取りあげ、「応声虫」の事例とその病状について説明し、また誰も言及していないという「応声虫」の始原について、それは『諸病源候論』の「腹内有人声候」であることを指摘した(7)後で、論駁を始めている。「応声虫」は腹中から「声」がするというが、蚘虫や寸白虫が音声を出すなどというのは聞いたことがない。腹から音声があるとすればそれは「腹鳴」であり、腹中の空気が「推動ヲ被テ」音声が生じるのであって、けっして「虫」が声を出すのではない。病者が話すごとに、腹中から声が応答するというが、これではまるで洞窟の中や谷間での谺《こだま》のようなものということになり、まことに怪しむべき話である。「応声虫」は、その病態にしても治療法にしても、「妄誕」であって実際にありうることではない。ましてや、人の形がことごとく備わった肉塊を吐き出したなどということは起こるはずもない。ここに断言するが、「応声虫」という病は、けっして実際にはないのである。張鷟や、方勺、陳正敏などの輩が、いたずらに怪異を聞いて、その実否を正さず、書を著したために、後世の人たちを「疑迷」させたのであり、その過ちは医人として甚大というべきである。

このように、香川修庵は「応声虫」という病的現象も、それを起こす「虫」の存在もはっきりと否定している。ここには、超常的現象を一切排除する、一種の合理主義が認められる。修庵は、江戸時代の革新的医学である「古方派」を代表する一人であり、親試実験を重視して著した『一本堂薬選』（一七三一―三八年刊、漢文）にも見られるように、実証的経験主義の傾向が強い医家であったことからすれば、いかにも修庵らしい論述である。しかし修庵の論は、「虫」が「声」を発するとか、「人ノ形」の「肉塊」を吐き出したということが、いかに非現実的であるかの反証に終始し、「応声虫」という病を全否定した結果、「応声虫」における特異な精神の変調のあり方に目が向けられていないのである。ことに修庵は、『一本堂行余医言』の「巻之五　癇」で詳論していることから知れるように、精神病症についても精通していた医家であっただけに、「応声虫」と「癇」や憑依との関連や異同について、まったく言及がないのは不思議な気がする。

いずれにせよ、「応声虫」を受容する医師たちが多くいた一方で、香川修庵や高玄竜のように、「応声虫」に対する否定的見解を述べた医家も少数ながらいたのであり、「応声虫」が、当時の専門家に相反する反応を引き起こすような両面を持っていたことに注意を払っておきたい。

四　「応声虫」とは何か——精神医学的検討

「応声虫」という精神の変調をきたす不思議な病症は、今日の精神医学から見ても、興味深い検討対象である。と言っても、ここでの目的は、「応声虫」という奇病が実際にあったか否かを追及することにあるのではない。私たちの関心は、当時の医師や知識人らが、「応声虫」を引き起こすのは「虫」であると考えていた、そのこと自体にある。すなわち、彼らが「応声虫」と呼んでいた「虫」とは、一体何者であるのか、それを今日的視点から炙り出してみたいのである。またそのことを通して、「応声虫」という「虫」が考えられていた時代における「虫」観の特徴と意義について考えていきたいと思う。

今日の臨床において、「長三郎」の事例や、『遯斎閑覧』に掲げられている「応声虫」の事例と、まったく同一のケースに出会うことはない。しかし、今日考えられている精神の諸病態のなかには、「応声虫」と重なりを持つものが、いくつかある。それらと照合することによって、「応声虫」の特徴を浮かび上がらせてみよう。検討すべき病態が三つある。それは㈠幻聴、㈡憑依、㈢二重人格（解離性同一性障害）の三者である。以下は、「応声虫」をこの三病態から考える試論的検討である。

幻聴と「応声虫」

「応声虫」の特徴の一つは、「もう一つの声」が体験されていることである。「もう一つの声」が体験される臨床的病態の代表的なものとして「幻聴」がある。まず、この「幻聴」と「応声虫」との異同を検討してみることにしよう。両者は「もう一つの声」が体験されている点で共通性を持っているが、しかし、異なる点もいくつかある。相違点として以下に、三点を挙げてみたい。

その第一は、一般の幻聴が、「応声虫」のように、当人の発語に応えて「声」が返ってくるのではなく、「声」の方から一方的に語りかけてくるという基本的構造を持っているという点である。『閑田次筆』の「後妻」の事例（資料⑥）は、「声」の方から一方的に畳み掛けてくることから、幻聴と同じ構造を持っている。『閑田次筆』の著者も、この事例の「声に応ずるにはあらで、かなたよりいふ」という特徴を挙げて、「応声虫」とは異なると言っている。ただし、この事例については、「憑依」の観点からも考えねばならないので、後に再び取り上げることにする。とはいえ、幻聴の場合、「声」への反応として「独語」(Monolog) が起こることがしばしばあり、この両者の間で対話が成り立つこともある。「対話性独語」と呼ばれるもので、今日の臨床でもよく見られるものである。

相違点の第二は、幻聴の場合、「応声虫」と異なり、「声」が自身の体内から発せられるのではなく、外部から聞こえてくると体験される点である。ただし、これは通例の場合であって、幻聴のなかには「体内から声がする」と体験される場合もある。臨床場面で、次のように訴えるケースに出会うことは、稀ならずあるからである。

> 私の体のなかには、何人かの人が入っていて、いろいろ話しかけてきます。そして、その人たちは、私の体をだるくさせたり、食事や睡眠を取れなくしてしまいます。私がしようとすることを、すべて妨害してくるのです。それに抵抗しようとしても、どうしてもできません。

このように、当人にとってつらく嫌なことは、「体内の人たち」のなせる技であり、どんなに抗おうとしても、彼らの圧倒的な支配力に打ち勝つことはできない、と体験されるのである。この場合、侵入してきた「体内の人」によって、病者は自律性が奪われ、他律的なありようを強いられるという「させられ体験」（gemachtes Erlebnis）が認められるが、このような状態は、統合失調症の場合にしばしば見られるものである。すなわち、ここでの「体内からの声」は、「応声虫」に見られる反復形式でも、対話形式でもなく、一方的に支配し、他律を強いるメッセージでしかない。主体を動かすものが、主体意識のなかにはないという内面の危機的状態であって、元来は鮮明であったはずの、自己と非自己、ないし内部と外部との境界が希薄化し、両者の間で交錯や混交が起こっている事態である。これに対して「応声虫」の場合は、「声」の他者性が明瞭であり、自・他の区別があいまいになってはいないという違いがある。

　第三の相違は、幻聴が当人のみにその「声」が聞こえるのに対して、「応声虫」ではその「声」が周囲の人にもはっきりと聞こえるという点である。これこそが「応声虫」独自の特徴と言えよう。『閑田次筆』が伝える、「老荘者」の「腹中より声に応じて物いふ」という事例（資料⑤）では、その「声」が他人には聞こえないことから、「応声虫」とは異なると記されているし、また『癲癇狂経験編』の「胸中ニ物有リテ声ヲ為ス」という事例（資料⑧）でも、著者が「応声虫」とは似て非なるものと判断したのは、すでに述べたように、「声」が他人には聞こえないことがおそらくその理由の一つであった。

　「応声虫」の「声」が、他者にも聞こえるとなれば、もはや「幻声」ではなく、「肉声」ということになる。すなわち、「肉声」を発する者と、それを聴き「肉声」で応じる者との両者が、同一人物の中に同居しているという心理的構造を想定しなければならない。だとすれば、「応声虫」という現象を理解するには、単に幻覚の面からではなく、「憑依」および「二重人格」といった「解離」との関連性についての検討が不可欠になってくる。要するに、「応声虫」における「二つの声」の「主《あるじ》」はそれぞれ何ものなのか、二つの「主」の関係はどういうものなのかという問題である。

「応声虫」と「憑依」

「憑依」というと、たとえば突然神懸かりの状態になり、普段のその人とは似ても似つかぬ口調となって、憑霊の「声」で語りだす（舌がたりZungenredenという）といったイメージを思い浮かべる人が多いのではないだろうか。これは「夢遊憑依」（somnambulistic possession）と呼ばれるタイプの憑依で、「われに帰った」時に、憑依状態の記憶がまったくなく、二つの意識状態の間に断絶のあるのが特徴である。

これに対して、精神医学では古くから「覚醒憑依」（lucid possession）と呼んでいる、いま一つのタイプがある。二つの意識状態の間に断絶がなく、当人と憑霊とが共存している状態で、病者はこの霊と格闘したり、その霊が語りかけてくるのを抑えられないといった具合になる。「夢遊憑依」と「覚醒憑依」との相違は、「自分」と憑霊とが急激に入れ替わるのか、それとも同時に併存するのかという点にあり、またロス（C. A. Ross）が言うように、記憶脱失（健忘）のあるなしが一応の基準になるのだが[8]、しかし、事例によっては、両者がさまざまな程度に混合したものや、移行的なものなどもあり、実際にはかならずしも明瞭に区分できない場合もある。

この二種類の憑依は、ヨーロッパにおいて、かなり古い時代から区別されていたようであり、いわゆる「悪魔払い」（exorcism）の伝統を持つカトリック神学では、夢遊憑依をポセッシオ（possessio）、覚醒憑依をオプセッシオ（obsessio）と呼んでいたというが、後者のオプセッシオという用語は、精神医学が貰い受けて「強迫観念」という別の概念として使われている（H・F・エレンベルガー[9]）。

さて、「応声虫」との関連で比較すべきは、この「覚醒憑依」であり、「応声虫」との類縁性はかなりあると見てよいだろう。「長三郎」が「声」と言い争う（資料①）とか、食べ物をめぐって対立する（資料②）などの記載が伝えるものは、これと等質の現象と言える。

ただし「憑依」と呼ぶためには、憑霊の存在が必須となるが、「応声虫」の事例を見ても、明らかな憑霊と思わせる記述が見られない。しかし、『閑田次筆』に載る「後妻」の事例（資料⑥）は、すでに述べたように、明らかな憑依状態を示している。この場合、祈禱の際に先妻の「怨霊」が憑依した時は、「夢遊憑依」の状態であり、その前後の「腹の裏」の「声」、すなわち先妻の「怨霊」が一方的に語りかけてくるという状態は、「覚醒憑依」であったと判断して差し支えない。この事例は、著者自身が「応声虫」とは言えないまでも、類似していると記しているように、「応声虫」と「覚醒憑依」との共通性はかなりあると考えられる。

「応声虫」と「憑依」との関連について、ほかに付け加えておきたいことがある。「応声虫」はきわめて稀な病であったのと対照的に、「憑依」は当時きわめてありふれたものであったという点である。近世には「狐憑き」を中心にして、種々の動物憑依が「大流行」といってよいほど多発していたことは、多くの資料や研究から明らかなところである。[10] しかもこれら「憑きもの」の事例のなかには、「覚醒憑依」と考えられる例も少なからず含まれている。明治に入ってからも、この「覚醒憑依」型の「狐憑き」が多く見られたことは、ベルツ (E. v. Bälz) の論述からも知られるところである。

ベルツ（一八四九―一九一三年）は、明治期に長く滞日して、ドイツ医学を伝えた著名な医師であり、わが国の狐憑きの事例に接して強い関心を持ち、その論文を何編も発表している。[11] その一つである「狐憑説」（明治十八年）には、次のように記されている。当初患者は、自身の異変を「狐憑き」とは思っていないのだが、他者に「汝の体中狐を宿らしめたり」と言われると、たちまち「自ら重複の知覚、すなわちおのおの意を異にする所の二体よりなれるを覚え、且狐の憑る所となるを信じ、而して人に向いて狐の挙動をなすに至る」という。ベルツは、「狐憑き」一般について論じているのだが、その内容はこのように「覚醒憑依」であるところが興味を引く。さらにベルツは、欧州において「歇私的里病」（ヒステリー）の婦人が、自ら「狼、犬、羊」などに変わったと感じ、好んで獣類に近づいたり、飛び跳ねたり、その声を模したりするのは、「狐憑」と何ら異なるものではないとも述べている。

また同じく明治期の日本で教鞭を執った、英国のチェンバレン (B. H. Chamberlain) は、ベルツから聞いたという「狐憑き」のことを、『日本事物誌』（明治二十三年刊）に記している。[12]「覚醒憑依」の状態が適切に説明されているので、その箇所を引用しておこう。

狐が人間の中に入るのは、ときに胸部から、また指の爪と肉の間から入るのがもっとも多く、狐は入ってしまうと、それを宿している本人とは別の独立した生活を営む。この結果、一種の二重存在、すなわち二重意識が起る。魅入られた人間は、内部の狐が言ったり考えたりすることが聞こえるし、また理解できる。しばしばこの二者が烈しい口論を始める。狐の声は、その人の生まれつきの声とは全く異なっている。（高梨健吉・訳『日本事物誌1』「狐憑き」）

このように、チェンバレンによる「狐憑き」の説明には、「覚醒憑依」の状態が一般的であると見るベルツの考えが、そのまま受け継がれている。それはともかく、この「覚醒憑依」と「応声虫」との構造的類似性は明らかであろう。「応声虫」という現象は、当時の常識からすれば「憑依」と見なすのが自然であったはずである。「憑依」であれば、その対処法は祈禱による「調伏《ちょうぶく》」（憑き物落とし）という宗教的解決法であり、それを行なうのは僧侶や法者などの祈禱師であった。実際、「長三郎」の事例では、「応声虫」と診断される以前、「薬禱を尽して験なし」（資料①）とか、「療治・祈禱」を尽した（資料②）と記されているように、すでに祈禱を受けているのである。ということは、おそらく親が、わが子の状態を「憑き物」だと思った故に祈禱師に依頼したのであろうし、祈禱師もそう考えたから引き受けたのであろう。いずれにしても、「応声虫」現象を「憑依」と見なさないこと自体、当時の一般通念からかなり隔たったものであったと考えられるのである。

ここで注意しておきたいことがある。これまで掲げた「応声虫」の資料のすべてに共通していることだが、その病状を「応声虫」と考えたのは、当人やその家族ではなく、すべて医師たちであったという点である。彼らが、この現象を「虫」による病と見なしたことの意味は重く大きい。というのは、霊的現象として祈禱師たちが取り扱うものとされてきたことを、「虫」と見なすことで、医療の領域に取り込むことができるからである。「虫」であれば治療可能であり、雷丸や藍汁などの駆虫薬を投与すればよい、という明瞭な医療対象になるわけである。

　医家たちは、「応声虫」に限らず、狐憑きを初めとする一般の「憑依」を否定する傾向を強めていた。これは当時にあって相当に挑戦的な試みであったと考えられる。というのは、「狐憑き」や他の憑依現象を受け入れていたのは、一般庶民だけではなく、知識層のなかにも見られたからである。たとえば、新井白石は『鬼神論』（元禄〈一六八八―一七〇四年〉初年頃の成立か）のなかで、死霊が人に憑くことを肯定しているし、佐藤一斎も『言志録』（一八二四年刊、漢文）において、「亡霊ノ形ヲ現スハ、往往ニシテ之レ有リ。（中略）因テ或ハ祟ヲ為シ、厲《わざわい》ヲ為ス」と言明している。

　医師たちはこのような考えに疑義を唱え、狐や霊が取り憑くというのは、霊的な現象ではなく、「病症」であると主張した。たとえば香川修庵は、先にも引用した『一本堂行余医言』のなかで、「又、俗ニ狐憑《ツキ》ト称スル者ヲ視ルニ、皆是、狂証ニシテ、野狐ノ祟ル所ニ非ズ。真ノ狐憑《ツキ》ノ者、百、千中ノ一、二、或ハ亦之《これ》有ラン。終ニ是、癇ノ気味ヲ帯タルノ人ノミ」（巻之五「癇」）と述べている。狐憑きはすべて「狂証」であって、真の狐憑きは、百あるいは千のうち一、二にすぎず、その場合でも「癇」（修庵は癇を広く精神の病症と解している）の傾向を持った者だけが狐憑きになるのだと論じて、狐憑きを「疾病」と見る姿勢を強く打ち出している。

　喜多村鼎《かなえ》（良宅）の『吐方論』（一八一七年序、漢文）は、精神疾患を含む自験例が多く記された医書であるが、そのなかに、人々によって「狐憑き」とされたある主婦の事例が載っている（上篇・坤「狂癇似二狐憑一者」）。「王子祠」から帰った後、精神の変調をきたしたこの夫人は、足の痛みを訴え、歩くこともできなかった。当人自ら、山林を歩き回っていたので足が疲れた、と事実とは異なることを言ったので、周囲は「狐」が憑いて言わせているのだと信じて、部屋には「神符」を貼り、僧を呼んで祈禱を行なったりしたが、まったく効果は見られなかった。そこで鼎が診ることになったのだが、「足の痛み」は、「是レ素《もと》閃朒《せんとつ》有リ、悪血、筋絡ニ滞ルノミ」（「閃朒」は急に肥満すること）と医学的解釈をし、また同じく「狐憑き」の証しと信じられていた「腋下の塊状物」がその主婦にも見られたことに対しても、「脇下ニ一結有リ、余曰ク、是レ癇ナリ。狐憑ニハ非ザルナリ」と、これも「狐憑き」を否定する医学的判断を下し、「吐方」（吐剤を用いた薬物療法）によって結局全快したと述べている。また、人々が狐や鬼が憑いたと言っているほとんどのものは「癇」であるとして、「予ノ見ル所ヲ以テスレバ、蓋シ癇疾ハ十ノ八、九ヲ居《（しむ）》ルナリ」と言明している。(13)

『内科秘録』（一八六四年刊）を著した本間棗軒《そうけん》（玄調）も、狐が憑くことはないと断言している。棗軒は、もし狐の魂がその体から離れて人に憑くならば、その狐は「無精神」となって、狐の体は山野に斃れているはずだが、それを見た者はいないと述べ、「嘗テ狐憑ノコトヲ洋学者数家ニ質問スルニ、洋籍ニ狐ノ人ヲ惑シ人ニ憑コトヲ説カズ。且ツ窮理ヲ以テ之ヲ考ルニ、狐憑・鬼祟ノ類ハ実ニ精神ノ疾病ニテ、決シテ鬼邪・狐狸ノ憑依スルニ非ズト云ヘリ」（巻之五「邪祟」）と付け加えている。このほかにも、「狐憑き」をはじめとする憑依現象を否定する医論は多くあり、陶山尚迪《すやまひさみち》（簸南）の『人狐弁惑談《じんこべんわくだん》』（一八一八年刊）(14)や、尾台榕堂《おだいようどう》の『方技雑誌』（一八七一年刊）(15)などがある。

以上のように、これらの医師たちは狐憑きをはじめとする憑き物に対し、いずれも俗信として退ける姿勢を前面に押し出している。憑き物という非日常的現象を、霊的現象と見なす従来からの根強い観念ないし信仰に対し、それは誤りであって「病症」なのだという新見解を唱え、真っ向から対決するスタンスをとっているのである。憑霊現象を否定し、「病症視」を強調するこの動きは、医学史上の大きな変化であり、近代医学にあと一歩のところまで迫っていたと言ってよいだろう。

しかし「憑依」を、「狂」や「癇」などの精神病症と見なしたといっても、肝腎の「病因」と有効な「治療法」とを提示しえたとは言い難い（これに比べると「憑依」は、「憑霊」という明瞭な成因と、有効とされる「調伏」という所定の解決法があってわかりやすい）。その点、「応声虫」は、はっきりとした「病因」と「治療法」とを確固たる説得性をもって主張できたという点で、稀な病症とは言え、ないしは稀であったからこそ、「憑依」に対抗できる、理想的な「医学モデル」になりえたと言うべきである。医師たちの多くが「応声虫」を受け入れた大きな理由は、ここにあったと考えられる。この意味で、この精神病症を「虫因」性と見なした意義はきわめて大きい。これについては、後でさらに考えることにして、次に「応声虫」を「二重人格」との関連から検討する。

同時性二重人格

いわゆる二重人格あるいは多重人格のことを、今日では「解離性同一性障害」（dissociative identity disorder）と呼ぶが、近縁のものを含めて広く「解離性障害」（dissociative disorder）と総称する。「二重人格」と言えば、ある人物が、突然まったくの別人のように変わってしまう現象として、一般によく知られているところである。しかし、この「人格交代型」のものだけが、二重人格ではない。古くから精神医学では、「継時性二重人格」と「同時性二重人格」という区分がされており、「応声虫」と関係してくるのは、後者の方である。「同時性二重人格」と言うのは、二つの人格が併存している状態の二重人格を言う。すなわち、「同時性二重人格」は、「主人格が保たれたまま、副意識がはっきり孤立的に主意識のなかに、別個の人格として存在している場合」（荻野恒一）[16]である。

この「同時性二重人格」は、近代ヨーロッパにおいて考えられた概念であるが、きわめて興味深いことに、わが国の近世において、これと類似の病態を独自に記載、命名していた人物がいた。安藤昌益（一七〇三―六二年）である。昌益は、社会思想家として著名だが、同時に医師でもあり、医学的著述も多く残している。ことに精神病症に関しては、医学史のなかでも異彩を放つほどに、伝統的な医学概念に囚われず、まったく独自の仕方で区分・概念化し、命名している。[17]その一つに、昌益が「重魂病」と呼んだものがある。『稿本　自然真営道』（成立年不詳、漢文）のなかで昌益は、その「重魂病」について、以下のように簡潔に述べている。

是レ独語スルコト、全ク二人シテ問答スルガ如シ。是レ己《おの》レ失《あやま》リ、他ノ恨ミヲ得テ、深ク之レヲ恐レ、屈極シ、神ヲ奪ハルル人相ナリ。（第三十七　人相視表知裏巻三「乱神病ノ論」）。

これは、「重魂病」に関する記述の全文である。「独語スルコト、全ク二人シテ問答スルガ如シ」というのは、この「独語」をどうとるかによって、二つの解釈がありうる。一つは、「独語」を幻聴に対する応答と見る解釈であり、この場合は、先述した「幻聴」による「対話性独語」を指していることになる。『安藤昌益全集　七』の訳注者は、そう解釈しているし、[18]私たちもかつて同じ見解を表明したことがある。[19]しかしながら、二つの人格の「声」を共に病者が発している状態を指しているという、もう一つの解釈もあるのではないかと今は考えている。昌益は、これ以上のことを述べていないので、どちらとも決定することはできない（このことは、「対話性独語」と「同時性二重人格」の近さを表してもいよう）。もし、後者であるとすれば、「重魂病」は「同時性二重人格」のことを言っていることになり、とくに次の点で注目される。昌益は、「重魂病」の病機として、「憑依」による「霊」でもなく、「応声虫」のごとき「虫」でもなく、「他ノ恨ミヲ得テ、深ク之レヲ恐レ」という対人関係に基づく心理的要因を挙げている点である。この時代に、こうした見方があったことは、留意されてよいだろう。いずれにしても、「重魂病」という命名は言いえて妙と言うべきである。

さて、この「同時性二重人格」と、先述した「覚醒憑依」との関連性は、きわめて濃厚である。その人に生じた「もう一つの意思体」を、「憑霊」と見なすか、それとも「第二人格」の出現と見なすかの違いがあるものの、両者はともに「解離」(disssociation)の心理的機制が働いている点で共通している。

「応声虫」では、「声」を発する意思体を「憑霊」とは見なさないのであるから、「覚醒憑依」と言うよりは、「同時性二重人格」に近いと言ってよいだろう。だとすれば、言葉を発する「応声虫」という「虫」は、「第二人格」に相当することになる。「虫・人格」と呼んでもよいかもしれない。「虫・人格」の「声」は（「二重人格」が通常そうであるように）、主人格とは別人のような声質や話振りで発せられたであろう。ここで、その「声」が発せられる部位について、取り上げてみたい。

　中国およびわが国の文献とを合わせて言えることだが、「応声虫」という病名が明記されている場合、その発声部位とされているのは、ほとんどが「腹」である。私たちが調べえた範囲では、「応声虫」と明記されたもので、その部位を「喉」としているのは、李梃（明代）の『医学入門』（とこれを引用する『病名彙解』）だけである。一方、「応声」、「応病」および病名を記さないもの（『泊宅編』〈資料⑫〉がこれにあたる）では、「喉」が多い。その例外は、李昉（宋代）らの『太平御覧《ぎょらん》』（九八三年）であり、病名を「応病」とし、部位を「腹」としている。例外は除いて、このことの意味を考えると、次のように推測できるであろう。本来の声であれ、「もう一つの声」であれ、声が発せられる場所は「喉」であるのが自然である。ところが、「もう一つの声」を発する何者かを「虫」と見なすとなれば、「喉」では具合が悪くなる。なぜならば、「虫」の居場所は通常「腹」とされていたからである。したがって、「応声虫」という名称が成立してからは、「虫」が「声」を「腹」から発すると見ることが、最も自然な受け取り方になったのではないだろうか。なお、「虫の居所」については、興味深い問題が多く含まれているので、第4章において詳しく扱うことにする。

　「二重人格」の観点から、「応声虫」について考えることはまだある。すでに見てきたように、「応声虫」の「声」には、「反復性」と「対話性」との両型があるが、それぞれについて、「第二人格」の観点から見てみよう。鸚鵡返しに病者の言葉を繰り返す「反復型」は、先に述べたように、「対話性」と同様に内面の葛藤を表していると考えられるが、「第二人格」としての包括性にはやや欠けるという印象がある。「対話型」に比べても、より未分化なレヴェルに止まっている。「対話型」の場合は、「長三郎」の事例（資料①、②、③）のように、論争ないし闘争の様相を呈していることから、「虫」（第二人格）は、主人格を「鋳型」として生まれたかのように正反対である。ユング（C. G. Jung）の言う「影」（shadow）に相当すると言ってよいかもしれない。[20]「影」はその人の「生きられなかった半面」であり、主人格の背後に押しやられていた無意識的な部分が人格化されたものである。主人格があまりに一面的な生き方を続けていくと、これと正反対の性向を持つ「影」の力が増していき、主人格を脅かすようになる。「継時性二重人格」（「交代性多重人格」とも言う）では、人格化された「影」が主人格に取って代わるという劇的な変容を示すが、「同時性二重人格」では、主人格と対立する形で、「影」が意識の座のなかに侵入するのである。「影」は、このように精神を攪乱するが、一方で主体の一面的な生き方に修正を迫り、全体の均衡を取り戻す契機を生むという建設的な側面をも持っている。

「応声虫」の場合にも、このことが当てはまる。「応声虫」の事例を見ると、おおむね予後は良好で、ほとんどの場合、回復したと記されている。「応声虫」の「声」は、本草書の薬名のうち、有効薬（「雷丸」や「藍汁」など）にのみ応答しないことによって、「解決法」を自ら示しているのであり、回復への導き手にもなっている。すなわち、精神の分断状態から全体的修復に向かうことが可能な「通路」を、「虫」自体が保有していると言えるのである。「虫」すなわち「影」は、主体の自律機能を乱し、心理的苦痛をもたらすものではあるが、致命的なダメージを与えるのではなく、自己の軌道修正を促す力をも合わせ持ったものだと言えよう。

人格の多重性

以上、「応声虫」を「二重人格」の観点から考えてきたが、このことは、現代人の心の健康を考えることにも繋がってくる。それは人格の「多重性」という問題である。一般に私たちは、家族に対する時と、職場の同僚や上司に接する時とでは、言葉遣いや態度を変えている。この場合、表層部であっても人格の一部に微妙な変化が起こっていると見てよい。この意味で言うなら、人格のありようは、一人でいる時と相手がいる時でも違いがあるし、たとえ同じ相手であっても、会う度に変化すると言ってよいだろう。仮に、友人相手のリラックスした状態の自己のありようを、そのまま告別式の時にも持ち込んだ場合のことを想像すれば明らかなように、その時、その時の対人状況にふさわしく自身のありようを柔軟に変えていかなければ、ただちに適応上の問題が生じてくるわけである。

中井久夫氏はサリヴァン（H. S. Sullivan）の論[21]を発展させて、健康な人は「超多重人格」であることを指摘している。氏は、「人格がある程度多重性を持ちうることが、精神健康の条件であるとさえ言うことができそうである。（中略）精神健康は、ある程度の深さの人格多重性、それも相互認知性の多重性を許容し得るような状態と考えられる。この耐性に精神健康の一つの根があるということである」と論じている。[22]この指摘は重要である。「多重性を許容し得る」ということは、多重性であることによって抱えこむことになる矛盾や葛藤に何とか折り合いをつけ、自己を維持することができる力のあることを意味している。二重人格、あるいは多重人格（解離性同一性障害）では、この力が弱まったために人格の凝集性、統合性が薄れ、分断化の状態に至ると言ってよい。あるいは、「影」の概念を用いるなら、「多重性を許容し得る」力の衰えによって、「影」の人格化が肥大して、主人格を脅かすまでに至ったものと見なすこともできる。このことは、「応声虫」にも当てはまる。ただし、「応声虫」や「同時性二重人格」の場合は、人格交代型の二重人格（継時性二重人格）と異なり、中井氏の言う「相互認知性」は保たれている。すなわち、「応声虫」における主人格と「虫」（「虫・人格」）との「相互認知性」は、前に述べた「応声虫」の持つ「通路」と密接に繋がっている。「応声虫」の良好な予後は、このためであると考えられる。

憑依から多重人格へ

「応声虫」現象の歴史的意義をより鮮明にするために、多重人格の疾病史について、ここで簡略に触れておくことは有益であろうと思われる。多重人格の原型は、シャーマン的人格変容と憑依状態である、とパトナム（F. W. Putnam）が言うように、[23]その歴史は人類史的パースペクティヴを持っていると言えるだろう。欧州文化においては「悪魔憑き」（demonic possession）が、多重人格の歴史的前駆体となったことは、多く指摘されている通りであり、エレンベルガーも、多重人格の症例が諸文献に登場するのは、憑依現象が消滅してから後に限られる、と指摘している。[24]この際、憑依の二形式（覚醒憑依と夢遊憑依）と多重人格の二形式（同時性多重人格と継時性多重人格）との類似性が見られるだけではなく、どちらにも「顕在性」と「潜在性」の場合があるという共通性をも挙げて、憑依と多重人格との近さを強調している。さらに、エレンベルガーは、「これまで何百年、何千年にわたって頻繁にみられてきた憑依現象を、多重人格の一変種と考えることも可能なのではあるまいか」との見解を示している。[25]

わが国で、「応声虫」の記述が多くなされたのは江戸期であったが、その頃ヨーロッパにおいては、人間の心のありようについての見方が大きく変わろうとしていた。その引き金になったのは、メスメル（F. A. Mesmer, 一七三四―一八一五年）の「動物磁気説」に基づく磁気術およびそれから進展した催眠術の実践と研究であった。人を催眠状態に導くと、新しい人格が出現するという事実が、人の心に対する見方を変えたのである。第一は、人間の心の二重性という概念、すなわち「二重心性」(dipsychisme) あるいは「二重自己」(double-ego) という考えであり、第二は、人間の心を多くの下位人格の集塊とする「多重心性」(polypsychisme) であった。すなわち人間の心の深層、識域下への探索へと向かい、おびただしい学説を生み、やがては精神分析の誕生を迎えることになるが、この歴史的変遷については、エレンベルガーが大著『無意識の発見』において詳しく論述しているところである。[26]

「虫因」性という意義――「霊因」から「虫因」へ

西洋において、「憑依」という現象が、「二重人格」というあり方に移行していったという歴史的変遷について見てきたが、これは、精神の変調をもたらすものをどう捉えるかという根本的な事柄に、一大変革が起こったことを意味している。すなわち、同一の現象をもたらすものが、「憑霊」という超常的なものから、「個人の内部」の問題に取って代わったのである。いわば「霊因性」という見方から、「心因性」という見方に大転換したと言える。

この点、わが国ではどうだったかについて、見ておきたい。西洋と同様に、わが国においても、心身の変調を「憑依」と見なす「霊因」観が、長い時代にわたって支配していた。「狐憑き」が流行した近世より前の時代でも、平安期には「物気《もののけ》」の世界があった。王朝時代の文学は、「物気」と調伏の描写に満ちている。清少納言の『枕草子』（成立年不詳）には、「物気」が取り憑いた病人に対して、祈禱僧と「ヨリマシ（憑坐・寄坐）」と呼ばれる霊媒とがコンビを組んで、調伏を行なう場面が実に興味深く活写されている。「松の木立高き所の」の段（『新編　日本古典文学全集』では一本の二三段、能因本三一九段）には、病人に取り憑いていた「物気」が乗り移り、衣を乱してトランス状態に陥っている「ヨリマシ」の様子や、加持祈禱の法力によって「物気」を見事に退散させ、あたかも仏が現れたかと思われるほど尊く感じられたという僧の姿が、生き生きと描かれている。一方、「すさまじきもの」の段（『新編　日本古典文学全集』第二三段）では、いかにも自信ありげな修験者が、二時間も読経を続けたあげく、いっこうに「物気」が退散しないので、あきらめて「ヨリマシ」を立たせ、数珠を取り返して嘆いているさまを、「すさまじきもの」（興ざめするもの）として描いている。

『源氏物語』にも、「物気」は繰り返し登場するが、なかでも印象深いのは、源氏の正妻である葵の上が、男児（夕霧）を出産する際、「物気」に襲われて苦しむ場面（「葵の巻」）であろう。葵の上に取り憑いた「物気」は、葵の上に嫉妬の炎《ほむら》を燃やした六条御息所《ろくじょうのみやすどころ》の生霊《いきりょう》であった。源氏の目の前で、突然、「物気」に取り憑かれた葵の上の声や話し振りが、別人のように切り替わっただけでなく、見た目にも六条御息所その人の姿に変わっていたという場面は、まことに鬼気迫る筆致で描かれている。

平安末期の説話集である『今昔物語集』にも、超常的な出来事が多く記されている。たとえば、伴大納言善雄《とものだいなごんよしお》の死後霊が「行疫流行神《えやみのかみ》」（疫病神）となって、「咳病《しわぶきやみ》」を流行させたという話や、ある妻の「生霊《いきすだま》」が、旅の男の助力を得て、自分を裏切った夫を取り殺す話、さらには「鬼」に襲われたり、殺されたりする話など、人が病になったり、死に至る現象を「死霊」、「生霊」あるいは「鬼」などの「霊因」と見る世界観に満ちている。

栄華を極めたと言われる藤原道長は、繰り返し「物気」に苦しめられ、その度ごとに大掛かりな「調伏」儀礼を行なっている。藤原実資《さねすけ》の『小右記《しょうゆうき》』（九八二―一〇三二年分存）が詳細に伝えているように、道長は何度も「胸病」（「胸痛」）の発作を繰り返しており、この「胸病」が「物気」の仕業とされたのである。順位から言うと、かなり下位であった道長が、最高権力者にのぼりつめていく過程で、次々と政敵を倒していくのだが、その度に胸痛発作に見舞われたのであった。明らかに心因性の胸痛だと思われるのだが、米山千代子氏が指摘するように、道長は「人を傷つけたときには、自分も傷ついている[27]」のである。

以上簡略に述べたが、平安朝ではこのように、「物気」によって心身の病に罹ったり、死に至ると考えられたのであり、「霊因」観が圧倒的に支配した時代であった。すでに示したベルツやチェンバレンの論からも知れるように、明治になってからも「狐憑き」が多く見られたのであり、きわめて長期にわたって「霊因」観が続いたのである。しかし近代には、その一方で、「狐憑き」を迷信と見る空気も次第に強まり、西洋から取り入れられた「心因性」という見方が、知識層を中心に広まっていく。

この「霊因」観から「心因」観へと大転換していく時代的推移のなかに、「応声虫」を置いてあらためて考えると、その意義の重要性が際立ってくる。これについて私見を述べたい。

医師たちが「応声虫」と見なした現象は、従前からの「憑依」という範疇に入るものであった。「霊因性」とされてきたものを、いわば「虫因性」という新たな見方に変えたということである。すなわち、「憑霊」という「かたち」のないものを否定し、「虫」という「かたち」のあるものを提示したのであり、前述したように、病因と治療法を明示しえた確固たる「医学モデル」を作り上げたのである（この明瞭さ、わかりやすさという点においては、今日の「心の病」に関する病因論や治療論をはるかに凌いでいる）。

このように、「虫因」観は新たな「合理性」を獲得した。ただし、「合理性」が、「霊因」観においては見られなかったという意味ではない。「合理性」という点で言えば、「霊因」観にも明らかに「合理性」があったのである。「憑霊」が取り憑くと「病」になり、その「憑霊」を取り除けば、病は癒えるというわかりやすい考えは、「合理性」を持っている。しかもトランス状態になった「ヨリマシ」が、病人に取り憑いていた「憑霊」の声や口調で語りだすというパフォーマンスは、病人や家族に対して視聴覚的にも説得性を持ったものとして、その「合理性」をより強めたはずである。

ただし、この「合理性」は、「霊因」観という「枠内」においてのみ通用し、力を発揮する「合理性」である。したがって、今日の「心因」観から見れば、取るに足りない迷信であり「非合理」なものという判断になる。同様の理屈で言えば、将来、もし心身の現象が、たとえばＤＮＡあるいはその他によって、すべて説明される時代が仮に来るとすれば、今日の「心因」観も、「非合理」なものとされ、捨てられていくことになるであろう。したがって、過去の時代に信じられていたことを、単に「非合理」なものと批判するだけでは、なぜその「非合理」なものを人々が信じていたかを理解することはできない。それを理解しようとすれば、その「非合理」なもののなかに、どのような「合理」があったかを見出す努力が必要となる。

さて、問題は「虫因」観である。「憑霊」という「霊因」観を否定し、新たな「合理性」を獲得したことで、「虫因」観は大きく近代的な人間観に近づくことになったと言える。しかし、「憑霊」という霊的なものから「応声虫」という「虫」に置き換わったことで、憑依およびその治療文化の持っていた、ある種怪しげな超自然性が払拭されたかと言えば、否と言わねばならない。「応声虫」は、検証可能な「虫」という「かたち」のあるものでありながら、体内から出てきたその姿は、「額に小角」の生えたトカゲのような形であったり、あるいは熱帯産の「天竜《あまりょう》」に似た「奇虫」であったりしたのであり、超自然性を濃厚に合わせ持つものであった。この超自然性は、「鬼」や「悪霊」のイメージが取り入れられたものであろう。つまり「応声虫」は、駆虫薬によって治療できる対象であると同時に、いわば「小鬼」でもあるという半面を合わせ持っている。「霊因」の否定という前提に立ったはずの「応声虫」が、「霊因」観に由来する「鬼」的な性格を持っているというのは、現代の「合理精神」から言えば矛盾しており、「非合理」としか映らない。しかし、近世の「虫」観という「枠内」では、今日とは異なる別の「合理精神」が働いていたと見なければならない。

「応声虫」は、人身中に住まう他の「虫」たちと比べて、際立った特徴を持つものと考えられていた。それは、人の体内にあって、「声」を発し、主体と対立する意思体であるという性質である。その意思体は、「心因」観から見れば、「もう一人の自分」ということだろう。「霊因」観では、その意思体を、その人に取り憑いた「霊」と見なした。しかし、「虫因」観は、「霊」を全面否定し、その意思体を「かたち」ある「虫」と見なした。「かたち」あるものが病因であれば、誰もが認める「動かぬ証拠」として指し示すことができる。このように、「虫因」観は、実証精神が基本にある。しかし、「霊」とされていたものを「虫」と見なした以上、その「虫」は、自ずと「霊」的性質を帯びたものになる。「虫因」観の立場からすれば、その「虫」に「霊」の「匂い」が付き纏うことを極力避けたかったはずである。ならば、その「虫」は、普通の寄生虫のごときありふれた姿ではなく、その特別な性格に見合った、特別な「かたち」を持つものでなければならなかっただろう。したがって、怪しく不気味な「かたち」をした「奇虫」という「虫」像は、「応声虫」を成り立たせる不可欠の構成要素であったと考えられる。この意味で、「奇虫」という「虫」像は、「虫因」観という「枠内」での「合理精神」が生み出した「発見物」であったと言える。「虫因」観が生み出した「奇虫」は、実のところ「応声虫」に限ったものではない。次章以降で詳しく扱うことになるが、江戸時代の医書は、人身を攪乱する「虫」の記載に満ちており、そのなかに「奇虫」の記載も少なからず見られるのである。そして、当時の医師たちが、どれほど強固に「奇虫」の実在を確信していたかについても、見ていくことになる。

それはともかく、「応声虫」という「虫因」観が登場した意義は大きい。心理的変調を「霊因性」の現象と見なした、「物気」や「狐憑き」のように、長い時代にわたって支配的だった「霊因」観から、現代の私たちが、当然のごとくに考えている、心理的変調を個人の内面の問題ととらえる「心因性」という病因観に変化していく途上において、「虫因性」という過渡的ないし介在的な認識が実際に存在したのであり、「霊因」→「虫因」→「心因」という推移系列を考えることができるということである。

「虫因」観は、「応声虫」のみに見られるのではなく、「虫因性」と考えられた病症は数多くあった。本書では、以後これらの「虫因性」疾患を丹念に検討していくが、そのことを通して、これまで注目されてこなかった「虫因」観の意義を、さらに探っていくつもりである。「霊因」、「虫因」、「心因」というそれぞれの見方は、単に病因観にとどまらず、苦悩する人をどう捉えるか、さらには人間存在をどう見るのかという根本的な「人間観」の問題に繋がっている。したがって、「虫因」観を探っていくことは、その時代の「人間観」を見据える上で有益な作業となるはずである。

なお、「霊因」観から「虫因」観への変遷については、第7章で詳しく述べる。

第2章　「虫」の病と「異虫」

前章で述べた「応声虫」は、特殊で稀な病であった。本章では、当時人々の間に広く見られた「虫」の病について取り上げたい。というのも、「応声虫」という特殊な病を通して見えてくる「虫」像と、ありふれた「虫」の病から浮かび上がってくる「虫」像とを合わせてこそ、十全となると考えられるからである。

江戸時代には、「虫因性」と考えられていた病症が多くあった。医家たちは、人身中に住む「虫」が引き起こす病を「虫証」と呼んだ。「虫証」という、このごくありふれた「虫」の病を、医師たちはどう見ていたかを検討していく。「虫証」は、人身中に住む「虫」が引き起こす病でありながら、今日の寄生虫症とはかなり異なる特徴を持っていた。とくに、注目すべきことが二つある。一つは、「虫証」が、腹痛や下痢などの身体症状だけでなく、種々の精神症状をもともなうと考えられていたことである（一節）。いま一つは、「虫証」を引き起こす「虫」が、しばしば異様な形をした「奇虫」ないし「異虫」であったとする記録が、多くの医書に記載されていることである。以上の二点は、近代医学が捉える寄生虫とは著しく異なっており、近世の「虫」観・「虫」像の特徴をよく示しているため、これらの意義について考えていく（二節）。

ところで、江戸時代には、オランダ人によって顕微鏡がもたらされたが、このことは医師や一般の人々に、驚きの視覚体験を引き起こすことになった。肉眼では見えないものを、はっきりと観察できる顕微鏡は、何もないように見えても、そこには未知の「至微の世界」が実在しているという認識をもたらした。こうして、見えないもの、見えにくいもの、微小なものへの関心が強まり、それらを確かめようとする気運も高まった。この流れは、自ずと微小な「虫」を発見、観察しようとする動きに繋がっていく（三節）。

このような流れのなかで、興味深いことが起こっている。この顕微鏡によって、体内の「異虫」を「観察」したとし、その図まで載せている医書が現れたことである。近代的な観察装置である顕微鏡の利用が、「異虫」を否定する方向には向かわず、反対に「異虫」実在の確信を深めさせるという逆説的事態が起こったのである。なぜこのようなことが生じたのか。また顕微鏡観察という近代的な実証精神の萌芽が、従来からの「虫」観にどのような影響を及ぼしたのか。これらの視点から、謎めいた「異虫」観察の意味するものを探っていきたいと思う（四節）。

一　「虫証」

「虫証」論

人身中に住む「虫」が引き起こす病症のことを、近世の医学では「虫証」（虫症、虫病とも）と呼んでいた。当時の医師たちが「虫証」をどのように見ていたのかについて、いくつかの医書を資料として検討していこう。

津田（田村）玄仙は『療治茶談　後編』（一七八一年刊）のなかで、「虫証」を論じて次のように記している。「世、虫ヲ患フルモノ甚ダ多ク、其証亦至テ多端ニシテ、他病ノ中へ混雑シテ、医ノ治療ヲクラマスモノハ虫証ナリ」（「虫証口訣」）。このように、「虫証」はそれ自体多様な症状があるうえに、併発の他病と重なってますます診断が難しいものであり、「治療ヲクラマスモノ」だと言っている。また、これに続けて玄仙は、近ごろの初学者向けの医書が、「虫証」を独立して扱わず、元来別種のものである「腹痛門」のなかに含めて副次的に記載していることを指摘して、これでは、初学者が複雑な「虫証」について正しく学ぶことができない、と批判している。

さらに玄仙は、「虫証」の診断に不可欠な問診すべき事柄を細部にわたって多数挙げたうえで、「衆医ノ見ステタル病人、又ハ多年ノ痼疾カ、或ハ膈噎《かくいつ》、反胃等ノ難証カ、サテハ奇病等ニアイタル時」には、この問診を丁寧に行ない、もし当てはまるものが二つか三つでもあれば、「猶又諸証ヲ引合セテ考へ、イヨ〱虫ニ相違ナクバ、虫証ノ療治ニ方ヲ転ズベシ」と説いている。この方法によって玄仙は、先医の見立て違いをただし、「タビ〱手柄ヲシタルコトヲヽシ」（「虫証問証」）と、自信のほどを示している。また、自身で治療に当たった「虫証」の症例を記載しているので、そのなかのいくつかをここに取り上げてみたい（「虫証経験愚按」）。そうすることで、玄仙が「虫証」をどのようなものと考えていたかが知れるからである。

・十七歳男子の例。「傷寒」を患った後、「人事ヲ知ラズ、其人、愚ノ如ニシテ、言語スルコトアタハズ。若シ食ヲ求メントスル時ハ、人ニ向テ只口ヲ開クノミ」という状態になったが、大七気湯に蝦蟇を加えた処方によって治癒した。

・農夫の例。奥州への旅行のあと、「周身浮腫、喘急、腹脹、小便秘渋」の状態になり、医者にかかったが、まったく改善しなかった。玄仙が診ることになり、問診によって「咽中、炙肉ノ如クナルモノ有テ、飲食ヲ妨グ」という状態にあることがわかった。そこで、大七気湯に赤蛙を加用して、結局全快した。

・瘧疾《ぎゃくしつ》（マラリアなどの間歇性の発熱疾患）を二年にわたって患い、医薬や祈禱にすがったが効果はなかった。悪化時には、きまって「胸痛ンデ苦水一升バカリヲ吐ス。吐後、寒熱失フガ如シ」という状態を繰り返した。玄仙が診ることになり、「虫証」と見立て、療治を行なうことにより全癒した。

・ある婦人は出産後、全く「米飯」を食べなくなり、「麦飯」ばかりを食べるようになって三年が経過していた。これも「虫証」の療治によって改善した。

・農夫の例。衣が揺れるほど、胸に動悸があって、「喘急シテ寸歩能ハズ」という状態であったが、駆虫薬である烏梅丸を一年間服用することで治癒に至った。

以上の諸事例は、「虫証」が単に腹痛や嘔吐などの消化器症状だけではなく、いかに多様な症状をともなうものかを示している。「人ニ向テ只口ヲ開クノミ」、「咽中、炙肉ノ如クナルモノ有テ、飲食ヲ妨グ」、「喘急シテ寸歩能ハズ」、「麦飯」しか食べない、などの症状が現れるというのであるから、玄仙が「治療ヲクラマスモノ」と言うのも頷ける。

しかし、これらの「虫証」に含まれる症状は、注目すべき事実を含んでいる。「話すことができなくなり、物を食べたい時は、人に向って口を開く」という事例は、結局治癒したのであるから、心理的退行状態に一時陥ったものと思われる。すなわち、今日の「転換性障害」(conversion disorder)——かつては「転換型ヒステリー」と呼ばれたもの——に該当すると見てよいだろう。また、「麦飯ばかりを食べるようになった」事例も、心理的要因の関与が濃厚である。さらに、「咽中、炙肉ノ如クナルモノ有テ、飲食ヲ妨グ」という症状は、古く張仲景(後漢代)の『金匱要略』に、「婦人、咽中炙臠《しゃらん》ノ有ガ如ナルハ、半夏厚朴湯、之ヲ主ル」と記載されているもので、これも「転換性障害」にしばしば認められる「喉に停滞する異物」——かつては「ヒステリー球」(globus hystericus)と呼ばれたもの——と同類の症状である。つまり『療治茶談　後編』に記述されている「虫証」には、精神的な病症が少なからず含まれていることになる。

「咽中炙臠」に関して次のことを補足しておこう。『金匱要略』の「咽中炙臠」は、「婦人雑病」の一つとして扱われているのであって、「虫」との関連については何ら述べられていない。「虫証」よりもむしろ、後代の「梅核気」と近縁のものである。「梅核気」というのは、梅干しの種のようなものが喉にあって、呑みこもうとしても下らず、吐こうとしても吐き出せない状態を言い、例えば龔廷賢《きょうていけん》(明代)の『万病回春』(一五八七年)に、「梅核気」は婦人に多く、また「大抵《おおむ》ネ、七情ノ気、鬱結スルニ因テ成ル」(巻之五「梅核気」)とあり、種々の情動である「七情」を病因としているのである[1](「七情」については次章で述べる)。和田東郭の『蕉窓方意解《しょうそうほういかい》』(一八一三年刊)には、「咽中炙臠《シャラン》」と「梅核気」とが同類のものとして論じられている(巻之下「半夏厚朴湯」)。

「虫証」と「奇疾」

さて、「虫」病を論ずる医書において、「虫証」のなかに精神の病症と思われるものまで含めているのは、『療治茶談　後編』に限らない。たとえば香川修庵の『一本堂行余医言』（成立年不詳、一七八八年刊、漢文）にも、類似の記載がある。この書の「巻之四」は「虫」と題され、すべて「虫」病の記述で占められている。症状に関しても実に詳しく書かれているが、そのなかからごく一部を抜き出して見よう。

或ハ鼻、異臭ヲ聞、或ハ粳飯ヲ悪《にくみ》テ他物ヲ喫シ、或ハ偏《ひとへ》ニ一物ヲ嗜《むさぼり》、或ハ生米、茶葉、浮炭、壁土ヲ喫シ、或ハ焼土ヲ喫シ〔俗ノ所謂土缺、呼テ葛窊刺傑《カワラケ》ト為ス者《てへり》〕、或ハ手ノ爪甲ヲ喫ス。種種ノ証候、尽シ述ブベカラズ。（「巻之四　虫」）

ここに掲げられている症状は、幻嗅、嗜好偏奇、異食、爪噛みなどであり、いずれも心理的要因の関与が濃厚であると思われるものばかりである。これらを含めた多様な病状をどう理解すべきかについて、修庵はこう論じている。

又奇怪名状スベカラズ、尋常至テ希《まれ》ニ見聞セザル所ノ疾有リ。多ハ是レ虫証ニシテ、且ツ此証、癇ト影響ヲ相為ス。故ニ世医、小児ノ疾ヲ呼テ多ク虫証ト為スハ、若シ癥ニアラズンバ則チ必ズ是レ癇、而シテ虫モマタ間《まま》之レ有リ。（「巻之四　虫」）

何とも言えず奇妙な病態を示すものは、多くの場合「虫証」であり、かつ「癇」も併存していて、両者が相互に影響し合うためにそうなるのである。世の医者が小児の病を「虫証」と言っているのは、「癥《ちょう》」（積聚《しゃくじゅ》とほぼ同義で、腹部の腫瘤を言う）か、そうでなければ「癇」であり、また「虫」の場合もある、と述べている。ここでの「癇」は、広く精神病症を指す語として用いられており、修庵は「虫証」が「癇」と混じり合うことを重視している。この修庵の主張から、次のような一般論を導くことができるだろう。世の中の医師たちが「虫証」と思っているものは、「癇」と見なすこともできるような、種々の精神症状を多分に含んでいるのであり、上記のように、不快臭を感じてしまう幻嗅とか、極端な偏食、あるいは壁土やカワラケ（土器）を食べる異食症などの、いわば奇態性を持った症状をしばしば示すものであると。

柘植彰常《あきつね》（竜州）は、「虫」病の専門医書である『蔓難録《まんなんろく》』（一八〇二年刊）において、人身中の「虫」である「蚘」（「虫」の種類については次章で述べる）が、「狂」や「癇」といった精神病症と併存することによって、「病機」を「変乱」させることに注意を促している。自験例も挙げており、そのうちの一例は、二十四歳の産後の婦人が、「心神惑乱、言語顚倒シ、昼夜不寝」となり、同時に涎沫を吐き散らしたり、嘔吐を繰り返し、「蚘」をも吐き出した事例であり、このような場合には、「狂薬」だけでは不十分であり、「蚘薬」も投与してこそ効果があると強調している（巻之五「併証第五　狂・癇」）。

以上のように、「虫証」には、単に身体症状だけではなく、多様で込み入った精神症状も見られ、奇病と言ってよい、風変わりな状態を呈することすら稀ではないとされたのである。後藤艮山《こんざん》（一六五九―一七三三年）の『校正　病因考』（成立年不詳、一八一五年刊）に、「凡《(およそ)》奇疾、多ハ虫ヨリナスコトアリ」（巻之下「疳」）と記されている通りである。

その多彩な心理的変調を「虫証」自体の症状と見るのか、「癇」や「狂」などの精神病症が併存していると見なすかの違いはあるものの、心身両面を合わせた全体の変化が如実に現れると考えられていた点が重要である。

もっとも、身体症状と精神症状が複雑に混ざりあう病態を見せるのは、「虫証」に限ったことではない。ことに裾野の広い疾病概念を持つ疾患は常にそうなのである。それは、次章で詳しく述べるように、和・漢の伝統医学が「心身一元的」な医学思想ないし人間観を基盤にしているからに他ならない。そもそも身体症状と精神症状に区分する見方自体、心身二元的な視点である。近代医学の書では、ある疾患に心身双方の症状が見られる場合には、

「身体症状」と「精神症状」とに明確に区分して記載されるのが普通であるのに対して、わが国および中国の伝統医学の医書では、そのような区分は全くなされないのである。言うならば、医学そのものが本来的に「心身医学」の性格を持っているのである（これに対して心身二元的な西洋医学は、二十世紀になって新たに「心身医学」を生み出さねばならなかった）。中国でも日本でも伝統医学の枠内において、「精神科」という独立した診療科がついに生まれなかった理由もそこにあると考えられる。

「虫証」は、この「心身一元的」な医学思想のもとでのみ、成立しえたと言うことができる。このため、明治以後の心身二元的な近代医学の導入によって、「虫証」も「異虫」も否定され、寄生虫症が取って代わることになる。したがって今日の心身二元的な見方からするといっそう、「虫証」には心身の症状が複雑に入り混じり、錯綜した状態に映るのは当然のことと言えるだろう。

二　姿を現す「異虫」たち

「虫証」について述べてきたが、次にその病因である「虫」それ自体に目を向けることにしよう。「虫証」が心身にまたがって複雑多様な症状を呈するものであるなら、それをもたらす「虫」自体の性格や特徴も、平凡なものではなかったことは想像できよう。体内から体外へと排出され、人前に姿を現した「虫」に対して、医師たちはどのようなまなざしを向け、それをどう理解したのだろうか。そのことを考えるのに、もっとも相応しい検討対象は、おそらく彼らが「観た」という「異虫」ないし「奇虫」であるに違いない。実際、近世の医書には、この世のものとは思えないほどの奇怪な姿をした「異虫」の記載が、少なからず見られるのである。「異虫」という不思議な「虫」像を、注意深く眺めることによって、あたかも「異世界」と繋がっているかのような、超自然性をそなえた

「虫」像の一側面が浮かび上がってくるはずである。その「異虫」とはどのような「虫」だったのか、医書に描かれた具体例を見ておこう。

さまざまな「異虫」

「異虫」が体外へ出てきたという実例を、数多く挙げている医書は少なくない。次に取り上げる多紀元堅《もとかた》の『時《じ》環読我書《かんどくがしょ》』（一八三九年成立、一八七三年刊）もその一つである。

・二、三の医者仲間と「虫証」について話をしていたとき、ある医師がこう言っていた。寸白（サナダムシ。条虫を言う）による病と判断して駆虫薬を用いたところ、予測通り寸白虫が数匹出てきた。が、さらに蝶のような「虫」も出てきて、四、五寸の高さを飛び舞ったという。

・同じ席で、別の医師は、ある患者の便秘を療治したとき、排便のなかに長さ六、七寸ほどの毛髪のような形をした「虫」が三条あった、という経験を語っていた。

・先年、越前のある僧が、長年腹痛に苦しんでいた。ことに臍の辺りが激しく痛み、柱に寄り掛かって仮眠をとるほどだった。その折、臍の中から何ものかが外に出ようとしているような感覚があった。しかし、わずかの水滴が漏れ出ているにすぎなかった。このようなことが二、三度続いた後、この僧は縄で輪をつくり、それを臍に当てておくようにした。例の感覚が起こってきた時、僧はすかさずその縄を締めた。こうして臍のなかから出てきたものを捕らえることができた。それは「虫」だった。そしてその姿は、蛞蝓《ナメクジ》のような形をしていた。

・葱《ねぎ》をことのほか好む男がいた。仲間と会食した時、大酔したその男は、注文した蕎麦が運ばれてくる前に眠ってしまった。蕎麦がきたので、仲間が男を目覚めさせようとしたが、熟睡していて起きなかった。そこで好物の匂いを嗅いだら目を覚ますだろうと、男の傍らへ小皿に盛った葱を置いてみた。すると、男の鼻のなかから「奇虫」が走り出てきて、葱をかすめ取り、鼻のなかへと戻っていった。全員が驚いて、同じことをもう一度繰り返してみたところ、再び出てきたその「虫」は、「独脚仙」のような形をしていたという。（巻下）

ちなみに、この『時環読我書』を著した多紀元堅は、多紀元簡《もとやす》の第五子で、法印となり将軍の侍医を務める一方、考証医学の研究にも力を注ぎ、多くの著書を残した名高い医師であった。

次に『東門随筆』（成立年不詳、写本）から「異虫」の記述を取り上げる。著者の山脇東門（一七三六―八二年）は、山脇東洋の第二子で、父と同じく人体解剖を行ない（一七七一年）、その図譜も残している検証家であり、臨床医としても手腕を発揮し、法眼となっている。同書のなかで東門は「九虫」のうち七種まで見たことがあると言い（「九虫」については次章で述べる）、さらに、十三歳の「胎毒・虫積病」の例を取り上げている。「細虫、汚物ヲ下シタル中ニ、長サ一寸二、三分斗《ばかり》ノ深緑色ノ物、二十条斗《ばかり》下シタリ。（中略）光沢アリテ、狗脊《ゼンマイ》ヲ煮タルゴトク、ヒワ〳〵スル物ナリ」と、図を示して（細長いキノコのような形をしている）説明し、「虫ヨリ外ニアルベカラズ」と述べている【図2-1】。これに加えて、自分の門人が経験したという事例も挙げている。「二寸斗《ばかり》ナル蝦ノ如キ虫、三下リテ、暫ノ間、七、八寸斗《ばかり》飛上リタルコトアル由《よし》」。

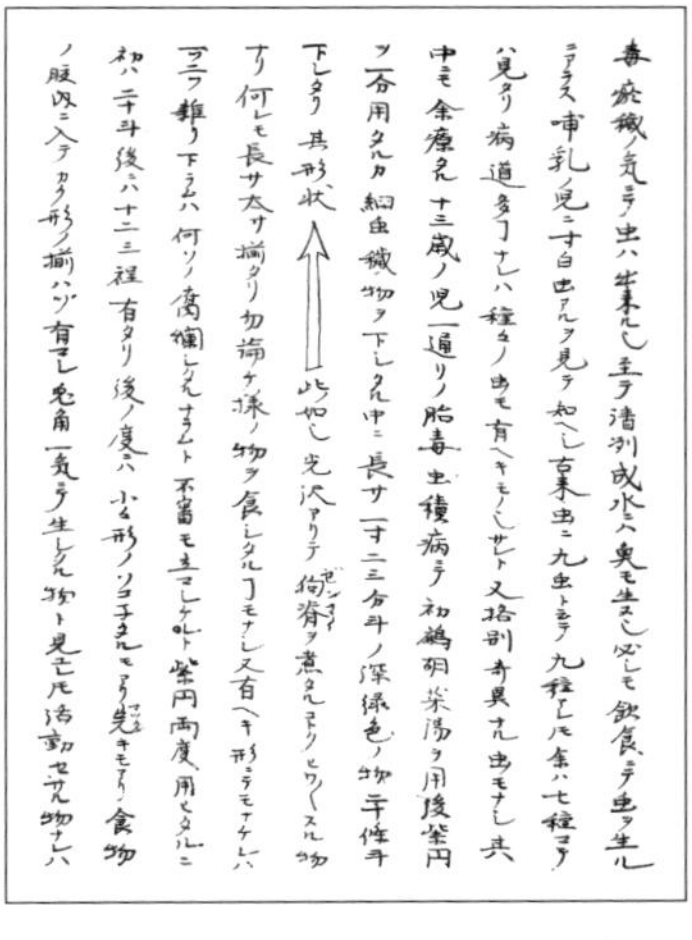

図2-1　山脇東門（1736–82）の『東門随筆』（成立年不詳，写本）に載る異虫の図。[『近世漢方医学書集成　14』（影印版）名著出版，1979]

本間棗軒の『内科秘録』（一八六四年刊）にも、「異虫」の記載がある。棗軒は、「和蘭ノ医書ニモ、人身内外ニ十二種ノ虫アルコトヲ論ジテ有レバ、又三虫ノ外ニ、異虫ヲ下スコト無シト謂フベカラズ。予モ亦数種ノ虫ヲ聞見セリ」と前置きして（「三虫」については次章で述べる）、以下の例を挙げている。

・一婦人、腹痛スルコト数月ニシテ、虫、大便ヨリ下ルコト五、六箇、其形チ蜣蜋《クソムシ》ノ如ク、色黒ク、長サ四分許《ばかり》、幅三分程ニシテ、翅足ヲ備ヘ、猶活スルモノアリ。

・小川村某ノ女、慍慍トシテ悪心スルコト数十日ノ後、虫ヲ吐キタルコトアリ。一次ニ一箇或ハ二箇、数回ニ吐キタル虫、約スルニ十一箇、其形、幅一分長サ一寸許《ばか》リ、背、栗色ニテ腹白シ。馬陸《インサムシ》ノ如クニシテ、脚ナキヲ異ナリトスルノミ。［「馬陸《インサムシ》」はヤスデのこと］

・一女子、虚労ヲ患ヒ、咳嗽甚フシテ、痰沫及ビ敗血ヲ吐クコト多ク、疲労スルニ及ンデ、適《タマ〳〵》虫ヲ下スコト数十箇、其形チ及ビ大サ蠶豆《ソラマメ》ノ如ク、尾アリテ、長サ二分許《ばか》リ、既ニ腐敗シテ臭気アリ。腹ヲ割クニ細虫充満セリ。後幾日モ無フシテ病人遂ニ死セリ。（巻之九「虫病」）

これまで見てきた「異虫」は、消化管から排出されて姿を現したものである。しかし、これだけが「異虫」ではない。長沢道寿《どうじゅ》（生年不詳―一六三七年没）の診療記録であり、高弟の中山三柳の校訂による『道寿先生医案集』（成立年不詳、写本、漢文）に、「婦人、経時ニ臨ム毎ニ、腰腹、脹痛シ、玉戸淫々トシテ虫出ヅ。鼠粘子ノ状ノ如キ、緑色ナル者数十枚、経水後ニ至ル」とあるように、陰部から姿を現した「異虫」の記載がある（「鼠粘子」とは、「鼠黏《そねん》」すなわちオメムシ、ワラジムシのことか）[2]。

和田東郭（一七四四―一八〇三年）の『東郭医談』（成立年不詳、写本）にも、「陰門」に生じたという「異虫」の記述が見られる。「婦人陰門ニ虫生ズル者アリ。其色白《しろく》シテ髪毛ノ如シ。苦辛ヲ煎ジテ洗フ。直ニ死タリト見ユ。其夜ヨリ平和ナリ」（「苦辛」は苦参《くじん》すなわちクララの根のことであり、皮膚疾患や陰部瘙痒症などに用いられた）。先に引用した『内科秘録』にも、「一婦人、腹痛スルコト数月ニシテ、一虫陰門ヨリ出ヅ。色白ク幅二分、長サ三寸許リ、扁平ニシテ尾ハ尖長ナリ。虫出テ腹痛乍《たちま》チ止メリ」（巻之九「虫病」）とあり、同じく「陰門」から姿を現したという「異虫」の記載がある。[3]

北尾春圃《しゅんぽ》（一六五八―一七四一年）の医論集である『提耳談《ていじだん》』（成立年不詳、一八〇七年刊）には、尿道から排出されてくる「虫」の記載がある。「濁症」（尿の混濁や排尿痛の見られる病症）について、「濁症、寒熱虚実有リ。下焦湿熱ノ者多シ。（中略）或ハ小便ニ虫ナド交リテ出ルモアリ。小サキ虫也」と述べ、さらに次のような自身の治験例をも挙げている。「男子、年二十五、白濁、幼キ自リ癒ヘズ。遺精或ハ白濁中ニ小虫多ク下リ、陽事起ズ」（巻之三「濁症」）。

「皮下走虫」

このほかにも、姿こそ現さないが、皮下を這い回りながら、「音」をも発するという不思議な「虫」も知られていた。前記の『道寿先生医案集』に、次のような事例が記されている。三十歳過ぎのある患者が、「奇疾」に陥った。それは全身を「虫」が「循行」するがごとき病であり、左の足や腿から動き始め、徐々に上方へ移動して頭部に至り、そこから右足へと下降していくというのである。患者は、その「虫」が動くさまを実感しており、「自ラ、虫行《めぐ》リテ声ノ状アルヲ覚ユ」と書かれている。

林良適と丹羽正伯による『普救類方』（一七二九年刊）にも、同種の「異虫」が描かれている。「皮膚《ひふ》乃下に虫《むし》あり。蟹《かに》乃走《はしる》がごとく、声《こゑ》ありて小児《に》の啼《なく》がごとくなるに、雄黄《おわう》十匁、雷丸《らいぐわん》十匁、粉《こ》にし、猪肉《ぶたのにく》に摻炙《ふりあぶ》り熱《ねつ》し食し尽《つく》してよし」（巻之四上「諸虫」）。この『普救類方』は、徳川吉宗の命によって、幕府医官の林良適と丹羽正伯が、広く庶民が行ないうる簡便な療法を、平易な文章によって示したもので、官費で製作された数少ない官刻医書である。時の政府が出版したいわば公式実用医書のなかにも、こうした「異虫」の記載があることに留意したい。

本間棗軒は、皮下を走る「異虫」に対して、これらとは異なる独自の見解を、『内科秘録』において表明している（巻之五「心気病」）。すなわち、「蛇・蜈蚣ノ類、皮膚ノ間ニ蠕動」して、「腹中、非常ノ声」がするという病状は、「虫」によるものではなく、「心気病」であると言明している。「心気病」というのは、棗軒自身が述べているように、当時「気病」とか「気癖」、あるいは「癇証」などと呼ばれることが多かった精神病症を指しているが、興味深いことに、この「心気病」を棗軒は、西洋医学で言う「脳病」だとしている。

いずれにしても、「虫」によるものではなく、「心気病」としているのは、今日の考えに近い。現代の臨床においても、皮下を「虫」が這い回ると訴える病者に出会うことは、時に見られることであり、精神医学ではこれを「皮膚寄生虫妄想」あるいは「エクボン症候群」(Ekbom syndrome) と呼んでいる[4]。ただし、こちらの方は音声を伴うわけではない。

以上、近世の医書から「異虫」の具体的な例を取り上げてきた。これらの記述のなかには、まるで説話集の奇談を読んでいるような錯覚にとらわれるものが少なくない。無論、これらは創作ではなく、確信を持って語られた医学的「実話」にほかならない。しかも、その著者たちはいずれも、実力派の先端的医学者であった。その意味では、『内科秘録』の本間棗軒がとくに注目される。棗軒は、いわゆる漢蘭折衷派の医師であるが、その経歴は特異である。漢方を原南陽に、蘭方を杉田立卿《りゅうけい》に学んだ後、長崎ではシーボルトに接し、また紀州では華岡青州門で外科術を体得し、後にわが国初の大腿切断術を成功させたという、広い見識と手腕を兼ね備えた臨床家であった。先に引用した箇所に、「和蘭ノ医書ニモ、……」とあるように、西洋医学にも通じていた棗軒が、堂々とかつ詳細に「異虫」の事例を多く挙げて論じている点が重要である。しかも、一方では、皮下を遊走する「異虫」を認めず、それを「心気病」すなわち「脳病」であるとして、近代医学的な理解をしているにもかかわらずである。

前出の『普救類方』に載る、皮下を走り回る「虫」が、「小児《に》の啼《なく》がごとくなる」音声を出すという記載は、「応声虫」との関連を考える上で、興味深い問題をはらんでいる。小児の泣き声は、むろん言葉ではないが、言葉に劣らぬ強いメッセージ性を持ったものである。実際、乳幼児が泣き声をあげれば、親たちは強いメッセージを嗅ぎ取り、何らかの対処行動を取るだろう。J・ボウルビィ（J. Bowlby）が、有名なアタッチメント理論のなかで、乳児の「微笑」と「泣く行為」は、母親を乳児に接近させて母性行動を誘発する「信号行動」（signal behavior）であり、アタッチメント（愛着）の成立に不可欠なものであると指摘している通りである。[5] 皮下を走り回る「虫」が、子供の泣き声のような音声を発するというのは、原初的もしくは未分化なレヴェルの「悲痛な叫び」が「信号」として、自身または他者に向かって発せられているということかもしれないのである。何らかのメッセージを発するこの意思体を、「虫」と見なしているのであり、この点では「応声虫」とも共通していて、両者の連続性を感じさせるものである。「異虫」のなかに、「応声虫」との接点を持つものがあることに留意しておきたい。

最後に、「虫」に関して独自の見解を表明している、山下玄門（宥範）の『医事叢談』（一八四九年刊）を取り上げておこう。玄門は、「虫」病に対して懐疑的な態度を取っており、第5章で詳しく述べる「疳」（疳の虫）や「労」について、それらの病を引き起こすとされていた「虫」（「疳虫」や「労虫」）を認めず、これらの病因は「有形ノ虫ニアラズ」と断じている。しかしながらその一方で、具体的な形状については触れていないものの、「異形ノ虫、四、五種」を「見タ」と明言している（巻之三）。このように玄門は、「疳虫」や「労虫」の存在を否定しているにもかかわらず、「異形ノ虫」を単に受容するだけではなく、実際に見たとまで述べているのである。玄門のように、「虫」病への疑念を持ちながらも、「異虫」は実在すると確信した医家もいたのであり、「異虫」がいかに圧倒的な力で医師たちをとらえていたかを示していよう。[6] いずれにしても、当時の名だたる医師たちが、これほどまでに「異虫」の存在を認め、それを確信した事実をどう考えたらよいのか、またその意義がどこにあるのかについて、次に私見を述べたいと思う。

「異虫」から見る「虫」観

当時の医学からすると、「虫証」は、病因を確かめることが可能な、数少ない疾病であったはずである。体外に排出され、姿を現した「虫」は、誰の目にも明らかな病原物体として、「動かぬ証拠」になりえたであろう。しかし「動かぬ証拠」があるからといって、その病気を説明したり、理解することが明瞭になったかと言えば、実態は逆であったと言わねばならない。「動かぬ証拠」ゆえに、「虫」自体も「虫証」も複雑なものになったと言うべきである。

その理由の一つは、排出された「虫」と、病人の症状との関連性にある。「虫」と症状との関係が、たとえば、きまって腹痛とか下痢しか生じない、というように常に一定であれば、複雑になりようがない。しかし実際のところ、病者の示す症状はこのうえなく多様なのである。この臨床上の現実をどう理解するかには、二つの解釈がありうるだろう。一つは、「虫」自体が多様で複雑な症状を示すものと考える見方であり、いま一つは、他の疾病が合併していると見て取る理解の仕方である。前者の見方からは、多様な症状のそれぞれに対応する、多種類の「虫」がいるはずだとする解釈が導かれるであろう。この考えによれば、多種類の「虫」のなかから「異虫」が生みだされてくるのはごく自然の帰結である。当時の医師たちは、上記二つの解釈を適宜混ぜ合わせた考えをしていたものと思われる。

「異虫」を想定することによって生じる有用性の一つは、医師の診断上の迷いを軽減する効果があることである。というのも、医師たちは「虫」を見て確かめてから、「虫証」と診断したわけではなく、当然のことに、病状から判断せねばならないわけであり、もし他の疾患には見られない、風変わりな症状や病態に出会った場合、「異虫」によって発症した「虫証」という診断の可能性は有力なカードとなりえたであろう。近世の医師たちの多くは、おそらく「異虫」というカードを頭の中に入れて、診療に臨んだに違いない。

「異虫」が、近世の医師たちを強くとらえた理由は、ほかにもある。もっとも直接的なものは、中国医学の影響であろう。中国医学は、古来より日本に大きな影響を与え続けてきたが、ことに江戸期は出版文化の興隆によって、中国の医書が次々に「和刻版」（訓点を付したものが多い）として出版され、当時の医師たちは、中国の医学文献を比較的容易に目にすることができる時代になっていた（「凡例」に記したように、本書において、中国の医学文献を引用する際は、底本として、彼らが多く読んだはずのこの「和刻版」をできるかぎり選ぶようにした）。日本の医師が範として学ぶべき権威あるその中国の医書に、「異虫」の記載が多く見られるのである。

その影響の大きさは、上に引用した医家に限ってみても、十分に窺い知ることができる。『時環読我書』の著者、多紀元堅には、全四十巻からなる『雑病広要』（一八五六年刊、漢文、ただし巻三十以下は未刊で写本として伝わる）という大著があり、これは三百種を超える、歴代の中国医書から種々の疾患に関する論述を選び出し、分類編集したものである。この「巻第二十七」の「虫多怪証」および他の条には、中国医書から「異虫」の記載を採録している。たとえば、「応声虫」に類似した「異虫」の事例や、体外へ排出されたエビのような形の「虫」が跳ね回り続けたという記載がある（『張氏医通』）。また、ある人が下腹部の激しい痛みのため灸を受けたところ、翌日長さ五、六寸ほどの「異虫」が陰茎から出てきたが、その後も毎日排出され、計七条の「虫」が出た時にその痛みが止まった、という事例（『石山医案』）などが載っている。

また、香川修庵の場合も、前掲の『一本堂行余医言』において、『医説』、『名医類案』、『遯斎閑覧』、『石山医案』およびその他の中国医書に記載のあるさまざまな「異虫」を取り上げ詳論している。ただ修庵は、先述したように、「応声虫」に対して批判的な見解を表明した数少ない医家であり、他の「異虫」に対しても懐疑的態度をとった点で、多紀元堅とは対照的である。しかし、修庵が「異虫」に対する疑念を表明するために、わざわざ多数の文献を引用して詳しく論じていること自体、いかに一般の医師たちに「異虫」が強く浸透していたかを、如実に示していると言える。

前記の医師たち以外にも、中国医書の「異虫」記載を紹介、採録している医家は少なくない。「奇病」を論じた医書に限っても、名古屋玄医の『怪痾一得』（一六九一年刊、漢文）、下津寿泉の『奇疾便覧』（一七一五年刊）、林恒斎（一六五九―一七二〇年）の『怪痾続抄』（成立年不詳、写本、漢文）などには、中国産の「異虫」たちが実に数多く記載されており（重複も見られる）、これらを集めたとしたら、一大「異虫ワールド」ができあがるであろう。これらのなかには、わが国の医師らが見聞きしたという、上掲の「異虫」たちと類似のものが見出せるのである。たとえば、先に掲げた『東郭医談』や『内科秘録』に見られる「陰門」の「異虫」に関する記載は、虞摶（明代）の『医学正伝』（一五一五年）が掲げている「婦人ノ陰蝕瘡、陰戸ノ中ニ細虫有リ、其ノ痒キコト飲食スベカラザルヲ治ス」（巻之四「諸虫」）という事例と類似している。この『医学正伝』とほぼ同内容の記述が、龔廷賢《きょうていけん》（明代）の『寿世保元《じゅせいほげん》』（一六一五年）にも見られる（戊集巻之五「諸虫」）。また、『普救類方』の皮下を走る「異虫」の記載は、李梴（明代）の『医学入門』（一五七五年）の「皮下虫走」の説明（巻之七「怪疾」）にきわめて近い。そこには「虫有リ、蟹ノ如シ。皮下ニ走テ、声有リ。小児ノ啼クガ如シ。筋肉ノ化ヲ為ス」とある。これとほとんど同一の記述が李時珍（明代）の『本草綱目』（一五七八年）や龔廷賢の『万病回春』にも載っている。ただし、『本草綱目』には「皮下走虫」ではなく、「筋肉化虫」と記されている（第九巻「石之三　雄黄[7]」）。

また『東門随筆』の「蝦ノ如キ虫」が「七、八寸斗《（ばかり）》飛上」ったという記載は、『雑病広要』が採録しているとして、すでに簡略に引用したが、張璐《ちょうろ》（清代）の『張氏医通』（一六九五年）に載る以下の事例に近似している。ある患者は発熱と「痞満」の後、常に身を屈めて嘔吐を続けたが、その吐物のなかには「必ズ虫数枚有リ。状、蝦ノ形ノ如ク、跳躍已《（や）》マズ」という「虫」が見られたと記されている（巻之九「虫」）。

このように中国の医書には、江戸期の医家たちが「観た」という「異虫」と類似したものが多く記載されているのであり、中国医学の影響は明らかである。漢籍医書が、権威ある裏づけとして、わが国の医師たちに「異虫」実在の確信を促す大きな拠り所となったことは間違いない。だからこそ、「異虫」はわが国近世の医学において、学術的な対象となりえたのである。したがって、自験もしくは見聞した「異虫」の実例を記載することは、正当な学術的態度に則っていたばかりでなく、先進国の医学水準に肩を並べることができるという意味合いをも持っていたであろう。同時にまた、自らの臨床経験が、いかに豊かであるかを示すことにもなったのではないかと思われるのである。

「異虫」や「虫証」について、注意を払うべきことはほかにもある。それは、「異虫」や「虫証」という「虫」観が支配的であった持続期間の長さである。本間棗軒の『内科秘録』が出版されたのは、元治元年（一八六四）であり、明治を迎える直前である。この時期まで「異虫」の記載が続いたのである。このことは一見平凡な事柄に見えるかもしれないが、前章で「憑依」について述べたことと重ねることによって、その意義が一層はっきりしてくるだろう。

前章で述べたように、医師たちの多くは、「憑依」現象に対して懐疑的態度をとっていた。その彼らが、「異虫」については、積極的な姿勢で記載しているのである。本間棗軒も、「憑依」を強く否定していることは前章で引用した通りであるが、その一方で、「異虫」については、自身の見聞した多くの事例を肯定的に取り上げているのである。「異虫」は受容するけれども、「憑依」は否定するという棗軒の姿勢は、当時の医家たちの見解を代表するものと言えるだろう。すなわち、医学領域において「憑依」は否定される時代に至っても、「異虫」や「虫証」を強固に支える「虫」観はなお存続したのであり、「虫」観の持つ生命力の強さと長さが際立つのである。

「霊因」を否定し、「虫因」を主張した近世の医師たちは、その引き換えに「異虫」という超自然的なものを引きずったと言える。憑依する「霊」は、心身に強い影響を与える作用体と考えられてきた。この「霊」を否定するのであれば、「かたち」ある「虫」が、その心身作用体としての性格を背負うことになるだろう。「虫」が心身作用体としての性格を持ちえたのは、その基盤に、先述した「心身一元的」医学思想があったためだと考えられる。だからこそ、明治期に「心身一元的」医学が否定されるまで、「異虫」の記載が続いたのである。こうした「虫」観を根底で支えた「心身一元的」医学思想が、具体的にいかなるものであり、またどのように「虫」と関連してくるのかが問題となるが、これについては、次の第3章で論ずることになる。

三　顕微鏡の登場とその波紋

顕微鏡は十六世紀の末頃、オランダで発明され（一説によれば、一五九〇年にオランダの眼鏡職人ヤンセン父子によって発明されたという）、わが国には十八世紀の半ば頃より、長崎経由で流入するようになったと言われている。後藤梨春の『紅毛談《おらんだばなし》』（一七六五年刊）は、顕微鏡を一般に紹介した最初のものとして知られているが、その頃「顕微鏡」という語はまだ使われておらず、「虫目がね」と呼ばれていた。梨春はその「虫目がね」について、こう述べている。「近年、虫目がねに甚珍敷《（めずらしき）》を持来れり。小き蜘蛛《くも》のあしを見けるに、二、三歳の小児のひじほどに見えたり。また人髪を入れ見けるに、ふとさ母指《おやゆび》ほどに見せ、人髪《ひとのかみ》もつねにハ節《ふし》見えざるが、是にて見れバ竹のふしのごとく、こまかにふしあり。少年のかミハふし合遠く、老人の髪ハ其年ほどづゝ、ふしつまりしげく見ゆる、奇異《きい》なる細工なり」（巻の下）。

「顕微鏡」という語がいつから使われるようになったかは、必ずしもはっきりしないのだが、蘭方の医書にはこの語が早くから登場している。ただし、「顕微鏡」および「虫めがね」という双方の語が、顕微鏡を指す場合も拡大鏡（ルーペ）を指す場合もあり、必ずしも区別されて用いられてはいなかった。たとえば、杉田玄白らの有名な『解体新書』（一七七四年刊、漢文）の「凡例」に、「原本ノ図、其ノ微細ニシテ見ルベカラザル者ハ、尽《（ことごと）》ク顕微鏡《ヲホムシメガネ》ヲ以テ之ヲ臨模ス」とある「顕微鏡」は、拡大鏡（ルーペ）のことであろう。一方、同じ玄白が、『解体新書』の刊行される前年の一七七三年に書かれた、建部清庵への書簡において（この往復問答書簡は『和欄医事問答《おらんだいじもんどう》』と題されて、一七九四年に出版されている）述べている「虫眼鏡」は、明らかに顕微鏡のことを言っている。「箇様の微細の物、何として知候哉と御不審御座有ル可ク候。是はフルゴロートガラスと申器にて見申候得ば、能分り申候。此器は虫目鏡にて、段々と玉を仕懸、次第にうつり候様にいたし、千里鏡の如く三段程にうつしよせ申候。其微細の物を見申候眼鏡、数六通御座候。其第六番目の眼鏡にては、物を二百倍に見為シ申候由、夫故蚤抔をうつし見申候得ば、大サ二寸余にも見得、其脚の経絡迄能分り申候」。面白いことに、「フルゴロートガラス」(vergrootglas)は拡大鏡のことであるが、玄白は顕微鏡の意味で使っている。

　蘭方医以外では、三浦梅園が早くも「顕微鏡」について記載している。実証的な「条理」の思想を唱えたことで知られる三浦梅園は、同時にまた医師でもあり、『解体新書』などを読み、西洋医学にも関心を示したことは、主著の一つ『贅語《ぜいご》』(一七八九年成立)からも知れるのだが(このことは第II部第9章で述べる)、その梅園が『帰山録』(一七七八年成立)のなかで、「顕微鏡」について記している。梅園は、安永七年(一七七八)に長崎に赴き、吉雄耕牛《よしおこうぎゅう》(オランダ通詞を務めながら、出島の商館付き医師から医術を学び、吉雄流紅毛外科をなしたことでよく知られる人物)のもとを訪れ、オランダ渡来の品々を見て、こう書き留めている。「吉雄亭、奇貨多し。(中略)阿蘭陀琴、望遠鏡、顕微鏡、天球、地球、ヲクタント、タルモメートル、其外奇物種々を見る」。梅園は実際にその顕微鏡を覗いたようであり、「顕微鏡にてうかがふに、人の髪はひらみ有り。獣毛はまるし。小児の髪は中一条すく」と記している。ちなみに、吉雄耕牛から梅園に贈られたともいう顕微鏡が、三浦梅園資料館(大分県国東市安岐町)に今日も残されている(8)。

　「顕微鏡」という語が定着するようになっても、しばしば「ムシメガネ」という傍訓が付せられていた。大槻玄沢の『蘭学階梯』(一七八八年刊)に、「其他、制作ノ器械《ドウグ》ニ至リテハ、(中略)或ハ顕微鏡《ムシメガネ》・自鳴鐘《トケイ》・千里鏡《トウメガネ》・画図諸般《イロ〱》ノ末技ニ至ルマデ、一トシテ奇想ヲ生ゼザルハナシ」(巻上「精詳」)とある如くである。ちなみに、今日、虫眼鏡とも言うルーペは当時天眼鏡と呼ばれることが多かった。葛飾北斎は、八卦見が天眼鏡を持っている面白い場面を描いているので、掲げておく【図2-2】(9)。

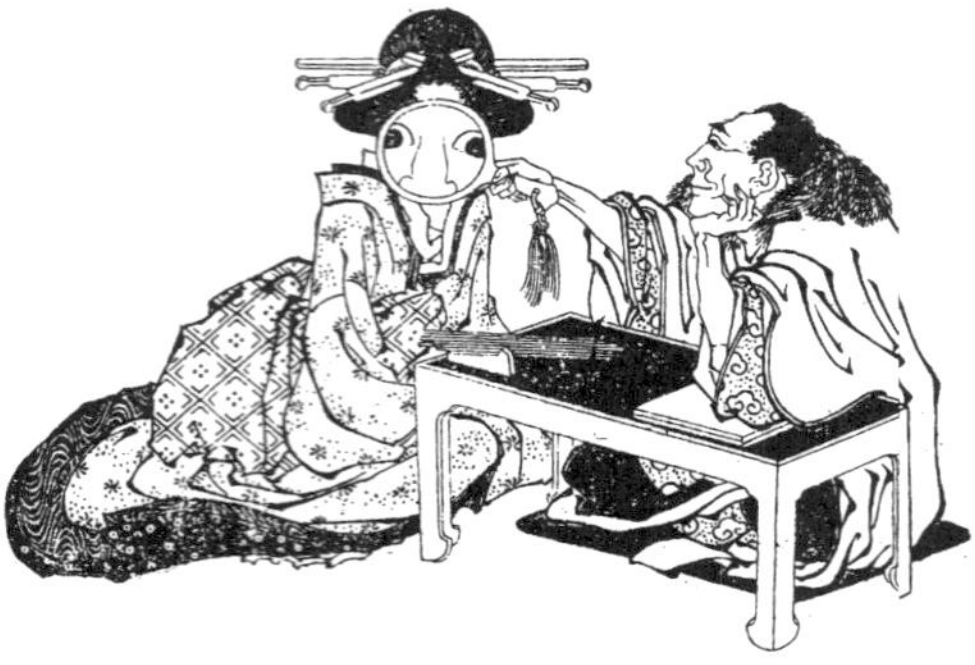

図 2－2　葛飾北斎による天眼鏡の図。［永田生慈・監修『北斎絵事典　人物編』東京美術，1999］

『解体新書』の翻訳に加わった蘭方医、桂川甫周の実弟であり、戯作者・狂歌師であった森島中良（森羅万象）は、兄・甫周と大槻玄沢の序文を付した『紅毛雑話《こうもうざつわ》』（一七八七年刊）を著しており、そのなかで「顕微鏡《むしめがね》」について、その図を示しながら【図2－3】、こう記している。

近頃舶来《もちわたる》「ミコラスコーピユム」といふ顕微鏡《むしめがね》あり。形チ図の如し。種々のものをうつし見るに、その微細《みさい》なる事凡慮《ぼんりよ》の外なり。（中略）虱の古く成たるが、脇腹《そばはら》やぶれて鰯《いわし》の如き肋骨《あばらぼね》あらハれ、腐爛《くされたゞれ》たる腸《はらわた》に、茶たて虫の如き蛆《うじ》たかりたり。目鏡をはづして見れば、いさゝか色のかはりたるやうに見ゆれども、肋ぼねも蛆も見えず。誠に希代《きたい》の珍器なり。蚊の睫《まつげ》に巣《す》をくふ蟭螟《しやうめい》、蝸牛《かたつぶり》の角の上なる蛮氏《ばんし》、触氏《ぞくし》の二国をも、此器をもつてうつさば、明らかに見分つべし。（巻之三「顕微鏡《むしめがね》」）

このように森島中良は、「顕微鏡《むしめがね》」によって初めて体験しえたミクロの世界を、驚きと感激をもって、生き生きと描いている。ここで注目されるのは、顕微鏡によってもたらされた新次元の視覚世界を伝えるために、「蟭螟《しやうめい》」と「蝸牛角上の争い」とが引き合いに出されている点である。「蟭螟《しやうめい》」は、中国の古典に登場する架空の「虫」で、たとえば（諸子百家の一つである）道家の思想書として知られる『列子』（成立年不詳）に、こう書かれている。「江《かう》浦《ほ》の間《あひだ》に、麼虫《ばちゆう》を生ず。其《そ》の名《な》を焦螟《せうめい》と曰《い》ふ。群飛《ぐんひ》して蚊《か》の睫《まつげ》に集《あつ》まるも、相触《あひふ》れず、栖宿《せいしゆく》して去来《きよらい》するも、蚊《か》覚《さと》らず」（「湯問　第一章」）。川の水際に極微の虫がわく、その名を「焦螟《せうめい》」という。群がり飛んで蚊のまつげに集まり、そこに住み着いていて行ったり来たりするが、蚊の方は一向に気づくことはない、と言っている。続いて『列子』は、こう述べる。どんなに視力の優れた人でも、この虫の姿を見ることができない。どんなに聴力の良い人でも、この虫の飛ぶ音を聞くことはできない。しかし、黄帝と容成子とは、三箇月も物忌みして、「心死《こころし》し、形廃《かたちはい》し」た状態になった結果、その極微の虫は、丘のように大きく見え、またその飛ぶ音は、雷のように大きく鳴り響いて聞こえたという。

一方、「蝸牛角上の争い」は、カタツムリのツノの先端にある二つの国が互いに争うという、『荘子』（成立年不詳）の「雑篇・即陽」に書かれている有名な寓話であり（「触蛮の争い」とも言われる）、小さな世界にとらわれて争いに明け暮れ、大局を見失うことをいう。

「焦螟《せうめい》」や「蝸牛角上の争い」は、思い切った「拡大視」あるいは「縮小視」という視点変換を行なうことによって、物事に対する認識が大きく変わることを示すために、巧みに考えられた道家的寓話である。中良は顕微鏡観察によって、中国古典に見える世界観が、架空のことではないことを、感嘆をこめて述べている点に留意したい。

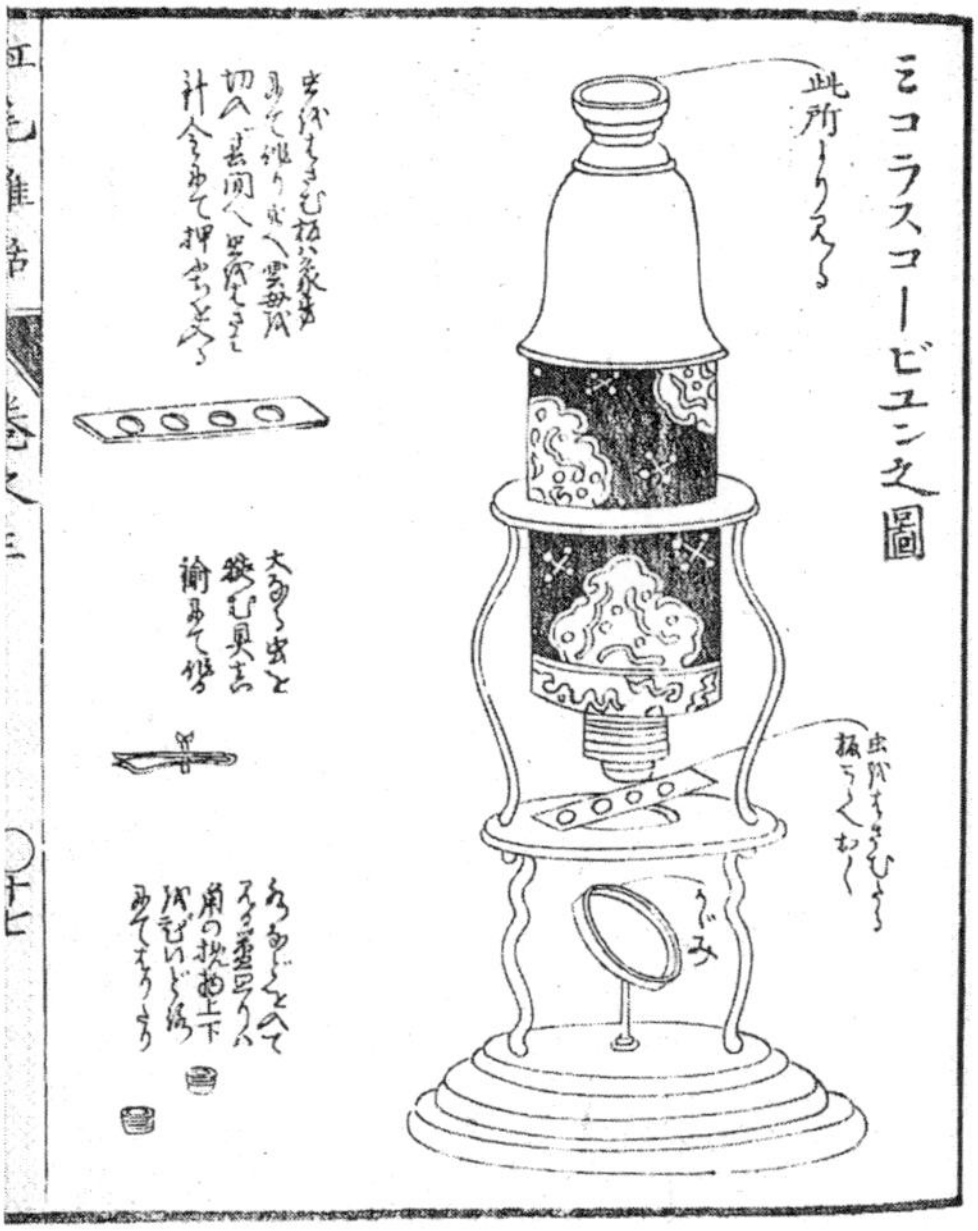

図2－3　森島中良の『紅毛雑話』（1787）に載る顕微鏡の図。［内藤記念くすり博物館蔵］

『紅毛雑話』と同様の傾向は、橘南谿の『西《せい》遊記《ゆうき》』（一七九五―九八年刊）にも見られる。

「又、虫眼鏡《むしめがね》の至《いたつ》て細微《さいび》なるは、わづか一滴《ひとしづく》の水を針《はり》の先に付て見るに、清浄《しやうぐ》水の中に種々《しゆぐ》異形異類《いげういるい》の虫《むし》ありて、いまだ世界に見ざる所の生類《しやうるい》遊行したり。（中略）其外、酒《さけ》、酢《す》などには夥敷《（おびただしき）》虫《むし》あり、一たび是を見る時は、酒、

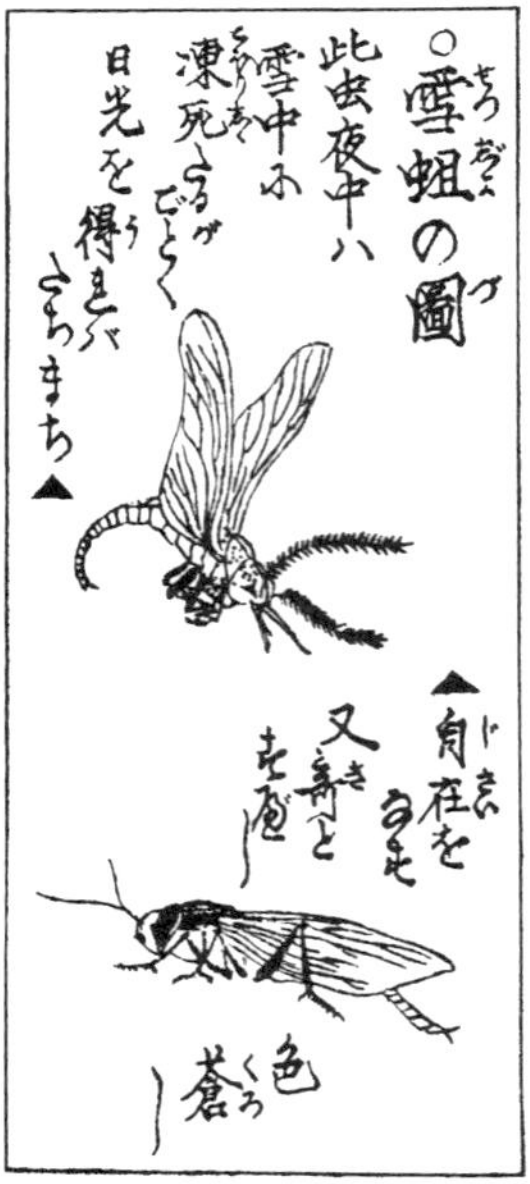

図 2－4　鈴木牧之の『北越雪譜』（1835–36）に載る「雪蛆《せつじょ》」の図。［『北越雪譜』岩波文庫，1936］

酢、水ともに、いづれも飲《のみ》がたきほどにみゆるなり。誠に華厳経《けごんきやう》の中にや、仏《ほとけ》の水をこして飲べしと仰出されしかど、天眼《がん》にてみる時は、いかほどこすといへどもかぎりなき故に、只、俗眼の及ぶばかりをこし去《さつ》てのめよとみへし。是らの虫眼鏡は仏の天眼にもかへつべし」（続編　巻之五「奇器《きき》」）。

このように、南谿にとって顕微鏡の観察は、古くから伝わる仏典の言説を裏づけるものとして体験されている。若い頃医師の経験を持ち、後に文人画家として名を成した田能村竹田も、随筆『屠赤瑳瑳録《とせきささろく》』（一八一九年自序、一八二九年刊）の「巻五」で、顕微鏡による観察体験を記している。「一滴の清水」のなかに、「無量の生類」があり、「牛」や「鯛」、「蛇」、「鼈《（すっぽん）》」に似たものがうごめいて見えると述べ、さらに、「此天地間に、日月星辰、名山大川、鯨鯢竜象の類あるを、一滴の清水の中に有る牛の如く、鯛の如く、蛇の如く、鼈の如くなるものと、見る人なしともいふべからず」と、人知の及ばぬ至微および至大の世界を思考実験的に語っている。そして、「仏の天眼を以て清水を見れば、水中の生類、漉せども尽キズとの給ふ、実に近し」と言い、橘南谿と同様に仏典を引き合いに出している。

ただし、南谿がその典拠を『華厳経』としているのは記憶違いのようであり、帆足万里《ほあしばんり》は『入学新論』（一八四四年刊）において、同様の趣旨でこう述べている。「四分律に、水を漉《こ》してこれを飲み、以て虫豸《ちゆうち》を去ると。但《ただ》人眼の能く見る所に止まり、天眼の見に至りては、得て窮むべからず。みな近世実測の言と合す」。『四分律』は曇無《どんむ》徳羅漢《とくらかん》が四度にわたって集めた戒律に関する仏書であり、その巻十六に飲虫水戒を説くところがある（ただし、この通りの句は見られない）。そして、儒者でありながら、オランダ語を独習して西洋の科学を学んだ万里もまた、

「近世実測の言と合す」としているのである。

顕微鏡観察によって、古説の正しいことを証するという手法は、鈴木牧之の『北越雪譜』（一八三五―三六年刊）にも見られる。同書の「雪中の虫《むし》」という項（「初編　巻之上」）には、次のように書かれている。「唐土蜀《もろこししよく》の峨眉山《がびさん》には夏も積雪《つもりたるゆき》あり。其雪の中《なか》に雪蛆《せつじょ》といふ虫ある事山海経《さんがいきやう》に見えたり（唐土《もろこし》の書）。この説空《せつむなし》からず、越後の雪中にも雪蛆《せつじょ》あり」と述べ、「験微鏡《むしめがね》」を用いて観察した「雪蛆」の図をも付している【図2-4】。

以上、いくつかの資料を掲げたが、いずれも、顕微鏡による拡大視という新たな視覚世界[10]が古典籍に載る比喩や論説と合致すると見ている点で共通している。

顕微鏡の大衆文化への浸透

顕微鏡による拡大視という新しい視覚体験は、都市における見世物興行にも持ち込まれることになる。[11]

尾張藩士の高力種信《こうりきたねのぶ》は、猿猴庵《えんこうあん》と称する文人であったが、数々の見世物を絵と文で記録した『新卑姑射《しんひごや》文庫　初編』（一八二〇年成立）を著している。そこには、文政二年（一八一九）の七月に、名古屋・大須の七ツ寺で行なわれた、籠細工による見世物興行の様子が描かれている【図2-5】。その興行に展示されていたのは、巨大な「虫」たちの籠細工であり、「しらみ」や「のみ」、「はさみむし」や「とんぼう」（トンボ）などの立体作品である。これらは顕微鏡による拡大像をもとに造形されたものであるが、言うならば、顕微鏡による立体観察図である。

翌年の文政三年（一八二〇）には、同じ名古屋の大須で、「阿蘭陀目鏡」（顕微鏡）の見世物興行が行なわれている。猿猴庵の『金明録《きんめいろく》』（『猿猴庵日記』とも呼ばれる。一七七二―一八二一年記）の文政三年（一八二〇）四月の条に「大須門前にて、阿蘭陀目鏡を見せる（小虫の類を大きう見せる虫めがねなり）」とある。同じこの見世物について小寺玉晁は、『見世物雑志』（一八一八―四二年記）の「巻一」にこう書いている。「四月より、大須山門外において、おらんだ目鏡にて、諸虫をみする。のみ・虱・しやくし・蜘・蚊、皆々手のひら程づゝに見え、至つておそろしき

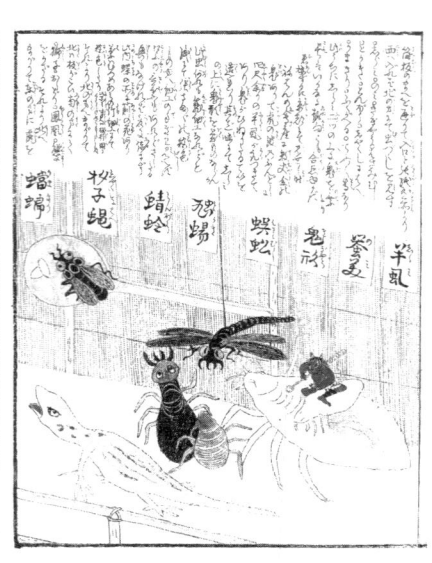

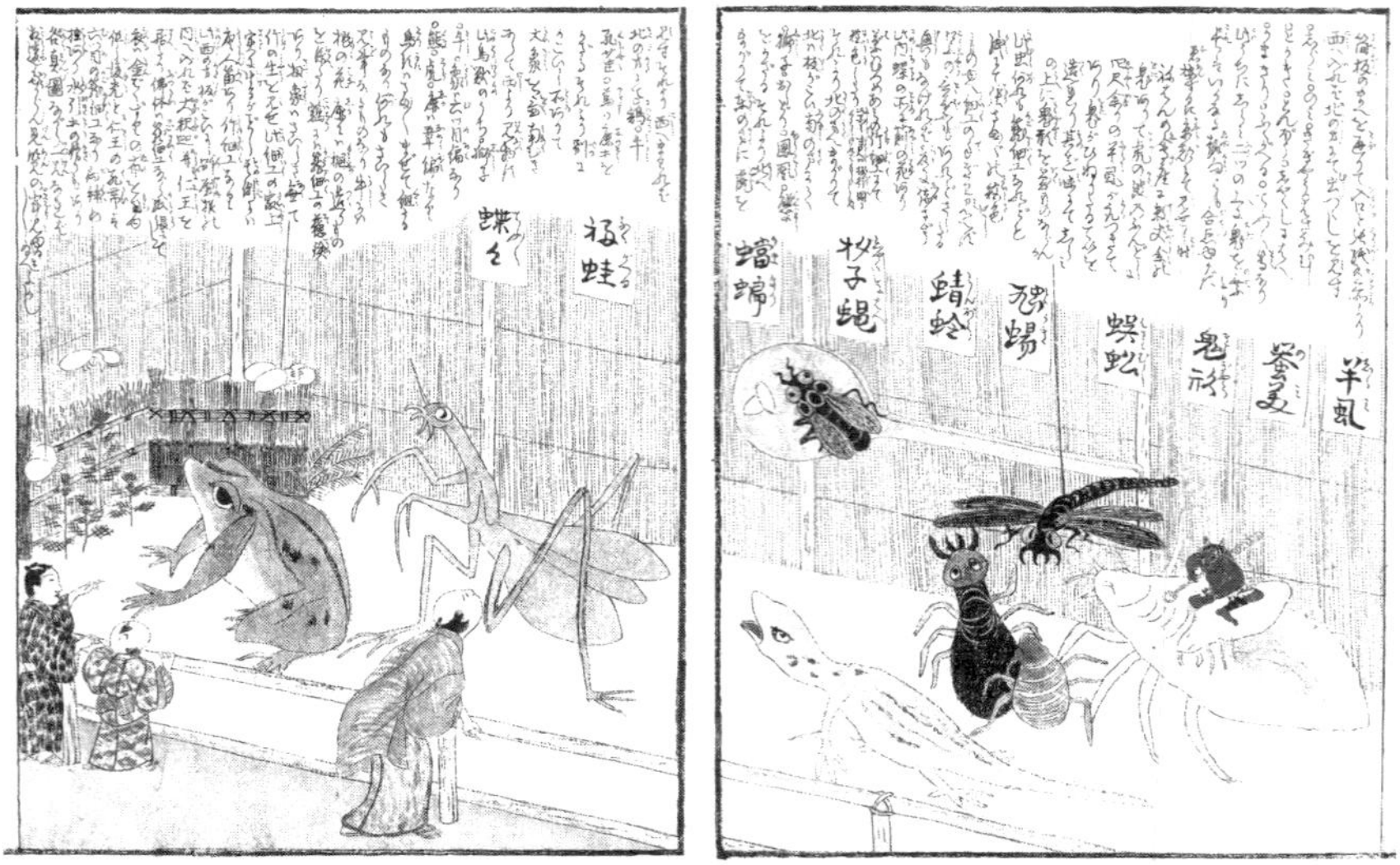

図 2－5　高力種信（猿猴庵）が描いた，文政 2 年（1819）に名古屋・大須で催された見世物興業の図。種々の「虫」の籠細工が展示されている。［『名古屋市博物館資料叢書 3　猿猴庵の本　新卑姑射文庫　初編』名古屋市博物館，2002］

物也」。このように顕微鏡による拡大世界は見せ物にまで持ち込まれ、大衆文化のなかにも浸透していったのである。(12)

以上見てきた通り、西洋から入ってきた拡大レンズは、医師や知識人から始まり、やがて市井の人々に対してまで、視覚的新体験をもたらすという大きな影響を与えた。肉眼では微小にしか見えないものが、拡大して見れば大きく奇怪なものに一変するとか、何もないように思えても、顕微鏡で見れば、得体の知れないものが蠢《うごめ》いているという新感覚は、人知の及ばぬ至微の世界が無限に広がっていることを、人々に確信させたに違いない。だが、このことは、既存の世界観と矛盾するものではなかった。視覚的新体験は、中国の古典や仏典に載る言説を、単なる寓話ではなく確信できる現実世界として受け止めさせたのである。

微小なものへの関心は、レンズによる「虫」観察を盛んにした。顕微鏡がムシメガネとも呼ばれたように、「虫」は格好の観察対象になった。小さく、しかも動いているもの、もしくはつい先程まで動いていたものは、新感覚を実体験するのにもっとも効果的であったろう。これらの「虫」は、ノミ、シラミ、蚊などの身近な小昆虫であったが、やがて人身中の「虫」も、顕微鏡の観察対象にされるのは、自然の流れであった。

四　顕微鏡による「異虫」の観察

「応声虫」に対して懐疑的な態度を表明した数少ない医書として、第1章で名前を挙げた高玄竜の『虫鑑《むしかがみ》』（一八〇九年刊、漢文）は、「異虫」を含めた当時の「虫」像を探るうえで、多くのことを提供してくれる一書である。同書の特徴は、多種にわたる人身中の「虫」を、顕微鏡によって観察するという近代的手法が用いられていることにある。

同書における「診虫法」によると、「虫」の診法は、病者の痰、唾、膿、鼻汁、大小便を検体とし、「石決明水」（「石決明」はアワビのこと）によって濁物を除去したうえで、観察を行なうとしている。そして「筒容顕微鏡」、「縮伸顕微鏡」、「桶容顕微鏡」という三種の顕微鏡について、各々の特徴と使用法などについて説明しており、図も掲げている【図2－6】。玄竜は、これらの顕微鏡を用いて、さまざまな「虫」を観察しており、たとえば「蚘虫」には各種のものがあるとし、「星点虫」、「乱文虫」、「白虫」、「紅虫」、「紅色白点虫」、「紫色黒白点虫」などと命名し、その図を載せている【図2－7】。また、虱（「髪虱」「陰毛虱」）や蚤といった外部（皮膚）寄生虫の観察図も掲げている【図2－8】。しかし同書には、こうしたリアルな拡大図ばかりが掲げられているわけではない。

『虫鑑』のもう一つの大きな特徴は、諸病が「虫」によって生じるという一貫した姿勢が認められることであり、当時の医学において、「虫」が病因であるとは考えられていなかった病症についても、「虫」の関与を強く主張している。たとえば、「癲癇」についてこう述べている。医師たちは気がついていないが、「癲癇」は「蚘虫」によって

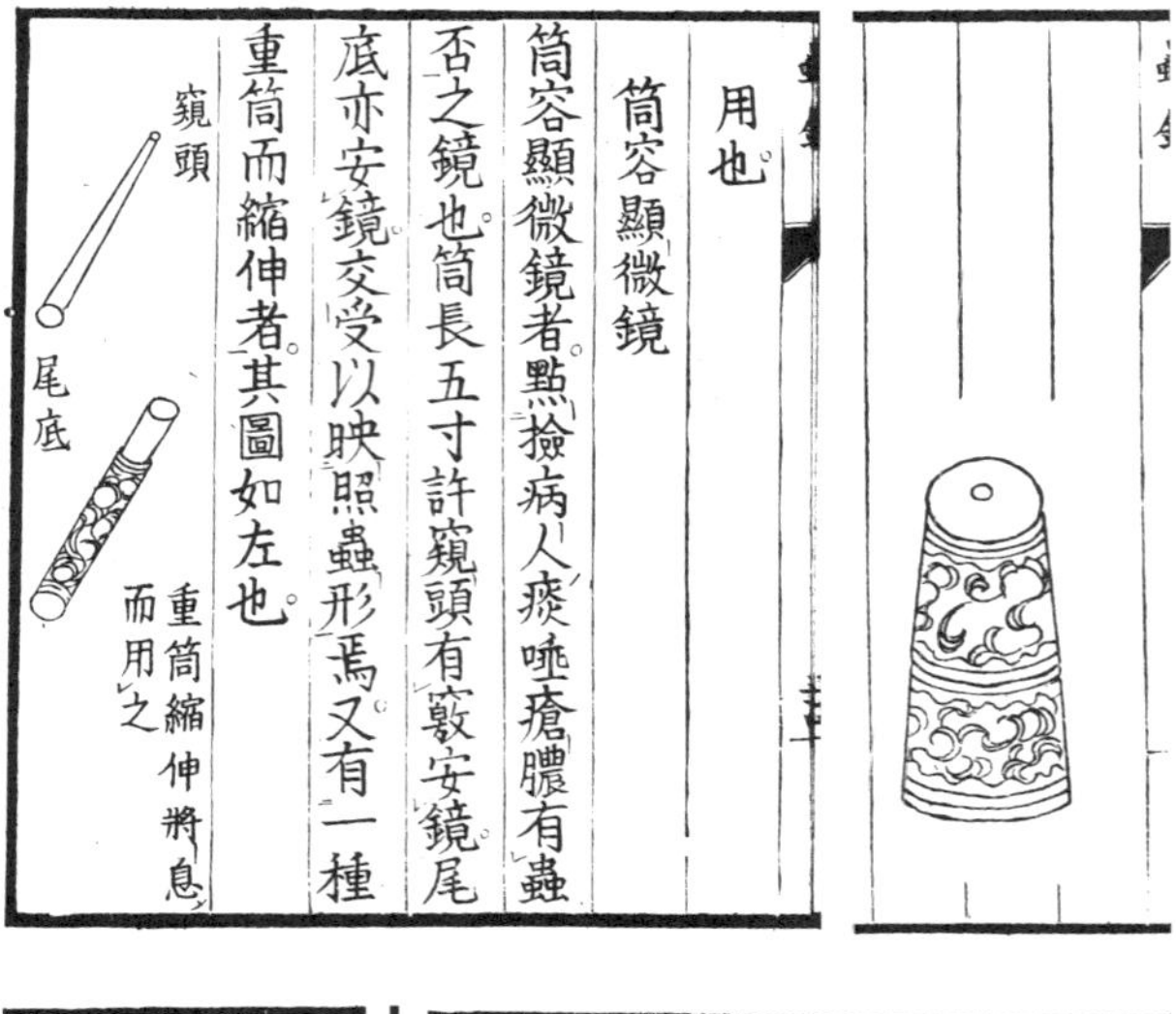
用也
筒容顯微鏡
筒容顯微鏡者點撿病人痰唾瘡膿有蟲否之鏡也筒長五寸許窺頭有竅安鏡尾底亦安鏡交受以映照蟲形焉又有一種重筒而縮伸者其圖如左也
窺頭
尾底
重筒縮伸將息而用之
縮伸顯微鏡
縮伸顯微鏡有三柱以支三圓架上頭小下脚次第大蓋上架正中有縮伸管々内置鏡以照取虫形也中架為安蟲架用硝子製以便蟲形映徹也下架傍斜立小圓鏡以延明光其圖如左也
先用筒容鏡撿病人濁物以得虫則更用此鏡熟視其虫也
上架
中架
下架
圓鏡

図2－6　高玄竜の『虫鑑』（1809）に載る各種顕微鏡の図。「桶容顕微鏡」（右上），「筒容顕微鏡」（左上），「縮伸顕微鏡」（下）の三種が描かれている。［京都大学附属図書館（富士川文庫）蔵］

も、同様の症状が起こってくるのであり、この場合は、「殺虫剤」を投与すると「蚘虫」に混じって、「奇虫」も排出されてくる。この「奇虫」こそ「真ノ癲癇虫」であり、その形は、「断髪」のようであったり、「塵砂」のようであったりすると言い、その観察図をも掲げている（巻之一「癲癇有蚘因論」、【図2－9】）。また、精神の病症である「癇症」についても、こう論じている。普通、医師たちは、「癇症」を「気癖」と考えて療治を行なうが、「蚘虫」によってもこれが生じることを知らない。「殺虫剤」を投与すると「蚘虫」に混じって「奇虫」が排出されてくる。

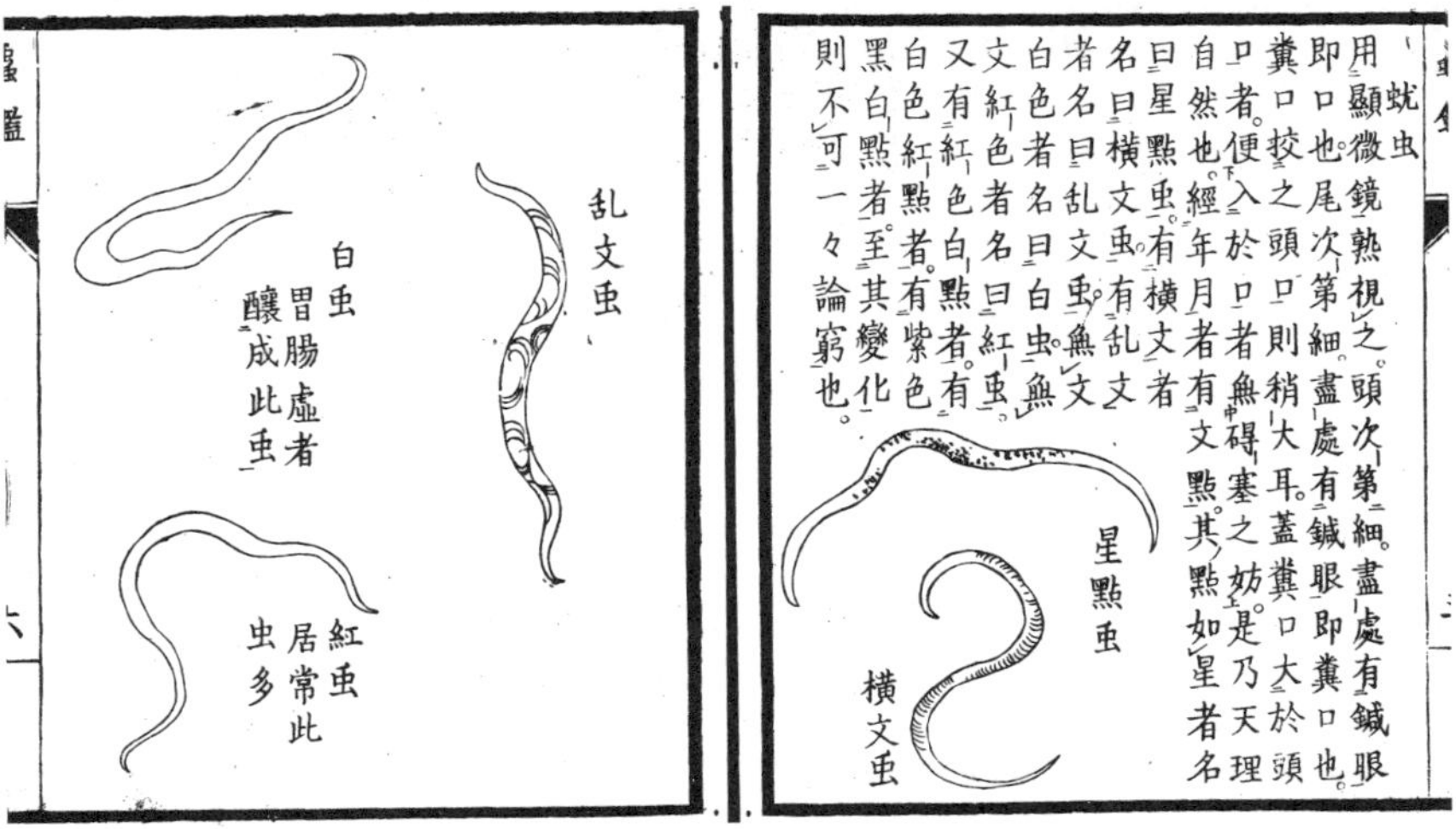

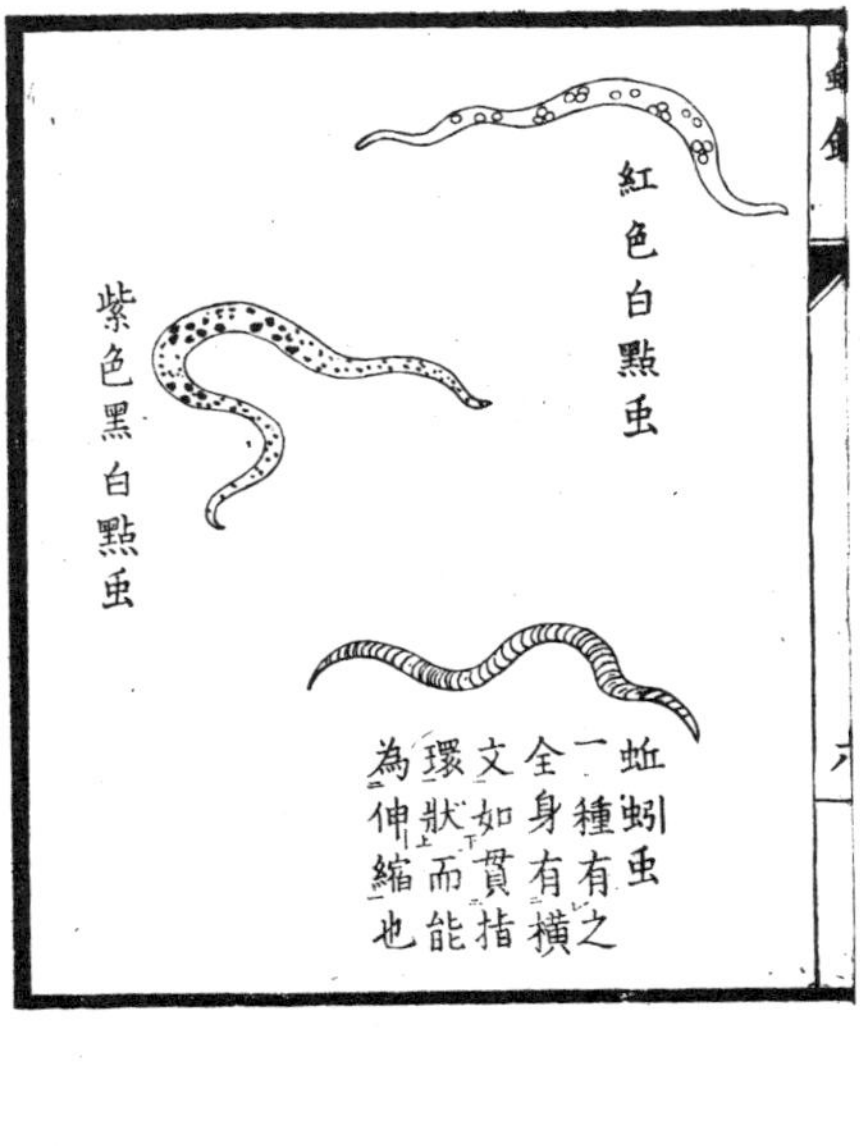

図 2－7　『虫鑑』（1809）に載る各種「蚘虫」の図。「紅色白点虫」，「紫色黒白点虫」，「蚯蚓虫」，「星点虫」，「横文虫」，「乱文虫」などが描かれている。［京都大学附属図書館（富士川文庫）蔵］

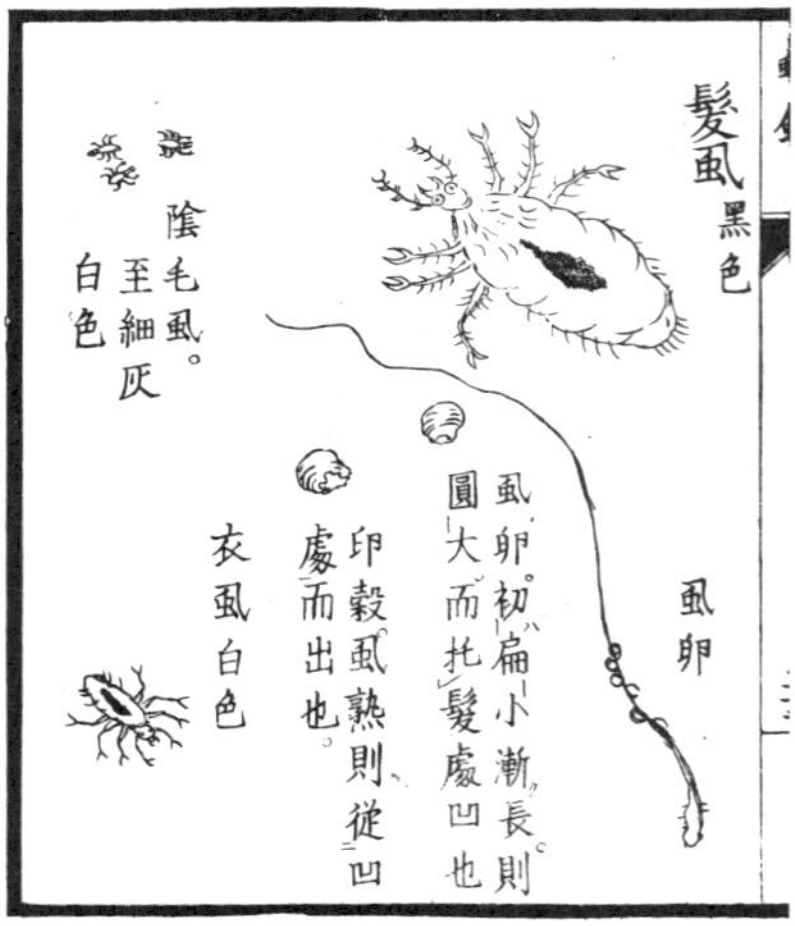
髮虱 黒色
陰毛虱。至細灰白色
虱卵
虱卵初扁小漸長則圓大而托髮處凹也
卵殻虱熟則從凹處而出也。
衣虱白色

図2-8　『虫鑑』（1809）に載る「髪虱」，「陰毛虱」の図。「虱卵」の図もある。［京都大学附属図書館（富士川文庫）蔵］

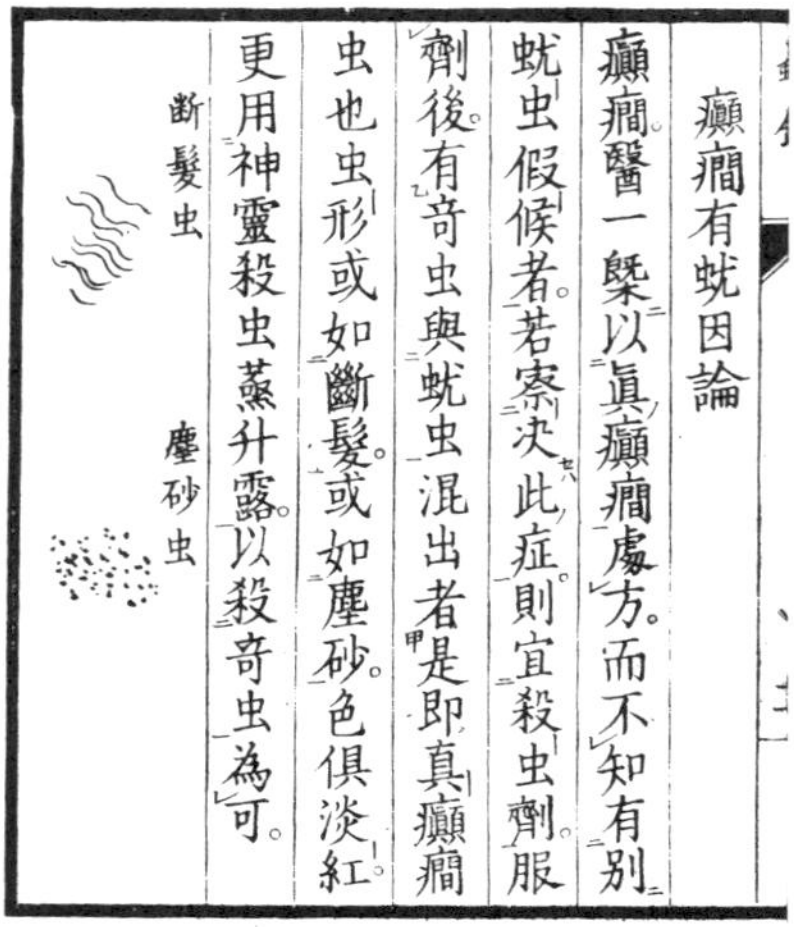
癲癇有蚘因論
癲癇醫一槩以眞癲癇處方。而不知有別蚘虫假候者。若察決此症則宜殺虫劑服劑後。有奇虫與蚘虫混出者是即眞癲癇虫也。虫形或如斷髮。或如塵砂。色倶淡紅更用神靈殺虫蒸升露。以殺奇虫為可。
斷髮虫
塵砂虫

図2-9　顕微鏡によって「観察」された という「癲癇虫」の図。［『虫鑑』，京都大学附属図書館（富士川文庫）蔵］

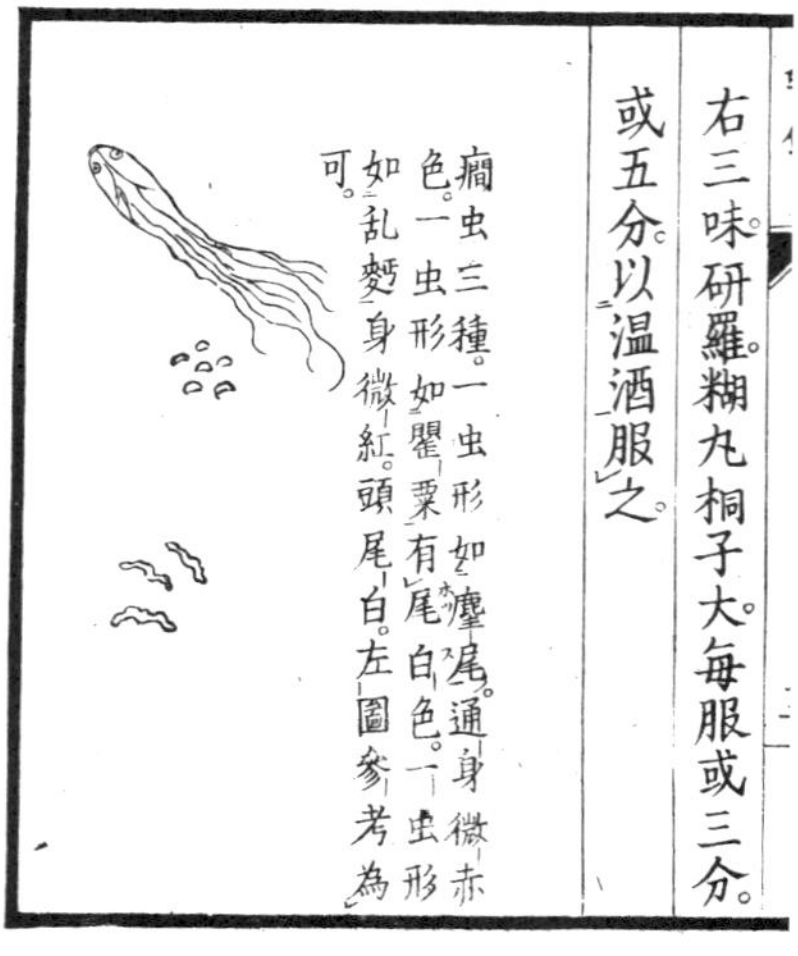
右三味研羅糊丸桐子大毎服或三分。或五分。以温酒服之。
癇虫三種。一虫形如塵尾。通身微赤色。一虫形如瞿粟有尾白色。一虫形如乱髮身微紅。頭尾白。左圖參考為可。

図2-10　顕微鏡によって「観察」された という三種の「癇虫」の図。［『虫鑑』，京都大学附属図書館（富士川文庫）蔵］

この「奇虫」は「癇熱」によって二次的に生じたものであり、「癇」を引き起こすのは「蚘虫」であると述べ、「顕微鏡」によって観察したという三種の「癇虫」を図示している（巻之一「癇症有蚘因論」、【図2-10】）。前節で、「虫証」と「癇」との重なりや異同をめぐって諸説のあることを述べたが、『虫鑑』は、「顕微鏡」によって確かに観察したとして、「癇虫」の存在を主張しているのである。

同書には、「癲癇」や「癇症」と同様に、「発驚」（痙攣）を起こす「驚虫」、「癘風《れいふう》」（癩病、ハンセン氏病）を

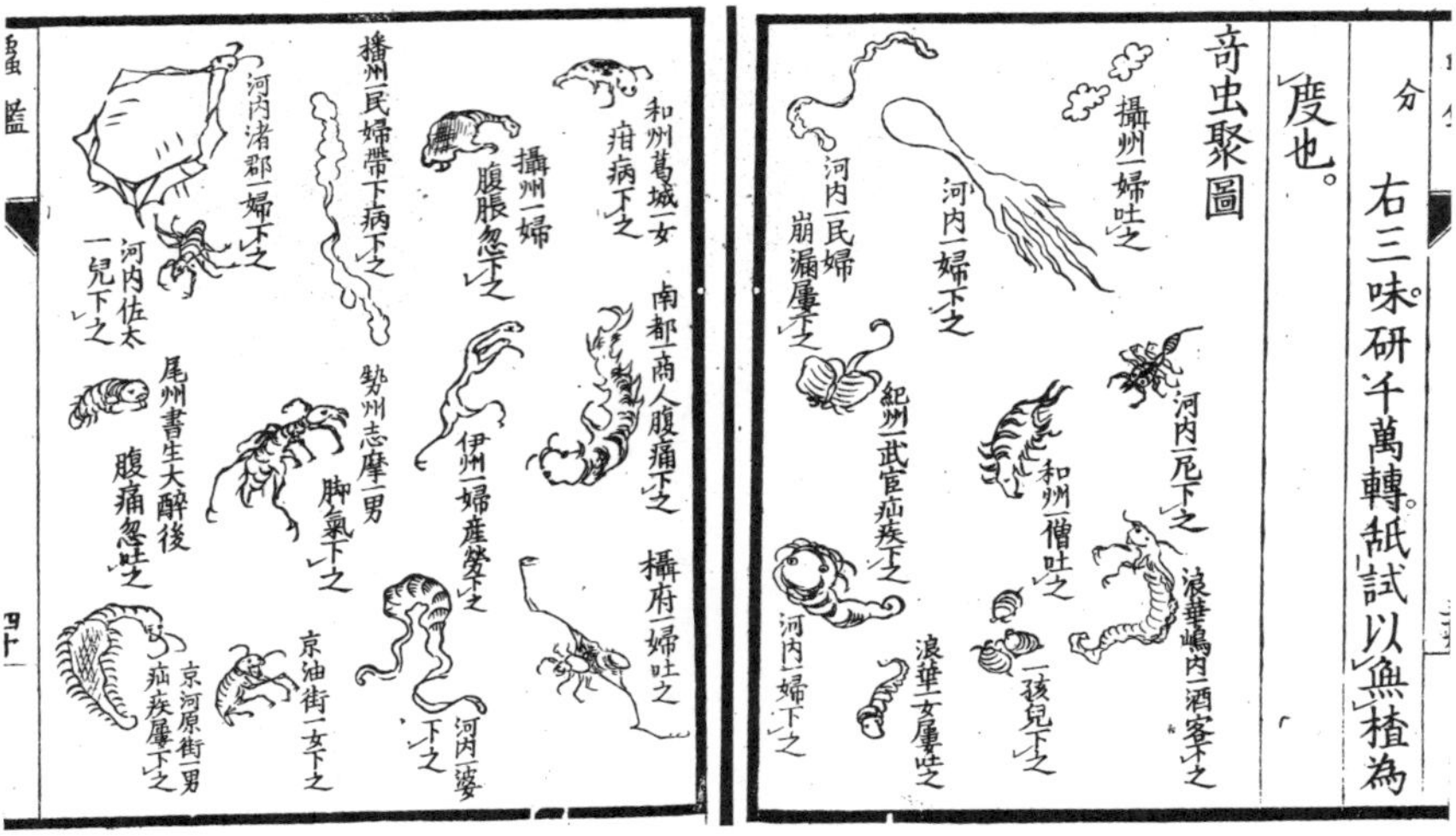

図2－11　『虫鑑』（1809）に載る「奇虫聚図」。［京都大学附属図書館（富士川文庫）蔵］

生じさせる「癘虫」、「瘡」（皮膚病や肌肉の外傷）や「瘻《ろう》」（腫物）に見られる「瘡虫」や「瘻虫」をはじめ、「帯下」、「淋疾」、その他多くの病症に「虫」を観察したとして、それらの図を掲げている。ほかに、「黄疸」、「浮腫」、「頭痛」、「陰門痒」などの場合も、図は掲げられていないものの、「虫」の関与が論じられている。

さらに目を引くのは、同書の巻末に掲載されている「奇虫聚図」である【図2－11】。二十を超す「奇虫」の姿が描かれており、各「奇虫」には、「河内一婦、之ヲ下ス」とか「和州一僧、之ヲ吐ス」などの短い説明文が付されている（「疝疾」、「疳病」、「帯下病」、「脚気」などの病名が記されたものもあるが、詳細は不明である）。これらの「奇虫」の形姿は、先の「蛕虫」や「虱」や「蚤」の図と比べると、その違いの大きさに驚かされる。これらの「奇虫」は、自由な想像によって描かれたものではなく、「顕微鏡」という近代的観察装置によって得られた観察図である点が重要である。

「顕微鏡」を用いながら、どうしてこのような「奇虫」を「観察」したのだろうか。当時の顕微鏡が抱えていた、倍率、解像力、収差など性能上の問題が、あるいは関係していたのかもしれない。顕微鏡の視野のなかには、食物残渣や腸粘膜の脱落組織片、あるいは原虫やバクテリアなどの微生物が存在していたのかもしれない。しかし、それらを「観た」のではなかった。「奇虫」を「観た」のである。「そこにあるはずのもの」、「見えなければならないもの」を「観た」のである。「奇虫」の像を結ばせたものは、観察者自身が抱いていた「虫」の心像であったろう。それこそが、検体に含まれる不定形なもの、輪郭のはっきりしないものに、明瞭な形態を付与したのにちがいない。不気味であったり、恐ろしいといった病原性の「虫」に対する心像が、顕微鏡観察によって、むしろ鮮明に炙り出されたと言うべきであろう。

ここで注意すべきは、観察者の「虫」イメージが、個人固有のものというよりも、当時の医学的「虫」観によって強く縛られているという点である。新しい「科学的」な道具による観察体験が、新たなパラダイムを作り出すのではなく、逆に従来のパラダイムを「実証」ないし補強するという役割を果たしているのである。この場合、「ないもの」を「観た」のは、物事を明らかにし、証拠を突きとめようとする「実証精神」であった点に目を向けなければならない。「実証」を求めていなかったなら、ないものを見ることもなかったはずである。蘭学が興り、顕微鏡も使われるという近代科学の黎明期と言ってよい時代に、こうした「実証精神」のパラドックスが生じていることとは、避けがたい歴史的現象と考えた方がよいかもしれない。というのも、客観的事実を掴むことが目的のはずの、顕微鏡による「観察」行為が、かえって従来からのパラダイムを強めてしまうというパラドックスが、西洋世界でも起こっているからである。

それは、ヨーロッパで顕微鏡が発明され、その後十七世紀の半ばに、精液中の「精虫」が発見されてまもなく、顕微鏡観察によって、その「精虫」の内部には、胎児のように体を丸めた「ミニチュア人間」が存在しているという主張がなされた、科学史上の出来事である。これは、生物の個体発生において、精子または卵子のなかに、成体のひな型がすでに存在しているとする「前成説」（preformation）に基づいており、科学史上有数の誤謬とされているものである。クララ・ピント＝コレイア（C. Pinto-Correia）の『イヴの卵――卵子と精子と前成説――』は、新たな視点からこの「前成説」の歴史を丹念に探り、「前成説」は奇妙で誤った空論であるという従来の評価に、鋭く再考を迫る刺激的な論考である。[13]「前成説」は、十七世紀の半ばの科学革命期において、「後成説」の不備、欠陥を改めるために起こった科学的な営みであり、理に適った学説であったことを、著者は膨大な資料を駆使し、説得力をもって生き生きと描いている。そのなかで、顕微鏡によって「精虫」のなかに小さな人間を「観た」研究者たちは、いずれも豊かな発想の持ち主であり、また科学的探求心に満ちていたことを指摘している。

「異虫」の顕微鏡観察についても、このピント＝コレイアの論じていることと同様のことが言えるであろう。「前成説」こそ正しいと確信していた科学者が、実際にはいないミクロの人間を「観た」ように、医師としてまた先進的な研究者として名の高かった高玄竜は、確信していた「異虫」を「観た」のである。詳しく述べてきたように、先進国中国の医書に「異虫」の記載があり、わが国にも「異虫」実見の記載が多くあった。おそらくは、「異虫」に対して、「未確認」という意識ではなく、「わかりきった事実」という感覚があり、実在するとの揺るぎない確信があったはずである。この確信から自由になることは、ほとんど不可能であったろう。

このような確信を支えたことの一つとして、前章で述べたように、「異虫」という見方には、「合理性」があったことを考えねばならない。見慣れない症状や病因のわからない病を引き起こすのは、見慣れない「異虫」の仕業に違いなく、その「異虫」はどんなに微小なものであっても、それを観ることのできる観察道具さえあれば、間違いなく確認できるという考え方である。これは、当時の「虫」観の枠内において、理に適っていただけではない。「異虫」という語を、「病原微生物」とか「細菌」という語に変えれば、近代医学の考え方と同じになる。第Ⅱ部第9章で述べることになるが、明治になって三、四十年という短い期間に、世界に肩を並べるほどの寄生虫病学上の発見が日本でなされ、また北里柴三郎や志賀潔などによる細菌学の目覚ましい成果をあげることができたのは、少なくともその一つに、江戸期における「異虫」を含めた「虫」への並々ならぬ強い関心が大きな基盤となり、次の時代への促進的役割を果したからだと考えられるのである。近世の「虫」観・「虫」像は、近代医学によって否定されることになるが、しかし、このように近代医学への逆説的な橋渡しとなった意義をも認める必要がある。

近世の「虫」観が近代医学への橋渡しとなりえた理由は、「虫因」という見方が、洋の東西を越えて、「医学モデル」としての条件を備えていたからだと考えられる。すなわち、微小であっても有形の病因体が特定され、この病因体と病状との対応関係が認められ、かつ病因体を除去ないし死滅させる治療法（薬物療法）が確立されるという「モデル」であり、「虫因」という見方は、これに適合するものだからである。

近世の「虫」観について、もう一つ付け加えておきたいことがある。それは、顕微鏡の登場および蘭学の導入という近代科学の影響は、従来の「虫」観・「虫」像を否定したのではなく、その反対に補強する役割を果たしたという点である。もっと積極的に言うなら、江戸時代の「虫」観は、古来からのわが国独自の人間観や世界観と、中国医学、および意外にも西洋文化の影響も加わった三本の柱から成り立っていると考えられる。

『微虫図』

『虫鑑』の「異虫」とはちがって、もっと直接的に、近世の「虫」観・「虫」像と近代医学とを繋ぐ顕微鏡観察の記録もある。それは、『微虫図』（一八四八年刊）と呼ばれている一枚の銅版図である。著者は、京都の画工であった土田英章という人物で、このなかに七種の「虫」の図が描かれており、これらは一見して、先に見た「異虫」の姿とは異なり、写実的なスケッチである【図2-12】。著者の説明によれば、「蓄水」、「灰汁」、「酒」、「酢」などを検体として顕微鏡で観たという「虫」の図であり、「蓄水中所生之虫」、「灰汁中之虫」、「酒中之虫」、「醤油中之虫」、「酢中之虫」などと書かれ、それらの観察図が描かれている。著者の出版意図は、自身が述べている通り、衛生上の問題であり、汲み置き水や腐敗した酒、酢、醤油などには「虫」が生じるので、これらを用いてはならない、自分は顕微鏡で見たものを模写し、広く世人に示して「養生ノ一助」としたい、と述べている。

この『微虫図』は、わが国における微生物の観察図としては早期の例と言われているものであり、一名『バクテ

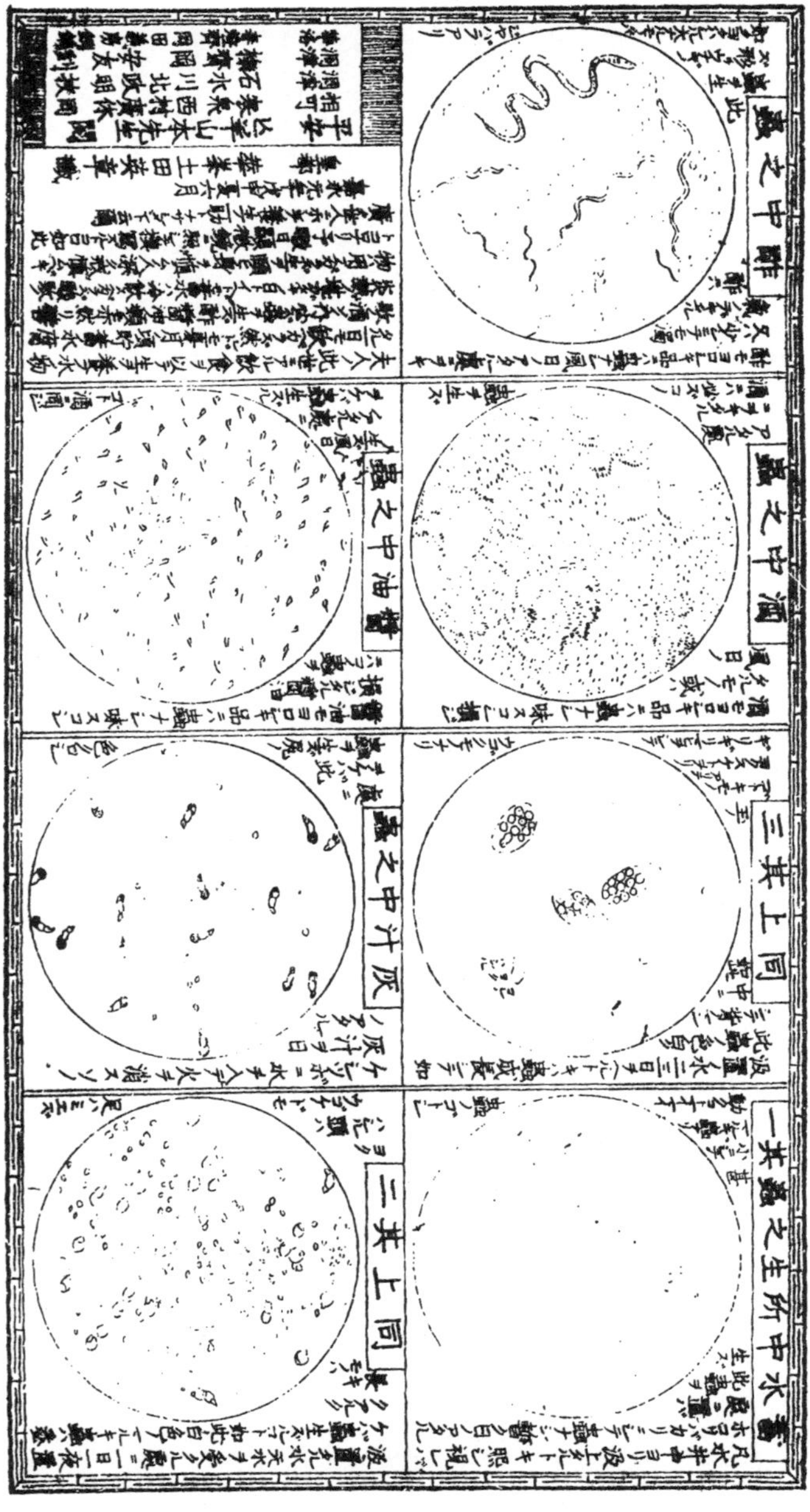

図2-12　土田英章の『微虫図』(1848)。[西尾市岩瀬文庫蔵]

リア図』とも呼ばれているほどである。当時「バクテリア」という語はまだ使われておらず、右のように「虫」とのみ記されている（『微虫図』という名称は著者の命名ではなく、本文にも「微虫」という語はない）。しかし、観察内容はなかなか鋭いものがある。『微虫図』を詳細に検討した末中哲夫氏らによると、「灰汁中之虫」の「尻ノ色クロシ」という観察は、確実に細菌胞子を観たものであり、また「酒中之虫」はおそらく火落性乳酸桿菌であろうと指摘したうえで、これらはともに、わが国において類例がないだけでなく、世界的にも先駆的な観察例として注目すべきものであると述べている。さらに、近代微生物学へと直接的に発展させられなかった限界は認められるものの、蘭書の模倣ではない独自の科学的観察力が発揮されており、高く評価されてしかるべきものであると、称賛している[14]。

しかし、ここで留意しておきたいのは、このように近代的な科学的観察力が発揮された『微虫図』がまったく独立に、突如として現れたのではないということである。すでに引用したように、橘南谿の『西遊記』には、「一滴《ひとしづく》の水」に「異形異類《いげういるい》の虫《むし》ありて、いまだ世界に見ざる所の生類《しやうるい》」が「遊行し」、「酒《さけ》」や「酢《す》」にも無数の「虫」がいると書かれているし、また田能村竹田の『屠赤瑳瑳録』にも、「一滴の清水」に「無量の生類」が見られ、それらは「牛」、「鯛」、「蛇」、「鼈」のような形をしていると記されている。「異形の虫」や、「牛」、「鯛」、「蛇」などに似た形の「生類」は、明らかに微生物を指している。このような顕微鏡観察がすでになされていたのであり、その数十年後の『微虫図』が生まれるための蓄積があったのである。

第3章　「諸虫」と「五臓思想」

中国およびわが国の伝統医学において、人身中に巣くう「虫」には、多くの種類があると考えられていた。医書によくある「諸虫」という語は、これを総称した言い方である。「諸虫」には、「九虫」や「三虫」をはじめ、種々のものが記載されている。これらのなかには、今日も使われる「蛔虫」（「蚘」の字が用いられることが多い）や「蟯虫」という名称も含まれている。しかし「諸虫」のなかには、今日の寄生虫に該当しないものが多く、しかも寄生虫とはかなり異なる性格を持っていた。本章ではまず、この「諸虫」の種類と特徴について、その概要を述べる（一節）。

次に、この「諸虫」を成り立たせたものは、何であったかについて考える。「虫」とはどういうものであるかという認識は、その居場所である「人身」をどう考えるかという「人身」観と不可分の関係で繋がっている。それは、中国およびわが国の伝統医学の根底に見られる医学思想であり、それをここでは「五臓思想」と呼ぶことにするが、この「五臓思想」とは、どのようなものであったかについて述べる。「五臓」は心身の中枢機関とされたが、とくに「こころ」のありかとしての側面に比重を置き、「七神」、「七情」といった特有の概念を取り上げて検討する（二節）。

「五臓思想」においては、精神の病症も「五臓」の状態から理解されたが、その具体的な例として、「離魂病」を取り上げる。近世的な病である「離魂病」は、説話で語られるタイプと、医学で論じられるタイプとに内容上区別されるが、それぞれについて具体的な例を挙げながら、「五臓思想」からどう説明されていたかを見ていく（三節）。

そして最後にいわば「五つの中心」を考える「五臓思想」の医学と、「虫」との関連について考察する。「五臓」と「虫」との結びつきを、もっとも直接的に示すものとして「五臓の虫」がある。「五臓」それぞれに対応する「心虫」、「肺虫」、「肝虫」、「脾虫」、「腎虫」の五種の「虫」であるが、その特徴と意義を探り、続いて「五臓思想」が「虫」観・「虫」像の母体となっていることについて考える（四節）。

一　「諸虫」

人身中に寄生する多種の「虫」である「諸虫」は、前章の「虫証」で述べたように、病因として多くの症状を引き起こすものとして重視されてきた。医書には、当然ながらその病原性が多く論じられている。しかし「諸虫」は、これと別の側面についても認識されていた。龔廷賢《きょうていけん》（明代）の著作集である『済世全書《さいせいぜんしょ》』（成立年不詳）を見ると、その冒頭にこう書かれている。「夫レ人身ニ諸虫有リ。若シ無キトキハ、則チ人身成ラズ、立タズ。虫ト人ト倶ニ生ズ」（巻之三「諸虫」）。「虫」なしには人身が成り立たないと言っており、人が生まれる時は「虫」も同時に生じていると主張している。このように、人と「虫」とは深い共生関係にあると認識されていた。

喜多村槐園の『蛕志《かいし》』（一八二〇年自序、一八四九年刊、漢文）には、「諸虫」の一つである「蛕」について、次のように記されている。「夫レ蛕ノ人身ニ於テ、固《もと》ヨリ無キコト能ハザル所也。苟クモ順適シテ激シカラザレバ、消食ノ助ト為《な》ル」（巻第一「觸動」）。条件さえ適っていれば、単に無害であるだけでなく、消化を助ける働きもすると明言されている。しかし、この安定が崩れると、「虫」たちは途端に暴れだして諸症を引き起こすことになり、後に述べるように、人を死に至らしめることもあると考えられていた。すなわち人は、「虫」によって成り立ち、「虫」によって生かされていると同時に、「虫」によって害され、「虫」によって死に至ると捉えられていたことになる。つまり、人間存在は、その始原においてすでに生・死のパラドックスを内包しているという人間観があり、その人間観の基底に「虫」認識が深く関わっていた点が重要である。この意味で「虫」観は、人間の自己認識と不可分の関係にある。本節では、医学領域での「虫」観を示すものとして、「諸虫」を取り上げ、その種類と各々の特徴について述べる。

「九虫」と「三虫」

人身中の「虫」には、多くの種類があることが中国の医書に記載されている。わが国の医師たちが、多くを学び取ったと思われる、江戸期に和刻・出版された中国の医書から、「諸虫」に関する記述をいくつか取り上げてみたい。「諸虫」のなかに、「九虫」および「三虫」と呼ばれるものがあり、それぞれ九種、三種の「虫」をセットにした呼称であるが、医書に頻出してくるので、まずこの「九虫」と「三虫」について見ておこう。

前出の『蛕志』によると、初めて「九虫」の記載をしたのは、『中蔵経』だという。『中蔵経』は、『華氏中蔵経』とも呼ばれ、華佗（漢代）の撰と伝えられてきたが、実は著者不詳であり、六朝時代（三―六世紀）に成立したものではないかと言われている医書である。[1] その『中蔵経』（江戸時代和刻版）の「巻第二　積聚癥瘕雑虫」に、「九虫」の記載が見られるが、この「雑虫」という呼称にも古めかしさが感じられる。そこにはこう書かれている。「虫ニ九ツ有リ。其ノ名、等カラズ。（中略）九虫ハ、伏、蚘、白、肉、肺、胃、赤、弱、蟯ノ九名有ル也」。このように、各「九虫」の名称が列挙されているが、個々の「虫」についての説明は、まったく見られない。

「九虫」というと、多くの医書に高い頻度で引用されるのが、巣元方（隋代）の『諸病源候論』（六一〇年）である。そこには、「九虫」それぞれの特徴について、以下のように記述されている。

> 九虫ハ、一ニハ曰ク、伏虫、長サ四分。二ニ曰ク、蚘虫、長サ一尺。三ニ曰ク、白虫、長サ一寸。四ニ曰ク、

肉虫、状、爛杏ノ如シ。五ニ曰ク、肺虫、状、蚕ノ如シ。六ニ曰ク、胃虫、状、蝦蟇ノ如シ。七ニ曰ク、弱虫、状、瓜瓣ノ如シ。八ニ曰ク、赤虫、状、生肉ノ如シ。九ニ曰ク、蟯虫、至テ細微ナリ。形、菜虫ノ如シ。（巻之十八「九虫病諸候　九虫候」）

各「九虫」の形状が、以上のように書かれている。それぞれ「爛杏」あるいは「蚕」（かいこ）、「蝦蟇」、「瓜瓣」（うりのなかご）、「生肉」のような形をしているというのであるから、「九虫」には「異虫」がかなり含まれていることになる。『諸病源候論』は、これらの不思議な形をした「虫」たちが、どのような病害性をもたらすのかという点についても説明している。

たとえば、「蚘虫」は「心《しん》ヲ貫クトキハ、則チ人ヲ殺ス」とあり、「白虫」は「子孫ヲ相生ジテ、轉《イヨ〱》大、長サ四、五尺ニ至ル。亦能ク人ヲ殺ス」、「肉虫」は「人ヲシテ煩満セシム」、「弱虫」は「又膈虫ト名ヅク。人ヲシテ多唾セシム」、「赤虫」は「人ヲシテ腸鳴セシム」、「蟯虫」は「胴腸ニ居ス。多クバ則チ痔ヲ為ス。極ムルトキハ則チ癩ト為ル。人ノ瘡処ニ因テ、以テ諸癰疽、癬《セン》瘻《ル》、瘑疥ヲ生ズ」（「瘻」は「る」とも訓む、頸にできる腫物、るいれき。瘑疥は疥癬のこと）などである。「蚘虫」（蛔虫に同じ）や「蟯虫」は、今日でも使われる名称である。しかし、「蚘虫」が心臓を貫くとか、「蟯虫」が「癩」（ハンセン氏病）をもたらしたり、種々の皮膚病変を起こすなどという記述を見ると、その性質にはかなりの隔たりがあると言わねばならない。

『諸病源候論』には「九虫」と同時に、「三虫」も挙げられている。「三虫」は「九虫」に含まれるもので、「長虫」、「赤虫」、「蟯虫」の三種を言い、「長虫」は「蚘虫」のことであると記されている。また同書には、「九虫候」、「三虫候」のほかに、「寸白虫候」の条があり、こう書かれている。「寸白ハ九虫ノ内ノ一虫也。長サ一寸ニシテ、色白ク、形小褊ニシテ、府蔵ノ虚弱ニ因テ能ク発動ス。（中略）又云ク、生魚ヲ食テ後則チ乳酪ヲ飲メバ、亦之ヲ生ゼシム。（中略）又云ク、此ノ虫生ジテ、長キコト一尺ナルトキハ則チ人ヲ死セシム」。

「寸白虫」は条虫（サナダムシ）のことを言う。色が白く、扁平な形をしているとか、「生魚」を食べると生じるなどの記載は、今日でも通用する条虫の特徴である。ただ、「寸白ハ九虫ノ内ノ一虫」と言っているが、「九虫」には「寸白」の語はなく、また「九虫」のどの「虫」が「寸白虫」に当たるかも言っていない。後代の医書には、「九虫」のなかの「白虫」を「寸白虫」と同一のものだと見なしているものがある。しかし問題は、「虫」の「長サ」である。「寸白虫」も「白虫」も長さが「一寸」だとしており、「寸白虫」が「長キコト一尺ナルトキハ……」と書かれているように、大きくなっても「一尺」であるとすれば、「蚘虫」の「長サ一尺」と同程度ということになる。周知のように、条虫は五〜十メートルに達するほどの長さであるので、「蚘虫」とは比較にならない。「寸白虫」と「白虫」に関することに限らず、「九虫」や「三虫」の記載には不明瞭な点があり、後にわが国の医家たちが、疑問を投げかけることになるのだが、これについては後に述べることにして、いま少し中国の医書に書かれた「虫」について眺めておこう。

「三虫」のなかの「長虫」という語は、古く『黄帝内経《こうていだいけい》・素問《そもん》』（後漢代の成立か）に、対語の「短虫」とともに登場している。「短虫多キトキハ、則チ衆ヲ聚《あつ》ムルコトヲ夢ミル、長虫多トキハ、則チ相ヒ撃チ毀傷スルコトヲ夢ミル」（「脈要精微論篇」）とあり、腹中の「虫」の違いによって、見る夢の内容も変わってくるという、面白い指摘である。夢とはいえ「相ヒ撃チ毀傷スル」とか、『諸病源候論』の「心ヲ貫クトキハ、則チ人ヲ殺ス」という記載からすると、「長虫」（蚘虫）は、かなり凶暴な「虫」として捉えられていたと言えよう。また「長虫」は、『素問』の「咳論篇」にも書かれており、「胃咳ノ状ハ、咳シテ嘔シ、嘔スルコト甚シケレバ則チ長虫出ヅ」とある。

「三虫」は、「九虫」より古い言い方のようであり、『蛸志』によれば、「三虫」を初めて記載したのは、中国最古の本草書（薬物学書）である『神農本経《しんのうほんきょう》』（『神農本草経』とも呼ばれる）だという。この書は、『黄帝内経』と同様に、長い時代にわたり、複数の人の筆が加えられて成立したものと考えられており、その年代は不詳であるが、後漢時代ではないかと推定されている。原本は唐代初年に失われ、今日に伝わっているのは、明・清代の学者たちによって復元されたものである。(2) この坂本は、わが国でも寛保三年（一七四三）および寛政十一年（一七九九）に和刻、出版されており、『蛸志』の著者が見た『神農本経』は、おそらくこの和刻本であったろうと推測される。(3)

その『神農本経』を見ると、確かに「三虫」という語が記されており、しかも頻繁に用いられている。そして「九虫」の語は見られない。同書は、多くの薬物を上品《じょうほん》薬、中品《ちゅうほん》薬、下品《げほん》薬の三種に区分し、個々の薬物を取り上げてそれぞれの効能を説いている。たとえば上品《じょうほん》薬である「麝香」の持つ効能の一つとして「三虫ヲ去ル」とあり、同様に、中品《ちゅうほん》薬の「長石」には「三虫ヲ下ス」、下品《げほん》薬の「扁蓄」には「三虫ヲ殺ス」などと記され、このほかにも「三虫」という語は極めて多く使われている。ただし「三虫」のそれぞれがどのような「虫」であるのかはまったく記されていない。しかし、「三虫」の語以外に、「長虫ヲ去ル」、「小虫ヲ除ク」、「白虫ヲ去ル」、「痔虫ヲ殺ス」、「蟯虫ヲ去ル」などと記載されており、このほか「悪虫」、「疥虫」、「腸中蛭虫」、「諸虫」などの語も見られる。『諸病源候論』の言う「三虫」（長虫、赤虫、蟯虫）のうち「長虫」と「蟯虫」は、右の通り『神農本経』に記されているが、「赤虫」の語は見当たらず、上記の「虫」のなかにこれに相当するものがあるかどうかも不明である。そもそも両書の言う「三虫」が、一致しているか否かもはっきりしないのである。

次に、『諸病源候論』以降の漢籍医書が、「九虫」や「三虫」についてどう述べているかを見てみよう。孫思邈《そんしばく》（唐代）の『千金要方』（七世紀中期）は、「三虫」の項がなく、「九虫」の項に、『諸病源候論』の「九虫」論がほぼ忠実に全文採録され、さらに「蟯虫」について「婦人ニ類《たぐ》ヒテハ常ニ多シ。其ノ虫凶悪ナレバ、人ノ極メテ患フ也」（巻之十八「九虫」）と書き加えている。同じく唐代の王燾《おうとう》による『外台秘要《げだいひよう》』（七五二年）の「第二十六巻　九虫方」には、「九虫」だけでなく、「三虫」や「寸白虫」についても、『諸病源候論』をほぼそのまま踏襲している。

宋代の医書である陳言の『三因極一病証方論』（『三因方』とも言う。一一七四年）は、「九虫」について「未ダ必シモ皆有ラズ」と慎重な姿勢を見せているものの、「当《まさ》ニ其ノ名状ヲ備ヘ識ルベシ」と述べ、各「九虫」について『諸病源候論』とほぼ同じ内容の記載をしている（巻之十二「九虫論」）。また、これらの「虫」が生じる要因の一つとして、「神志舒セズ、精魄守ルコトヲ失ス」という点を挙げている。「舒」は、ひらく、のびる、ゆるやかの意で、精神のあり方が「虫」の発生に関与することを指摘している点で目を引く。

金代（十二―十三世紀）に活躍した張子和による医書『儒門事親』（成立年不詳）は、やはり『諸病源候論』の「九虫」論を引用しているのだが、「白虫」を説明するのに、『諸病源候論』の「白虫」と「寸白虫」との論を併せて述べており、この「両虫」を等しいものとして扱っているのが特徴である。同様の姿勢は、龔廷賢《きょうていけん》（明代）の『寿世保元《じゅせいほげん》』（一六一五年頃）にも認められ、「白虫」と「寸白虫」とを同一のものと見なしている（戊集五巻「諸虫」）。また、龔廷賢は別著『万病回春』（一五八七年）のなかで、「寸白虫」には雌雄の別があることを述べている。駆虫薬である榧《かや》の実を用いると、「寸白虫」が排出されてくるが、「是レ雄ナル者ハ自《おのずか》ラ一条、是レ雌ナル者ハ太小等シカラズ、或ハ一、五条、或ハ六、七条アリ」（巻之四「諸虫」）と記している。

張介賓（明代）の『景岳全書』（一六二四年）を見ると、「九虫」論については『千金要方』を引用、踏襲しており、すなわち『諸病源候論』と同内容であるが、「寸白虫」に関しては『諸病源候論』とかなり異なる記述をしている。「此ノ虫、長サ寸許《ばかり》、色白ク、其ノ状蛆ノ如シ。母子相生ズ。独行スル者有リ。箇箇相接シテ断《き》レザル者有リ。故ニ能ク長ジテ一、二丈ニ至ル」（巻之三十五「雑証謨　諸虫」）。

充分とは言えないまでも、条虫の特徴を表した説明になっている。条虫は、多いもので数千に及ぶ体節（proglottid）からなっているが、体節は自然に切れやすく、とくに虫体の末端部分は体外に自然排出されてくるので、これによって当人は気づくことになる。条虫は頸部で新たな体節が生産されるので、頭節と頸部さえ残っていれば、元の虫体に復するのだが[4]、こうした条虫の持つ分断と復元の性質を、「母子相生」とか「独行」あるいは「箇箇相接」などと見てとったのであろう。

以上漢籍医書に記載された「九虫」や「三虫」について見てきたが、時代や医家によるいくらかの違いはあるものの、『諸病源候論』の「九虫」論は根底を覆されることなく、受け継がれていったと言える。

わが国の「九虫」・「三虫」論

中国医学を範としてきたわが国の医師たちは、「九虫」ないし「三虫」に関しても積極的に受け入れてきた。現存する日本最古の医書である丹波康頼《やすより》の『医心方』（九八四年奏進、漢文）には、『諸病源候論』の「九虫」および「三虫」の引用がすでに見られる。原典の「蟯虫」に関する記述が一部略されているが、ほぼ忠実な引用である（巻七「治九虫方」「治三虫方」）。

十六世紀に活躍した曲直瀬《まなせ》道三《どうさん》（一五〇七—九四年）は、江戸前期の医学を主導するほどに、その死後も大きな影響を及ぼした医家である。その道三の代表的な医書である『啓迪集《けいてきしゅう》』（一五七四年自序、一六四九年刊、漢文）は、当時新しく渡来した明版医籍を駆使して、独自に整理したものであるが、そのなかに虞摶《ぐたん》（明代）の『医学正伝』（一五一五年）からの引用として「九虫」説が記載され、「九虫」のそれぞれについて形状と特徴が説かれている（巻之五「諸虫門」）。しかし、その『医学正伝』は、「九虫」の説明を『外台秘要』から引用しており（巻之四「諸虫」）、その『外台秘要』は、『諸病源候論』の「九虫」論を忠実に引いたもの（第二十六巻「九虫方」）なので、結局『諸病源候論』の記載と同一内容ということになる。

江戸時代に入ってから著された医書のなかにも、「九虫」および「三虫」について記載するものは多い。寺島良安の『和漢三才図会』（一七一三年序、漢文）は、この書が多くを拠っている李自珍（明代）の『本草綱目』（一五七八年）に倣って、『諸病源候論』の「九虫」説を忠実に載せている。野々村喬の『温知病因』（成立年不詳、一七七二年刊）も、出典は明記されていないが、記載内容は『諸病源候論』の「九虫」論をほぼそのまま再録したものになっている。

山脇東門（一七三六—八三年）の『東門随筆』（成立年不詳）には、前章で引用したように「古来虫ニ九虫ト云テ、九種アレドモ、余ハ七種マデハ見タリ」とあり、「九虫」のうち「七種」の「虫」を見たと述べているが、その「七種」が、どのような「虫」であったかは書かれていない。

これらの医書のように、漢籍医書の記載を踏襲するのではなく、「九虫」ないし「三虫」説に対する自身の考えを表明する動きが、とくに江戸中期以降しだいに活発となってくる。「九虫」あるいは「三虫」の個々の「虫」が、何を指すのかという問題について、どのような見解が打ち出されているかを見ておこう。

たとえば、香川修庵は『一本堂行余医言』（一七八八年刊）において、次のような考えを表明している。『諸病源候論』以降の「長虫・赤虫・蟯虫」を「三虫」とする従来の見方に異議を唱え、「長虫」は明らかに「寸白虫」（条虫）のことだと言っている。この解釈は、先述した『儒門事親』や『寿世保元』などに見られる、「寸白虫」と「白虫」とを同一のものと考える説とも異なっている。また修庵は、「蛕虫《カイチュウ》」（蚘虫・蛔虫に同じ）は淡紅色をしていることから、「赤虫」は「蛕虫」と考えてよい、としている。したがって、修庵の考えるいわば「新・三虫」は、「寸白虫・蛕虫・蟯虫」ということになる。

原南陽の『叢桂亭《そうけいてい》医事小言』（一八〇三年自序、一八二〇年刊）に、「古書ニ三虫ト云ハ、蚘虫、寸白虫、蟯虫也」（巻之三「疝・寸白」）と述べており、その根拠の説明はないが、修庵の「新・三虫」と同じである。

繰り返し引き合いに出すことになるが、本間棗軒は例の『内科秘録』（一八六四年刊）のなかで、「三虫」についても論じている。「蚘虫、寸白虫、蟯虫ノ三種ヲ古ヨリ三虫ト称シ、和漢及ビ和欄《オランダ》トモニ説キ、人人ノ常ニ知ル所ナリ」（巻之九「虫病」）。このように、「蚘虫」、「寸白虫」、「蟯虫」が「三虫」として、古来わが国や中国でも説かれてきたと明言されているだけでなく、オランダでも同じだと主張しているところが斬新である（蘭学の寄生虫論については、第Ⅱ部第9章で扱うので、ここでは触れない）。ただし、棗軒は「和欄《オランダ》ノ医書ニモ人身内外ニ十二種ノ虫アルコトヲ論ジテ有レバ、又三虫ノ外ニ異虫ヲ下スコト無シト謂フベカラズ」と断わったうえで、前章の二節で引用したように「異虫」の実例を挙げているのである。

「三虫」のうち、諸書に記載が多く、活発な議論がなされている「蚘虫」と「寸白虫」について以下に述べる。

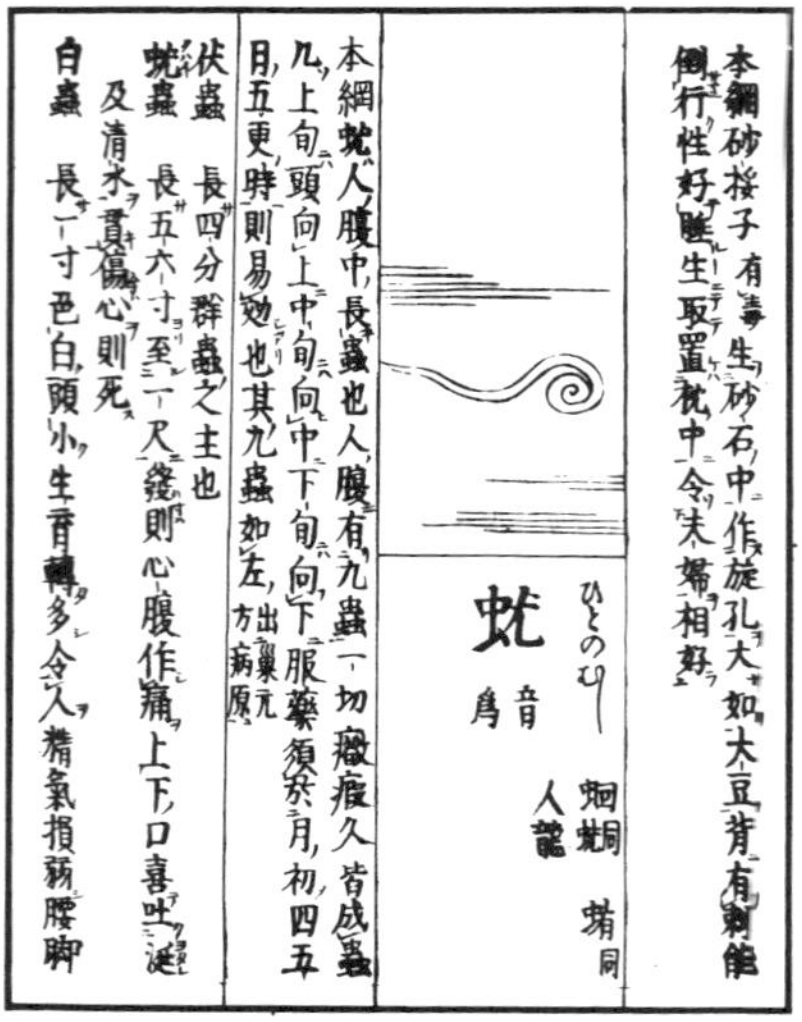

図3－1 寺島良安の『和漢三才図会』（1713序）に載る「蚘《ひとのむし》」の図。［『和漢三才図会 上』（影印版）東京美術，1970］

「蚘」をめぐる医論

寺島良安の『和漢三才図会』には、「蚘」の項があり、その「蚘」に「ひとのむし」の傍訓がある【図3－1】。そして、「九虫」およびその他の「諸虫」についての説明が一括して述べられている。つまり、「蚘」は人身中の「虫」の総称として用いられているのである。ただし、「蚘虫」は「九虫」の一虫としても扱われており、個別名として用いられてもいる。その個別名としての「蚘（蛔）虫」について良安は、自身の意見を以下のように述べている。

按ズルニ、人蛔虫ヲ吐下スルニ、大抵五、六寸、蚓《ミヽズ》ノ如ク、諓赤色ニシテ、死シテ出デ、或ハ活《イキテ》出ル者有リ。脾胃虚ノ病癆《ツカレ》、蛔虫ヲ下ス者ハ治セズ。小児、胃虚シテ蛔虫或ハ吐キ、或ハ下ス。其ノ虫、白色、長サ一、二寸、索麪《そうめん》ノ如クナル者、一度ニ数十、昼夜ニ数百ニ至ル。銭氏ガ白朮散ヲ用テ、丁子、苦楝根皮《くれんこんぴ》ヲ加ヘ、煎服シテ愈ユ。白色ニ黒帯ル者ハ、治セズ。（巻第五十四「湿生類　蚘《ひとのむし》」）

成人と小児とでは、排出される「蛔虫」の長さ（五、六寸と一、二寸）や色調（諓赤色と白色）、それに形態（蚓と索麪《そうめん》）が異なることを指摘している。また小児の場合、「蛔虫」の色が黒ずんでいる時は、不治であるとも述べている。

「蚘虫」が、総称としても個別名としても用いられるのは、わが国の本草書として名高い、小野蘭山の『本草綱目啓蒙』（一八〇三―〇五年刊）においても認められる。「蚘虫」の条に「蚘虫　ヒトノハラノムシ」と併記されており、同時に「小児、吐出スル所ノ長虫、蚯蚓《ミヽズ》ニ似テ、色白《（しろき）》者、是蚘虫ナリ」（「巻之三十八　虫之四　湿生類　蚘虫」）とあるようにである。このことは、『和漢三才図会』および『本草綱目啓蒙』が、ともに範とした李時珍（明代）の『本草綱目』の記載を踏襲したためだと思われる。

有持桂里《ありもちけいり》（一七五八―一八三五年）の『稿本　方輿輗《ほうよげい》』（成立年不詳、写本）に「虫ハ九虫ト云テ、イロ〱部類ハ立テアレドモ、今病ヲナス者ハ蚘虫最多シ」（巻之七「虫」）と記されているように、「蚘虫」が代表的な「腹の虫」であることから、総称としても用いられたのは不思議ではないかもしれない。

個別名としての「蚘虫」についても、先に引いた『蛕志』は、『素問』の言う「長虫」および「短虫」をともに「蛕（蚘）」だと独自の考えを主張している。つまり、「蛕虫」のうち大きいものを「長虫」と言い、小さいものを「短虫」と呼んでいるというわけである。さらに、『史記』の「倉公伝」に言う「蟯」もまた「蛕」だと言っており、「蚘」という一種類の「虫」を、古人はさまざまな名称で呼んできたために、混乱を招いてきたという論である。

次に、「蚘」の病状に関する医論を取り上げてみよう。「蚘」と言っても、近代医学の蛔虫症とはかなり異なるものである。種々の事例を掲げながら「蚘」について論じている多紀元堅《もとかた》の『時環読我書《じかんどくがしょ》』（一八三九年成立、一八七三年刊）を引用する。

曩年、上総ヨリ十三、四歳ノ女児ヲ伴ヒ来テ、久疾ニテ、諸医效無シトテ先教諭へ診治ヲ乞シ者アリ。其証七、八年以来、両便トモニタヘテ通ゼズ。飲食、起居ハ常ノ如シ。先教諭、熟診シテ、蚘ノ所為ナリトテ、理中安蚘湯ニ鷓鴣菜丸ヲ兼用セヨト云レタリ。後コレヲ聞クニ、半年許《（ばかり）》モ此方ヲ用テ全愈セリト。大便ノ久《（ひさしく）》不通ナル人ハ、マヽアレドモ、小便トモニ閉スルハ奇証ナリ。（巻上）

排尿、排便のない状態が七、八年もの間続いたという「女児」を、「先教諭」は「蚘ノ所為」と診断し、駆虫薬の投与によって全治したという内容である。元堅は、「小便トモニ閉スルハ奇証ナリ」と言っているが、このような病状をも「蚘」によると見なされたのであり、ここにも医家たちが抱いていた「虫因」観の根強さを見て取ることができる。元堅は、この他にも「蚘」による別の事例を記しているので、併せて引用しておこう。

蚘ノ物タル、腸胃中ニ居レバ、其出ル、必ズ上下ノ竅ヨリス。然ドモマタ一概ニ云フベカラザルモノアリ。今嘗テ聞トコロヲ左ニ拈ス。相州浦郷ニ一婦アリ。時々腹痛甚クシテ、右脇下ニ一塊ヲ生ズ。色赤皮薄ヲマツテ、婦自ラ松葉ヲ以テコレヲ刺テ、蚘数条ヲ出シテ愈ユ。数十日ノ後、復発ス。発スル毎ニ必《かならず》シカリト、土人平田鐙蔵ノ話ナリ。又一女子、気衝ノ辺腫ヲ発シ、膿潰シテ瘡口ヨリ、蚘ヲ出スコト数百条ナリシヲ、同僚佐藤道安目撃セリトテ語リシ。（巻上）

「蚘」は、消化管から排出されてくるのが通常であるが、それとは異なる場合もあるとして、二つの事例が取り上げられている。これらは、それぞれ「右脇下」および「気衝ノ辺」（鼠径部）[5]に生じた腫塊のなかから、「蚘」が出てきたという記載内容である。

また元堅は、この他にも類似した事例を、石崎隆長という人物から聞いた話として書き加えている。「横骨」（恥骨）の「上際」（近傍）に、「鵞蛋」（アヒルなどの卵）ほどの大きさの「塊」が生じ、その疼痛に苦しんだ婦人に対して、「蚘」を疑って、駆虫薬（鷓鴣菜湯）を投じたところ、「蚘数十条ヲ下シテ、塊痛頓ニ愈タリ」という事例である。この記述からすると、「蚘」は、「塊」から出てきたのではなく、「下《くだ》シテ」とあるように、消化管より排出されたのである（駆虫薬を服用したのだから、当然である）。

しかし、そのことによって、なぜ「塊痛」が「頓ニ愈」たのかが不明である。元堅は、「亦、奇ト称スベシ。其理ハ猶考ベキノミ」と述べ、これ以上のことは語っていない。ここで仮に、「蚘」が「塊痛」をもたらしたことを前提として類推すれば、おそらく腸管と「塊」との間に、「蚘」が行き来できる通路が存在し、駆虫薬はその通路を経て「塊」にまで達して、「蚘」に作用を及ぼしたということになるであろう。このように、「蚘」は、時に医師たちの常識を越えるような謎めいた事態を惹起するものと認識されていたことになる。この事例だけではなく先の三事例（長年にわたって排尿がなかった事例や、脇下あるいは鼠径部の腫塊から「蚘」が出てきたという事例）の場合でも、「蚘」は「常虫」らしからぬ不思議な病状をもたらしている。形こそありふれた寄生虫の姿をしているものの、時にはまるで「異虫」のような奇妙な症状をもたらすのも、「蚘」の特徴であった。

「蚘」の特徴と言えば、軽症のものから死に至るまで、病状の程度に大きな違いが見られることも、その一つである。このことに関して、本井子承は『秘伝衛生論　後編』（一七九七年序、一八三七年刊）のなかで、自らの見解を表明している。それによると、「蚘」は、人体のなかで月日を重ねることによって、病害性を強めていくと主張している。その際「蚘」は、形も色も変えていくという。「はじめハ糸のごとく、素麺《そうめん》のごとし。ひねてハようじのごとく、箸《はし》のごとくになる」と言い、また「蚘虫《くわいちう》」は、その色も「始 白《（はじめしろく）》、ひねて赤《（あかく）》なり、後《（のち）》に黒色《（くろいろ）》をかねる」というように、時とともに変わっていくと言っている。さらに、「蚘虫《くわいちう》」が死をもたらす場合の機序を、子承はこう説明する。

久《ひさ》しくなれバ、ふとく長《なが》くなり、はらのうちにて子を生《せう》じ、だん〱おふ《（お）》くなり、心下《むなおち》へ上《あが》り、後《のち》には胸《むね》の間《あいだ》へ上《あが》り、いきをとめるゆへに、おもひがけなく死《し》するなり。（上巻「小児むしのわけ並に是を早く治して死する事をのがれしむる事」）

子承はこのように、幼児が「蚘」によって「おもひがけなく」死亡してしまうことを警告し、後の箇所で、それを防止するには、早期から「追虫湯」を用いて駆虫を行なうことこそ必要であると訴え、「蚘虫《くわいちう》を去《され》バ、子に病《やまひ》おこらず、無病にせい長する」と主張している。それはともかくとして、注目されるのは、「蚘虫《くわいちう》」によって死に至る場合の機序を、「胸《むね》の間《あいだ》へ上《あが》り、いきをとめる」という窒息説を唱えていることである。先に引用したように、『諸病源候論』は「蚘」が、「心《（しん）》ヲ貫クトキハ、則チ人ヲ殺ス」と記載しており、後の中国医書も多くこの説を踏襲しているのに対して、子承は中国の伝統的な考えとは異なる見解を表明している。

「寸白虫」と「疝気」

津村淙庵の随筆『譚海』（一七七六―九五年記）に載っている以下の記事は、「寸白虫」の特徴を面白く伝えている。

> 大便へ長き虫くだる事有。形細くうんどんを引延したる如く、至て長きもの也。是疝気虫也。此虫くだる時は、其人生涯せんきをやむ事なし。此虫を黒焼にして、たくはへ置べし。疝気わづらふ人の大妙薬也。気みぢかく引出せば切る也、竹べら抔に巻付て、静にいきみ出すべし。くだる事甚稀なる事也。（巻の十三）

この記述は、明らかに「寸白虫」のことを述べたものだが、「寸白虫」とは書かれていない。著者は「疝気虫」と言っている。「疝気」については、たとえば香月牛山《かつきぎゅうざん》の『牛山活套《ぎゅうざんかっとう》』（一六九九年自序、一七七九年刊）に、「疝気ノ症ハ、多ハ悪寒戦慄《センリツ》シ、少腹疼痛シ、睾丸《カウグハン》ニ引テ腫痛ス」（巻之中「疝気」）と説明されているように、下腹部ないし精巣の疼痛を主症状とする男子に多い病と考えられていた。しかし、原南陽が『叢桂亭医事小言』において、「婦人ニ疝気ハ無ト覚ユル医アリ」（巻之三「疝・寸白」）と言い、それは誤っていると指摘しているように、医学では「疝気」を必ずしも、男子特有の病とは見ていなかった。加藤謙斎は、『医療手引草　別録』（一七七七年刊）のなかで、「疝気ハ古ヨリ虫ト云テアレドモ、愚按《アン》ズルニ左《サ》ニテハナシ」（下巻「癩《たい》疝」）と述べており、「虫」を「疝気」の病因とする考えを否定している。ただし、医家の考える「疝気」（単に「疝」ともいう）の病因は、必ずしも一定したものではなかった。謙斎は、右の引用文に続けて、「疝気ハ筋《スヂ》ノ中へ水ノ入タルモノナリ。水ガ筋ノ中へ入テ筋フクルヽト、外ノ皮膚《ヒフ》ニ押《ヲサ》ルヽニヨリ、痛ヲ発《ハツ》スルト見ユ」と言っているのに対して、香川修庵は、「疝ハ鬱気ノ凝滞ニシテ、痛ヲ為ス者也」（『一本堂行余医言』「巻之三　疝」）と述べており、医学では、とくに「虫」がこの「疝気」の病因と考えられていたわけではなかった。前掲の『稿本　方輿輗』に、「寸白虫、今俗ニ疝気、寸白トツヾケテ云ヘドモ、（中略）疝トハ大ニ異ナリ」とあるようにである。

「疝気」は多くの病型に分類され、「七疝」と呼ばれる亜型に区分されることが多い（「五疝」の分類もある）。ただし諸書によって「七疝」の内容が異なり、「疝気」という疾病概念は、かなり複雑な様相を呈している。「疝気」は一方で、次章で述べる「癪」と同様に、市井の人々のありふれた病として特異な広がりを見せ、民間においてはもっぱら男子の病症とされていた。それは「疝気」が陰嚢の腫脹や睾丸痛などが主な症状と考えられていたことによるのであり、「女の癪、男の疝気」と言われたほどである。民間で言う「疝気」は、医学におけるそれとは異なる捉え方もされており、その一つが、この『譚海』に書かれているように、「寸白虫」と関連づけて考えられていたことである。すなわち「疝気の虫」である。「諸虫」の一種である「寸白虫」が、近世の市民層において「疝気」と結びつけられ、「疝気の虫」として特異な「虫」像が形成されたことは、まことに興味深い。そのことは、以下に示す種々の文芸作品の用例からも知ることができる。

万象亭（森島中良）の洒落本『田舎芝居』（一七八七年刊）は、洒落本から滑稽本への移行をもたらした作品として知られており、舞台も遊里ではなく、実在の農村に設定され、以下のように「疝気の虫」という語が越後の方言のなかで使われている。「なら程、医者殿の居ない村には住《すま》ないものだァといふが、おらなんどが親父殿なんだァ仕合せで、生《い》キ薬師《やくし》の伝竜《でんりう》様の隣《となり》に居られるお蔭《かげ》で、疝気《せんき》の虫の根絶《ねだや》しのうしられたァ」（序開《（じょびらき）》）。ここでの「疝気の虫」は、「疝気」という病または条虫の意で用いられている。これに対して次の例は、少し異なる「疝気の虫」である。

近松半二らの浄瑠璃『妹背山婦女庭訓《いもせやまおんなていきん》』（一七七一年初演）に、鱶七《ふかしち》という漁師（実は金輪五郎今国という豪胆な武士）が、弓矢をつがえた大勢の敵方に対して、次のように息巻く場面がある。「ちよつとでもさはるが否《いな》、腰骨踏み折り、疝気の虫と生き別れさすぞ」（第四「御殿の場」）。相手を痛めつけようとする時に、「疝気の虫」という言葉が使われている。「疝気の虫と生き別れ」という表現は、どの男にも「疝気の虫」が住み着いているという認識が共有されていたことを示している。ここでの「疝気の虫」は、あたかも人の分身のように扱われており、いわば男子専有の「腹の虫」として、語義の広がりを見せていたことが窺える。

十返舎一九の『六あみだ詣』（一八一一―一三年刊）には、滑稽本らしく「疝気の虫」がユーモラスに使われている。「ハヽヽ、なんの死《し》んだものは、もとの土《つち》になつてしまふものを。もしその魂魄《こんぱく》か寸白《すんぱく》か、疝気《せんき》の虫《むし》でも残《のこつ》てゐて、生《しやう》あるものゝやうに、いつまでも地獄《ぢごく》にゐるくらいなら、毎年《まいねん》七月是非娑婆《ぜひしやば》へ来《こ》ずにやアゐやせぬ」（嗣編上巻）。「疝気《せんき》の虫《むし》」と「寸白《すんぱく》」は、「魂魄《こんぱく》」と同列に置かれ、まるで命ある現身の証し、ないしは自分の分身のように用いられている。

「疝気の虫」は、また俳句にも詠まれている。小林一茶の句日記である『七番日記《しちばんにっき》』（一八一〇―一八年記）に、次の句が載っている。「蛬《きりぎりす》　せんきの虫も　鳴《なき》にけり」（文化九年〈一八一二〉八月十三日）。

ついでながら、「隣の疝気を頭痛に病む」という諺があった。自分とは直接関係がないことに、よけいな心配をするという意味である。山東京伝の黄表紙『人間一生胸算用』（一七九一年刊）に、「おらが隣《となり》の京伝は、さりとはべらぼうな男だ。又、四五日出て家《うち》へ帰らぬさふだ。馬鹿《ばか》に付《つ》ける薬《くすり》がないとは、よく言《い》ふたものじや。隣《となり》の疝気《せんき》で、アヽ頭痛《ずつう》がする」（上）とあり、また孔斎の洒落本『桜河微言《えいかびげん》』（一七七七年跋）に、「時也女《トキナリムスメ》が事《コト》も、又出雲《マタイヅモ》の神《カミ》の相談《ソウダン》づくなり。いらざる他人《ヒト》乃疝気《センキ》を頭痛《ヅツウ》にすることなかれと、予彼《カノ》見得《ケントク》のところにおゐて得《ウ》る事《コト》ありといふ」（跋）とあるごとくである。

右の『六あみだ詣』の引用箇所にも見られる「寸白」という語は、「すんぱく」とも「すばく」とも、あるいは「すばこ」ともいうが、「寸白虫」（サナダムシ）を意味する場合のほかに、民間では種々の婦人病を指す言葉でもあった。下級武士であった渡辺勝之助による『柏崎日記』（一八三九―四八年記）の天保十三年（一八四二）七月十一日の条に、以下のような妻おきくの病についての記載がある。「不相替《(あいかわらず)》大暑にて、昨夜おきく大熱、頭痛、右の乳かたくなり、痛み候よし。全くスバコと見ゆる」。このように婦人の乳腺痛も「スバコ」と言われていたことが知れる。

梅亭金鵞の滑稽本『七偏人《しちへんじん》』（一八五七―六三年刊）に、「ホンニ私《わち》きも歩行《あるく》はうがいゝのだョ。全たい船は血の道にさはつて、寸白《すんばく》にわるいのだから嫌ひサ」（二編・巻之中）とあり、今日でも残っている「血の道」という語とともに「寸白《すんばく》」も、婦人病の意で用いられている。河竹黙阿弥の『三人吉三廓初買《さんにんきちさくるわのはつがい》』（一八六〇年初演）に、「今夜《こんや》は寸白《すばく》で、腰《こし》が延《の》せねえといふことだ」（序幕）という台詞が見られる。ある夜鷹（街娼）が、「寸白《すばく》」のために腰が延ばせない状態であることを言っており、この場合は婦人病による下腹部痛を指している。

以上述べてきたように、『諸病源候論』を始め、中国の医書で論じられ、わが国に取り入れられてきた「寸白虫」は、元来の意から離れて、「疝気の虫」と見なされたり、「寸白」が婦人病を意味するなど、近世の市民社会のなかで大きく変容していったのである。

他の「諸虫」

「諸虫」には、以上取り上げた「虫」たちの他にも、さまざまなものが考えられていた。たとえば、呉崑《ごこん》（明代）の『医方考』（一五八四年）は、「九虫」に加えて、「三尸虫」、「労虫」、「隔噎虫」、「癩虫」、「蠱虫」、「狐惑虫」などを挙げている（巻之四「虫門」）。さらに朝鮮の医書であり、わが国にも影響を及ぼした許浚の『東医宝鑑』（一五九六年）には、「三尸虫」、「九虫」、「五臓虫」、「酒虫」、「寸白虫」、「応声虫」、「狐惑虫」、「消渇虫」、「痔瘻虫」、「労瘵虫」など、多くの「虫病」についての記載がある。このように、医書によって、「諸虫」として掲げられている「虫」の種類は多岐にわたっている。この他にも挙げればきりがないほどであり、「虫」の顔ぶれはまことに多彩であった。

これらのなかには、「九虫」以上に興味深いものも多くある。「疳虫」や「労虫」については、第5章で詳しく取り上げ、「三尸虫」および「尸虫」については、第7章で検討する。この他の「諸虫」についても、必要に応じて触れることにしたい。

二　「五臓思想」

「諸虫」と総称されるさまざまな「虫」が、人身中にあって種々の病害をもたらすことをこれまで述べてきた。「虫」の持つ大きな特徴は、とくに前章で述べたように、腹痛や下痢、嘔吐などの身体症状だけでなく、種々の心理的変調をももたらすという点にある。すなわち「虫」を、心身双方に影響を与える作用体と見なす「虫」観があった。本節では、この「虫」観の根底にあるものについて考えていきたい。「虫」観を生み出すその母体となったものを、ここでは「五臓思想」と呼ぶことにする。西洋に起こった近代医学が心身二元的であるのと違って、和・漢の伝統医学が心身一元的な医学であることはすでに指摘した通りだが、この心身一元的な医学を成立させていると考えられるものが、「五臓思想」なのである。

「五臓思想」は、古くから中国およびわが国の医学の根底に横たわる医学思想であるだけでなく、身体や精神をどう見るかという心身観として、広く一般の人々にも浸透していた。したがって「五臓思想」は、かつての時代における人間観に大きな影響を及ぼしていたものとしても重要である。本節では、「五臓思想」とはどのようなものであり、「虫」観・「虫」像の形成にどのような影響を及ぼしたのかについて、周辺の諸要因を含め、詳しく検討していきたいと思う。

「五臓思想」と「七神」

ここで「五臓思想」と呼ぶのは、現存する中国最古の医書といわれる『黄帝内経《こうていだいけい》・素問《そもん》』（以下、『素問』と略す）や『黄帝内経・霊枢《れいすう》』（以下、『霊枢』と略す）などをはじめとする中国伝統医学、およびそれを引き継いだ日本の医学の根幹をなした医学観、すなわち人体の仕組みや病気を理解するために不可欠とされる、「気」や「経絡」という中核的な概念と連動して初めて成り立つ、特異な「臓腑観」を指す。これは、『素問』や『霊枢』以来の中国医学で「臓象学説」と呼ばれてきたものによくあらわれている。

したがって、たとえば「五臓六腑」というときの臓腑の数が問題なのではない。「五臓六腑」説のほかにも、「五臓五腑」説や「六臓六腑」説（「十二臓」説とも）、「九臓」説、などさまざまに唱えられたが、これらはすべて「五臓思想」に含めるのである。「五臓」説は、心・肺・肝・脾・腎の五つの臓を言い、「六臓」説はこれに、「心胞（絡）」を加える場合【図3－2】と、二つの腎臓のうちの右の腎を「命門」と名付けて別の独立した「臓」と見なす場合とがある（『難経《なんぎょう》』など）。「六腑」とは、「胃・大腸・小腸・胆・膀胱・三焦」を言う。これらの臓腑のうち「心胞」と「三焦」（上焦、中焦、下焦の三者からなる）【図3－3】は、伝統医学の内部においてさえ、その実在をめぐって議論が絶えなかったものであり、今日の医学でそれに該当するものは見られない。「機能のみあって、形のない臓腑」などと言われることもある。

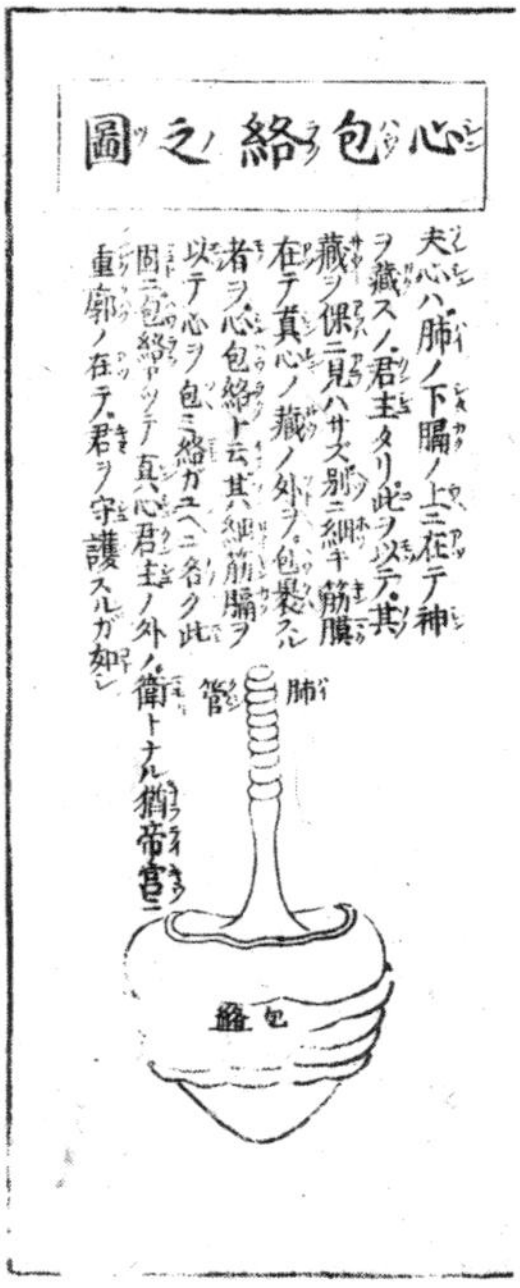

図3－2　「心包絡」の図。［岡本一抱『鍼灸抜粋大成』元禄12年（1699）刊，架蔵］

これらの臓腑論に限らず、「五臓思想」は現代医学に馴染んでいる今日の私たちにとって、理解しにくいものであるが、和・漢の医書を適宜引用しながら、必要な範囲でその特徴を挙げておきたい（医書によって、「臓」を「蔵」、「腑」

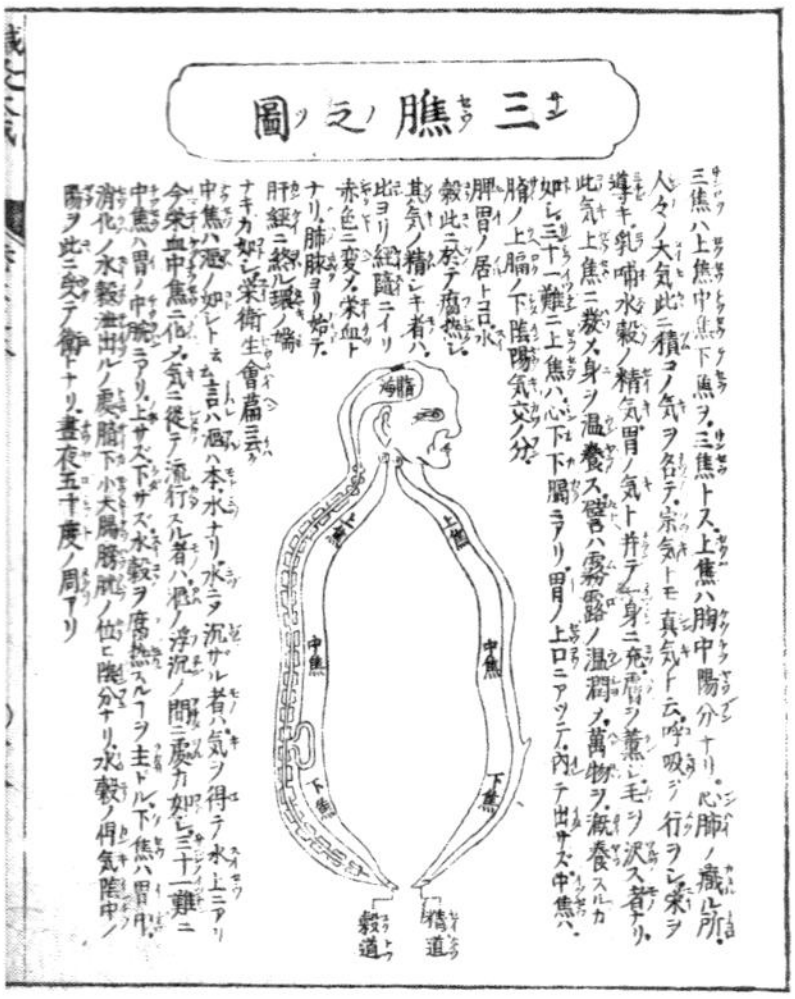

図 3－3　「三焦」の図。［岡本一抱『鍼灸抜粋大成』元禄 12 年（1699）刊，架蔵］

を「府」と表記しているものもある）。

もっとも注目されるのは、心・肺・肝・脾・腎の五臓が、身体機能だけではなく、人の精神をも司っているとしている点である。『霊枢』の「衛気篇」に、「五臓ハ、精神魂魄ヲ蔵スル所以ノ者也」とある通りである。この「精神」は、分節的に通常七種に区分され、これを「七神」と言うが、各々を「五臓」が分担して司るとされる。たとえば『難経』（『黄帝八十一難経』ともいう。著者不詳、後漢代に成立か）には、以下のように書かれている。

五臓ニ七神有リ、各《(おのおの)》何《(いず)》レノ所ニ蔵スゾヤ。然リ。蔵ハ人ノ神気、舎蔵スル所ナリ。故ニ肝ハ魂ヲ蔵シ、肺ハ魄ヲ蔵シ、心ハ神ヲ蔵シ、脾ハ意ト智トヲ蔵シ、腎ハ精ト志トヲ蔵ス也。（第三十四難）

わが国の医書にも「七神」の説は取り入れられており、例を挙げると、曲直瀬道三の著とも伝えられるが著者不詳の『脈論口訣』（成立年不詳、一六八三年刊）にも、「七神トハ、魂《コン》、魄《ハク》、神《シン》、意《イ》、知《チ》、精《セイ》、志《シ》也。各《ヲノ〳〵》五臓《ザウ》ニカクス也。肝《カン》ハ魂《コン》ヲ蔵《カク》シ、肺《ハイ》ハ魄《ハク》ヲ蔵シ、心《シン》ハ神《シン》ヲ蔵シ、脾《ヒ》ハ意《イ》ト知《チ》トヲ蔵シ、腎《ジン》ハ精《セイ》ト志《シ》トヲ蔵ス」（巻之一「五臓ノ七神《シン》」）として、上記『難経』と同様の記載がある。

この「七神」説のほかに、「五神」説もあり、寺島良安の『和漢三才図会』には、この「五神」説が採用されている。「臓ハ蔵也。神ハ心《(しん)》ニ蔵《(かく)》レ、魂ハ肝ニ蔵レ、精ハ腎ニ蔵レ、魄ハ肺ニ蔵レ、志ハ脾ニ蔵ル」（巻第十一「五臓六腑」）。

医書によって、このように「神」の数および「五臓」との対応は不同であり、必ずしも固定的なものではない。しかも、「神・精・魂・魄・意・智・志」のそれぞれの相違や重なりについては、どの医書にも詳論されておらず、各「神」それぞれを緻密に追及していこうとする傾向は見られない。「七神」あるいは「五神」説は、分節的ではあるが、分析的ではないのである。そもそも、和・漢の伝統医学全般についても言えることだが、部分よりも「全体」を重視する特徴があり、「全体」が調和を保っているか否かを見定めることに比重が置かれている。したがって、「七神」についても「五臓」がその「全体」を担っていると見なす点が重要である。

とはいえ、「五臓」の精神機能を、個々の医師たちは具体的にどのように考えていたのかが気になるところである。そのことを知る一例として、水野義尚の『養生弁　後編』(一八五一年刊)を取り上げてみよう。この書は、養生書らしく一般の人たちに向けて、平易な言葉で書かれているが、その中に「五臓」について説明されている箇所がある。著者によれば、五臓の「臓」には、諸物を納めておく「蔵《くら》」という字が入っているように、「人《ひと》の五臓《ござう》も、暗《くら》き腹《はら》の内《うち》に万物《ばんもつ》ミな納《おさま》り在《ある》と知《しる》べし」と述べ、「五臓」には万物が収納されていると主張する。なぜそう言えるのか。たとえば、「火打箱」を探そうとする時、人は他の物とまちがえることなくそれを見つけ出すことができる、という例を挙げて、こう続ける。

此《この》見《ミ》外《はづ》さざるハ何故《なにゆへ》ぞ。素《もと》より我《わ》が体《からだ》に備《そなへ》ある万物《ばんもつ》の中《なか》にて、一《ひと》ツ《つ》の火打箱《ひうちばこ》なれバ其《その》火打箱《ひうちばこ》が入用《いりよう》の時《とき》は我《わ》が心《こゝろ》が火打箱《ひうちばこ》まで延《の》び出《いづ》ると、火打箱《ひうちばこ》も又《また》我《わ》が心《こゝろ》の内《うち》へ這入《はいり》て、入我《にうが》々入《がにう》の一体《いったい》と成《な》るゆゑ、用《よう》が勤《つとま》るなり。
(巻之下「物我一躰《もつがいったい》之弁《べん》」)

このように、「我」と「物」とが「一体」となることによって、人は「火打箱」を、他の物ではなく「火打箱」として識別することができるとし、この機序を「入我・我入」と言っている。これによって、見るものだけでなく、聞くもの、嗅ぐもの、味わうもの、触るものをも、それと知り、用《よう》を勤《つとめ》ることができると続けている。そして「入我・我入」が起こるのは、「五臓《ござう》」が「万物《ばんもつ》」を納めているからだとしている点にこそ、この近世風認知論の最大の特徴がある。現代の私たちなら、すべてが詰まっているのは、「頭のなか」とか、「こころのなか」と答えるだろう。そして「頭ではわかるが、こころが受けつけない」などと言うように、私たちは、「頭」と「こころ」を適宜使い分けている。「五臓」のはたらきは、その「頭」と「こころ」の両者を含んだものと解すべきだと思われる。ちなみに、「頭」という言葉がこの意味で使われるようになったのは、第Ⅱ部第9章で詳しく述べるように、明治期のことであり、それまでは、「五臓」が収蔵されている「胸」や「腹」が、「こころ」の義を持つ語として、頻繁に用いられたのである。

「五臓」と「七情」

「五臓」はまた、「七神」のほかに、「七情」と呼ばれる七種の情動をも司っているとされていた。「七情」のほかに、「五情」説や「六情」説もあり、たとえば蕭吉（隋代）の『五行大義』（成立年不詳）は、喜・怒・哀・楽・好・悪の「六情」を説いている（巻第四「論情性」）が、ここでは「七情」説に絞って述べる。古く、『礼記《らいき》』の「礼運」に、「何《なに》をか人情《にんじやう》と謂《い》ふ。喜怒哀懼愛悪欲《きどあいくあいおよく》なり。七《なな》つの者学《ものまな》ばずして能《よ》くす」とあり、儒学ではこの七種を指すことが多いが、医書に見る「七情」は、これと少し異なり、「喜・怒・憂・思・悲・恐・驚」の七種を指すことが通例である。

古文辞学を唱導し、儒家ばかりでなく医家にも大きな影響を与えた荻生徂徠（一六六六―一七二八年）は、その代表的な著作の一つである『弁名』（一七一七年頃成立か、一七三七年刊）のなかで、「七情」について論じている。

七情の目《もく》は、医書に曰く、喜・怒・憂・思・悲・恐・驚と。これその五臓より発する者に就きてこれが名を立つ。儒書には、喜・怒・哀・懼《く》・愛・悪《を》・欲と曰ひ、或いはただ喜・怒・哀・楽の四者を言ふ。これみな好《かう》

> 悪《を》の両端を以てこれを言ふ。大氏《たいてい》心・情の分は、その思慮する所の者を以て心となし、思慮に渉《わた》らざる者を以て情となす。（下「性・情・才　七則」）

このように、医書の説く「七情」は「五臓より発する者」であることを述べた上で、徂徠は儒学で言う「情」について論じ、「情」と「こころ」との違いを、「思慮」が働くか否かという点に置いている。別の箇所でも、「情」は「思慮を待たずして発する者」と言っている通りである。

これに対して、医学領域で「七情」が論じられるのは、もっぱら「五臓」や疾病との関連においてである。『医方大成論』（熊宗立〈明代〉・原著の『医書大全』〈一四四六年〉を抜粋したもの。江戸初期刊）の「気」の項に、「喜」は「心《しん》」、「怒」は「肝」、「憂」は「肺」、「思」は「脾」、「悲」は「心胞」、「恐」は「腎」、「驚」は「胆」というように、「七情」と「五蔵」（ここでは六臓と一腑）との対応関係が示されている。しかし、このように「七情」のそれぞれを、どの「五臓」が担っているかを述べた医書は、それほど多くない。「七情」が重視されるのは、分節的に捉えられた七種の感情のそれぞれを「五臓」が担っている、という点にあるからではない。多くの医家たちが口を揃えて、「喜・怒・憂・思・悲・恐・驚」という「七情」の重要性を強調するのは、「七情」が多くの病変の重要な「病因」となるからである。医学が「七情」に関心を向ける最大の理由は、ここにある。すなわち、「七情」が「五臓」の機能を乱すことによって、種々の病症が引き起こされると考えられたのである。

陳言（宋代）の『三因極一病証方論』に記されている通り、「内因」・「外因」・「不内外因」の三種の「病因」が考えられており、この「三因」のうちの「内因」を代表するとされたのが、「七情」であった。「七情」のうち、「怒」や「悲」の場合は、程度が過ぎれば諸病の成因になりうることはわかりやすいが、「喜」を病因と捉えることに、現代人は抵抗を覚えるであろう。「喜」は、病気予防になると考えられがちだからである。しかし、和・漢の伝統医学では（儒学においてもであるが）、「喜」も有害性を持つものと考えられていた。[6]

『医方大成論』に、「喜テ心《しん》ヲ傷《やぶ》ル者ハ、其ノ気散ズ」と書かれているように、「喜」という情動は、それを司る「心」ノ臓にダメージを与え、そのため「気」が「心」から「散って」しまうのである。「気」が「散ずる」ことは常態ではない。反対に「気」が「滞る」ことも病的である。その例が「憂」の場合だ。同書に「憂テ肺ヲ傷ル者ハ、其ノ気聚《あつま》ル」とある。「気」は流動するものであり、その流れが平常の向き（「順気」と言う）でなく、逆の向きに「気」が流れる場合も異常である。その例が「怒」の時である。「怒テ、肝ヲ傷ル者ハ、其ノ気撃《げき》ス」。「撃《げき》ス」というのは、平常時であれば、「気」は上から下への方向に流れる（順気）ものだが、逆に上向きに「気」が激しく突き上り、逆上することを指している。

　このように「七情」は、「五臓」に打撃を与え、「気」の働きを損じることによって、諸病を引き起こす一大要因とされたのであり、実際多くの医書において、病因としての「七情」という用語が頻出する。「七情」が病因として重視されるということは、発病後の治療についてだけではなく、病気予防という観点からしても重要になってくる。実際、「養生書」の類には、必ずといってよいほど、「七情」について言及されるのが常である。[7]古く室町時代に成った養生書である、竹田昭慶の『延寿類要《えんじゅるいよう》』（一四六五年成立、一七九一年刊、漢文）にも、すでに「七情」の有害性とその節制とが説かれている。

　喜スレバ則チ気緩ミ、甚ダシキハ心ヲ傷ル。怒スレバ則チ気逆シ、甚ダシキハ肝ヲ傷ル。憂スレバ則チ気聚リ、甚ダシキハ肺ヲ傷ル。思スレバ則チ気結シ、甚ダシキハ脾ヲ傷ル。悲スレバ則チ気消ジ、甚ダシキハ心胞ヲ傷ル。恐スレバ則チ気下リ、甚ダシキハ腎ヲ傷ル。驚スレバ則チ気乱レ、甚ダシキハ胆ヲ傷ル。七証自ラ殊《こと》ナルト雖モ、気ニ踰《スグ》ルコトナシ。喜スラ猶ホ心ヲ傷ル、況ンヤ自余ニ於テヲヤ。宜ク慎シムベシ。（巻之上「養生調気篇」）

このように、「喜」でさえ「心《しん》」を傷つけるのであるから、ましてや他の「七情」の場合は言うまでもない、十分に慎まねばならないと説いている。

織豊時代から江戸初期にかけて活躍した、曲直瀬玄朔（二代目道三）による養生書『延寿撮要《えんじゅさつよう》』は、江戸時代より前という早期に古活字版として出版（一五九九年刊）された養生書であるが、そこにも「喜怒哀楽」に関する節制が奨励されている。

一、喜怒哀楽《アイラク》

○喜楽、きはむべからず。魄をやぶりて恍惚すれバ也。

○常に思慮すぐれば、気、胸に鬱滞して痰となり、膈噎《カクイツ》・翻胃となき（「り」の誤か）、食事、思慮《シリヨ》すれバ食消しがたし。

○おほく笑事なかれ。神気傷て恍惚し、或は腹痛す。（「言行篇　喜怒哀楽」）

このように、「喜楽」や笑うことは、「魄」ないし「神気」を「やぶる」ものとして、慎むべきであると説かれている。このような考えは、やはり中国医学から取り入れられたものであり、漢籍医書には類似した記述が見られる。たとえば、孫思邈（唐代）の『千金要方』には、「十二少」が説かれている（巻之二十七「養性」）。「十二少」というのは、十二に及ぶ、人が慎むべき感情や振る舞いを言い、このなかに、「少笑」、「少楽」、「少喜」が含まれている。すなわち、「笑う」こと、「楽しむ」こと、そして「喜ぶ」ことは、すべて控えるべきであるとされているのである。そして、「多笑」、「多楽」、「多喜」は、健康を損ねるものとして戒められており、その理由も書かれている。「多笑」は「臓傷《（やぶ）》ル」からであり、「多楽」は「意溢《（あふ）》ル」ためであり、「多喜」は「忘錯昏乱」するからであるとしている。

この「十二少」説は、古くからわが国にも取り入れられており、丹波康頼の『医心方』（九八四年奏進、漢文）に、早くもその記載がある（「巻第二十七　養生」）。中国の養生書を引用して、「少思」、「少念」、「少欲」、「少事」、「少語」、「少咲」（「咲」は笑の意）、「少愁」、「少楽」、「少喜」、「少怒」、「少好」、「少悪」の「十二少」が挙げられている。同時に、反対の状態である「多咲」（「多笑」に同じ）、「多楽」、「多喜」などの弊害についても、『千金要方』とほぼ同文で説かれている（ただし「七情」という語は使われていない）。

また、鎌倉時代の養生書である丹波行長の『衛生秘要抄』（一二八八年進上、漢文）にも、「十二少」の記載がある。そこに、「過笑」や「過語」は、「肺ヲ損ジ腎ヲ傷《やぶ》リ、精神定ラズ」（「言語」）と書かれている。

竹中通庵の『古今養性録《ここんようせいろく》』（一六九二年刊、漢文）は、五百を超える中国の医書や儒書などの文献から養生に関する記述を整理、編纂した、全十五巻におよぶ百科全書的な養生書である。「情志」と題された「巻之七」は、古くからの中国における養生と「情志」に関する考え方が網羅されており、そこにはたとえば「喜楽過差モ傷也。（中略）久談、言笑モ傷也」（過差は過多の意）という引用文もあり、不節制な「情志」のありようが、種々の病をもたらすことが多く説かれている。

以上のように、中国およびわが国の医学では、「七情」を中心とする情動のあり方が、健康に甚大な影響を及ぼすと考えてきた。この見方の大きな特徴は、情動の変化が、精神への影響だけではなく、身体の変化をも引き起こすとされたことである。たとえば『素問』に、「怒ルトキハ、則チ気逆ス。甚キトキハ則チ嘔血シ、及ビ飧《そん》泄ス」（「挙痛論篇」）とあるように、怒りの感情が「気」を上逆させ、それが著しい時は、吐血や不消化便の下痢などが生じるとされたのであり、また右に掲げた『延寿撮要』の引用箇所に、「膈噎《カクイツ》」（食物が喉や胸につかえて飲み下せない消化器の病を言い、食道癌や食道狭窄、胃癌その他の疾患が含まれよう）、「翻胃」（飲食後に腹部が膨満し、嘔吐する消化器疾患。反胃とも言う）、「腹痛」などとあるように、「七情」が身体の病変をも招くと考えられていたのである。「七情」がコントロールされないと、「魄」または「神気」の安定が崩れ、その結果種々の身体病が発症すると見る考えである。これは、二十世紀になって近代医学が考え出した「心身症」と同様の見方である。「心身症」とは、周知のように、心理的な要因が、その発症や経過に大きな影響を及ぼす身体病のことを言うが、心身一元的な和・

漢の伝統医学においては、そもそもあらゆる疾病を「心身症」のごとくに見なすのは、当然のことであったのである。その意味で、伝統医学の唱える「七情」病因論は、「五臓医学」の特色をよく表していると言えるだろう。[8]

「五臓」と精神の病症

「五臓」が「七神」もしくは「五神」を蔵し、「七情」を司るのであれば、精神の病も「五臓」がその発症の決定権を握ることになるだろう。和・漢の伝統医学における代表的な精神の病症である「癲」、「癇」、「狂」についての病因が、どのように考えられていたかを簡単に見ておくことにしよう。

曲直瀬玄朔の『済民記』（一五七三年成立、寛永年間〈一六二四―四三年〉刊）には、「癲」、「狂」、「癇」の各疾患と「五臓」との関係が、明瞭に示されている。

> 癲ハ心《シン》ノヤマイ也。仆《タヲレ》臥《フ》シ、コヽロタガヒ、久《ク》癒《イエ》ズ。狂《キヤウ》ハ肝《カン》ノヤマイ也。モノニクルヒ、タカキトコロヘノボリ、人ヲシカリ、衣《コロモ》ヲステ、ハシリ、ヲモテアカク、アルヒハ、ウタ、ウタヒ、（中略）痰《タン》サカン也。癇《カン》ハ五臓《ザウ》ノヤマイ也。トキニヲコリ、トキニヤム。ヲコルトキハ、目マイ、タヲレ、フシ、クチ、マナコ、ヒキツリ、手《テ》足《アシ》ヲビクメカシ、身《ミ》反《ハン》張《チヤウ》シ、シバラクシテ、サメテ、コヽロヅク也。痰ノヲコルトキ、ニワカニヲコル也。（巻之一「癲癇門《テンカンモン》」）

このように、「癲」、「狂」、「癇」は、それぞれ「心」、「肝」、「五臓」の病であると明言されている。ただ、精神疾患と各五臓との対応は、すべての医書で一致しているわけではなく、いくらかの違いが認められる。たとえば、呉崑（明代）・原著、北山友松子の付注による『医方考縄《じょう》愆《けん》』の「巻之五　癲狂門」に、「癲」は「肝」が「邪」に侵されることによって生じ、「狂」は「心《しん》」が「邪」に侵されることによって起こると記されている。さらに張璐（清代）・原著、加藤謙斎・抜粋による『張氏医通纂要』（一七六五年刊）によれば、「怒、肝火ヲ動カシ、風痰上盛シテ癲狂ヲ発ス」とあり、「七情」の「怒」が「肝」に及ぼす影響を重視している。伊沢蘭軒（一七七七―一八二九年）の『蘭軒医談』（成立年不詳、一八五六年刊）には、「癲癇」に関して「心肝二臓」の変調が「顛倒、発狂ノ諸証ヲナス」と書かれている。以上のように、「五臓六腑」のどの臓腑を重視するかは、論者によって相違があるものの、精神病症が「五臓」との関連によって説明されている点では、全く共通しているのである。また、精神病症と「七情」との関連を指摘している医書も多く、たとえば孫一奎（明代）による医書『赤水玄珠《せきすいげんじゅ》』（一五八四年）には、「書ニ云フ、多喜ハ癲ヲ為シ、多怒ハ狂ヲ為ス」（第十四巻「癲狂癇門」）とあり、「多喜」および「多怒」という「七情」の変化が直接的な引き金になって、「癲」や「狂」が生じると記されている。これと同一の指摘は、先に挙げた『医方考』および『医方考縄愆』のほかに曲直瀬道三『啓迪集』や蘆川桂洲『病名彙解』（巻之五「癲狂」）をはじめ、多くの医書に載っている。

三　「離魂病」

精神の病症を「五臓思想」からどう理解していたかをさらに検討していくために、「虫」の話からやや離れるが「離魂病」を具体的な例として取り上げたい。「離魂病」について述べる、もう一つの意図は、前近代における、精神病症観がどのようなものであったかを知る一つの手掛かりになると思われるからである。

近世には「離魂病」という、一風変わった心の病症があった。もっとも「離魂病」という名称は医学用語であり、民間では「影の煩い」あるいは「影の病」とも呼ばれていた。俗称が別にあったということは、市井の人々にもよく知られていたことを意味している。と言っても、ありふれた病であったからではない。頻度の高さではなく、その症状の特異さ、不思議さのゆえにであった。この点では、「応声虫」と似ている。近代に入って消えていった病症名である点も同じである。「離魂病」には、いくつかのヴァリエーションがあるが、大きく二型に分かれる。一つは、「説話型離魂病」と呼びうるもので、多く文芸作品に登場する。いま一つは、実際の病症として、多く医書に記載されているもので、今日の「自己像幻視」ないし「二重身」（ドッペルゲンガー、Doppelgänger）に相当するものである。この両型の「離魂病」がどのようなものであったかについて、文芸作品および医書を資料として述べる。まず、「説話型離魂病」の方から見てみよう。これは、一人の人物が瓜二つの二人の姿に変わるとされるもので、この二人になった姿が周囲の人たちにもはっきりと見て取れるという超常現象である。以下に、いくつかの例を挙げる。

医師としても名高かった識丁子《しきていし》（中山）三柳《さんりゅう》の仮名草子『飛鳥川《あすかがわ》』（一六五二年刊）に、「離魂病」を説明する箇所があるので、そこを抜き出しておこう。

婦人男を思う事、甚ければ、其神出て、形を具《そなへ》て言語する事、平人のごとくなるをば、医書にこれを離魂《りこん》病といへる。をよそ婦人の性、又、狐疑《ぎ》に似り。智くらく、理しぶりて、偏《へん》に人を思ふ故に、神凝《こつ》て、志の行処にむかふ。狐魅《ミ》と一様也。（下）

今日から見ると、女性への偏見と受け取れる内容であるが、それは別として、婦人に多い「離魂病」の特徴を、あまりに男のことを思い詰めると、魂がその身体から離れて、もう一人の姿になり、かつ言葉をも喋るようになるとして、「狐魅《ミ》」と「一様」だと述べている。

水月堂の『旅行集話』（一八〇一年刊）に、次のような「離魂病」に関する説話が載っている。馬場美濃守の妻が、「離魂病」を患い、本人が二人に分かれて、いずれが本人とも区別がつかないという状態になった。このことを聞いた武田信玄は、この二人を廏《うまや》につなぎ止めておくように命じた。信玄は、二人をしばらく観察した後、左の女を切れと言った。その声に従って、左の女を切り殺すと、それは「老狸」だった。諸士は不思議がり、どうして真偽を確かめることができたのかと尋ねたところ、信玄はこう答えた。馬の蠅は、人にはあまりたからない、もし人にとりついて噛んだなら必ず痛むものだ。それに対して、牛馬にはよくとりつくが、痛がらないものだ。今、二人を見ていると、左の女の方に蠅が多くたかっており、しかも時々耳を揺らしていたにすぎない。だからわかったのだ。

井原西鶴の『新可笑記』(一六八八年刊)の「巻四　二、歌の姿の美女二人」にも、これと同系の説話が載っている。ただし、こちらの方は、「馬の蠅」によってではなく、「青葉の松折くべて、煙《けむ》らせ」ることによって、「狸」が正体を現して逃げ去った、という話になっている。

『旅行集話』や『新可笑記』が、「離魂病」を「狸」のなせるわざとしているように、「説話型離魂病」では、狐狸や異類と結びつけるものが多い。近松門左衛門の浄瑠璃『双生隅田川《ふたごすみだがわ》』(一七二〇年初演)に描かれる「影の煩い」もその一つである。

『双生隅田川』は、狂女物の謡曲としてよく知られる『隅田川』(観世元雅・作、室町中期の成立)に依拠したものであるが、独自の脚色がなされており、入り組んだ筋立てのもとに構成された、怪奇性の強い作品である。物語が始まって間もなく、「影の煩い」のことが描かれている。

吉田の少将・藤原行房《ゆきふさ》の御台所《みだいどころ》は、毎日「申《さる》の下《さ》がり」の時刻になると、二人の姿となり、どちらが本人なのか見分けがつかなくなるという、不思議な病にとりつかれる。御台所のこの異変は、「影の煩ひ」か、それとも「物の見入《(みいれ)》」(霊がとり憑くこと)かと、薬や鍼による療治、それにあらゆる「神」への「祈念」もなされたが、効果はなかった。ある時行房は、庭の植え込みの陰に、「口ばし長く、眼は猿、翼《つばさ》は鷲《わし》」という「怪《あや》しき物」を目撃する。その「怪《あや》しき物」はすぐさま羽ばたいて、御台所の寝所に入っていった。行房はその魔物を退治しようと、寝所に駆け付《つ》けるが、奥で女中たちが「なふ恐ろしや御台《みだい》様。又二人にお成《(なり)》なされた。怖《こは》や〳〵」と逃げ回っている。行房が寝所の障子を開けると、御台所は二人いた。そのうちの一人が、「アレあのごとく我《(わが)》影《かげ》の似せ者が、毎日七つ下《さ》がりより、付《(つき)》まとふて苦しむる、追《(おひ)》退《の》けてたべ」と、夫の行房に訴える。すると、もう一人の御台所も、「アレあのごとく我影《(わが)かげ》の似せ者が、……、追退《(おひ)の》けてたべ」と、まったく同じことを鸚鵡返しに口走るのだ。これに対して別の一人が「いや、追退《の》けるとは其方《そち》のこと」と言い返すと、もう一人も「いや、追退《の》けるとは其方《そち》のこと」と繰り返す。行房は、二人のうちの一人を「跡に付《つ》いて口真似《まね》するは曲者《くせ》」と、刀を抜いて切り殺してしまう。しかし、この息絶えた方こそ、本当の御台所だったのだ。もう一人の御台所は、からからと笑い、「愚か也、行房。切たるこそ汝が女房。我こそ比良《ひら》の大天狗《てんぐ》」と言い放つや、異形の姿に変わり、行房の子息（双子）の一人である「松若」を掴み、翼を羽ばたかせて、雲の中へと消えていくのである。

このように近松は、御台所の「影の煩ひ」（本文には「影の病」とも書かれている）を、「天狗」の仕業であったという設定にしている。詳細は省くが、物語はこの後、原拠の能『隅田川』の通りに、愛児・梅若丸をさまよい尋ねて都から下った狂女が、隅田川でわが子の死を知り、悲嘆にくれるという場面を結局は迎えるのだが、そこに至るまでに、起伏に富んださまざまな出来事が描かれており、能『隅田川』とはかなり異なった趣になっている。

今日にいたるまで、文楽や歌舞伎の舞台において、「離魂病」の場面が演じられる作品がある。それは『芦屋道満大内鑑《あしやのどうまんおおうちかがみ》』の通称「葛の葉子別れの段」と呼ばれている箇所である。『芦屋道満大内鑑』は、竹田出雲・作の浄瑠璃として享保十九年（一七三四）に初演され、翌年に歌舞伎化されたもので（作者不詳、沢田文治らの関与か）、ともにその「子別れの段」は、現在もしばしば上演される名高い場面である。

安倍保名《やすな》に助けられた白狐が、保名の許嫁である葛《くず》の葉《は》姫の姿となって契りを交わし、一子まで儲けるのだが、その子こそ陰陽師としてよく知られている安倍清明であったという出生譚が骨子となっており、二人の葛の葉が登場することで、「離魂病」が持ち込まれているのである。竹田出雲の浄瑠璃版からその箇所を引いておこう。

> 思ひもよらぬ二人ンの葛《くず》の葉《は》、けうもあすもさめはてしが、しりぞいて分別《ふんべつ》するに、離魂病《りこんびやう》といふ病《やまひ》有リ。俗《ぞく》には影《かげ》のわづらひといひ、かたちをふたつにわくるといへ共、それも一トつ軒《のき》をばはなれず、時々《とき(どき)》かたちを

合ハすといへばそれでもなし。まさしく是は変化《へんげ》のしよゐか、又は天狗《てんぐ》のわざなるべし。(「第四」)

現行の文楽でも、以上の詩章が太夫によって忠実に語られている。当時の歌舞伎台本(一七三五年)を見ても、ほとんど同文である。「離魂病」かと思われた「狐」は、『双生隅田川』と違って、人に恐怖を与え、害をなす変化《へんげ》ではない。真の葛の葉姫が現れたことによって、狐の葛の葉は自ら身を引くことを決意し、わが子に別れを告げるため、障子に歌を書き残し(口に筆をくわえて)、信田《しのだ》の森に帰っていく、哀れで愁嘆をもよおさせる変化《へんげ》である。

この他にも、「離魂病」が登場する文芸作品は多くある。作者不詳の『曽呂利《そろり》物語』(一六六三年刊)、夜食時分の『好色敗毒散《こうしょくはいどくさん》』(一七〇三年刊)、山東京伝の『桜姫全伝《さくらひめぜんでん》 曙草紙《あけぼのそうし》』(一八〇五年刊)、同じく京伝の『糸車九尾狐《いとぐるまきゅうびのきつね》』(一八〇八年刊)、同じく京伝の『ヘマムシ入道昔話』(一八一三年刊)[9]、尾上三朝の『扇々爰書初《おうぎおうぎここにかきぞめ》』(一八一四年刊)、唐来山人(参和)の『模文画今怪談《ももんがこんかいだん》』(一七八八年刊)など、枚挙に暇がないほどである[10]。

以上挙げた「説話型離魂病」は、中国に起源を持つものであり、陶淵明(東晋代)の作とされた『捜神後記』(成立年不詳)には、「説話型離魂病」に相当する話(巻三「形魂離異」)が載っているし、陳元祐(唐代)の『離魂記』(成立年不詳)も、書名の通り「離魂病」の説話が書かれているものとして知られている。

自己像幻視

次に、「離魂病」のもう一つのタイプについて述べる。このタイプは「説話型離魂病」と異なり、本人だけがもう一人の自分の姿を認知するという心理体験を指すもので、先にも触れたように、「自己像幻視」あるいは「二重身」と呼ばれているものに当たる。まず、このタイプの事例が書かれているものを取り上げてみよう。

只野《ただの》真葛《まくず》は、江戸時代の数少ない女流文筆家として知られるが、その著『奥州ばなし』(一八一八年成立か)は、真葛が移り住んだ仙台で見聞きした話を集めたものである。そのなかに、「影の病」と題する以下の話が載っている。

北勇治と云し人、外よりかへりて、我居間の戸をひらきてみれば、机におしかゝりて人有。誰ならん、わが留守にしも、かくたてこめて、なれがほにふるまふは、あやしきことゝ、しばし見ゐたるに、髪の結やう、衣類帯にゐたるまで、我常に着しものにて、わがうしろ影を見しことはなけれど、寸分たがはじと思はれたり。余りふしぎに思はるゝ故、おもてを見ばやと、つか〳〵とあゆみよりしに、あなたをむきたるまゝにて、障子の細く明けたる所より、縁先にはしり出しが、おひかけて障子をひらきみしに、いづちか行けん、かたちみえず成たり。（「影の病」）

北勇治という男が、後ろ姿のもう一人の自分を目撃する。当人の衝撃はいかばかりであったろう。勇治は、もう一人の自分を追っていくが、見失ってしまう。真葛は、この後の話も記している。勇治がこの体験を話したところ、母親はだまって眉をひそめるばかりであった。勇治はその後、病の床に就いて、その年のうちに帰らぬ人となった。実は、三代にわたって北家の主人は、自分の姿を見たあと、同じように死んでいたのだ。これは、いわゆる「影の病」というのであろう。母親や家来たちはそのことを知っていたのだが、あまりに不吉なことなので当人には言わないでいたのだった。勇治の妻は、二歳の男児をかかえて後家となったが、この人は只野家の遠戚に当たる娘であったという（『奥州ばなし』を書く前に、真葛は『むかしばなし』（一八一二年成立）のなかでも、この北勇治の話を取り上げている）。

真葛が伝える『奥州ばなし』の北勇治の事例は、もう一人の自分を目撃するという「自己像幻視」のケースである。真葛自身、この事例が「説話型離魂病」とは異なることに注目しており、同書の頭注に、以下のことを書き加えている。「離魂病は、そのものに見えて人には見えず。本草綱目の説、及羅貫中が書るものなどにあるも、みなこれなり。俗《よ》には、その人のかたちのふたりに見ゆるを、かたへの人の見るといへり。そは捜神記（『捜神後記』のことか）にしるせしが如し。ちかごろ飯田町なる鳥屋の主の、姿のふたりに見えしなどいへれど、そはまことの離魂病にはあらずかし」。

この「自己像幻視」タイプの「離魂病」も、中国に起源を持つものであり、医書にその記述が見られる。まず「離魂病」の症状から見ておこう。真葛が取り上げている『本草綱目』（一五七八年）には、次のように記載されている。「凡ソ人、自《(みずか)》ラ本形、両人ト作《(なし)》テ、並ビ行キ、並ビ臥シテ、真仮ヲ弁ゼザル者ハ離魂病也」（第九巻「石之三丹砂」）とあり、また別の箇所でも「離魂病」について、「人有テ、臥ストキハ則チ身ノ外ニ身有ルコトヲ覚フ。一様ニシテ別無シ。但《(ただ)》語ラズ」（第十二巻「草之一　人参」）と書かれており、いずれも、夏子益（宋代）の『奇疾方』（成立年不詳）から引用されている。自身が「両人」になったという体験があり、もう一人の自分も、同じように並んで動いたり、横になったりする、あるいは、横になると、もう一人の自分がいるという感覚が生じるが、話をすることはない、と言っている。龔廷賢（明代）の『万病回春』にも、これと類似の記載がある。「人自ラ覚フ、自ノ形チ両人ヲ作《(なし)》テ並ビ臥ス。真仮ヲ別タズ。語リ問ハズ、亦対スルコト無シ。乃チ是レ離魂ナリ」（巻之八「奇病」）。やはり、もう一人の自分が、並んで横になるのだが、言葉を交わすことはないと書かれている。

わが国の医師たちも、中国医書の「離魂病」記載を受け入れている。下津寿泉は『奇疾便覧』（一七一五年刊）のなかで、『奇疾方』の引用として「夏子益《カシエキガ》奇疾方ニ曰ク、人アリ、忽チ自《ミヅカラ》 形《カタチ》両人ト成テ、真仮《シンカ》《マコトイツハリ》ヲ別《ワカ》ツコトヲ得ズ。言ズ。問ドモ亦 対《コトフル》コトナシ」と記し、続いて次のように述べている。「思フニ、夫《ソレ》離魂ノ病ィハ、臥《フス》トキハ身ノ外《(ほ)》カニ又身アルコトヲ覚《オボフ》。但《タヾ》語ラザル而已《ノミ》。（中略）世俗云、両人倶《トモニ》同ジヤウニ言語《ゲンギヨ》シ、外人ノ目ニモ見ユルトキハ恐《ヲソラクハ》　理《リ》会《クハイ》セズ。外人ノ目ニ見ユベキモノニアラズ。（中略）自《ミヅカラ》 而已《ノミ》両人ニ覚ユルナルベシ」（巻之二「離魂」）。

加藤謙斎も『医療手引草　別録』（一七七七年刊）において、「離魂病」を自身の内的体験に限定したものとして捉えている。「離魂病、俗ニカゲノワヅラヒト云。病人ノ目ニ斗《バカ》リ自身ノ形《カタ》チ両《フタ》ツアルヤウニ見へ、立《タ》テバ同ク立チ、坐《ザ》セバ同ク坐シ、何《イツ》レ真仮《シンカ》《マコトニセ》ヲ弁ゼザルモノ也。初メハ薄《ウス》ク見へテ次第ニ衣服ノ模様《モヨウ》マデ微塵《ミヂン》モ違《タガハ》ズ見《ミユ》ル」（上

「離魂病」)。さらに謙斎は、昔年、前田元常なる医師が、奥州・南部において、「離魂病」を患った二十四歳の婦人に、『本草綱目』に載る「離魂病」の漢方（辰砂、人参、伏苓）を用いて療治したことを書き加えている。

　このタイプの「離魂病」は、「二重身」ないし「自己像幻視」と呼ばれるものに相当する。「二重身」（ドッペルゲンガー）は、「もう一人の自分」が存在することを確信する心理体験であり、「自己像幻視」の場合は、「もう一人の自分」の姿を目撃したと確信されるものである。両者は、このように一応区別されるが、重なりもあり、必ずしも明瞭に区別できない場合もある。頻度は高くないが、実際の臨床場面でこうした事例に遭遇することがあり、精神医学や臨床心理学で取り扱ってきたものである。『奥州ばなし』の北勇治の事例は、明らかに「自己像幻視」であるが、中国および日本の医書に記載された「離魂病」は、「自己像幻視」と「二重身」の両者が含まれているものと思われる。

　「離魂病」と紛らわしい病に、「遊魂」と呼ばれるものがある。南宋代に書かれた『普済本事方』（一一三二年）には、著者（許叔微）が診たという「遊魂」の事例が載っている。その病人の状態は、次の通りであった。「神気、不寧ヲ患フ。毎《（つね）》ニ臥ストキハ則チ魂、飛揚シ、身、牀ニ在ルヲ覚ヘテ、神魂、体ヲ離レ、驚悸、多厭ニシテ通夕寝ルコト無シ」（巻第一「中風・肝胆・筋骨・諸風」）。この場合、「魂」が「身」から離れて両者が分離するという体験が起こっているのだが、「驚悸、多厭」を感じたのは「身」であるから、「身」は単なる身体ではなく、意識を持つものということになる。つまり、「二人の自分」がいることになり、この点では「離魂病」と同じである。しかし、「離魂病」の場合は、形のない「魂」ではなく、形ある「身」を持つ「もう一人の自分」を目撃もしくは実感する点で異なっている。したがって、「離魂病」は、字義通り「魂」が離れるのではなく、もう一つの「身」が現れ、「身ノ外ニ身有ルコトヲ覚フ」（『本草綱目』）というように体験されるのである。「遊魂」は、自我意識ないし自己実在感の喪失によって「自分がなくなってしまった」と体験される「離人症」に近いものと思われる。

「離魂病」の病因

次に「離魂病」の病因について、医師たちはどう考えていたかを確かめてみよう。

『本草綱目』は、夏子益の『奇疾方』を引用し、「離魂病」の病因についてこう記している。「蓋シ人臥ストキハ則チ魂、肝ニ帰ス。此レ肝虚ニ由リ邪、襲テ、魂、舎ニ帰セズ。病、名ヅケテ離魂ト曰フ」（第十二巻「草之一　人参」）。「五臓」のうちの「肝」が「虚」の状態になり、「邪」が侵入してくる結果、「肝」が司り、そこに舎っている「魂」が、「肝」に戻らず、離れていくのだと言っている。

わが国の医書にも、この『奇疾方』が説く病因論を引用するものが多く、芳村恂益の『北山医話』（一七〇四年自序、一七一四年刊）、下津寿泉の『奇疾便覧』（一七二八年刊）、緒方惟勝の『杏林内省録』（一八三六年刊）などは、揃ってこの記述を引いている。このうち『奇疾便覧』には、『奇疾方』からの引用とは別に、以下の記載もされている。

又按ルニ、羅氏《ラシ》ガ曰、離魂ノ病ィハ肝経ノ虚ニ因テ、邪気コレヲ襲《ヲソフ》。肝ハ魂ヲ蔵《カクス》モノナリ。今遊魂《ユコン》シテ、変《ヘン》ヲ成ナリ。平人、肝ニ邪ヲ受ケズ。臥《フス》トキハ魂、肝ニ帰《キシ》、神、静《シヅカニ》シテ寝《ネブル》コトヲ得。今肝ニ邪アッテ魂カヘルコトヲ得ズ。故ニ此ノ病ィヲ成《ナス》ナリ。（巻之二「離魂」）

「肝経」は、「足厥陰陽肝経」の略語であり、気血の主要な通路である「十二経脈」の一つである。「肝」と「血」との関係は重視されており、たとえば『素問』に「人臥セバ、血、肝ニ帰ス」（「五蔵生成篇」）とあり、『霊枢』に「肝ハ血ヲ蔵ス。血ハ魂ヲ舎《（やど）》ス」（「本神篇」）と書かれている。このように、「血」は物質であると同時に、「魂」をも「舎《（やど）》ス」と考えられていた。そして「肝」が蔵するとされる「魂」の働きには、「血」も関与しているという認識があった。『奇疾便覧』における右の論は、「肝」が「邪」に襲われるその前の段階として、「肝経ノ虚」の状態があることを指摘している。とはいえ結局は、その影響が「肝」に及ぶわけであり、ここにも、「離魂病」発生の機序を、「魂」が蔵される「肝」の異変にあるとする考えが貫かれている。「離魂病」という心理的病症が、「肝」の障害によるものとする考えは、現代から見ると奇異に感じるが、「魂」は「肝」に舎るという「五臓思想」からすれば、当然の見方であったのである。

『奇疾便覧』は、前記引用文のほかに、「離魂病」を「心肝虚耗《シンカンキヨゴウ》ノ症ナリ」とも述べており、「肝経」や「肝」に加えて、「心肝」説も併記されている。著者にとって、これは矛盾ではなく、補強しているという感覚なのであろう。これも、「五臓思想」ならではのことである。

一方、「離魂病」の病因を、「肝経」や「肝」からではなく、別の考えから論じている例外的な医家がいる。安藤昌益である。第1章で昌益が「重魂病」という独自の疾病概念を提示していることはすでに述べたが、昌益は同じ『稿本　自然真営道』（成立年不詳、漢文）のなかで「離魂病」についても論じており、「是レ一人ガ二人ト為ルニ非ズ。是レ色欲・仏欲ヲ深ク感ズルガ為ニ、魂気脱シ己レガ欲スル方ニ趣キ、気ニ応ジテ暫《しばら》ク影見《あら》ハレ、頓消スル者ナリ」（第三十七　人相視表知裏巻三「乱神病ノ論」）と言っている。この論は、「肝」という語を用いておらず、「欲」と「気」によって病因を説明している。昌益は「七情」説をとらず、当初「八情」説を唱え、後に「五情」説を主張し、さらに内容を変えた「八情」説に転じたというように、何度も自説を改めているが、初期の刊本『自然真営道』（一七五三年刊）では、「喜・怒・哀・楽・愛・悪・欲・恐」を「八情」としている。[11] 前節で述べたように、儒学の「七情」には「欲」が含まれており、「欲」を含む昌益の「八情」は、変則的な「七情」論である。また「気」は、いうまでもなく『内経』以来重視されてきた伝統医学の根幹をなす概念である。すなわち、「欲」と「気」によって「離魂病」を説いた昌益の論は、独自の考えではあるが、「五臓思想」の枠からはみ出したものではなかったと言える。

ここで、「説話型離魂病」と医師たちが論じている「離魂病」とを、改めて比較してみよう。両者は、「離魂病」の状態像および病因の捉え方が異なっている。前述したように「説話型離魂病」では、多く狐狸や天狗などのしわざ、すなわち「霊因性」の現象と見なしたのに対して、医師たちは「五臓思想」によって理解した。彼らは、「霊因」観を排除しているように見える。

しかし、ここには微妙な問題が潜んでいる。というのは、「五臓思想」が「霊因」を完全に排除しているとは言い難いからである。『本草綱目』や『奇疾便覧』の前記引用文にある「邪」および「邪気」という語は、広く諸病の病因となるものを指し、「正気」と相反する概念である。「邪」（邪気）には、「六淫」（風・寒・暑・湿・燥・火）という環境的要因も重要なものとしてあるが、同時に「霊因」をも含んでいる。巣元方（隋代）の『諸病源候論』には「鬼邪候」の項があり、「凡ソ邪気ハ、鬼物ノ所為ノ病也」（巻之二「風病諸候　下　鬼邪候」）と記されている。「鬼」病という病を認め、「霊因」としての「邪気」を考えるのも「五臓医学」の伝統であった。この傾向は、とくに古い時代の医書に顕著である。

「離魂病」を論じた医家たちが、「邪気」を「霊因」の意味で用いていたかどうかは、にわかに判断することができない。このことよりも注視すべきは、「邪気」や「鬼」病という概念を「五臓思想」が持っていたということ自体にある。「鬼」病と比較すれば、同じ「五臓医学」の生んだ「虫」病が、最大限「霊因」を払拭していることは明らかである。とはいえ、第1章および第2章で述べた「応声虫」も、「異虫」も多分に「霊因」臭を引き摺った「虫」であった。そこには、「五臓医学」が「鬼邪」という「霊因」を内に蔵していたことが大きく関係している。「鬼」病という「霊因」観から、「虫」病という「虫因」観への移行ないし変化という流れについて考えることは、「虫」観・「虫」像を明らかにしていく上で避けて通れない重要な課題である。この問題については、第II部第7章で詳しく扱う。

四　「五臓」と「虫」

「五臓」の中心はどこか

「五臓」の働きについて述べてきたが、その「五臓」のなかでどの「臓」が中心とされてきたのかについて検討しておきたい。『素問』の「霊蘭秘典論篇」に、「心《しん》ハ、君主ノ官也。神明焉《これ》ヨリ出ヅ」とあり、『霊枢』の「邪客篇」には、「心ハ五蔵六府ノ大主也。精神ノ舎ル所也」と書かれ、「心《しん》」が「主」とされている。また「六腑」のなかでは「胃」が重視され、『素問』の「玉機真蔵論篇」に、「五蔵ハ、皆気ヲ胃ニ稟《う》ク。胃ハ五蔵ノ本《もと》也」、『霊枢』の「五味篇」に、「胃ハ五蔵六府ノ海也」とある。

「心」および「胃」を重視する考えは、わが国にも大きな影響を与えている。まず「心」について見てみよう。茶の効用を説いたことで有名な、栄西（鎌倉期）の『喫茶養生記』（一二一一年初稿、漢文）は、大いに医学的内容を持つものだが、そのなかにこう書かれている。「心ノ蔵ハ是レ五蔵ノ君子也。茶ハ是レ苦味ノ上首也。苦味ハ是レ諸味ノ上味也。茲《これ》ニ因テ心ノ蔵、此ノ味ヲ愛ス。心ノ蔵興ルトキハ、則チ諸蔵ヲ安ンズル也」。このように茶の効用を、医学的理由から説いており、その際「心ノ蔵」が「五蔵ノ君子ナリ」と言っている。

江戸時代の医書から拾い上げると、たとえば、長沢道寿・原著、北山友松子・付注による『増広　医方口訣集』（一六八一年刊、漢文）には、「夫レ人ノ主ル所ノ者ハ心ナリ。心ノ養フ所ノ者ハ血ナリ。心血一タビ虚スレバ神気、守ヲ失フ」（下巻「寧志」頭注）とあり、続いて「驚悸」、「悲憂」、「心神不安」など精神の失調状態について論じている。

次に「胃」についてだが、宮脇仲策の『導引口訣抄』（一七一三年刊）のように、「胃《ヰ》ハ一身ノ根本《コンポン》也」と述べているものもあるが、「胃」単独ではなく、「脾」を合わせて「脾胃」として論じるものが目立つ。これは、李東垣《りとうえん》

（金代）による『脾胃論』（一二四九年）の登場によって、「脾胃」がより重視されるようになった影響を受けてのことだと思われる（「五臓」の一つである「脾」は、消化機能を受け持つ臓器と考えられており、これと「胃」が連結して一体的な「脾胃」という用語が成立している）。その『脾胃論』には、書名の通り「脾胃」の重要性が説かれている。東垣は、「元気ノ充足ハ、皆ナ脾胃ノ気、傷ル所無キニ由テ、後ニ能ク元気ヲ滋養ス」（巻之一「脾胃虚実伝変ノ論」）と論じ、「元気」が人の生の根本であり、その「元気」の源が「脾胃」にあると主張している。したがって、「脾胃」に不調が生ずれば、健康を維持することができなくなる。「諸病、脾胃従《よ》リシテ生ズルコト明カナリ」（巻之一、同上）と述べ、諸病の源をも「脾胃」に求めている。この考えは治療論にも反映され、諸病に対して「脾胃」を補益する治療を第一としたため、「補土派」（脾胃は「五行」の配当によると「土」にあたるため）と呼ばれている。[12]

東垣の「脾胃」を重視する観点は、後代にも受け継がれ、たとえば明代の王綸《おうりん》による『明医《めいい》雑著』（一五〇二年）には、「人ノ一身、脾胃ヲ主ト為ス。（中略）胃ハ納受ヲ司リ、脾ハ運化ヲ司ル」と記され、貯留する「胃」および消化する「脾」は、人身の「主」をなすとの主張がなされている。わが国の近世においてもこの考えを継承した医家は多い。その一例として、岡本一抱の『医方大成論諺解《げんかい》』（一六八五年刊）を挙げておこう。同書は書名の通り『医方大成論』の注釈書であり、「脾胃《ヒイ》」の項の冒頭で一抱は、こう解説している。「脾胃《ヒイ》ハ一身《シン》ヲ養《ヤシナ》フ根本《コンボン》ナリ。脾胃《イ》ガ損《ソン》ズレバ諸病《シヨビヤウ》ヲコル」（巻之二「脾胃《ヒイ》」）。

後に一抱は、自身の考えを『医学三蔵弁解』（一七〇〇年刊）で表明している。巻頭の「総解」において一抱は、「人ハ六蔵六府ト雖ドモ、其ノ尤トモ要トスル所ノ者ハ、心腎ノ両蔵及ビ胃ノ府ニ亜《ツグ》者アルコトナシ。故ニ此レヲ号《なづ》ケテ三蔵トス」（巻之一「総解」）と述べ、「六蔵六府」（「五臓」に命門を加えて「六臓」としている）のなかでとくに「心」、「腎」、「胃」の「三蔵」を重視する見解を打ち出しており、全六巻にわたって詳論している。

貝原益軒も、三つの臓腑を重視しているが、その内容は岡本一抱の主張と同一ではない。益軒は有名な『養生訓』（一七一三年刊）において、こう論じている。

　五蔵の初て生ずるハ、腎を以《もって》本《もと》とす。生じて後ハ、脾胃を以《もって》五蔵乃本《もと》とす。飲食《しよく》すれば、脾胃まづ是をうけて消化し、其精液《ゑき》を蔵府におくる。蔵府の脾胃乃養をうくる事、草木乃土気によりて生長するが如し。是を以《もって》養生の道ハ、先《まず》脾胃を調るを要とす。脾胃を調るハ人身第一の保養也。（巻第三「飲食《シヨク》 上」）

益軒はこのように、「腎」も「脾胃」も、同じく「五蔵の本《もと》」と述べており、「腎」、「脾」、「胃」の三臓腑を「本《もと》」として重視している。この箇所は、「飲食」の項であり、「腎」よりも「脾胃」に比重の掛けられた記述がされているが、「慎色慾」の項を見ると、逆に「腎」の重要性が強調されている。「素問《そもん》に、腎者《じんハ》五蔵乃本といへり。然らバ養生の道《みち》、腎を養ふ事をおもんずべし」、「年若き時より、男女の欲ふかくして、精気《せいき》を多くへらしたる人ハ、生付《うまれつき》さかんなれ共、下部《げぶ》の元気すくなくなり、五蔵の根本よハくして、必《かならず》短命なり。つゝしむべし」（巻第四「慎色慾」）と記されている。その上で益軒は、結論として「腎は五蔵乃本、脾ハ滋《じ》養の源也。こゝを以《もって》、人身ハ脾腎を本源とす」と総括している。

ちなみに、今日と違って「腎」は、生殖や情欲を司る臓器と考えられていたのであり、この『養生訓』に限らず、多くの養生書には、過度の房事が「腎」の働きを損ね、健康を害すると説かれており、養生に不可欠のものとして情欲の節制が推奨されている。[13]

「五臓」の中心が、単一の臓器ではなく複数の臓腑にあるとする見方は、右に掲げたわが国の医書だけではなく、中国の熊宗立（明代）の『医書大全』（一四四六年）を抜粋した『医方大成論』（江戸初期刊）にも認められる。その「嘔吐」の項に、「人身ハ胃ヲ以テ主ト為ス。之ニ頼テ以テ五穀ヲ容受ス」と書かれている。一方、「心痛」の項には「心ハ五臓之主ト為リ、一身之命ヲ聴ク所也」とあって、同書は「胃」と「心」の両者をともに、「主」と言っているのである。

以上のように、「心」、「胃」、「脾胃」、「腎」、「脾腎」など、「中心」とされる臓腑がいくつも考えられ、また時には同じ医書に二つの異なる中心説が唱えられるという、このことをどう解釈すればいいのだろうか。おそらくここに、「五臓思想」ならではの特質が潜んでいるものと思われる。それは「多元的中心を内包した全体観」とでも呼ぶべきものである。一種のマルチセンター・システムであるが、「五臓」の場合、「中心」である各「臓」は、別の「中心」である他「臓」を切り離してはその「中心」性を発揮しえないという性格を持っている。そもそも「五臓」を生み出した「五行思想」がそうである。世界・天地を構成する「木・火・土・金・水」の五要素がすべて揃ってこそ世界が成り立つ。人体は、その宇宙の縮小体であると考える「天人相同説」があった。「五行」を基本要素として成る「天地」の均衡は、「五臓」を中心として成り立つ人間の安定と等質視される。そして「五行」が「五臓」に「配当」され、「木」＝肝、「火」＝心、「土」＝脾、「金」＝肺、「水」＝腎という関係が成立する。よく知られる「相生」や「相剋」の理論で「五臓」の状態を判断しようとする。つまり、「五臓」それぞれの協調や関係が問題になるのである。したがって「中心」を定めてから「五臓」というものが考えられた、というものではないので、中心はどれかという議論は成り立たないはずのものである。見方を変えれば、どの「臓」を「中心」と呼んでもおかしくないということになる。医書を見ても、たとえば「心」、「脾胃」、「腎」の各中心説が、正誤、優劣をめぐって大論争されてきた、というわけでもない。対立ではなく、共存しているという印象が強い。

「五臓」をめぐる大論争は、実は別のことで起こっている。江戸時代にそれは二度あった。一つは、山脇東洋が日本で初めて官許のもとに人体解剖を行ない、その記録である『蔵志』を刊行した時（一七五九年）であり、いま一つは、有名な『解体新書』（一七七四年刊）を皮切りに、西洋医学の翻訳書が次々と出版されるようになった時である。後者については、第9章において詳しく扱うので、ここでは前者について触れておく。山脇東洋の『蔵志』には、解剖を行なった結果、「五藏六腑」の説は事実と異なると書かれている。ただ山脇東洋は、蘭方医ではなく、いわゆる「古方派」（これについては次章で述べる）の医師であり、『蔵志』の考えは「五臓思想」の枠を越えるものではなかったのだが、『蔵志』への批判、あるいは解剖を行なったことに対する非難は激しいものがあった。それ

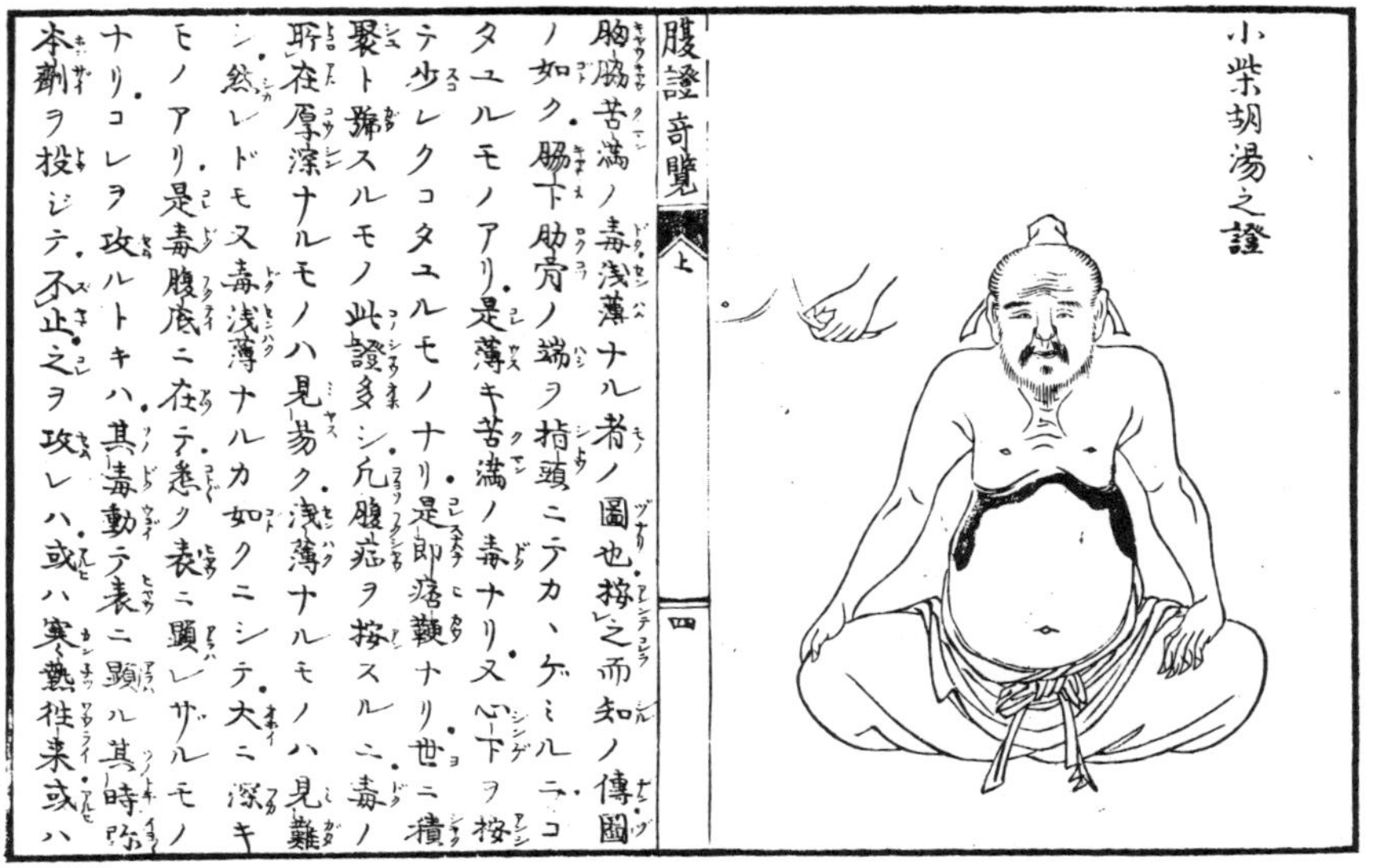

胸脇苦滿ノ毒淺薄ナル者ノ圖也按之而知ノ傳圖ノ如ク脇下肋骨ノ端ヲ指頭ニテカ、ゲミルニコタユルモノアリ是薄キ苦滿ノ毒ナリ又心下ヲ按テ少レクコタユルモノナリ是即痞鞕ナリ世ニ積聚ト称スルモノ此證多シ凡腹癥ヲ按スルニ毒ノ所在厚深ナルモノハ見易ク淺薄ナルモノハ見難シ然レドモ又毒淺薄ナルカ如クニシテ大ニ深キモノアリ是毒腹底ニ在テ悉ク表ニ顕レザルモノナリコレヲ攻ルトキハ其毒動テ表ニ顕ル其時際本剤ヲ投ジテ不止之ヲ攻レハ或ハ寒熱往来或ハ

図3-4　古方派の代表的腹診書である稲葉文礼の『腹証奇覧』(1801)に載る「小柴胡湯之証」の図。この腹証は，積聚に多く見られると書かれている。図にあるように，上方から指頭を肋骨下縁にさし入れる手技は，現代医学ではなされない触診法である。[『腹証奇覧』享和元年(1801)刊，架蔵]

を代表するものが、佐野安貞の『非蔵志』(一七六〇年刊)である。そこには、「五臓思想」がよく表れているので、引用しておこう。

夫レ蔵ノ蔵タル、形象ノ謂ニ非ズ。神気ヲ蔵スルヲ以テナリ。神去リ気散ジテ、蔵タヾ虚器、何ヲ以テ視聴言動ノ其ノ所ニ随フコトヲ知ラン。

「臓」は、「神気」(精神)を蔵しているからこそ「臓」なのであって、それが抜け去った死体を解剖したところで、「臓」の働きを明らかにすることなど不可能だと断言している。しかし、『蔵志』の出現によって「五臓六腑」の説は揺らぐことになる。そもそも「古方派」の医師たちは「五臓六腑」説に懐疑的であり(だからこそ山脇東洋は解剖を決行したのである)、臓腑の数や「三焦」、「心胞」、「命門」という臓器への疑問をも抱いていた。そして「五臓六腑」説に代わるものを求めたのである。山脇東洋とともに「古方派」を代表する一人である吉益東洞

は、『医断』（一七五九年刊、漢文）においてこう論じている。「腹ハ生ノ本有リ、故ニ百病此ニ根ス。是レ以テ病ヲ診スルニ、必ズ其ノ腹ヲ候フ」（「腹候」）。

ここにこそ「古方派」の特徴を見ることができる。彼らは何より「腹」を重視した。「腹」にこそ「全体」の兆候があらわれると考えて、「腹ヲ候フ」こと、すなわち「腹診」を重んじた。この「腹診」の重視こそ、中国には見られない日本漢方最大の特徴と言われるものであり、「腹診書」と呼ばれる専門書が、多く著されているほどである【図3－4】。「古方派」は、旧来の「五臓六腑」説にこだわることなく「腹」を重要視した。しかし、その「腹」はいかに革新的であったにせよ、「五臓思想」からはみ出るものではなかったのである。

「五臓の虫」

人身中の「虫」である「諸虫」と、それを生み出した母体としての「五臓思想」について述べてきた。最後に「虫」と「五臓思想」との結びつきをもっとも直接的に示すものとして、「五臓の虫」を取り上げてみたい。

「五臓の虫」というのは、心・肺・肝・脾・腎の五臓それぞれを病害する五種の「虫」のことを言う。月湖の原著になり、曲直瀬道三が増補改訂した『類証弁異全九集』（『全九集』とも言う。一五四四年成立）は、江戸初期から古活字版および製版本として繰り返し出版され、江戸前期には広く読まれた医書であるが、ここに「五臓の虫」の記載がある。

千金方《センキンハウ》ニ曰《イハク》、五蔵労《ザウラウ》スル時《トキ》ハ熱《ネツ》ヲ生《シヤウ》ズ。熱《ネツ》スルトキハ虫《ムシ》ヲ生《シヤウ》ズ。心虫《シンチウ》ヲ蚘虫《クワイチウ》ト云《イフ》。脾虫《ヒチウ》ヲ寸白云《スンハクトイフ》。肺虫《ハイチウ》ハカイゴノ如《ゴトシ》。肝虫《カンチウハ》タヾレタル杏子《キヤウシニ》似《ニ》タリ。腎虫《ジンチウ》ハ寸切《スンニキレ》タル線《イトスヂ》ノ如《ゴトシ》。五虫《チウ》皆《ミナ》ヨク人《ヒト》ヲ害《コロス》。（巻之五「諸虫《ショチュウ》之論《ロン》治《ジ》」）

孫《そん》思《し》邈《ばく》（唐代）の『千金要方』を引用しているように、「五臓の虫」も中国医学から取り入れたものである。その『千金要方』の「五臓の虫」に関する記載は、わが国の医書だけではなく、後代の中国医籍や朝鮮医書にも引用されている。たとえば、許叔微（南宋代）の『普済本事方』（一一三二年）、張杲（宋代）の『医説』(14)（一一八九年）、また朝鮮の医書である許浚の『東医宝鑑』（一五九六年）などである。

このように、「五臓」それぞれの名を冠した「心虫」、「脾虫」、「肺虫」、「肝虫」、「腎虫」と名づけられた「五虫」が「五臓の虫」である。しかしこれらは、「蚘虫」や「寸白虫」をはじめ、「九虫」に含まれる「虫」たちである。それらをわざわざ「五臓の虫」と呼ぶには、その意味があるはずである。おそらくは、これらの「虫」たちが、「五臓」という、いわば心身の複合的コントロール・センターに、破壊的打撃を加えてくるという認識が働いていたからに違いない。これらの「虫」たちは、単なる寄生虫ではなく、人の心身にとっての恐るべき大敵であったのであり、だからこそ「五虫《チウ》皆《ミナ》ヨク人《ヒト》ヲ害《コロス》」と警戒せねばならなかったのだろう。

この恐るべき「虫」たちに対して、医師たちは効果的な治療を行なうために、「虫」の「習性」を考慮した薬物の投与法を見出していた。それは、以下のように、今日からすると、不思議なやり方であった。江瓘《こうかん》および江応宿（明代）の『名医類案』（一五四九年）には次のように記されている。

五蔵ノ虫皆上行ス。唯肺虫有テ、下行ス。最モ治シ難シ。当ニ獺ノ爪ヲ用テ末ト為シ、薬ヲ調シ、初四初六日ニ之ヲ治スベシ。此ノ二日ハ肺虫上行ス。（巻之七「諸虫」）

「五臓の虫」は皆、上方を向いて動くという性質がある。しかし「肺虫」だけは、下方を向いて動くので、もっとも治療が難しい。しかし、「肺虫」は、月初めの四日と六日に限って、上方を向いているので、この二日間に薬物を与えれば効果が得られると言っている。「虫」の口が上を向いていれば、薬が「虫」のなかに入りやすいというように観念されていたのであろう。このように、「虫」の向いている方向が、月初めと、そうでない日とで異なると記している書は、このほかにも『普済本事方』、『本草綱目』、『東医宝鑑』、『類証弁異全九集』などをはじめ、

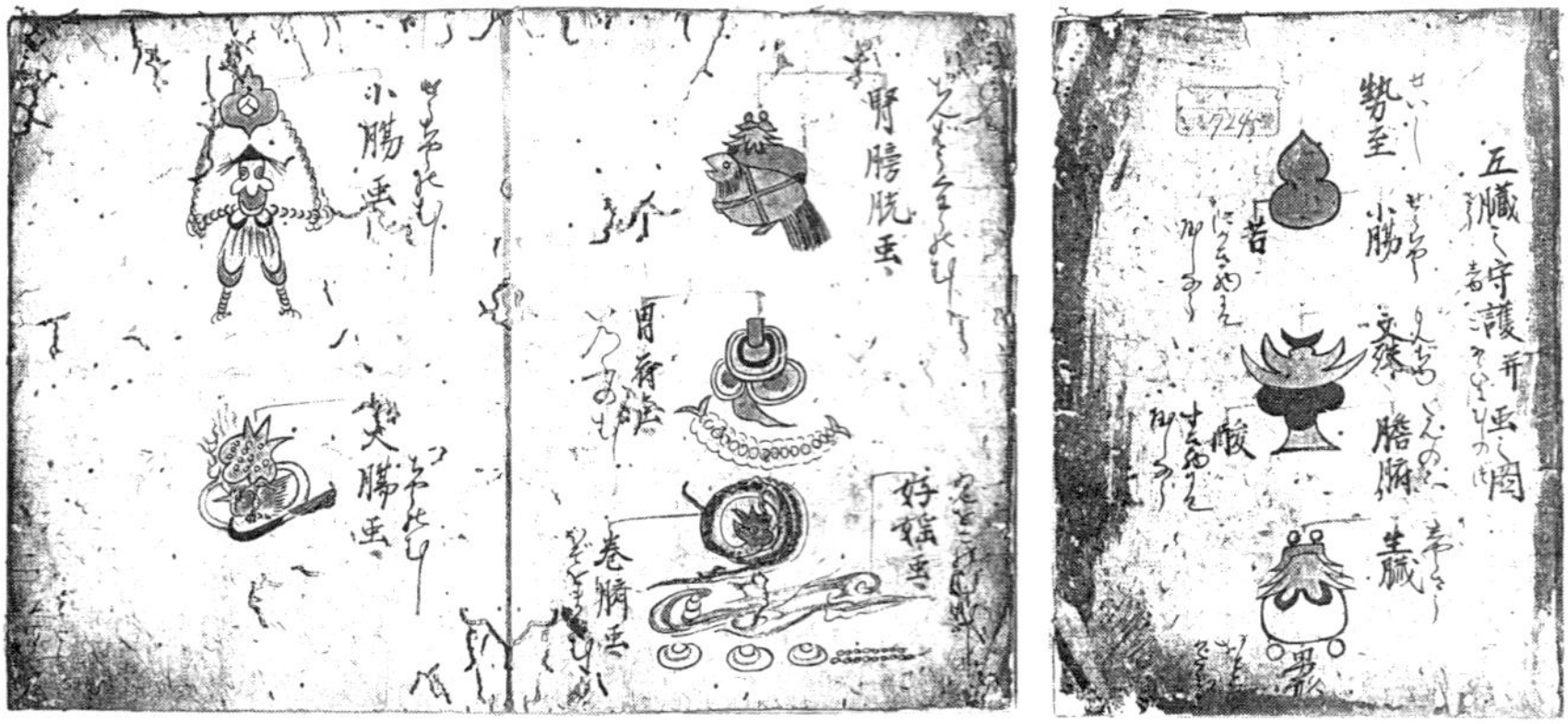

図3-5　『五臓之守護並虫之図』（著者，成立年不詳）。［九州大学附属図書館医学図書館蔵］

和・漢の医籍に多く見られる。[15]

さて、「五臓の虫」の図が描かれている興味深い資料がある。山伏の手に成るものと推定される著者不詳の『五臓之守護並虫之図』という江戸時代の写本【図3-5】には、「五臓の虫」の図が描かれていて、それだけでも目を引くが、さらに「五臓」にはそれぞれの「臓」を守護する仏菩薩があり、同時に「五臓」を侵すそれぞれの「虫」がいるとし、それら「虫」の図だけでなく、「虫」に侵された各「臓」の図も載せている。この書からは、「五臓」を守るものと破壊するものとの双方の存在が認識されていたことが知られる。守護する仏菩薩たちは、「五臓」のそれぞれに舎るとされた「五神」を仏教的に解釈したものかもしれない。単なる帰属性だけでなく「虫」による危害から守護するという面を強く現している点が特徴である。

「五臓の虫」について述べてきたが、「五臓」に打撃を与えるのは「五臓の虫」に限ってのことではない。人身中の「虫」すべてが、直接または間接的に「五臓」への病害的影響を及ぼすのである。「虫」が心身双方にわたって複雑かつ多様な症状をもたらすとされたことと、「五臓」が心身の中枢機能を担っていると考えられたこととは、根底でしっかりと繋がっている一続きの事象である。「五臓」のはたらきを攪乱するこれらの「虫」たちは、「五臓思想」のもとでこそ成り立つものである。「五臓」のそれぞれが中心性を持ち、心身の中枢機能を担っているという「五臓思想」の心身観が、特異な「虫」観と個性的な「虫」像とを生み出したと言えるだろう。「虫」たちが「五臓」に打撃を与えるのは確かだが、彼らは「五臓」を住処《すみか》としているのだろうか。「腹の虫」と言うからには、「腹」がその住処なのかもしれないが、だとすれば、「腹」に「いる」という「虫」が、なぜ「五臓」に打撃を加えることになるのだろうか。またそもそも「腹」とは、どのような「場」なのか。「虫の居所」がどこにあり、そこはどのような場所であるのかについては、次の第4章で詳しく検討することにしよう。

第4章　「虫の居所」——「腹の虫」と「胸の虫」

前章では、医学の考える「諸虫」と、その「虫」認識の根底にあると考えられる「五臓思想」について検討した。ここで、少し視点を変え、広く一般の人々にとっての「虫」観・「虫」像がどのようなものであったかに、目を向けてみたい。

医家たちは、人身中の「虫」を、「九虫」とか「諸虫」と称したが、市井の人々は、それを「腹の虫」または単に「虫」と呼んだ。「腹の虫が納まらない」という言い回しが、今日なお通用しているが、「腹の虫」は、江戸時代の人々にとっては、馴染みのものであり、人々が親しんだ当時の軽文学や歌舞伎・浄瑠璃などの作品に、その用例を見出すことができる。これらを丹念に検討していくことによって、人々が「腹の虫」をどう捉えていたかが、見えてくるはずである。このような作業を通じて、広く民間一般に浸透していた「虫」像を具体的に探っていく。

「腹の虫」は、無論「腹」に「いる」のだが、「胸」にも「虫」が「いる」と考えられていた。「胸の虫」は、「腹の虫」に比べると、用例は少ないのだが、「胸」も、もう一つの「虫の居所」と考えられていた点が重要である。「胸の虫」の用例を選び出し、「腹の虫」との重なりや相違について、注意深く見ていきたい（一節）。

「腹」にも「胸」にも、「虫」が「いる」と考えられていたことからすると、そもそも「腹」や「胸」という部位が、どのような「場」として認識されていたかが問題となってくる。このことを具体的に検討するために、「癪《しゃく》」を取り上げる（二節）。「癪」は、中国医学でいう「積《しゃく》」または「積聚《しゃくじゅ》」という病症が、江戸時代に日本的な変容を遂げ、広く一般の人々の日常に浸透していったものである。この「癪」が起こるとされた部位が興味深い。「癪」

は、「腹」で生じるとも、「胸」で起こるともされ、またしばしば「癪」の生じた同一部位を、「腹」とも「胸」とも呼んだのである。このことは、「腹」や「胸」の意味が今日とは異なっていたことを示しており、興味深い問題を孕んでいる。また、民間では「癪の虫」という言い方がしばしばなされ、「虫」が「癪」を起こすという考えがあった。「腹の虫」と「胸の虫」とを繋ぐものとしても、「癪の虫」が注目される。また、日本的変容を遂げた「癪」に対して、中国医学を範としてきたわが国の医家たちは、どのような姿勢で臨んだのか、また彼らは、医学の立場から「腹」や「胸」をどう見ていたのかということも視野に入れながら、広く考えていきたい（三節）。

以上のように、「虫」および「腹」と「胸」について検討するという手順を経て、あらためて「虫の居所」の意義について考えていく。「腹」と「胸」は、「五臓六腑」が収蔵されている場所であり、「五臓思想」と深く関係しているはずである。そのことを含めて、医家たちとは異なる一般の人々にとっての具体的な「虫」観の様相を、炙り出してみたいと思う（四節）。

一　「腹の虫」と「胸の虫」

近世の人々に多く親しまれ、日常語が多く用いられている軽文学や歌舞伎、浄瑠璃、その他の作品から、「腹の虫」という語句が使われている箇所を、できるだけ多く拾い上げてみた。これらを整理・検討してみると、「腹の虫」は大まかに三種の性格に類別できるように思われる。以下、用例を示しながら、三種の「腹の虫」の性格について具体的に見ていきたい。

第一グループの「腹の虫」

並木五瓶の歌舞伎作品『韓人漢文手管始《かんじんかんもんてくだのはじまり》』（一七八九年初演）には、「腹の虫」という言葉が次のように使われている。

【又次】何の迷惑な事が有《（ある）》。是《（これ）》、うまい肴をふんだくに食《く》わして貰ふぞや。【りう】サア〱、座敷へござんせいなア。【又次】どりや、腹の虫にたんのうをさそふか。

この「腹の虫」は、いわば「食欲の虫」である。「たんのうをさそふか」とあるように、食べ物を欲しがっているのは「腹の虫」であって、その「虫」の欲求を満たしてやろうという感覚があり、「虫」を擬人化しているニュアンスがある。この場合の「虫」は、敵対的ではない。放置すればあばれかねないという予測はあるものの、その前に手を打っておこうという意図が感じられる表現である。この傾向がさらに強められた言い回しが、次の用例に見られる。

此所《このところ》にて餅《もち》などとゝのへ、少しは腹《はら》の虫《むし》をやしなひ、たがひにちからをつけ合、はなしものして、漸《やうやく》沼津《ぬまづ》の駅《ゑき》につく。（滑稽本『東海道中膝栗毛《とうかいどうちゅうひざくりげ》』十返舎一九、一八一〇―一四年頃刊、二編・上）

「腹の虫を養う」という面白い言い方がされている。「腹の虫」は、「養う」対象でもあったのであり、大切なものを慈しむかのような表現である。同じ意味で、単に「虫を養う」とか、「虫養い」などという言い方も、文芸作品にしばしば見られる。「虫」を「養う」ことや「堪能させる」ことをしないと、「腹の虫」はあばれることになるが、そのような用例も少なくない。

・南無さん、庄屋《や》の大飯くらい。ないと思ふといちばい喰たい居候根性。どつと腹の虫がぐう〱いふて、ひ

だるい。おくびが出る。（歌舞伎『清和源氏二代将《せいわげんじにだいのゆみとり》』桜田治助ほか、一八〇五年初演）

・是はきつい御《ご》あいさつぢや。無銭《たゞ》でも貰《もらほ》と云《い》やせまいシ、わしもおまへに逢《あ》ふて、先刻《さつきに》から頭割《あたまわ》らした。いまだに心《むね》がドツキ〳〵と云《いふ》て、腹《はら》な虫《むし》めがグイ〳〵ぬかすはい。（滑稽本『浮世風呂《うきよぶろ》』式亭三馬、一八〇九―一三年刊、四編・巻之中）

・四人《よたり》の外《ほか》に、断宿《あひやど》の客《きやく》なかりしかば、猛可《にはか》に焼《た》く風炉《ふろ》、炊《かし》く飯《いひ》、遅《おそ》き夜食《やしよく》を等不楽《まちわび》て、腹《はら》の虫《むし》鳴《な》く草枕《くさまくら》、……。（読本《よみほん》『開巻驚奇侠客伝《かいかんきょうききょうかくでん》』曲亭馬琴、一八三二―四九年刊、第三集・巻之五）

このほか、「うまさうに　たうふをくふは　浦山し」の前句に、「あはれにもたゞ　鳴はらの虫」と付けた例（俳諧『伊勢山田俳諧集』松田利清・編、一六五〇年刊）とか、芝全交の『拝寿仁王参《おがみんすにおうさん》』（一七八九年刊）の「腹の内《うち》なるひだる虫《むし》」という例も見られ、いずれも抑えがたい空腹感をもたらすのが「腹の虫」だと言っている。空腹ばかりでなく、飲酒欲求を起こすのも、またこの「腹の虫」である。この用例も少なくない。

・どうも酒の顔を見ちやア、腹《はら》のむしが承知為《しようちし》ねへ。土場公鳥渡《ちよつと》酌《つ》いで呉《く》んねへ。ヲト、、、、ア、いゝ色だ、ア、うめへ。（滑稽本『和合人《わごうじん》』滝亭鯉丈・為永春水、一八二三―四五年刊）

・イヤモこつちの舟《ふね》も其通《そのとほ》り、客人《きやくじん》が儲《まう》け口《ぐち》がない故《ゆゑ》、酒法度《さけはつと》も同然《どうぜん》、俺《おれ》は怺《こら》へても腹《はら》の虫《むし》が怺《こら》へ居《を》らぬ、そこで一杯気《ぱいき》を付《つ》けて来《き》たのよ。（歌舞伎『昔談柄三荘太夫《むかしがたりさんしょうだいふ》』河竹新七ほか、一八五二年初演）

・【胴六】こう幸次見《かうじみ》や、接待酒《せつたいざけ》といふ札《ふだ》が出《で》てゐるぜ。【幸次】こいつあ妙《めう》だ、二三日酒《んちさけ》を飲《の》まねえから、匂《にほ》ひを嗅《か》いだら腹《はら》の虫《むし》がぐう〳〵いふ。（歌舞伎『敵討噂古市《かたきうちうわさのふるいち》』（『正直清兵衛』とも）河竹黙阿弥、一八五七年初演）

「腹の虫」の第一グループは、以上の例に見られる通り、食物や酒を求める「飲食欲求を起こす虫」としての性格を持ったものである。なお、飲酒欲求をもたらす「腹の虫」を、とくに「酒虫」と言うこともある。

第二グループの「腹の虫」

仮名垣魯文の滑稽本『滑稽冨士詣《こっけいふじもうで》』（一八六〇―六一年刊）に、次のような一節がある。怖くて声も出ないでいる男が、どうして黙っているのだと聞かれて、正直に言えず、以下のようにとりつくろう場面である。

【がら久】……ゆうべむろでさむいおめへをしたとミへて、せんきがづゝうになりやァがつて、腹のむしがあばれてきたから、それでだまつてゐるのだハナ。【わにかね】ナニ疝きがづゝうになつて腹の虫があバれると。そいつハむづかしい病人だ。（四編・下之巻）

咄嗟の言い訳として、「腹のむしがあばれて」腹が痛いから喋れないのだと嘘をついているのだが、この場合の「腹の虫」は腹痛を起こす「虫」である。なお、文中の「せんき（疝気）がづゝう（頭痛）になって」という言い方は、前章で触れた「隣の疝気を頭痛に病む」という当時の諺の、「疝気」と「頭痛」との組み合わせを借用した滑稽な表現である。

次の例は、顔をしかめるほどの腹痛が起こっているので、酒を飲んで痛みを抑えようと言っているのだが、その痛みをもたらすのは、やはり「虫」なのである。

酔が廻《まは》つて戯《あたけ》る皇子。「ヤア秋津が面《つら》はなぜ顰《しか》む。腹を虫がかぶるか、酒で押せ〱。姫いて寝《ね》よふ」と手を取《と》れば、……。（浄瑠璃『七小町《ななこまち》』竹田出雲、一七二七年初演）

痛みをもたらす「腹の虫」の一種に、「陰腹虫《いんばらむし》」と呼ばれるものがある。その用例を見てみよう。

二人リ取たが、聞きねへ、ひとりは四、五日つかふと、ゐんばらむしを病みだす、ひとりは髪《かみ》どやで、ひつこんでゐるはな。（洒落本『仕懸文庫《しかけぶんこ》』山東京伝、一七九一年刊、第三回）

「ゐんばらむし」（陰腹虫）というのは、遊女の罹る腹痛症のことであるが、作品中の割書《わりがき》に、「つきだしの子どもは、ゐんばらむしといふを、よくやむもの也。ふのりをせんじて、のませるなり」とあるように、初めて客に接する遊女によく起こるとされた腹痛のことである。ちなみに「髪どや」（髪鳥屋）は、遊里語で、梅毒の際に頭髪が抜ける病状のことを指している。[1] この「陰腹虫」の例は、梅暮里谷峨《うめぼりこくが》の洒落本『後編婭意妃《こうへんあいがえし》』（一八〇二年刊）にも見られる。

こういつちやァおかしいが、廿四文の夜発《よたか》から一両壱分の呼出《よび》しまで、苦界《くがい》の情《じやう》ははらの中《うち》へたゝみこみ、右の手ではらをおすときには、こいつ陰腹《いんばら》虫がかぶるな。また左リの手でつかへをおせば、男のためにふくめんだな。

歌舞伎の『傾城千引鐘《けいせいちびきのかね》』（十寸見千四《ますみせんし》ほか、一七四四年初演）には、少し変わった「腹の虫」が登場する。槌兵衛という男が切腹することになり、刀で腹を切り始めると、それまでは吃音であったのに、突然すらすらと喋るようになるという不思議が起こる。それを見ていた新九郎は、この不思議をこう説明する。心《しん》の臓は五臓の司《つかさ》であり、舌はその心《しん》の臓が成したものである。切腹によって「心《しん》の臓の系《つり》」を切断したために、解かれて舌が鮮やかに動くようになったのだと。腹をかき切りながら、槌兵衛は主君を殺害した犯人が誰であったかを告白し、次のように告げて果てるのである。

此年まで物言《い》わなんだ。腹の内の憎《にく》い虫《むし》を切たれば、今の大事も申上た。是さへ言《い》へば、モウ此世に思い残る事はない。倅が事を頼上升る。

吃音をもたらしたものについて、新九郎は「五臓思想」によって解釈したのに対して、槌兵衛は「腹の内の憎《にく》い虫《むし》」のせいだと見なしており、二人の考えは一見異なるように見える。しかし、前章で述べた当時の心身観からすれば、矛盾どころか互いに補強し合っていると見なすべきである。新九郎の「五臓」論によれば、舌の動きを支配する中枢が心《しん》の臓にあり、その関係のあり方が通常と違っているが故に、吃音になっていたということになる。したがって、心《しん》の臓と舌とを結んでいる連絡路を、切腹によって断ったために吃音が消失したのだと言っている。しかし、この考えは、心の臓と舌との連絡路がなぜ通常と異なるに至ったかを説明していない。槌兵衛は、それをもたらしたものこそ「腹の内の憎《にく》い虫《むし》」だと言うことによって、論理の空隙を埋めているのである。

これとほとんど同じ内容の叙述が、『傾城千引鐘』の前年に上演された、並木宗輔ほかによる歌舞伎『大門口鎧襲《おおもんぐちよろいがさね》』（一七四三年初演）にも見られる（ただし、「腹の内の憎《にく》い虫《むし》」ではなく単に「憎《にく》い虫《むし》」と書かれている）。いずれにせよ、吃音をもたらしたものを、心《しん》の臓や喉ではなく、「腹の虫」としているところが興味深い。吃音は、もとより心身双方にまたがる現象であって、「五臓」という心身一元的な統括機関の機能が乱されることによって生ずるとする考えは、「腹の虫」がその心身統括機能をかき乱す正体であると見なすことと同一の次元で繋がっている。

以上取り上げてきた第二のグループは、疼痛（とくに腹痛）や病をもたらすという性格を持った「腹の虫」である。

第三グループの「腹の虫」

「腹の虫」は、人の体内にあってその心身機能をかき乱す存在であるが、以下に掲げる用例は、人の感情や心理状態に変化をもたらす「虫」たちである。とくに、怒りの感情を起こす場合が多い。

・今日の様に言われちゃァ、何程、私の様な者でも腹の虫が承知しないヨ。(人情本『春《はる》の若草《わかくさ》』為永春水、天保年間〈一八三〇—四三〉刊か)

・たまり兼て武蔵坊ずつと出《(いで)》、「コレサ左大将殿とやら。(中略)無理が有ルなら傍《そば》に居る公家《くげ》の役でなぜしづめぬ。大敵にもひるまぬ大将、よふ一チ言《ごん》でやりこめたなァ。云負《いひまけ》させては此腹の虫が堪忍《かんにん》せぬ。サァ出なをして誤《あやま》りや」。(浄瑠璃『義経千本桜《よしつねせんぼんざくら》』並木宗輔ほか、一七四七年初演)

・イヤ、内端《うちは》にしては居られぬ。思つた事を云はにやァ、腹の虫が承知しないワ。口を出さずと黙つてゐろ。(歌舞伎『蝶蝶孖梅菊《ちょうちょうふたごのきょうだい》』松井幸三ほか、一八二八年初演)

最後に掲げる用例は、いま挙げた「怒り」の感情をもたらす「虫」とは異なり、病理的レヴェルの、「腹」にいるとされる攪乱性の「虫」である。

下関《しものせき》の采女《うねめ》ははらにものいふ虫ありて、兼平《かねひら》の問対《もんだい》を口と腹と、仕手《して》、脇《わき》にてうたひたるを、きく人興をさましぬ。(浮世草子『好色敗毒散《こうしょくはいどくさん》』夜食時分、一七〇三年刊、巻之五)

この「はらにものいふ虫」というのは、第1章で詳しく扱った、例の「応声虫」のことである。そこで述べた通り、「応声虫」は心理攪乱性が強く、病理性の高いものだが、これも「腹の虫」の仲間である。ここでの「応声虫」は、『遯斎閑覧』を源流とする、見せ物として生計を立てていたという説話的事例の系列を引き継ぐものであろうが、いずれにせよ、「応声虫」が浮世草子にも登場しており、広く浸透していたことが、あらためて感じ取れよう。

以上のように、「腹の虫」の用例を整理すると、大まかに三種に区分できる。㈠飲食欲求を起こす「虫」、㈡痛みや病症をもたらす「虫」、㈢心を攪乱する「虫」(とくに怒りの感情を起こす場合が多い)である。この「腹の虫」の持つ三つの性格について次に考えてみたい。

「腹の虫」の両義的性格

「腹の虫」の三つの性格に共通する特徴を考えようとする時、飲酒欲求の例として右に掲げた「俺《おれ》は怺《こら》へても腹《はら》の虫《むし》が怺《こら》へ居《を》らぬ」（『昔談柄三荘太夫』）という用例が参考になる。ここに見られる「俺」と「腹の虫」との関係に注目してみよう。「俺」のなかにいる「腹の虫」は、「俺」とは異なる別の意思体であり、我慢しようとする「俺」と、我慢できないと言い張る「腹の虫」との二つに分断されているという対立構造になっている。この場合、両者の力関係は対等ないし拮抗しているのではなく、「俺」よりも「腹の虫」の方が明らかに優勢であって、意思の決定権は多分に「腹の虫」の方にあるのである。

前掲の種々の用例が示すように、「腹の虫」と結びつくのは、この飲酒欲求だけでなく、「ひだるさ」、「痛み」、「病」、それに「怒り」などであり、これらはいずれも、主体にとって抑え込むことが難しいものばかりである。主体にとって、これらの対処困難な事態が生じた時、「腹」という心身空間のなかに、侵襲的、妨害的に立ちあらわれる何ものかを「もう一つの意思体」と見なし、それを「腹の虫」と呼んだものと考えられる。

「腹の虫」は、自分自身のなかに潜む、他者のようなものである。自己のなかに、主体の力を上回る他者、ないし勝ち目の薄い相手がいることを認識することは、相手の勝利に終わったとしても、その打撃を和らげるという効用がある。心に潜む、こうした適応的な自衛欲求の生み出したものが、「腹の虫」に他ならないと言えよう。

相手が手ごわいといっても、なす術《すべ》がないわけではない。堪能させる（『韓人漢文手管始』）とか、養う（『東海道中膝栗毛』）といった手段を講じることも可能である。「腹の虫」は、こうした対策行為を主体に促し、解決や満足へと導く性格をも合わせ持っている。これは、「腹の虫」のもっとも適応的な側面である。

痛みや病、それに怒りの場合は、空腹に対する「虫養い」のように簡単にはいかない。竹田出雲の『七小町』では、腹痛を酒で抑えよと言っているし、京伝の『仕懸文庫』では、陰腹虫に「ふのりをせんじて、のませる」とある。とはいえ、このように、効果が確実とは言えないにしても、「虫」の病には、それに有効とされる対処法を、ともかくも取ることができたのである。病因も対処法もまったくわからず、なす術もないとしたら、そのこと自体で、人はいっそう病苦に堪え難くなるだろう。したがって、疼痛や病をもたらすものを「腹の虫」と見なすことは、謎の病因を「虫」と特定することによって、その対処ないし療治の仕方がしやすくなるという効用を生み出していると考えられる。

怒りの場合についても、これと同様のことが言える。たとえば、怒りが込み上げてきて、いくら抑えようとしても抑えることができないという場合、そうさせているものが何であるかをまったく摑めずにいるのか、あるいはそれを対象化ないし限定することができるのかで、明らかな違いが生じる。怒りの感情を起こす「腹の虫」は、その摑みがたいものを、主体意識と対立する意思体として人格化したものと言えるだろう。「腹の虫」を想定することによって、「自分は承知しても、腹の虫が承知しない」というように、主体意識と「腹の虫」とを分離し、動揺や当惑からいくらかでも主体意識を防護するという対処が、可能となる。「腹の虫」は、心身を攪乱するいたずらものであると同時に、適応機能をも発揮するという両義的な性格を持っている。

錦絵に描かれた「腹の虫」

この「腹の虫」およびその仲間たちを視覚的に描いた錦絵がある。それは、一猛斎芳虎によって描かれた『薬の病退治の図』（一八四七—五二年頃成立か）であるが、当時の人々が「腹の虫」をどのようにイメージしていたかを想像させてくれる点で興味深い【図４-１】。ここには、実に多種の「病」が描かれ、その名称も記されているが、医学病名と俗称とが入り混じっており、そのうえ「病」とは言えないものも、少なからず含まれている。

「はやりかぜ」、「ほうそう」、「よこね」（横痃。性病などで鼠径部のリンパ節が腫脹する病）、「りびやう」（痢病。下痢が起こる病の総称）、「ひいきよ」（脾胃虚。消化機能の低下した状態を言う）、「めまい」、「せんしやく」（疝癪。疝気と癪）などが、すべて「鬼」の姿で描かれている。

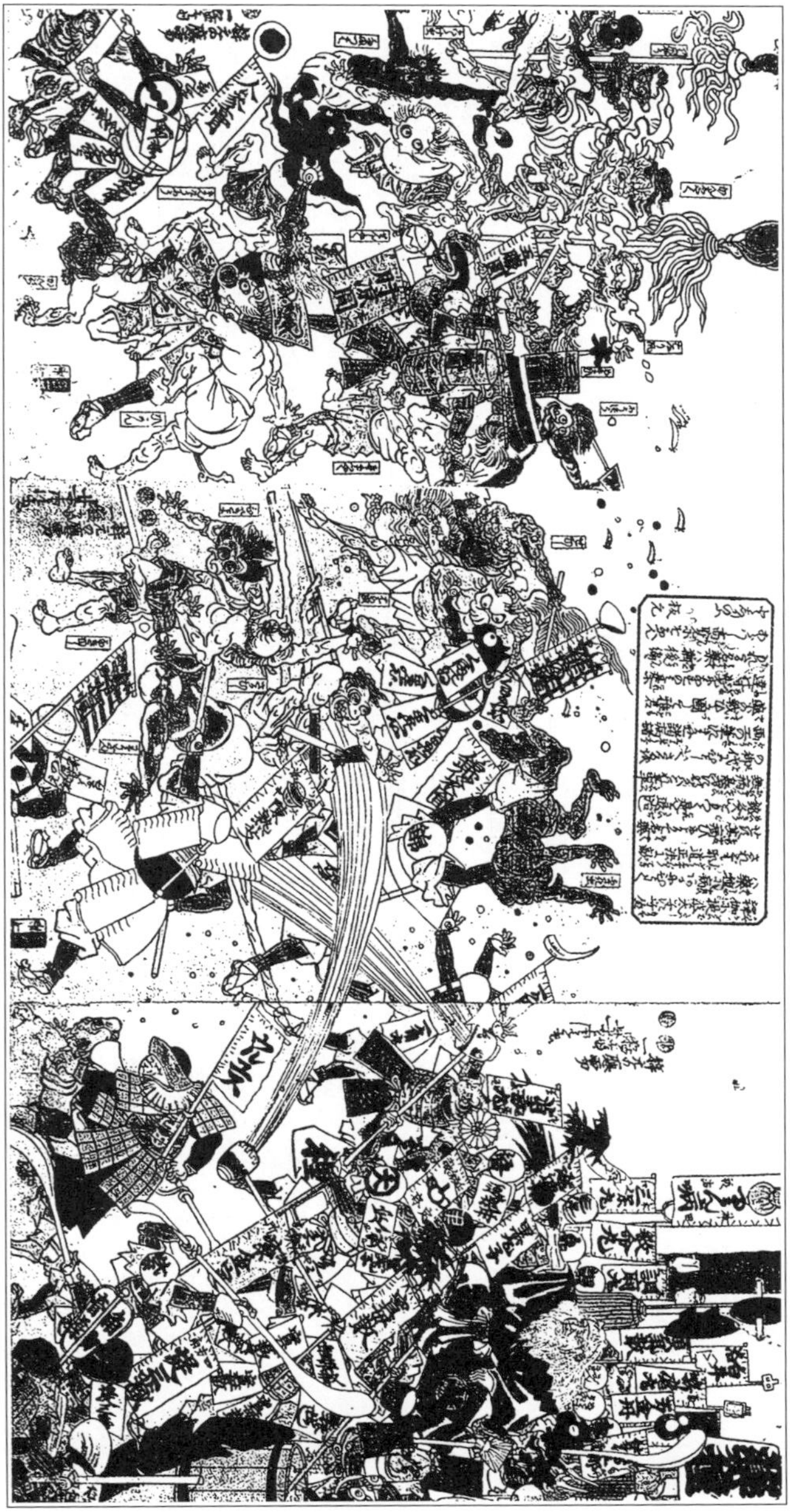

図4－1　一猛斎芳虎の『薬の病退治の図』（1847–52頃の作か）。［内藤記念くすり博物館蔵］

このなかに混じって、「腹の虫」とその仲間たちが描かれている。まず「はら虫」であるが、この「はら虫」は、前記の区分で言えば、「痛みや病症をもたらす虫」に属する。「さかむし」（酒虫）は、飲酒欲求を起こす「腹の虫」である。また「かんしゃく」は、怒りの感情を起こす「腹の虫」と見なしてよいと思われる。というのも、「癇癪の虫」（黄表紙『皐下旬虫干曾我《さつきげじゅんむしぼしそが》』山東京伝、一七九三年刊）、「肝癪虫」（『道二翁《どうにおう》道話』中沢道二、一七九五―一八二四年刊）、あるいは「疳癪の虫」（歌舞伎『黒手組曲輪達引《くろてぐみくるわのたてひき》』河竹黙阿弥、一八五八年初演）のように、漢字表記はまちまちではある（ここに「癇」、「肝」、「疳」の混同が見られるが、この点については次章で触れる）が、「かんしゃくの虫」という言い方があり、また、「はぢをかゝせるあいそづかし、子にひかされて疳癪の虫をこらへたこの場のしまつ」（歌舞伎『御国入曾我中村《おくにいりそがなかむら》』松井幸三ほか、一八二五年初演）とか、「持《も》つて生《うま》れた癇癪《かんしやく》の虫《むし》を殺《ころ》して怺《こら》へませう」（歌舞伎『曾我綉侠御所染《そがもようたてしのごしょぞめ》』河竹黙阿弥、一八六四年初演）のごとく用いられているように、「かんしゃく」を起こすものは、「虫」であるという観念があったからである。

「なきむし」や「ふさぎ虫」も、こころを乱す「虫」の仲間と言える。「かはらけ虫」というのは、「異食症」（pica）を起こす「虫」のことであろう。小児の「疳」（疳の虫）では、しばしば「かはらけ」（土器）や土、炭などの異物をかじったり食べたりするとされていたからである。図のなかで描かれている「ひかん」（脾疳）は、この「疳」の一種である。「疳」および「疳の虫」については、次の第5章で詳しく扱う。

さて、これらの「虫」たちは、他の「病」と同じく、すべて「鬼」の姿で描かれており、「鬼」たちは武装した多くの戦士によって攻め立てられている。戦士たちは、それぞれの「病」に効果があるとされる種々の「薬」が擬人化されたものであり、「薬」という戦士が「病」を迎え撃つという構図になっている。画面の右方には、伝説上、医薬の祖とされる「神農」を中心に、多数の戦士すなわち各種の「薬」が、出動に備えて待機しており、「病」に対して圧倒的優位に立っているごとくに描かれている。画面中央で「はら虫」を「退治」すべく攻撃しているのは、熊の顔を持つ戦士であり、「熊の胆《い》」と書かれた旗を掲げて、「はら虫」と闘っている。

熊の胆《い》（「ゆうたん」ともいう）は、諸病に効くとされたもので、たとえば岡本一抱の『広益本草大成《こうえきほんぞうたいせい》』（『和語本草綱目』とも呼ばれる。一六九八年刊）には、「熊胆」についてこう記されている。「虫ヲ殺シ、熱ヲ清シ、肝ヲ平《タイラ》ゲ、目ヲ明ニシ、翳《カスミ》ヲ退ケ、黄疸、下痢、心痛、小児ノ驚癇、疳《カン》瘡、痔《ヂ》瘡ヲ治ス」（巻之二十一「熊胆」）。このほかにも種々の効用が説かれているが、当時熊の胆は万能薬のように扱われ、高価であることから紛い物もかなり出回っていたらしい。安価な材料で熊の胆の偽物を作る方法を記した書も残っているほどである。それはともかく、「はら虫」であれば、熊の胆を用いればよいという具体的な対処法が示されているところが注目される。このことからも「はら虫」は、「痛みや病症をもたらす虫」であることは明らかである。

しかし、この「はら虫」だけではなく、これとは独立して扱われている「さかむし」や「かんしゃく」にも、さらには、「なきむし」や「ふさぎ虫」などの「こころ」を苦しめる「虫」に対しても、同じく「薬」によって「退治」可能な相手だとしていることが目を引く。これらの心理攪乱性の「虫」までも、「はやりかぜ」や「りびやう」などの身体病の場合と何ら変わるところのない対処法が示されているのは、すでに述べたように、心身一元的な医学思想によって、精神的変調であっても、身体的な手段である薬物による治療が有効性を持つと考えられたからである。

「腹の虫」と「体感表現」

この心身観ないし身体感覚に関連して、ここで「腹の虫」に関する「体感表現」に目を向けておきたい。「腹の虫」の用例を調べていて気づくのは、体感性を強く帯びた表現に出会うことが少なくないことである。小林一茶に「はつ雪や　ぐわら〱さはぐ　腹の虫」（句日記『七番日記』一八一〇―一八年記）という句があるが、「ぐわら〱さはぐ」という体感表現が印象的である。このほか、前出の「どつと腹の虫がぐう〱いふて、ひだるい」（歌舞伎『清和源氏二代将』）、「匂《にほ》ひを嗅《か》いだら腹《はら》の虫《むし》がぐう〱いふ」（歌舞伎『敵討噂古市』）、「腹《はら》の中《なか》の虫《むし》めがぐッ〱

と言《い》ひをつた」（同上作品）という具合に表現される「腹の虫」は、まさに体感的である。これらは飲食欲求をもたらす「腹の虫」であるが、痛みや病をもたらす「腹の虫」も当然ながら、症状という苦痛にみちた体感をもたらすものである。怒りにしても、独特の体感を伴う。

このように体感をもたらすということは、「腹の虫」が形のないものとしてではなく、有形の生命体として捉えられていることを意味している。曲亭馬琴の読本《よみほん》『椿説弓張月《ちんせつゆみはりづき》』（一八〇七―一一年刊）に、「熊胆《くまのゐ》はとり易《やす》からず。故《ゆえ》にその価《あたひ》最《いと》貴《たか》し。これを服《ふく》せば心《しん》を清《きよく》し、肝《かん》を平《たひらか》にし、目《め》を明《あきらか》にして翳《かすみ》を去《さり》、蛕蟯虫《はらのなかのむし》を殺《ころ》す」（第五十回）とあり、この場合の「はらのなかのむし」は寄生虫を指している。しかし、先に掲げた「腹の虫」が、蛔虫や蟯虫あるいは条虫などの寄生虫そのものと見なされていたとは考えにくい。『薬の病退治の図』では、「はら虫」をはじめ「虫」たちが「鬼」の姿として描かれていることはすでに見てきたとおりだが、これは「虫」の性格を「鬼」に仮託して描かれたものであろう。

「腹の虫」は、可視的で有形の生命体であるという側面と同時に、「鬼」と類似の霊性を帯びた不可視の加害的作用体というもう一つの側面をも合わせ持っていたのであり、また、このような「虫」観の成立には、繰り返し述べるが、一元的な心身観が大きく関わっていたと考えられる。「虫」と「鬼」との関連は重要であり、これについては第7章で詳しく論じることにする。

「胸の虫」の用例

「腹」だけではなく、「胸」にもまた「虫」がいると考えられていた。ただし、私たちが江戸時代の文芸作品および歌舞伎や浄瑠璃の脚本などを調べた範囲では、「腹の虫」に比べて「胸の虫」の用例は少なかった。まず、それらを示そう。

作者不詳の仮名草子『鶏鼠物語《けいそものがたり》』（一六三六年以降の成立）には、「胸の虫を死なす」という言い回しが使われている。突き上げてくる怒りの感情を懸命に押し殺すという意味である。

かかるあふなきせうふ、ことにはたゞ、むねのむしをしなして、かんにんに、しくはなし、……。

「お半・長右衛門」の通称でよく知られ、現在もしばしば上演される、菅専助の浄瑠璃『桂川連理柵《かつらがわれんりのしがらみ》』（一七七六年初演）にも、同様の表現が見られる。

エエわしや腹が立つ、く、く、くと、身を震はして無念泣き。心根《こころね》ふびんと引き寄せて、道理ぢや、く、ガ、コリヤ。親ぢやわやい、親ぢやわやい。親といふ字で何事も、虫を死なす胸の内。思ひやつてくれ、女房どもと、拳《こぶし》を握り、男泣き。

次の「胸の虫」の例は、いずれも歌舞伎作品に見られるものである。

・【久兵衛】ハイ、おあつらへの晦日《みそか》そば、だしは此徳利《このとくり》にム《ござ》リ升《ます》。【源内】徳利所《とくりどころ》か胸《むね》の虫《むし》が上《のぼ》りてある。細言《こまごと》ぬかすと手は見せぬ。（歌舞伎『伊賀越乗掛合羽《いがごえのりかけがっぱ》』奈河亀助、一七七六年初演）

・国《くに》を取《と》らず、禄《ろく》を受《う》けず、気儘《きま》腕白《わんぱく》に暮《く》らすから、諸大名《しよだいみやう》の理屈《りくつ》臭《くさ》いが、虫《むし》に障《さわ》つてムンム、ムンムと胸《むね》が悪《わる》い。（歌舞伎『けいせい青陽鶏《はるのとり》』辰岡万作、一七九四年初演）

これらの用例に見られる「胸の虫」は、すべて心理攪乱性の「虫」であり、それも、怒りの感情に関わるものばかりである。しかし、怒りを爆発させるというのではなく、抑え難い憤りを懸命に耐えようとしている場面で使われている。「腹の虫」の場合、飲食欲求とか痛みや病を起こすなどの身体攪乱性の意味を持つ「虫」の用例の方が多く、怒りの感情をもたらす用例が少ないことと比較すると、「胸の虫」と「腹の虫」との両者には少しニュアンスの違うところがあるかのような印象もある。しかし、何分にも、用例数が多くないので、確定的なことは言えない。

　しかし、「胸の虫」について関連して、注目すべきものが他にある。それは、「胸虫」（「むなむし」）と呼ばれていたものである。「胸虫」は、「虫」でもあり、また病名でもあるのだが、「腹の虫」や「胸の虫」という言い方がよくされた少し前の、戦国期から江戸前期にかけてよく使われたもので、「虫の居所」を考える上でも、また「虫」観や疾病観を検討するためにも、実に興味深い問題を孕んでいる。この「胸虫」については、「虫」病の誕生を論じる第8章で詳しく述べることにしたい。

居場所の省略された「虫」

「腹の虫」と「胸の虫」について述べてきたが、ここで「腹」あるいは「胸」という居場所が省略された「虫」表現について、簡単ながら触れておかねばならない。私たちの予想に反して、「腹の虫」と「胸の虫」の用例を多くは見つけることはできなかったが、しかし一方で、居場所が明示されない「虫」の慣用句は、かなり多く蒐集することができている。今日でもよく使われる「腹の虫が納まらない」という言い回しを、江戸期の作品群のなかに見出すことはできなかったのに対して、「虫が納まらぬ」という言い方はしばしば用いられているばかりでなく、その類義表現も驚くほど豊富に見られるのである。

　たとえば、「虫が承知せぬ」、「虫が合点せぬ」、「虫が聞かぬ」、「虫が不承知」、「虫が納得せぬ」、「虫が堪忍せぬ」、「虫が済まぬ」、「虫が堪へぬ」、「虫に当たる」（腹が立つ）、「虫に入《いら》ぬ」（虫が好かぬ）など、枚挙に暇がないほどである。また、これらと逆の意味になる言い方も多くあり、「虫が納（治）まる」、「虫が納得する」、「虫を殺す」、「虫を死なす」、「虫を押（抑）へる」、「虫を怺へる」、「虫をさする」（我慢する）、「虫を静める」、「虫が落ち着く」、「虫が休まる」、「虫に入《い》る」（腹立ちが鎮まる）など挙げれば切りがない。これらは、いずれも「虫」の居場所を特定しない言い回しである。

このほかに「虫」の性格を示す「〇〇の虫」という言い方も多くある。人を憂うつにさせる「塞ぎの虫」、驚きを引き起こす「恟《びつく》り虫」（「虫が驚く」という言い方もある）、気まま、わがままにする「気随《きずい》の虫」、気短かにする「短気の虫」などである。これらの「虫」は、どれも制御することが容易でない感情や性向を引き起こす、内なる「厄介者」である。「虫が嫌う」、「虫が好かぬ」のように、嫌悪の感情を起こさせるのも「虫」であり、「虫が知らす」のように（「虫の知らせ」という言い方は、近世には少ない）、不安を伴った予感をもたらすのも「虫」であった。以上の「虫」たちは、「心理攪乱性」の性質を持ったものであり、いずれも居場所が明示されていない表現である。

一方、「身体攪乱性」の「虫」たちも人々を悩ませていた。「虫が出る」、「虫が起こる」、「虫気」、「虫持ち」、「持病の虫」などは、広く小児病を指す日常語として多く使われた言い方である（これについては次の第5章で詳しく述べる）。「驚風の虫」（驚風は小児のひきつけ、痙攣をいう）や、「虫がかぶる」のように腹痛をもたらす「虫」もある。同じ「虫気」でも「虫気づく」と言えば、産気づくの意となり、「月虫《つきむし》」や「月水虫《さはりむし》」は、生理痛のことである。陣痛や生理痛を起こすのも「虫」であった。上掲の「腹の虫」と「胸の虫」の用例には、「身体攪乱性」のものと「心理攪乱性」のものとの偏りが見られたことは先に述べた通りだが、居場所が省略された「虫」表現を全体的に見渡すと、「身体攪乱性」以上に、「心理攪乱性」の「虫」表現のヴァリエーションの方が多いという印象が強い。

「腹の虫」あるいは「胸の虫」に比べ、居場所が省略された「虫」表現が比較にならぬほどの豊かさを持っているのは、おそらく、近世における「虫」イメージが、いかに明瞭な輪郭を持って人々に共有されていたかを物語るものであろう。つまり、わざわざ「腹」とか「胸」という居場所を示さなくとも、明らかに「虫」は「腹の虫」あるいは「胸の虫」を意味したのに違いないのである。「腹」や「胸」を省略できるほどに、当時の「虫」観は、圧倒的な力を持って人々の日常に根づいていたと言えるだろう。「腹の虫」や、とくに「胸の虫」の用例が意外にも少ない理由は、ここにあると考えられる。しかし、近代化とともに「虫」観が大きく変容したため、「腹の虫が納まらない」というように、あえて「腹」という語を付け加えないとわかりにくくなってしまったのではないかと考えられる。

二　「癪」――「腹」と「胸」の病

「腹の虫」と「胸の虫」について述べてきたが、「腹」や「胸」がなぜ「虫の居所」とされたのか、「胸」や「腹」はそもそもどのような「ところ」なのか、このことを探っていきたいと思う。「胸」と「腹」とを考えるのにふさわしい対象として、「癪《しゃく》」を取りあげる。「癪」というと、今日では「癪に障る」とか「癇癪を起こす」といった派生的な言い回しの方が残存しているにすぎないが、近世においてはきわめてありふれた病気の名であった。「癪」という漢字は中国になく、いわゆる国字であって、「積」の俗字である。「癪」は、もともと中国医学の「積《しゃく》」または「積聚《しゃくじゅ》」が、日本的に変容したものであり、「積」以上に多様な病像を含んだ病症として、広く人々の日常に浸透していたのである。「癪」（「積」、「積聚」、「積気」、「癪気」などの文字表現がされる）は、「発作性に生じる疼痛ないし苦悶感」を主症状とし、消化器および呼吸器症状と思われるものや、失神発作や後弓反張《こうきゅうはんちょう》を伴うなどの場合もあって、とても今日の○○病に相当するというように、簡単に言い換えることができない、捉えにくい病症である。「持病の癪」という言い方がよくされたように、発作を何度も繰り返す慢性の経過をとることが多いものでもあった。

この「癪」を取り上げる理由は、いくつかある。㈠「癪」は、「腹」の病であると同時に、「胸」の病ともされ、「腹」と「胸」の双方にまたがる特異な病症であること、㈡「癪」は、医書にその記載が多く見られるだけではなく、文芸作品にも多く登場しており、双方の資料を検討することによって、当時の「腹」観・「胸」観を多角的に捉えやすいこと、㈢「癪」には、「癪の虫」と呼ばれる「虫」が考えられていたことから、「虫」と「腹」・「胸」との関連を探りやすいことなどである。

社会現象としての「癪」

江戸前期の儒学者である熊沢蕃山は、その著『大学或問』（一六八七年頃成立か、一七八八年刊）のなかで、人々の多くが「癪」を患うようになったために、大きな社会問題が起こっていることを、以下のように述べている。

　近年ハ男女共に積気《シヤクキ》多し。此故にせんじ茶を好《コノ》めり。国々の茶園《サエン》むかしに百倍《バイ》せり。是に薪を尽《ツク》す事亦かぎりなし。仁政にて欝気はれ、学校のをしへにて人無病にならば、昔のごとく、冬日にハ湯をのミ、夏日にハ水をのミて足るべし。茶園《サエン》多くハ五穀《ゴコク》となりて食物増《マス》のミならず、薪すくなく入べし。彼是《カレコレ》貴賤《キセン》ともに所帯《シヨタイ》ゆるやかに、無用のいそがハしさやミて、男女ともに家職《カショク》のつとめよかるべし。（上冊）

興味深いと同時に、驚くべき指摘である。「積気」の人が増えたために、茶の消費量も茶園も激増し、燃料の薪も限りなく使われるようになったと指摘している。「積気」の増加が、江戸時代版の環境問題までをも引き起こしたというのであるから徒事《ただごと》ではない。この『大学或問』は、経世済民の観点から、財政、農政、宗教、教育などにわたって、政治の矛盾を論じたものであり、このため幕府批判の書とされて、蕃山は下総の古河《こが》城内に幽閉され、そこで病没するに至った。同書が書かれたおよそ百年後の天明八年（一七八八）に出版されたが、翌寛政元年（一七八九）には、発禁処分になっている。「寛政異学の禁」の始まる前年であるが、松平定信による寛政の改革が早くもこの事態を招いたのである。

　このように『大学或問』は、時の司政者にとって放置できない内容を含んでいた。右の引用箇所にも、「仁政」が人々の「欝気」を晴らし、「学校のをしへ」が「無病」をもたらすという考えが示されている。経世済民の論旨から言って、ここに主張の強調点があることを考えれば、「積気」のことはやや誇張して語られているのかもしれない。

しかし、政治や教育のあり方によって、人々が患うようになり、環境や経済にまでその影響が波及するその代表例として、「積気」が持ち出されていることの意味は大きいと言わねばならない。天下国家を論じる書にも登場するほど、「癪」現象は肥大化していたのである。同書が成ったのは、十七世紀の後半であり、すでにこの頃には「癪」現象が広がっていたことになる。

香川修庵は医家の立場から、「癪」が社会的に広がりを見せた理由について、『一本堂行余医言』（成立年不詳、一七八八年刊、漢文）のなかで、こう論じている。泰平の世になって百年以上が経ち、万民の暮らしは豊かになった。人々は、「遊惰ニシテ、飽暖ニ過ギ」るまでになり、「逸楽ニ耽」る一方でかえって「心ハ労苦」が多くなったのである。「百年ノ蓄積」のために「精神」をうち捨て、「一生ノ活計」のために「思慮」を乱すことになる。それに加えて、酒食を貪り、房事に耽るのである。したがって、生命の根本の「気」である「元気」（「原気」に同じ）が、その奔忙によって疲弊しないはずがない。そうなれば、「気」の運行が「遅緩」せざるをえなくなる。このため「気」が鬱滞して、（「積」の）凝結が生じるのだ（「巻之二　癥」）。

このように修庵は、「泰平」の世が長く続いたために、人々の心の状態と生活のあり方とが変化し、この影響が心身に及ぶことによって、多くの人たちが「積」（癪）を病むようになったと述べている。この論は、「癪」の発症を社会病理的観点から説いている点で目を引くが、同時に社会病理として扱われるほど、「癪」がいかに人々の間に蔓延していたかを物語っている。

以上のように、人々の日常と深く関わっていた「癪」とは、どのようなものであったのか。まずは、文芸作品に描かれている「癪」を取り上げることにする。

文芸作品に見る「癪」

江戸文芸の諸作品には、じつにさまざまな病気が描かれているが、このうち「癪」は、他の病気と比べてことのほか多いものである。数量的に調べたわけではないが、当時よく知られた病名である「傷寒《しょうかん》」、「瘧《おこり》」、「中風」、「消渇《しょうかつ》」、「霍乱《かくらん》」、「疝気《せんき》」などよりも、また当時から今に至るまで普通に使われてきた「風邪」、「頭痛」、「虫歯」などよりも、「癪」はずっと多く登場するという印象がある。

「癪」には、以下に述べるように、注目すべき点がいくつもあり、それぞれについて順次検討していくが、まず「癪」の症状が身体のどこに現れるかを見ておきたい。次に掲げるのは、歌舞伎や浄瑠璃などの諸作品に描かれている「癪」の場面である。

・そのよふに胸《むね》の痛《いた》むとは癪《しゃく》のわざじや。それをおして歩《ある》くも毒《どく》じや。（歌舞伎『卅三年忌袂白絞《さんじゅうさんねんきたもとのしらしぼり》』作者不詳、一七四〇年初演）

・持病《ぢびやう》の癪《しやく》が胸先キへ。コレ申、そこらに水が有ならば、たつた一ト口呑マしてたべ。（浄瑠璃『祇園祭礼信仰記《ぎおんさいれいしんこうき》』中邑《なかむら》阿契《あけい》ほか、一七五七年初演）

・しんどうて、癪が胸先へさし込で、どふも歩《ある》かれぬわいのふ。（歌舞伎『音羽山恋慕飛泉《おとわやまれんぼのたき》』中山吾八ほか、一七六三年初演）

・ア丶、術《じゅつ》ない。どうやら癪《しゃく》の業《わざ》か、胸《むね》が痛《いた》い。（歌舞伎『けいせい黄金鯱《こがねのしゃちほこ》』並木五瓶、一七八二年初演）

このように、「癪」が起こる部位は、「胸」あるいは「胸先」であると書かれることが多く、「癪」のことを「胸の痞《つかえ》」とも言うほどである。だが、「癪」が生じるのは、「胸」だけに限ったことではない。

たとえば歌舞伎の『雷神不動北山桜《なるかみふどうきたやまざくら》』［『鳴神《なるかみ》』とも］（津打半十郎ほか、一七四二年初演）では、「癪」を起こした雲《くも》の絶間姫《たえまひめ》が「いこうお腹《なか》がいたうござんする」と言っているし、浄瑠璃『伊賀越道中双六《いがごえどうちゅうすごろく》』（近松半二、一七八三年初演）には、「私《わたし》は秩父《ちゝぶ》坂東《ばんどう》廻《め》ぐる順礼《じゆんれい》、癪《しやく》でお腹《なか》を痛《いた》めまする」という台詞も見られるのである。また、歌舞伎『女土佐日記《おんなとさにっき》』（作者不詳、一七二六年初演か）に、「【松】何とさんしたへ。【平兵衛】腹《はら》が痛《いた》い〳〵。【皆々】ゑゝ気の毒《とく》な。【平兵衛】あ痛《ひた》〳〵、癪《しやく》じや〳〵、あ痛《いた》〳〵」とあるように、「癪」で「腹」が痛むと表現されることも少なくないからである。となると、「癪」の起こる部位は、「腹」と「胸」の双方であるということになるが、しかし、事柄は簡単ではない。というのも、「癪」の生じる「腹」や「胸」は、今日の私たちが思っている「腹」や「胸」と、少しばかり違うからである。

とくに問題となる「鳩尾」という部位を取り上げてみよう。曲亭馬琴の『南総里見八犬伝』（一八一四―四二年刊）に、「其身《そのみ》は、袿《うちぎ》の下、帯の上より、鳩尾《みづおち》のほとりまで」（第十四回）とあるように、「鳩尾」はいわゆる「みづ（ぞ）おち」のことであり、今日では上腹部または心窩部と呼んでいる部位である。ところが、たとえば「後《うしろ》よりむずと抱《だき》、夫トの鳩尾《むなさき》我腹迄、切《き》つ先《さき》あけにぐつと突《つ》く」（浄瑠璃『応神天皇八白幡《おうじんてんのうやつのしらはた》』文耕堂、一七三四年初演）とか、「無慙《むざん》なるかな、娘《むすめ》の小雪鳩尾《こゆきむなさき》を突《つき》ぬかれ、血《ち》は滝《たき》のごとくに流《なが》れ出《いで》、……」（読本《よみほん》『復讐奇談七里浜《ふくしゅうきだんしちりがはま》』一渓庵市井、一八〇八年刊）などの文例が示す通り、「鳩尾」を「むなさき」と訓ませている。このように、上腹部である「鳩尾」を「胸先」と見なしているのである。であれば、前記用例の「癪が胸先へさし込で」という場合の「胸先」は、今日の「胸」ではなく、「腹」（上腹部）を指していることになる。ただし、「胸先」という語がつねに「鳩尾」（上腹部）を意味するとも限らず、単に「胸」のことを指すこともある。また「胸先」と同様に、単に「胸」という語も、胸部を指すこともあれば、上腹部を指す場合もあるのである。

これと同様のややこしさは、「腹」についても言える。歌舞伎の『竹篦太郎怪談記《しっぺいたろうかいだんき》』（市山卜平ほか、一七六二年初演）に、登場人物の岡園が「癪」を起こす場面があり、ト書きには「岡園、腹痛《いた》がる」と書かれているのに、台詞では岡園が「ア、そふして此又癪《しやく》も、爰で起《お》こらずわいの。胸先へ差《さ》し込んで」と言っているのである。つまり、同一部位を「腹」とも「胸先」とも呼んでいるのであり、実際こうした例は珍しくない。今日では、横隔膜を境として、胸部と腹部とが明瞭に区分されるが、当時にあっては「胸」と「腹」との境界はきわめて漠然としており、「胸」は胸部だけでなく、上腹部（心窩部）まで含まれていたのである。言ってみれば、上腹部は「胸」でもあり、「腹」でもあるのであって、「腹」と「胸」とは、その部位においても重複していることになる。

このように、「腹」および「胸」の、それぞれ指し示す部位が、当時と今日とでは「ズレ」があるために、私たちを混乱させるのである。しかし、この「ズレ」の意味はきわめて大きい。「腹」あるいは「胸」という部位概念を規定し、成立させるものが、近世と現代とでは異なっていることを示しているからである。「癪」は、「ズレ」を気づかせてくれるだけでなく、部位概念を規定するものが何であるかを考える上でも、重要な疾患であるので、しばらくは「癪」がどのような病であるかを把握することに努め、その後に改めて「腹」と「胸」についての検討を行うことにしたい。

「癪」と発症状況

「癪」の特徴の一つとして注目されるのは、「癪」の発症状況である。何の誘因もなく突然「癪」が起こるという叙述もあるのだが、以下の用例に見られる通り、発症状況がはっきりとしていることが多い。なお、「積」とか「積聚」という本来の文字表記がされている用例もあるが、その内容は日本的な「癪」である。

- 気をもんで持病《ぢびやう》の痞《つかへ》。借銭《しやくせん》のかはりに、積《しやく》おこらしてたもんなと、別れてこそは帰りけれ。（浄瑠璃『ひらかな盛衰記《せいすいき》』文耕堂ほか、一七四〇年初演）
- 今朝《けさ》からの心づかひ、また持病の癪《しやく》が差し込んだ。（中略）お主《しゆう》と持病に勝たれぬく。（浄瑠璃『仮名手本忠臣蔵《かなでほんちゆうしんぐら》』竹田出雲ほか、一七四八年初演）
- あんまりの恟《びつく》りで、結句《けつく》積《しやく》が上ったか。（浄瑠璃『天竺徳兵衛郷鏡《てんじくとくびようえさとのすがたみ》』近松半二ほか、一七六三年初演）

・去状を直《じき》に取と言《い》ふて、今爰へ見ゆる。それを知《し》らして、思案させませうと思《おも》ふて、跡先も覚へず走《はし》つて来たりや、癪《しやく》が上《のぼ》つて、あァ術《じゆつ》なひ。（歌舞伎『霧太郎天狗酒醼《きりたろうてんぐさかもり》』並木正三ほか、一七六一年初演）

・「エ、むごい鬼《おに》よ蛇《じや》よ。小《ちい》さい者をむごたらしい。わしから先《キ》へ殺せやい」と、叫《さけ》べど声の出ばこそ、悶《もだ》へこがれて差込癪《しやく》。（浄瑠璃『志賀《しが》の敵討《かたきうち》』紀上太郎《きのじょうたろう》、一七七六年初演）

以上掲げた用例は、いずれもはっきりとした発病状況が描かれており、「気をも（む）」、「心づかひ」、「悕り《びつく》」、「悶《もだ》へこがれて」など、不安や緊張、あるいは心労や心理的衝撃が誘因となって、「癪」が生じている。しかし、「癪」を引き起こすのは、心理的苦痛やダメージに限ったことではない。

・今宵《こよひ》逢《あ》はれる嬉《うれ》しやと、心《こゝろ》緩《ゆる》みしそのせいなるか、一倍《ばい》強《つよ》い此《こ》の癪《しやく》気《け》、胸先《むなさき》へさし込《こ》んで、アイタヽヽヽ。（歌舞伎『恋音便水主白糸《こいのたよりもんどしらいと》』作者不詳、明治維新頃初演か）

・掟《おきて》厳《きび》しい廓《くるわ》を脱《ぬ》け、やれ嬉《うれ》しやと思《おも》うたら、心《こゝろ》のゆるみに持病《ぢびやう》の癪《しやく》が、あいたゝゝゝ。（歌舞伎『勧善懲悪覗機関《かんぜんちょうあくのぞきからくり》』（『村井長庵』とも）河竹黙阿弥、一八六二年初演）

これらの場合のように、念願がやっと叶った時や、苦労の甲斐あって目的を達成した折に起こる「癪」もある。努力が実り、持続的な負荷の解消に至るという、一般に望ましいとされる事態が、皮肉にも病苦を招くという逆説は、従来より精神病理学がとくにうつ病の発症状況の一つとして注意を払ってきた「荷降ろし」（Entlastung）状況に相当するものだろう。いずれにせよ、このように心理的要因から「癪」の疼痛発作にいたる経緯は、まさに心身相関的であり、「癪」はあたかも心因性の病症であるかのような印象を与えるのである。「癪」はまた、疼痛や苦悶感のほかにも、心因性を強く思わせる以下のような注目すべき症状を起こすこともある。

失神発作としての「癪」

百一誌・作の洒落本『北廓鶏卵方《ほっかくたまごのしかく》』（一七九四年刊か、一八〇六年刊説もある）には、深く情を交わした男から、親に遊廓通いを禁じられたのでしばらく逢うことができないと告げられて、遊女松風が「癪」を起こす場面が描かれている。松風は、「……わがみのことはおぼしめさずに、いゝなづけのお方《かた》をお入申て、御両親《りやうしん》さまへ御あんどさせ申なんし」などと、自身の気持ちを懸命に抑えながら訴えるが、やがて苦しさに耐えかねたように、「癪」の発作に襲われるのである。

今迄《いままで》ぬしにくろうさせ申ィしたは、にくひやつと〔こへもふるへて〕思召《おぼしめ》そふが、かんにんなんし〔トいゝつゝ右の手ニてむねをおさへながら、はをくひしめ、むちうになる〕。

松風は、急に襲ってきた疼痛ないし苦悶感に「むねをおさへ」ただけでなく、「むちう」（夢中）すなわち失神あるいはもうろう状態という意識変容をきたしたのである。松風の急変に驚いた男は、「気《き》をたしかにもてヱ」と声をかけるも反応なく、男が狼狽しながら、「かむろ」や他の花魁《おいらん》を呼んだりして、ひと騒ぎになるが、「黒《こく》ぐわんし」（黒丸子）という「癪」の薬を飲ませてしばらくすると、松風は「ウンといつてきがつき」、意識が戻るのである。

この例のほかにも、近世の文芸作品には、「癪」による失神発作の場面がしばしば描かれている。

・おさやも見るに目《め》もあかず、心中悶乱《しんちうもんらん》して癪《しやく》気《き》取《とり》つめ、あつとばかりに是《これ》も気絶《きぜつ》したりければ、……。（読《よみ》本《ほん》『復仇女実語教《かたきうちおんなじつごきょう》』十返舎一九、一八〇九年刊）

・おゝ、気《き》を失《うし》なつてゐる様子《やうす》だ。はゝあ、今《いま》の奴等《やつら》に取《と》り巻《ま》かれ、ハツと思《おも》つて癪《しやく》がさし込《こ》み、取《と》りつめたと見《み》える。何《なに》しろかゝりあひだ。どれ呼《よ》びいけてやらうか（歌舞伎『善悪両面児手柏《ぜんあくりょうめんこのでがしわ》』河竹黙阿弥、一八六七

年初演）

また、歌舞伎の脚本（台帳）のなかに、「癪」の失神発作に関して、次のような台詞が見られる。たとえば、歌舞伎『敵討櫓太鼓《かたきうちやぐらのたいこ》』（鶴屋南北ほか、一八二一年初演）では、気を失っている女を見て、たまたま居合わせた男が「この子は、てんかん病みか、たゞし、疝癪《せんしやく》でもさしこんだのか」と言っているし、歌舞伎『紋尽五人男《もんづくしごにんおとこ》』（松井幸三ほか、一八二五年初演）でも、「目を廻した」（気絶した）男のことを、医者の道庵が「癪でも発《おこ》したのか」と言っている。こうした台詞を見ると、「癪」は意識を失う代表的な病症として、当時の人々に認識されていたことがわかる。この「癪」による意識消失発作は、今日「解離性障害」と呼んでいるものに相当する（かつては解離型ヒステリーと呼ばれた）。こうした精神的病症も、当時は「癪」とされたのである。

「癪」の「後弓反張《こうきゅうはんちょう》」

また、「癪」には「気を失う」という発作に加えて、体が弓なりに反り返るという場合もある。「十六夜清心《いざよいせいしん》」の通称で親しまれ、今日もよく上演される河竹黙阿弥の『花街模様薊色縫《さともようあざみのいろぬい》』（一八五九年初演）には、そのような場面が描かれている。求女《もとめ》という若侍（女形が演じる女性的な若者である）が、旅の道中で「癪」を起こし、通りがかった清心に助けを請う。清心は「胸《むね》を押《お》して進《しん》ぜませう」と言って、求女の懐に手を差し入れると、ずっしりとしたものに手が触れる。「これ若衆《わかしう》どの、こりや何《なん》でござる」と清心が尋ねると、「そりや金《かね》でござります」と答えるが、まもなく求女は「うんとばかりに反《の》りかへ」ってしまう。ト書きにあるように「清心《せいしん》びつくりして手《て》を放《はな》す、求女《もとめ》反《の》りかへり倒《たふ》れる」のである。慌てながら清心は、「あゝこれ反《の》つては悪《わる》い〱、気《き》をたしかに持《も》たつしやれ」、「若衆《わかしう》どのいなう、若衆《わかしう》どのいなう、気《き》をたしかに持《も》たつしやれ」と声を張り上げながら介抱すると、やがて求女は「心附《こころづ》く」（意識が戻る）のである（このあと清心は求女を殺害し、金を奪って逃走していくという、よく知られた展開になる)。

「癪」の発作で体をのけぞらす場面といえば、歌舞伎ファンなら『仮名手本忠臣蔵《かなでほんちゅうしんぐら》』(作者不詳、成立年不詳)の七段目を思い起こすだろう。有名な「祇園一力茶屋の場」で、おかるが兄の寺岡平右衛門から夫・早野勘平の死を聞かされ、衝撃のあまり「癪」を起こして気絶するあの場面である。身をのけぞらして苦しむおかるに、平右衛門が「反《の》るな、反《の》るな」と繰り返し言いながら必死に介抱し、しばらくしておかるはようやく我に返るのである(ただし、これは歌舞伎版であって、浄瑠璃の『仮名手本忠臣蔵《かなでほんちゅうしんぐら》』[竹田出雲ほか、一七四八年初演]にこの場面はない)。

心理的衝撃によって、全身が弓のように反り返る現象は、「後弓反張」とか「弓なり緊張」(Opisthotonus)と呼ばれ、かつては「ヒステリー弓」とも称されたように、古典的なヒステリー症状として知られたものである。精神医学史が教えるように、ヒステリーは古代エジプト、古代ギリシャ時代から見られ、シャルコー(J. M. Charcot)やベルネーム(H. M. Bernheim)の催眠研究や、フロイト(S. Freud)の精神分析を通して概念変遷を経てきたものである。ヨーロッパ文化圏の医学的概念であるヒステリーの、少なくともその一部が重なるものとして、わが国の近世には「癪」があったことに留意されてよいだろう。

戦略的「癪」

「癪」の持つ心理的側面について述べてきたが、これに関連して、戦略的と呼んでよいような「癪」について触れておこう。歌舞伎でよく見られるように、たとえば女または女装した白浪(盗賊)が、「癪」を起こす手口で、金品を奪い取るといった場合もそうだが、それとは別に、遊女の起こす「癪」の場合もある。春光園花丸の洒落本『言葉《ことば》の玉《たま》』(一七九四年刊)には、「おやま」(遊女)の「癪」についてこう書かれている。

ある人のいふ。まちかたのおなごとちがひ、おやまの⿰月責《しゃく》はぎやうさんなりと。しかれどもこれにはいかふわけのある事也。まづまちかたのおなごは身もちもよく、又こゝろづかひもすくなし。おやまはふやうぜうと心《しん》労《らう》のおゝきとにてもしるべし。しかしほんぼのしやくは十度《とたび》にいちどにて、おふかたはみな太郎《たろ》なり。（『言葉の玉』）

作者は、このように一般の婦女子に比べて、遊女の「癪」が大げさであるのは、不養生と心労の大きいためであるとしながら、真の「癪」は十のうち一つであって、たいていは「太郎《たろ》」（策略）であると言い、続いて、「癪」を起こせば、帰ろうとする客も泊まることになり、腹を立てた客も機嫌をなおすようになるわけで、なるほどよい手管となると述べている。さらに、「かの歯《は》ぎりかんで、のつけにそりかへり、じゆばんのそでぐちぐらいはくひさけど、けつこうなあけ衣装《ゐしやう》はめつたにやぶらず。ちやわんなどはとつてほるけれども、値の貴《たか》ひつむりの道具《だうぐ》はおつた事なし」（歯を食いしばり、仰向けに反り返るとき、襦袢の袖口くらいは食いちぎることはあっても、結構な衣装をひき破ってしまうことはめったにない。茶碗などは投げつけたりしても、高価な櫛・笄《こうがい》などを壊してしまうことはない）と皮肉っぽく言っている。

当時の川柳に、「けいせいの　しやく人を見て　おこる也」（『誹風柳多留《はいふうやなぎだる》』呉陵軒可有ほか編、一七六五―一八四〇年刊）とか、「うり（売り）ぶりの　わるさしやくだの　つかへだの」（同）という句があるように、遊女がわざと「癪」を起こして男の気を引こうとしたり、逆に客を拒んだりすることは当時よく知られていた。たしかに、遊女の「癪」にはいわゆる詐病（当時は「作病」あるいは「虚病」と言った）も少なくなかったかもしれないが、ヒステリー状態には「演技的」ないし「演劇的」と形容されるようなケースもあるので、いかにもわざとらしく見えても、詐病ではなく病症である場合もかなりあったものと想像される。

いずれにせよ、切羽詰まった境遇から「苦界」と呼ばれる色里に投げ込まれ、過酷な日々を過ごす遊女たちにとって、一時的にしろ身を守る数少ない手段が、「癪」という病であったのだろう。病が、むしろ救いとなるほどの生活を、余儀なくされていたということになる。

「癪」の手当てと簡便応急処置

さて、以上のように「癪」は多面性を持った病症であるが、このことは「癪」の発症だけでなく、その手当ての仕方にもあらわれている。「癪」に心理的要因が絡んでいるからといって、療治として心理的な方法が取られていたわけではない。江戸の文芸作品には、「癪」への対処法についてもしばしば描かれており、たとえば先に取り上げた『花街模様薊色縫』で、「癪」を起こした求女に助けを求められた清心が、「あこれ、そのやうにさし込《こ》むなら、薬《くすり》はないがその替《かは》り、胸《むね》を押《お》して進《しん》ぜませう」と言うように、「癪」の対処法として、咄嗟の時でも行なえる、「胸」または「腹」を手で押圧したり擦ったりすることもなされたのである。『和胸丸《わきょうがん》』という売薬の引札《ひきふだ》（広告のチラシ）【図4-2】のなかに、「癪」の発作を起こした婦人を、男が後ろからかかえるように胸のあたりを押さえている絵が描かれているので参照されたい。

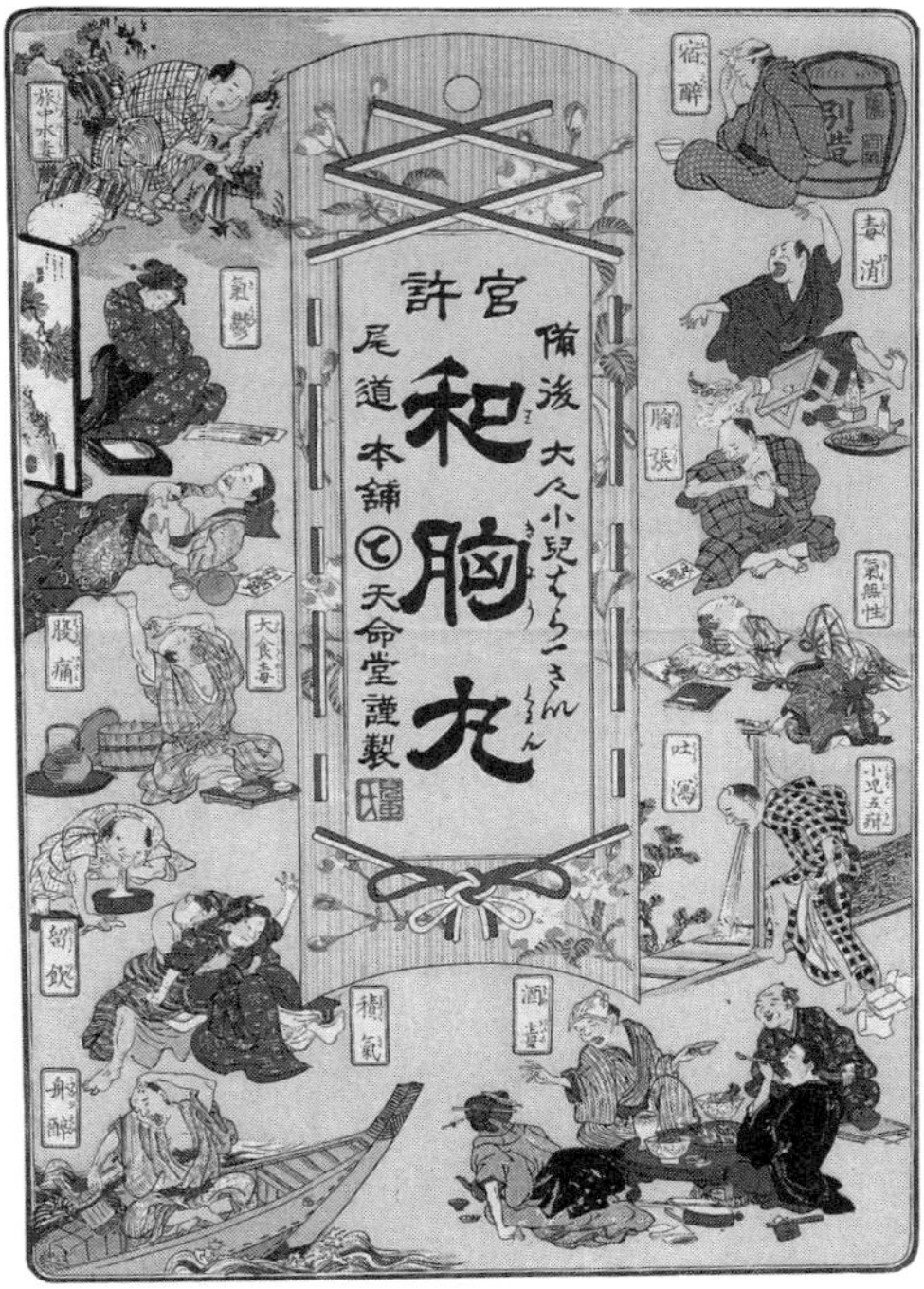

図4-2　『和胸丸』の引札（明治初年か）。図の左下方に「癪」（積気）の発作に苦しむ女性と，後ろから男が胸の辺りを押さえている場面が描かれている。［内藤記念くすり博物館蔵］

前出の『恋音便水主白糸』では、

「癪」の発作を起こした遊女の白糸が、通人の鶴賀《かくが》に指で押してほしいと頼むのだが、その折鶴賀は「下拙《げせつ》は蝮蛇《(まむし)》指でげすから、利《き》くといふ事《こと》でげす」と答えている。「蝮蛇《(まむし)》指」とは、指先の関節を蝮の頭部のように自在に曲げることのできる指、または蝮の頭のような形をした親指のことを言い、この指で「癪」を押さえると効果があるとされていた。[2]

歌舞伎には、このように手指で押圧する場面がしばしば見られるが、今も人気演目である前出の『雷神不動北山桜』には、「苦手《にがて》」による「癪」の手当てが描かれている。「癪」を起こした雲《くも》の絶間姫《たえまひめ》に対して、鳴神上人《なるかみしょうにん》が「きうびへさし込んだものであらう、おれが手は苦手《にがて》ぢや、指が触ると、積聚《しやくじゆ》はなほりをさまる、ドレドレ」と言って、絶間姫の懐中に手を差し入れるのである。この後はよく知られている官能的な場面となり、女色に溺れていく上人の変容がリアルに演じられていく。それはともかくこの「苦手」というのはどのようなものかについて、貝原好古（益軒の養子）が説明しているので、それを引いておこう。好古は『諺草《ことわざぐさ》』（一七〇一年刊）のなかで、『霊枢』に記載のある「爪苦手毒」の説を取り上げて、こう述べている。「これ世にいふ苦手也。此者芋の茎《くき》を折《(おる)》に、其味苦し。又腹の痛を抑《おさえ》て効あり。また蛇を捕《とらふ》るに、蟠《わだかま》りてうごかず。俗に蛇《くちなは》だましと云。是苦手也」。[3]

松貫四ほかによる浄瑠璃『伽羅先代萩《めいぼくせんだいはぎ》』（一七八五年初演）に、「きつふ積《しやく》が病《いたむ》なら灸《きう》をすへてやらふかや」とあり、浄瑠璃『源平布引滝《げんぺいぬのびきのたき》』（並木宗輔ほか、一七四九年初演）に、「察《さつ》する所、葵御前も常《つね》に積聚《しやくじゆ》の愁《うれへ》有ッて、導引鍼《だういんはり》医《い》の手先キを借《かり》、……」とあるように、鍼灸や導引（按摩）も「癪」の対処法であった。十返舎一九の滑稽本『江《え》の嶋土産《しまみやげ》』（一八〇九―一〇年刊）にも、医者が鍼で「癪」持ちの女を療治する場面がある。医者は「わしがはりで、おそらくおさまらない癪《しやく》はない」などと豪語するのだが、結局は「いしやどのゝはりが、はらの中へおれこみて、女ははつとおもひしにや、とりのぼせ、いつかうにしやう気なし」ということにあいなって、後は滑稽本らしくおもしろおかしく騒動の様子が描かれていく。

このように「癪」は、いかに心理的要因が色濃く関与していても、心身一元的な病症であるゆえに、手指による押圧をはじめ、薬物、鍼、灸、導引などの身体療法が有効とされていたのである。ただし一般に、身体的治療は、身体にのみ変化をもたらすのではなく、心理的効果をも少なからず伴うものだが、「癪」の場合、とくに心理的要因の関わりが大きいものほど、これが強く働いたであろうことは想像に難くない。

医家による「癪」論――中国医学の場合

「積」（積聚）という病が、身体のどこの病変であり、その症状はどの部位に現れるのかという基本的な事柄は、医書を見れば簡単にわかると思われるかもしれない。しかし、そうとは言えないのである。「積」が「腹」の病か、「胸」の病か、或いは「腹」が痛むのか、「胸」が痛むのかという素朴なことを確かめるのは、実のところ容易ではない。この点を中心にして、まず中国の「積」論について見ていきたい。多くの医書に「積聚」の概念規定としてよく引用されている、張仲景（後漢代）の『金匱要略《きんきようりゃく》』の記述を取り上げてみよう。そこには、こう記されている。「積ハ蔵病也。終《つい》ニ移ラズ。聚ハ府病也。発作ニ時有テ、展轉シテ痛ミ移ル」（巻之中「五臓風寒積聚病脈証並治」）。

「積」が「臓」の病であって、疼痛部位は固定したままで終始移動しないのに対して、「聚」は「腑」の病であって、痛みは発作性で起こったり止まったりする特徴があり、疼痛部位もよく移動すると書かれている。簡潔にして明瞭な定義ではあるが、「積」と「聚」はそれぞれ「臓」と「腑」の病であると書かれているものの、その疼痛がどの部位に起こるのかについては何も言及がない。しかし『金匱要略』は、これに続いて、両手の「寸・関・尺」における「脈」の特徴から、「積」がどの部位にあるのかが見分けられるとしている。「積」の脈の所見は、すべて「細《さい》」で「骨ニ附ク者」であり（骨に達するほど指を強く圧してはじめて触知できる、細《さい》にして沈《ちん》の伏脈のこと）、それが「寸・関・尺」のどの部で見られるかによって、「積」の存する部位が特定できるという。たとえば、「寸」部でその所見が得られれば、「積」は「胸中」にあり、「寸口」より少し上の位置であれば、「積」は「喉中」にあり、「関」部であれば、「臍旁」にあり、「寸」と「関」との間であれば、「心下」にあり、「関」と「尺」との間であれば、「積」は「少腹」（下腹部）にある、などとしている。脈診のことはともかくとして、「積」は「喉中」、「胸中」そして、「心下」、「少腹」に至る実に広範囲の部位にわたっていることになる。しかし、「積」そのものがこれらの部位に存在しているという意味なのか、「積」の兆候や症状がそこに現れるという意味なのかは、はっきりしない。

次に、「積」の分類としてもっともよく用いられる「五積」について検討してみよう。「五積」とは、心、肺、肝、脾、腎の「五臓」それぞれに対応する五種の「積」であり、「五臓之積」とも呼ばれるものである。この「五積」には、各々別名もあり、「肝積」（肥気）、「心積」（伏梁《ぶくりょう》）、「脾積」（痞気《ひき》）、「肺積」（息賁《そくほん》）、「腎積」（賁豚《ほんとん》）と称される。「五臓」は言うまでもなく、「胸」と「腹」との双方に蔵されていることから、「五積」は「胸」および「腹」双方にかかわる病疾であると、一応は言えるだろう。しかし、事柄は簡単ではない。「五積」を最初に論じた『難経』（後漢代か）の記述を見てみよう。

「五臓之積」の一つである「心積」についてこう論じている。「心之積ヲ名ケテ伏梁ト曰フ。齊ノ上ニ起テ、大サ臂ノ如シ。上《か》ミ心下ニ至ル。久シテ愈ザレバ、人ヲシテ煩心ヲ病マシム」。「心積（伏梁《ぶくりょう》）」は、肘ほどの大きさがあり、その位置は「心《しん》」にあるのではなく、臍の上部から「心下」にかけて、すなわち上腹部に存すると述べている。そして、これが改善しなければ「煩心」すなわち心のあたりが煩悶して胸が苦しくなる症状をもたらすと言っていることからすると、「心積」という名は、「心」に症状が現れることに拠っているのであろうと思えてくる。しかし、上腹部にある「積」が、腹部症状（消化器症状）ではなく、なぜ「煩心」という胸部症状を起こすのかが不明である。

これに続く『難経』の以下の説明は、読み手をさらに混乱させる。「秋、庚辛ノ日ヲ以テ之ヲ得ル。何ヲ以テ之ヲ言フトナレバ、腎、病テ、心ニ伝フ。心、当ニ肺ニ伝フ。肺ハ秋ヲ以テ王ニ適《かな》フ。王スル者ハ邪ヲ受ケズ。心、復タ腎ニ還サント欲ス。腎、肯テ受ケズ。故ニ留結シテ積ト為ル。故ニ伏梁ハ、秋、庚辛ノ日ヲ以テ之ヲ得ルコトヲ知ル」（「蔵府積聚　五十六難」）。複雑な論である。「心之積」は、「心《しん》」ではなく、まず「腎」が病邪に見舞われることに始まり、この「邪」が、「心」から「肺」へ、再び「心」から最初の「腎」へと、まるで盥回《たらい》しのように撥ね戻された揚げ句に、「留結シテ積ト為ル」というのである。「留結シテ積ト為ル」その場所がどこかもはっきりしない。そこを「心」とする解釈もあるが、そうすると上腹部に存するという、先の記載と合わなくなる。また、この論は、「煩心」が生じるという、その機序を説明していない。

『難経』のこの論が根拠にしているのは、「五行相剋」の法則であり、それに基づく「五臓疾病伝変」の理論である。「秋、庚辛ノ日ヲ以テ之ヲ得ル」と発病の具体的な期日までをも特定し、「肺ハ秋ヲ以テ王ニ適《かな》フ」と言っているのは、四時の「秋」や日干の「庚辛」（かのえ・かのと）が、「肺」に相応する「五行」の配当によるものだからである。この時「肺」が「王ニ適《かな》フ」のであるなら、一連の「心之積」発症の過程のなかで、主役となるのは「肺」なのではないだろうか。これを「心之積」と呼ぶのは、不自然な気がする。『難経』は「心之積」に限らず、他の「五臓之積」についても、同様の論法で説明している。すなわち、理論や法則の適合性を優先させるあまり、各「積」の病変部がどこにあり、どこにどのような症状が生じるのかという素朴な点があいまいになっていると言える。滑寿（元代）が、『難経』の注解書である『難経本義』（一三六六年）において、『難経』の「積」論を、「五行之道ヲ以テ、其ノ理勢ノ有スル所ノ者ヲ推シテ演《のべ》テ文ヲ成ス耳《のみ》」（巻之下）と指摘している[4]のも頷ける。

以上、『金匱要略』と『難経』に絞って検討してきた。以後の中国医学でも「積」について盛んに論じられ、とくに病因や病型については多くの説が出されている。[5]「積」の部位に関しても、たとえば劉完素（金代）の『素問玄機原病式』（一一八六年）のように、「癥ハ腹中ノ堅硬ナリ。之ヲ按ゼバ手ニ応ズ」と、触知可能な「腹中」の塊状物であると明言しているものもある（「癥」は「積」とほとんど区別なく使われる同義語である）が、症状の発現部位も含めた統一的な見解が提出されたわけではない。中国の「積」概念をごく大まかに言えば、「積」は「腹」部と「胸」部にまたがる疾患であり、痛みを中心とするその症状も「腹」または「胸」に現れることが多い、ということになるであろう。

わが国の「積」論

わが国の医家たちは、中国医学の「積聚」論を長期にわたって受容してきた[6]。ところが、こうした流れに変化が生じる。江戸中期頃における、いわゆる「古方派」の台頭によって、医学全体の世界に新しい動きが起こったことに伴い、「積聚」論にも変化が生じたのである。その「古方派」を主導した一人である後藤艮山（一六五九―一七三三年）は、「一気」の留滞によって万病が生じるとする「一気留滞説」を唱え、「一気」を「留滞」させるものを「積気」と呼び、諸病の病因と見なした。たとえば「心痛」も、「頭痛」も、また精神病症である「癲」、「癇」、「狂」の三症の病因をも、「積気」と見なしたのである[7]（『校正病因考《びょういんこう》』）。このように、艮山にとっての「積」は、限定された一疾患ではなく、広い意味での病症であると同時に、心身双方にわたる多くの疾病の「病因」であると考えた点で、中国医学の「積」概念とは大きく異なるものである。艮山の高弟でもあった香川修庵は、艮山の「積」論を受け継ぎ、さらに体系的に論じている。修庵は『一本堂行余医言』の「巻之二　癥」において、「積」を「諸病証ノ根基」と断言し、「積」の「病因」性を強調しながら、「積」の特徴について詳細かつ緻密に論じている[8]。このなかから、とくに「腹」と「胸」に関係してくる記述を中心に抜き出してみよう。なお、修庵は「積」のことを「癥《ちょう》」と呼んでいるが、修庵自身が言っている通り、「積」と全く同義で用いている[9]。

- 「癥」は「腹裏ノ塊物」であり、触知可能なものである。
- 「癥」の結する所は、「臓腑、腸胃之内」にはなく、ことごとく「臓腑、腸胃之外」にある。この「腸臓」のない腹内の場所に、「癥塊」が生じるのであり、米粒から拳、毬ほどの大きさまであり、形も円、扁、長、厚などさまざまである。肉のように柔靭であったり、石のように硬いこともある。（腹の）上、下、左、右のいずれの場所でも見られ、「腹表」に浮いて見えることもあれば、「腹底」に沈んでいることもある。
- 疼痛があることも、ない場合もある。痛みが一か所に止まって移動しないこともあれば、「蠕動」あるいは

「衝突」することもある。

- 「胸痛」も「腹痛」も見られる。また「飲食滞テ、鳩尾以上ニ在ルガ如ニシテ、下降セザルヲ覚ユ」という場合もある。
- 「飽満」、「嘔吐」、「悪心」、「呑酸」、食欲不振、便秘、下痢など種々の消化器症状が見られる。また、「虫」を生じさせる。
- 消化器症状だけではなく、「頭痛」、「悪寒」、「発熱」、「頭重」、「頭旋」、「目暈」などのほか、婦人の「帯下」、「不月」（経閉、無月経）、「乳巌」（乳癌）、妊娠中の「悪阻」なども生じる。
- 「情志不楽」あるいは「悒悒鬱鬱トシテ歓娯ノ意」が失われるといった精神状態の変化や、「癲」、「癇」、「狂」などの精神病症が起こることもある。

このように、香川修庵が論じる「積」は、「腹内」の「塊物」という形あるものではあるが、しかし症状が発現する部位は、「胸」と「腹」に止まらず、全身にまで広く及んでいる。消化器症状のみならず、他の多彩な身体症状をも引き起こすばかりか、精神神経病症まで生じさせるとしている。「積」の「証候」について、修庵自身が、「千状万態ニシテ、悉ク挙グベカラズ」と述べている通りである。これも、「積」を「諸病証ノ根基」と見なしていることからすれば、当然のことになろう。

「積」を「諸病証ノ根基」とする修庵の主張は、中国医学の「積」概念から、相当に隔たったもの、ないしは著しく拡大したものである。後藤艮山や香川修庵による「古方派」の「積」論は、「積」の見方を大きく変えることになったが、しかしこれによって中国の「積」論が否定されたわけではない。当時の医書には、従来の「五積」や「諸積」の記載もされているのであり、新旧の見方が混在している感がある。「千状万態」という「積」の症状に限っても、記載はまちまちである。片倉鶴陵《かくりょう》の『青嚢瑣探《せいのうさたん》』（一八〇一年刊、漢文）の場合は、「癪」に見られる症状を、以下のように整理している（下巻「五癪六聚」）。

- 「心下」（上腹部）が「痞《(つかえ)》テ痛ム。或ハ小便不利、飲食味無ク、口ヨリ涎沫ヲ吐ス」。
- 「胸腹ノ疼痛」が激しい。
- 「胸中」が煩悶し、「心下痞鞕」して、「曖気」（げっぷ）が治まらない。
- 「癪塊」あるいは「血癪」があり、便が赤黒くなる。
- いわゆる「痞癪」をおこしたり、「心気」が定まらない状態になる。
- 「卒倒」する。
- 全身に浮腫があり、皮膚が青黄色になり、それが慢性化して改善されないことがある。

このように「癪」の症状が種々挙げられているが、これを見ても多様である。しかも鶴陵は、各症状それぞれに異なる処方薬を提示していることからしても、「癪」が単一の疾患とは思えないほどである。消化器症状だけではなく、自律神経症状、皮膚症状、精神症状などにわたっており、経過も急性のものから慢性のものまで含まれている。このなかでとくに注目されるのは、「卒倒」である。前節で、文芸作品にはしばしば失神発作が描かれることを述べたが、医師たちは、これについてどう捉えていたかを見ておくことにしよう。

「積」の失神発作

「積」の失神発作は、単に意識の問題だけではなく、「腹」や「胸」という部位も絡んでいる点で、注目すべき症状である。そのことを知る資料の一つに、多紀元悳《もとのり》の『広恵済急方』（一七九〇年刊）がある。この書は、僻地や旅先などで医師の治療が受けられない場合のために編まれた、一般向けの応急治療書であるが、その最初に掲げられているのが「卒倒之類《そつたうのるい》」であり、このなかに「積気暈倒《しやくきうんとう》」の記載がある。

積気暈倒《しやくきうんとう》〔しやくおこりてめをまわす。疝気《せんき》衝逆《つきあぐる》冷気《れいき》入嚢《ゐんのうにいる》を附す〕
【病状《びやうぜう》】此証初発《このせうしよほつ》に頭痛《づつう》身熱《みねつし》、或ハ憎寒後《さむけしてのち》に大に熱《ねつ》を発《はつ》し、小腹痛《したはらいたミ》を作《なし》て、胸《むね》と脇腹《わきはら》に引疼《ひきいたミ》、甚しきハ咬牙《きばをかミ》、ふるへて反張《そりかへり》、冷汗出《ひやあせいで》て流《なが》るゝがごとくにして死《し》なんとするあり。又咬牙《きばをかミ》、反張《そりかへること》なくして卒然《にハか》に暈　倒《めくるめきたをるゝ》ものあり。（上巻「積気暈倒《しやくきうんとう》」）

「積気暈倒《しやくきうんとう》」は、「小腹《したはら》」すなわち下腹部から「胸《むね》」や「脇腹《わきはら》」に疼痛が放散することを経て、「反張《そりかへり》」が生じ、意識消失に至るのである。また「反張《そりかへること》」がなく、失神発作を起こす場合もあるとしている。「癪」による「卒倒」とか「積気暈倒」とかは、中国の医書には見当たらない言い方である。ではわが国固有の見方かといえば、そうとも言えないのである。このあたりの事情は少し込み入っている。

「積」には「五積」が区分され、その一つに「腎積」があることは、先述した通りだが、この「腎積」は、「奔豚」（賁豚）とも呼ばれ、『難経』以来、多くの医書に取り上げられてきた。「賁豚」について、『難経』にはこう記されている。「腎ノ積ヲ名テ賁豚ト曰フ。少腹ニ発シ、上テ心下ニ至リ、豚ノ状ノ如ク、或ハ上リ或ハ下テ時無シ。久シウシテ已《（や）》マザレバ、人ヲシテ喘逆シ、骨痿《（な）》ヘ少気ナラシム」（五十六難）。すなわち、塊状のものが、あたかも奔走する豚のように、「少腹」から「心下」に向かって突き上げてくる、かと思えば下方へと向かい、時を決めずに上がったり下がったりする。これが長引けば、喘息が起こり、骨が痿え、呼吸微弱となる。しかし『難経』には、失神とか卒倒するなどとは、何も書かれていない。[10]

一方、『金匱要略』においては、「積」の一種としてではなく、「奔豚病」という独立した疾患として扱われており、しかも以下のように、『難経』とはやや異なった記述がなされている。「奔豚病、少腹従リ起コリ、上テ咽喉ヲ衝キ、発作スレバ死セント欲シ、復還《（またかえ）》リテ止ム。皆驚恐従リ之ヲ得ル」（巻上「奔豚気病脈証治」）。「驚恐」が誘因となり、発作は「少腹」（下腹部）から始まり、「咽喉ヲ衝キ」、その後失神に至るが、やがて回復するものを「奔豚病」と言っている。つまり、割り切って言えば、「奔豚」には、「積」の一種で疼痛発作をきたすもの——これを「難経型」としておこう——と、「積」とは無関係の独立した疾患で、失神発作をきたすもの——これを「金匱型」としておこう——との二系統があるということになる。わが国の医書にも、この二系統の「奔豚」論が見られるのである。

例を挙げると、官刻医書である林良適・丹羽正伯の『普救類方』（一七二九年刊）は、「奔豚《ほんとん》ハ臍《へそ》の下より痛《いたみ》おこり、胸《むね》へさしのぼり、豚《いのこ》の走《はし》るごとく上り下りて痛《いたむ》なり」（巻之三・下「積聚」）と述べており、これは「難経型」と言える。六角重任《ろっかくしげとう》の『古方便覧』（一七八二年刊）も、「奔豚気《ホントンキ》トテ、塊物《クワイブツ》、少腹《セウフク》《ヘソノシタ》ヨリ急《キフ》ニ起テ、心下ヘ衝《ツキ》カケ、イキダハシク、或ハ刺《サス》ガ如ク痛ニヨシ。持病《ヂビヤウ》ニ積気アルモノニ、此症アリ」（上冊「桂枝加桂湯」）と記していることから、これも「難経型」に属する。これに対して、原南陽の『叢桂亭医事小言』（一八〇三年自序、一八二〇年刊）は、「金匱型」に属している。「奔豚」の症状について、「其動ノ甚キハ、呼吸促逼シ、或ハ昏眩スルニ至ル。又驚ニ発スルコトモアリ」と述べ、失神発作を含めている。それだけではなく、「奔豚ハ腎積ナリトアレドモ、（中略）必《（かならず）》腎積トバカリ一筋ニ心得テハ、医学者ノ療治ノ下手ニナルト云処ヘアタル」（巻之一「腹候」）と言い、「奔豚」を「積」の一種とだけ見なすことに批判的な姿勢を示してもいる。[11]

さてここで、前に戻って改めて振り返ると、『青嚢瑣探』や『広恵済急方』に見られる、「積」の症状のなかに「卒倒」や「積気暈倒」を含めるという見方は、「難経型」と「金匱型」とを混ぜ合わせた「折衷型」と言える。この「折衷型」は、おそらく中国には見られない、日本的現象と言えるだろう。「積」の失神発作は、精神病症と言ってよいほど、多分に心理的要因の濃厚なものである。失神発作を「積」に取り込むことによっても、わが国の「積」概念は中国以上に拡大していったのである。と同時に「積」は、「腹」にも「胸」にも病苦をもたらす、心身の一大症候群として、近世医学のなかできわめて大きな位置を占めるまでになった。

近世の医学といえば、いわゆる蘭方医の活躍がよく知られているが、彼らとて「積」を無視することはできなかった。蘭方医の広川獬は、その著『蘭療方《らんりょうほう》』（一八〇四年刊）の「腹痛」の項において、「腹痛ハ之裴窟百應《ボイクペイン》ト謂フ」と蘭語を示した後、この腹痛をきたすものとして「食飪」や「虫動」などとともに「疝積」を挙げ、さらに腹痛を「臍上」に起こるものと「臍下」に起こるものとに分けて、「積聚」は前者に属すると記している。このように中国医学、日本漢方の「積聚」や「疝積」という用語をそのまま使用し、「紅毛医学」の対象となりうる病症として取り上げているのであり、疾病概念としての「疝積」や「積聚」をけっして否定的ないし批判的に論じているわけではないことに留意すべきである。

また、杉田玄白は『形影夜話《けいえいやわ》』（一八〇二年序、一八一〇年刊）のなかで、正しい臓器の位置を知らずして腹診を行なっているとして漢方医を批判しているのだが、その玄白が、晩年に自らの老いを語った『耄耋独語《ぼうてつどくご》』（一八一六年成立）において、今八十四歳になるが、生まれつき壮健だったわけではなく、「積聚」という持病もあって、普通の人と何ら変わるところはない、と述べていることは興味深い。蘭学の大家も、このように「積聚」という疾病概念は受け入れていたのである。

三　「癪の虫」

「癪」が、単に医学の領域にとどまらず、「癪」現象と言えるほどに、広く人々の日常に浸透していったことは、すでに述べた通りだが、そのことを示す一つに「癪の虫」という言葉がある。市井の人たちは、「癪」を引き起こすものを「癪の虫」と呼んでいたのである。この言葉が日常語として定着していたことは、文芸作品にしばしば登場することから十分に窺い知れる。「癪の虫」の用例を、以下に示しながら、「腹の虫」、「胸の虫」との比較を視野に入れて「癪の虫」の性格を検討していきたい。

①歌舞伎『姉妹達大礎《あねいもとだてのおおきど》』辰岡万作ほか、一七九五年初演

この作品は、「仇討物《あだうちもの》」と呼ばれるジャンルに属するもので、宮城野《みやぎの》と信夫《しのぶ》という姉妹が、苦労の果てに父親の仇討ちを成し遂げるという芝居である。剣術の指南役であった父を殺害したのは、志賀台七という武士だが、この台七の義理の弟である志賀谷五郎と宮城野とは恋仲にあるという設定である。さて、宮城野は、父の敵《かたき》を探して旅を続けており、今は駿河のある館に逗留している。そこにやって来た家来の佐五平に、宮城野は苦しい胸の内を語る。今日は父の命日なのに、まだ仇討《あだうち》も果たせず、また谷五郎さまと夫婦になることもできないでいる。昨夜も夢の中で、谷五郎さまは、たった一言「明日《あす》は逢《あ》はう」とおっしゃったなどと、涙ながらに語っているうちに、感きわまった様子となり、ト書きに「我《わ》が手《て》に腹《はら》を押《おさ》へ、苦《くる》しきこなし」とあるように、宮城野は「癪」の発作に襲われるのだ。苦しむ宮城野を見て、佐五平は驚くが、側《そば》に駆け寄り、「アヽ、こりや癪気《しやくけ》だ。（中略）オヽ、幸《さいは》ひ〱、おらがこの右《みぎ》の手《て》は蝮指《まむしゆび》だ。これで撫《な》でると癪気《しやくけ》の薬《くすり》。ドレ、ちつと撫《さす》つて上《あ》げませう」と言って、宮城野の「胸先《むなさき》を撫《な》で」ながら、佐五平はさらにこう述べる。

ホウ、こりや余程《よほど》胸先《むなさき》から腹《はら》へ向《む》けて、突《つ》ッ張《ぱ》り返《かへ》つて居《ゐ》るワ。これでは術《じゆつ》ないもお道理《だうり》だ、〱。ドレ、わたしがこの蝮指《まむしゆび》で、癪《しやく》の頭《かしら》を、コレ斯《か》う押《おさ》へると、それ〱、虫《むし》めがグウ〱と鳴《な》きまする。谷《たに》五郎《らう》さまの事《こと》を、明《あけ》くれ恋《こ》ひ慕《した》うてござる、おどもりがこの虫《むし》めだ。イカサマ、積《つも》ると書《か》いて癪《しやく》とよむ。尤《もつと》もな事《こと》だなア。（五ッ目「駿州粟島館の場」）

この「癪」の場面の描写は、多くの興味深い事柄を含んでいる。まず目を引くのは、「癪」と「虫」という語が同義として使われていることである。「癪」を「虫」と見なしているのであり、「癪」という名の「虫」と捉えていると言ってもよい。すなわち「癪の虫」である。この「虫」の描写は印象的だ。「この蝮指《まむしゆび》で癪《しやく》の頭《かしら》を、コレ斯《か》う押へると、それ〱、虫《むし》めがグウ〱と鳴《な》きまする」という台詞は、暴れて人を苦しめていた「虫」が、例の「蝮《まむ》

指《ゆび》」に押さえ付けられて、逆にもがき苦しんでいる様子を目に浮かばせるような、一種リアリティのある言い方である。突然に体内の異変をもたらすものを「虫」と見なした当時の人たちの感覚ならではの表現と言うべきであろう。また、「虫」すなわち「癪」の部位が示されていることも注目される。ト書きに「我《わ》が手《て》に腹《はら》を押《おさ》へ、苦《くる》しきこなし」とあり、また「宮城野《みやぎの》が胸先《むなさき》を撫《な》で」とも書かれている。さらに佐五平が、「胸先《むなさき》から腹《はら》へ向《む》けて、突《つ》ッ張《ぱ》り返《かへ》つて居《ゐ》るワ」と言っているように、宮城野が起こした「癪」の部位は、「腹」から「胸先」にかけてである。この「胸先」が、胸部を指しているのか、鳩尾（上腹部）を指しているのかは不明だが、その上端部を「癪《しやく》の頭《かしら》」と言っているのだろう。

「癪《しやく》の頭《かしら》」とか、「虫《むし》めがグウ〳〵と鳴《な》きまする」といった言い方は、いかにも市井の人らしい表現だが、一方で、「癪」の病因についての説明は、当時の医学に適ったものになっている。佐五平は、「谷《たに》五郎《らう》さまの事《こと》を、明《あけ》くれ恋《こ》ひ慕《した》う」その「おどもり」（積もりに積もった結果）が、「癪」となったのであり、それは「積《つも》ると書いて癪《しやく》とよむ」という病名の通りなのだと言っている。明瞭な心理的要因すなわち「七情」は、「脾胃」の損傷とともに、医師たちが「積」の病因として重視したものであり、これらによって「気」が鬱滞して「癪」という形ある物が生じ、そのために疼痛発作が起こるとする医学の考えと一致しているからである。

なお、歌舞伎には本作以外にも、たとえば佐倉戸文作らの『傾城高砂浦《けいせいたかさごのうら》』（一七六五年初演）などにも「癪の虫」が登場するが[12]、「癪の虫」は他の多くの文芸ジャンルにわたって見られる。以下に、随筆、落語本、黄表紙、浮世草子などから用例を挙げることにしよう。

②随筆『甲子夜話《かっしやわ》』松浦《まつら》静山、一八二一―四一年記

ここに取り上げるのは、右の例とは違って、「癪の虫」が姿を現したという話である。肥前平戸の藩主であった松浦静山（一七六〇―一八四一年）は、長大な随筆『甲子夜話』を著したことで知られている。このなかに、体内

から排出された「虫」についての興味深い話が載っている。

一日、妾婢の物語るを聞くに、某元来癪持なりしが、ふと虫を下す薬を飲覚へ、虫多く下り、是より癪なほれり。因て頃日は少し腹はるように覚ゆれば、輒《すなはち》服薬する毎に忽ち下る。時として酒を賜はり、飲て後下る虫を見るに、紅色なり。皆、酔たるなり。（正編・巻七十）

飲酒後に排出された「虫」が「紅色」だったのを、「皆、酔たるなり」と言っているのは、思わず吹き出してしまうが、静山はむろんジョークを飛ばしているのではない。感嘆しながら納得していることは、これに続く次の一文からも知れるのである。「又、一婢も曰ふ。某も虫を下せしが、酒後は此ごとしと。予歎ず」。

③落語本（噺本）『落噺《おとしばなし》　屠蘇喜言《とそきげん》』桜川慈悲成、一八二四年刊

「癪の虫」は、落語のネタにもされている。この世には存在しない動物の臓器から作った丸薬によって、「癪の虫」が苦しめられる様子を、江戸時代の噺家が面白おかしく語っている。聞き手の笑い声が聞こえてきそうな描写である。

一味《いちみ》は蚯蚓《みみず》の胴骨《どうぼね》、女鹿《めじか》のきんたま、空《そら》をはしる泥亀《どろがめ》の生肝《いきぎも》をとつて製法したる万竜丸、二、三粒水湯《りゅうみずゆ》にて召上がると、口中をさわやかにして、胸先《むなさき》を通ると、かの癪の虫のかしらにかかる。その時、癪の虫がにがい顔をして、びる〱と元の所へ引込む。こりやこれ、桜川甚孝《さくらがわじんこう》が癪の虫の身ぶりにもしれたもの。

この笑い話のなかにも、「癪の虫」の「居所」が語られている。「癪の虫のかしら」が、「胸先《むなさき》」に位置していたものが、「万竜丸」に攻められて「元の所へ引込む」とある。「元の所」とは「胸先《むなさき》」の下方、すなわち「腹」なのに違いない。「癪の虫」が暴れて、「癪」の発作を起こす時は、その「かしら」の位置が「胸先《むなさき》」にまで上ってくる

のであろう。つまり、「癇の虫」の行動範囲は「腹」から「胸先」にわたっていることになる。「癇の虫」が、落語や物真似（桜川甚孝は、桜川慈悲成の門人で、幇間となり、物真似芸の名人として知られた）のネタになりえたのは、誰もが「癇の虫」のことを知っていたからこそのことであり、「癇の虫」という語が、ありふれた日常語として、いかに人々の間に浸透していたかを示している。

④黄表紙『皐下旬虫干曾我』（山東京伝、一七九三年刊）

この黄表紙は、種々の「虫」を登場させた戯画的作品である。このなかには、「癇癪の虫」、「疳の虫」、「堪忍の虫」、「蓼食ふ虫」、「泣虫」、「疝気の虫」など、馴染みの「虫」のオン・パレードの感がある。これらに混じって、「癇の虫」も登場している。「鬼王女房月小夜には、癇の虫が取憑き、身貧をくらにして度々癇を起こす」。「癇の虫」は、当時の人々には、馴れ親しんだ「虫」の一つであったことは、この黄表紙からも知れるのである。

黄表紙のなかには「癇の虫」の絵が描かれているものもある。芝全交の『十四傾城腹之内』（一七九三年刊）である【図4-3】。文中に「癇の虫は真黒にて黒坊のやうなり。腹の虫は真白にて、蚯蚓の潤けたやうなものにて、年中ぐなりしやなりと怠けて居て、

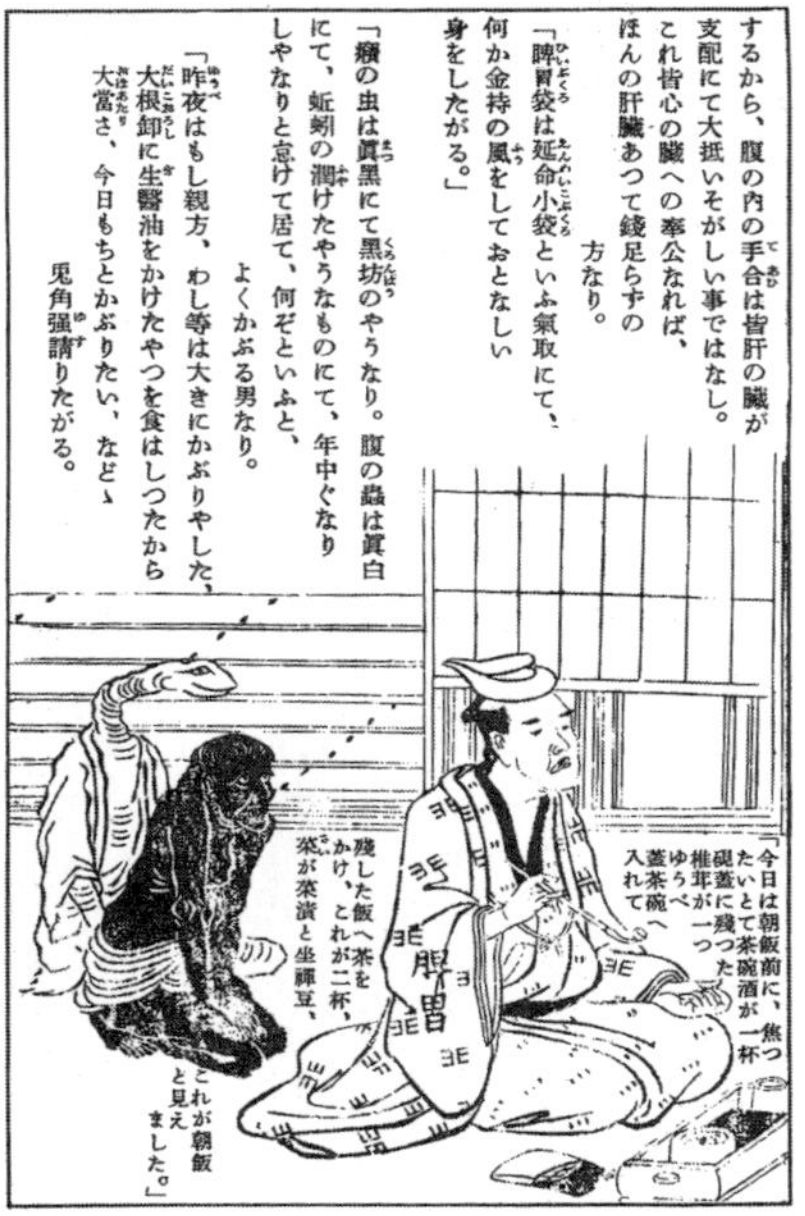

図4-3 芝全交の黄表紙『十四傾城腹之内』（1793）に載る「癇の虫」と「腹の虫」。［『日本名著全集 江戸文芸之部 黄表紙廿五種』日本名著全集刊行会, 1926］

兎角強請たがる。

諍袋を延命小袋といふ氣取にて、何か金持の氣をしておとなしい身をしたがる。」

「癇の虫は眞黒にて黒坊のやうなり。腹の蟲は眞白にて、蚯蚓の潤けたやうなものにて、年中ぐなりしやなりと怠けて居て、よくかぶる男なり。

「昨夜はもし親方、わし等は大きにかぶりやした。大根卸に、生醤油をかけるはしつたから、大高さ、今日もちとかぶりたい」、などいふ。

するから、腹の内の手合は皆許の腕が支配にて大抵いさかひしき事ではなし。これ皆心の臓への奉公なれば、ほんの肝臓あつて錢足らずの方なり。

何ぞといふと、よくかぶる男なり」とあり、興味深いことに「癪の虫」の像は、黒い鬼のような姿で描かれている。先に示した『薬の病退治の図』【図4-1】においても、病因性の「虫」たちが同様に鬼の形で描かれており、「虫」と「鬼」との重なりを感じさせる。

以上のように「癪の虫」が、落語や滑稽文学の対象にされたことには、理由があるはずである。おそらくは、「癪の虫」が擬人化されやすいからであり、擬人化されやすいのは、「癪の虫」を含めた人身中の「虫」が、未分化ながらも意思体と見なされていたからであろう。と同時に、人をひどく苦しめるという「虫」の性格が、笑いを生む条件となる反転や転倒の対象になりやすいものであったためであろう。

⑤浮世草子『日本永代蔵《にっぽんえいたいぐら》』井原西鶴、一六八八年刊

『日本永代蔵』は、実在の町人たちをモデルにして描いたものであり、経済小説の先駆けとなったと言われる作品であるが、この『日本永代蔵』に、「積の虫」という言葉が見られる。ただし、ここでの「積の虫」は、本来の意味ではなく、派生的な意味として用いられている点で、上掲の用例とは異なっている。

正直一途に心を砕きながら、懸命に働き続けるものの、一向に貧乏暮らしから抜け出せない染物屋の夫婦がいた。生活が楽になるように願って、人と同様に、七福神の「宝船」の絵を枕の下に敷いて寝たり、節分の折にも「福は内」と言って豆撒きもしたりしたが、まったくそのかいもなかった。そこで、この染物屋は、意外なことを思いつく。「富貴《ふうき》の神仏を祭る」という世間の習わしとは逆に、「人の嫌へる貧乏神をまつらん」と決意するのである。奇妙な「藁人形《わらにんぎやう》」を作って、これに「渋帷子《しぶかたびら》」（柿渋で染めた帷子）や「紙子頭巾《かみこづきん》」を着つけ、手には「破《やぶ》れ団《うちは》」を持たせるなどして、いかにも「見苦しき有様」の貧乏神を自作し、これを正月の松飾りのなかに安置して、元日から「七種《ななくさ》」（一月七日）まで、心を込めてもてなしたのである【図4-4】。すると、不思議なことが起こる。七草の夜、染物屋の夢枕に、貧乏神が立ち現れ、次のように語るのである。

我《われ》、年月貧家《ひんか》をめぐる役にて、身を隠し、様々《さまぐ》かなしき宿の借銭《しやくせん》の中に埋《うづ》もれ、悪《わる》さする子供を罵《しか》るに、「貧乏神め」とあて言《ごと》をいはれながら、分限《ぶんげん》なる家に不断丁銀《ふだんちやうぎん》かける音《をと》、耳にひゞき、積《しやく》の虫《むし》がおこれり。
（巻四「祈る印《しるし》の神の折敷《をしき》」）

貧乏神が言うには、役目柄「貧家《ひんか》」を密かに訪れると、そこは借金生活に身を埋めるほかのない、悲しい場所であり、物を壊してしまった子どもを叱る時の決まり文句である「貧乏神め」というあてこすりの言葉を、大人たちから浴びせられるし、かといって「分限《ぶんげん》なる」（金持ちの）家に行けば、「丁銀《ちやうぎん》」（秤量して流通した、海鼠《なまこ》型の銀貨）を天秤で量る時の耳障りな音で、「積《しやく》の虫《むし》」が起こってしまうのだ、と嘆いている。貧乏神の語るところは、まだまだ続くのだが、人々から嫌われものとして遠ざけられる貧乏神の哀れっぽく屈折した有様を、西鶴は滑稽味をもって描いている。

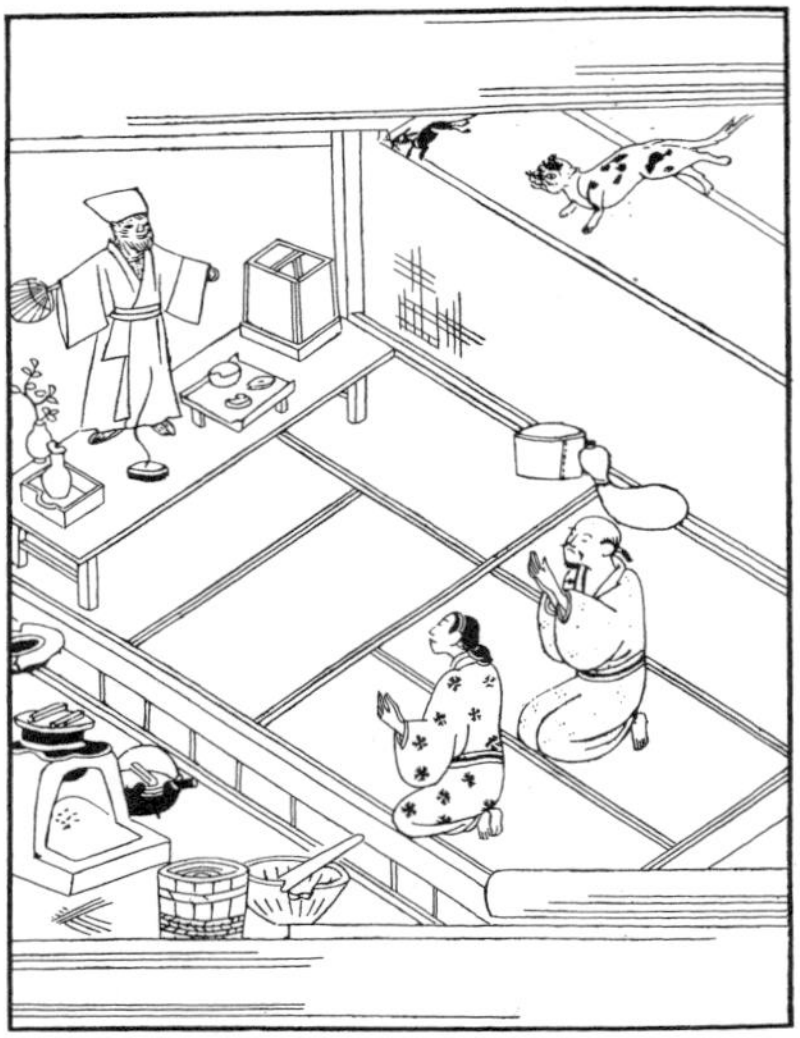

図4－4　貧乏神をまつる染物屋夫婦。井原西鶴『日本永代蔵』(1688)。[『新編日本古典文学全集　井原西鶴集3』小学館，1996]

引用箇所の「積《しやく》の虫《むし》がおこ」るというのは、元来の意ではなく、「癪に障る」、「癇癪を起こす」という意味で用いられている。人ではなく、貧乏神が「積《しやく》の虫《むし》」を起こすところにおかしさがある。詳細は省くが、この後貧乏神は、「分限者」になるためのヒントを伝えて、染物屋は大成功するという話になる。なお、この染物屋は実在した桔梗屋甚三郎のことであり、菊岡沾涼《せんりょう》の『本朝世事談綺』（一七三四年刊）によると、甚三郎は貧乏神を祀り、「甚三紅《じんざもみ》」を発明して分限者になったと記されている（巻一「甚三紅《じんざもみ》」）。

それはともかく、すでに西鶴の時代には、「積の虫」という言葉が、「癪に障る」という派生的な意味でも使われていたことを、この用例は示している。このような例は他にも見られ、たとえば鶴屋南北ほかの『時桔梗出世請状《ときもききょうしゅっせのうけじょう》』（一八〇八年初演）にも、「ハイ、割まする〳〵、おまへがわれといわしやんすりや、かんしやくの納るよふに、わたしが又〔卜家体の内を見て、有合ふ皿鉢を取て来り〕これなと打割て、しやくの虫を納ふかい」とあり、ここでも「しやくの虫」が怒りをもたらすものという意味で使われている。

以上述べたことを振り返りながら、「癪の虫」の意義について考えてみよう。まず、「癪の虫」の「居所」についてだが、①の『姉妹達大礎』や、③の『落噺　屠蘇喜言』から、「胸先」から「腹」にかけてであると言える。「癪の虫」は、したがって「腹の虫」および「胸の虫」と「居所」を共有していることになる。

次に各々の「虫」の性格を比較してみよう。「癪の虫」は、言うまでもなく病原性ないし病害性を持った「虫」であり、この点で共通性を持つのは、痛みや病症をもたらす、第二グループの「腹の虫」である。そして「癪の虫」が「癪に障る」という意味になる派生的用法は、怒りの感情を引き起こす義を持つ、「胸の虫」および「腹の虫」の第三グループと重なっている。⑤の『日本永代蔵』や『時桔梗出世請状』における「癪の虫」は、「腹の虫」と「胸の虫」に置き換えても、意味としては変わらないのである。

このように比較してみると、「癪の虫」は、特定の疾患をもたらす「虫」でありながら、「居所」から「虫」の性格にいたるまで、「胸の虫」や「腹の虫」ときわめて類似しており、近しい仲間なのである。その意味で、「癪の虫」は「胸の虫」や「腹の虫」とを繋ぐ「虫」であるとも言えるだろう。

また、②の『甲子夜話』や③の『落噺　屠蘇喜言』のように、「虫」そのものへの視覚的な関心が注がれていることに関連して、次のことを付言しておきたい。

「癪の虫」は、民間レヴェルの「虫」であり、二節で見たように医家たちは「癪」の病因を「虫」とは見なさなかった。しかし意外なことに、戦国期の医書には「積虫」という語が見られるのであり、また同時代の針治療の書などには、その「虫」の図までも多く掲載されているのである。このことは、「積虫」の実在感と、それに基づく明瞭な視覚的「虫」像とが根強くあったことを意味していよう。これらについては考えるべきことが多くあり、また「積虫」は、病をもたらす「虫」のなかでは早期に属すると考えられるので、第Ⅱ部第8章で詳しく扱うことにしたい。ここでは、「癪の虫」が、江戸期の市井の人々が独自に作り上げたものではなく、おそらく前の時代の「積虫」の血を引くものであるらしいことを指摘するに止めておく。

四　「虫の居所」としての「腹」と「胸」

「部分」と「全体」

ここで、改めて「虫の居所」としての「腹」と「胸」が、どのような意味を持つ場であったかについて、検討を進めていきたい。先にも述べた通り、「腹」と「胸」は、「五臓」を納める部位である。「五臓」は、身体と精神の両機能を統括する場であると見なされていた。したがって、「腹」および「胸」も、身体機能を営むだけでなく、精神機能の中心でもあると考えられたのは、当然のことである。とはいえ、「腹」や「胸」の機能と、胸部の臓（心、肺）や腹部の臓（肝、脾、腎）とに精緻な対応関係が見られるわけでもない。つまり、「胸」と「腹」は、「五臓思想」を根底に含みながらも、それを忠実に反映したものでもないことになるのだが、このことは「腹」観や「胸」観を考えるうえで軽視できないと思われるので、文芸作品などに見られる用例をもとに、検討を加えておきたい。

「五臓」という言葉は、医書ばかりでなく、一般市民が親しんだ歌舞伎や浄瑠璃などの作品にも頻繁に用いられている。このなかには、「五臓」という語を、「腹」または「胸」という語に置き換えたとしても、意味としては変わらない文例が多く見られる。たとえば、「……とけんもほろゝにいひほぐせば、気早き赤檮五臓《ざう》をにやし、……」（浄瑠璃『久米仙人吉野桜《くめのせんにんよしのざくら》』為永太郎兵衛、一七四三年初演）、「四相《しさう》を悟《さと》る常悦に、五臓《ざう》を見ぬかれ鞠ケ瀬《まりがせ》秋夜《しうや》」（浄瑠璃『太平記菊水之巻《たいへいきくすいのまき》』竹田小出雲ほか、一七五九年初演）、「無念ン口惜《おし》本意《ほゐ》なさに、五臓《ざう》を燃《もや》せば首《かうべ》に煙《いけぶり》」（浄瑠璃『山城《やましろ》の国《くに》畜生塚《ちくしょうづか》』近松半二ほか、一七六三年初演）、「身共が五臓へ納めて、亡父の無念を晴《は》らすは此時」（歌舞伎『傾城勝尾寺《けいせいかちおでら》』佐倉戸文作ほか、一七六一年初演）などである。

これらの文中の「五臓をに（煮）や」す、「五臓を見ぬかれ」る、「五臓を燃」す、「五臓へ納め」るという言い回しを、「腹をにやす」、「腹（胸）を見ぬかれる」、「胸を燃す」、「腹（胸）へ納める」という具合に、「腹」または「胸」という語に置き換えたとしても、意味としてはそのまま通用する。このことは、あたかも「全体」であるはずの「五臓」が、「腹」または「胸」という「部分」で代替可能な印象を与える。しかしそうではなく、「五臓」に置換可能な「腹」や「胸」は、「部分」ではなく「全体」を表していると考えるべきである。

この「部分」と「全体」との関係をさらに探るために、「五臓」を構成する「肺」と「肝」とを組み合わせた「肺肝」という語を取り上げてみよう。「肺肝」という言葉は、たとえば以下のように用いられる。

「常悦一人ンが肺肝《はいかん》を、つき留《とめ》る事はいつかなく。其方が肺肝《はいかん》を、見破《やぶ》つたる我ガ眼力《がんりき》」（『太平記菊水之巻』）、「何卒《なにとぞ》罪《つみ》に落《おと》さんと肺肝《はいかん》を廻《めぐ》らし、なんなく直方《なほかた》は術《てだて》の網《あみ》に打込《うちこみ》、……」（浄瑠璃『奥州安達原《おうしゅうあだちがはら》』近松半二ほか、一七六二年初演）、「敵しがたきに候はずや、とその肺肝《はいかん》を観《み》るごとく、……」（読本『開巻驚奇侠客伝《かいかんきょうききょうかくでん》』曲亭馬琴、一八三二―四九年刊）などである[14]。また以下のように「肺肝を砕く」という慣用句として用いられることも多い。

「味方を招きて、主人を天子の位に即んと肺肝を砕き、……」（歌舞伎『媥髪歌仙桜《おんななるかみかせんざくら》』市山卜平ほか、一七六二年初演）、「おぼろけならぬ国ッ家の大事。とやせんかくやと肺肝《はいかん》を砕《くだ》く所に、……」（浄瑠璃『山城《やましろ》の国《くに》畜生塚《ちくしょうづか》』近松半二ほか、一七六三年初演）、「我レ君の為に軍慮《りよ》を廻《(めぐ)》らし、肺肝《はいかん》を砕《くだ》くといへども、頼家公の武運《ぶうん》の拙《つたな》さ」（浄瑠璃『鎌倉三代記《かまくらさんだいき》』近松半二ほか、一七七〇年初演か）などである。

この「肺肝」は、「五臓」のうちの二つの「臓」という限定的部分を指しているのではなく、「五臓」と同義であり、「全体」を意味している。すなわち「肺肝」は「こころ」と言い換えることができるのであって、「肺肝を砕く」と言えば、心を尽くす、きわめて苦心するという意味になる。すでに、「五臓」を「腹」または「胸」と置き換えることが可能な文例を掲げたが、それと同じく「肺肝」も、意味としては「腹」や「胸」と置換可能なのである。

山旭亭主人の洒落本『五臓眼《ごぞうめがね》』（寛政年間〈一七八九―一八〇〇〉刊か）に、「よく人間の肺肝《ふくちう》を見る事、天竺《てんちく》の耆《ぎ》婆《ば》が得しかの薬草よりも審《つまびらか》なる事、硝子《びいどろ》の中の金魚を見るにひとしく、……」という興味深い例がある。人間の内面、こころの内をあらわす「肺肝」という語を、「ふくちう」（腹中）と訓ませている。「胸」にある「肺」を含めた「肺肝」と「腹」とを同一視することは、現代から見ると奇異に映るが、それは私たちが「肺」や「腹」を、「部分」としか見ないからである。

ちなみに、「肺肝」と同様の用い方がされる言葉に、やはり「五臓」由来の「心肝」という語がある。「なさけらしい、御言葉心肝《しんかん》に銘じて、御文うけとりかへれば……」（浮世草子『好色敗毒散』夜食時分、一七〇三年刊）、「鶴木《つるき》初《はじめ》親《をや》子《こ》夫婦《ふうふ》、まことに神威《しんゐ》のたつとき事、心肝《しんかん》に通《とほ》りて、仰《あを》ぎ見る事あたはず」（読本『奇伝新話《きでんしんわ》』蜉蝣子、一七八七年刊）、「敦光夫婦、感激《かたじけなし》と其心肝《しんじつ》を謝《しや》し、時晩鐘《いりあい》にをよべば、燭《しよく》を執《とつ》て姫の臥《ね》房《や》に誘《いざな》ふ」（読本『菟道園《うじのその》』桑楊庵光〈頭光《つむりのひかる》〉、一七九二年刊か）などに見られるごとく、「心肝」は「部分」ではなく、「全体」を示しているのであり、「肺肝」の場合とまったく同じである。

「肺肝」が、「五臓」によって機能している「こころ」全体を指すのと同様に、「腹」も「胸」も「全体」を意味する概念として機能していた。無論、「腹」や「胸」には、一方で「部分」を指す語義をも持っていた。「腹」と

「胸」との語義について、以前私たちは、できる限り多くの用例を集めて、詳細に検討したことがあるが、その結果、「腹」や「胸」は、それぞれ実に豊かな身体義と心理義とを持っていることを確認している。[15] 心理義について言うと、「腹」と「胸」はともに、「こころ」全体を表す場合もあれば、特定の精神機能や感情とのみ結びつくこともある。例を挙げると、「腹のうち」（こころのうち）、「腹を入れる」（こころを入れる）、「腹を決める」（こころを決める）などのように、「腹」が「こころ」という言葉と同じ意味で使われると同時に、「むしゃくり腹」、「負け腹を立てる」、「強勢腹《ごうせいばら》」などのように、怒りという特定の感情や、「腹筋を撚《よ》る」、「腹の皮をよる」などのように、笑いという特定の情動表出と結びついたりする。「胸」の場合も、「胸を打つ」、「胸を痛める」、「胸に秘める」、「胸が晴れる」などのように、「こころ」という言葉と同じ意味で使われる一方で、悲しみ、怒り、恋愛の苦しみなど特定の感情と結びついた表現も多くなされているのである。

「腹」が、精神活動の一部である笑いと結びつけられると同時に、「こころ」の全体を表したり、「胸」が悲しみという情動の一つと結びつくと同時に、「こころ」全体を表すように、「部分」と「全体」が画然と区別されていないのである。ここには、「部分」と「全体」の代替や混交を認める世界観があると見なければならない。「部分」と「全体」の関係が「入れ子構造」になっていると見なすこともできる。「腹」と「胸」がそれぞれ独自の意味を持つこともあれば、「腹の内」と「胸の内」、「腹を据えかねる」と「胸を据えかねる」などのように、「腹」と「胸」とを入れ替えても同義である言い回しが多いという事実も、そのことのあらわれの一つである。「腹」や「胸」が、ともに豊かな身体義と心理義とを持っていること自体もそうであり、さらにはそもそも「身体」と「こころ」を一元的に捉える見方そのものがそうなのである。

換言すれば、二項対立的な見方ではなく、いわば「二項一元的」であったり「一項多元的」であったりする「二項併存的」な人間観、心身観が根底にあると考えられる。「腹」と「胸」との「二つの中心」が、「腹」（または「胸」）一つだけでも「全体」を表したり、両者を併せて「全体」を表したりすることは、まったく矛盾ではないのである。これは「身体」と「精神」とを分離しない、一元的な心身観と通底している。「部分」と「全体」を区別しようとする傾向が強くなればなるほど、「境界」を明確にしようとする志向性も強くなる。腹部または胸部という「部分」を明確にしようとすれば、その「境界」を定めなければならない。そうして定められた横隔膜は、単なる「部分」だけではなく、「境界」という別の重要な意味をも持つことになる。しかし、近世的身体観はそのようなものではなかった。すでに述べたように、身体部位としての「腹」と「胸」が、明確な境界を持っておらず、上腹部は「胸」でも「腹」でもあった。したがって、「鳩尾」（みぞおち）に差し込んだ「癪」を、「胸につかえが……」とも「お腹《なか》がいこう痛みまする」とも言うのである。

「膈」の二項併存性

ただし、「胸」と「腹」との「境界」を指す言葉がまったくなかったわけではない。「膈」という語がそれである。しかし、この「膈」という語でさえ、「二項併存的」に用いられていたことに注意する必要がある。『霊枢』（後漢代か）の経脈を論ずる箇所で「膈」という語がすでに現れており、これは横隔膜のことを指している。『素問』（後漢代か）には、同じく横隔膜の意で「隔」または「鬲」の字が用いられている。後世になると「膈」は胸部の意にも、また飲食物が詰まったり噎せたりして嚥下困難をきたす病症をも指すようになった。

たとえば、張子和（金代）の『儒門事親』（成立年不詳）には、「膈、食ヲ拒シテ、入ルヲ得ズ」（巻之三「斥十膈五噎浪分支派疏」）とあり、近縁の「噎」とともに「十膈五噎」について詳論されている。李梴（明代）は『医学入門』（一五七五年）のなかで、「噎」と「膈」との区別を、閉塞部位が「噎」では「咽」の近くにあるのに対して、「膈」は「胃」の近くにあるとしているものの、両者の病状は同じであって、ともに「飲食下ラズ、大便通ゼズ。（中略）食ヲ隔テ、胃ヨリ反ス」のであり、徒に「十膈五噎」と細分類することを批判している（巻之四「膈噎」）。このように「膈」は、飲食物が上部消化管をすみやかに通過せず、嚥下困難や嘔吐を繰り返す病（今日の食道狭窄や消化器癌などに相当する）の名称としても、頻繁に用いられるようになった。

「膈」の多義性は、わが国にもそのまま持ち込まれ、たとえば、後藤艮山（一六五九―一七三三年）の『師説筆記』（成立年不詳、写本）に、問診で「又問曰、咽頭カ胸膈ナド痛ムコトナキカ」と病人に尋ねる場面があるが、この「膈」は胸部を指している。病としての「膈」（隔）についても多くの医書で扱われており、本間棗軒（玄調）の『内科秘録』や、蘭方の医書である『蘭療方』でも論じられているほどである。香川修庵は『一本堂行余医言』のなかで、混同されがちな「膈」の概念を整理し、単に「膈」と言うときは、病症ではなく「隔膜」を指すとして以下のように述べている。「膈ハ、胸下腹上ニアッテ前ハ鳩尾ニ当リ、後ハ八椎ニ当ル、横ハ左右ノ肋辺に著《（つ）》キ、一層ノ張膜ヲ有ス」。このように、横隔膜のほぼ正確な説明がなされているのである。宝暦四年（一七五四）、山脇東洋によってわが国初の官許のもとでの人体解剖が行なわれ、その記録として公刊された『蔵志』（一七五九年刊）は、わが国における解剖図誌の嚆矢となったものであるが、このなかに「隔膜」が明瞭に図示されている【図4-5】。

横隔膜は『解体新書』にも登場し【図4-6】、「横膈膜」と表記され、「巻之三　胸并膈膜篇」にこう説かれている。「横膈膜。胸骨ニ向ヒ、季肋ト椎骨トニ著《（つ）》ク。是レ胸ト腹トノ阻隔ヲ為ス」。『解体新書』が出版（一七七四年）されたのは、香川修庵の死後およそ二十年を経てからであった。

「膈」（隔）は、近世の文芸作品にも散見されるのだが、横隔膜の意で使われる用例は見当たらず、もっぱら「胸」または「病症」の意で用いられている。たとえば曲亭馬琴の読本《よみほん》『開巻驚奇侠客伝』の「渋谷《しぶや》の郷《さと》を過《よぎ》りし此《ころ》より、英直猛《ひでなほにはか》に胸膈《むね》疼《いた》みて、心地《こゝち》死ぬべく思ひしを、……」（第一回）の箇所や、同じ馬琴の読本『南総里見八犬伝』（一八一四―四二年刊）の「経文《きやうもん》を書写《しょしゃ》し給ふに、胸膈《むねのあたり》くるほしくて、次《つぐ》の日も心地例《こゝちつね》ならず」（第十二回）のように、「むね」あるいは「むねのあたり」と訓ませているように、「膈」は「胸」の義で用いられている。読本の『奇伝余話《きでんよわ》』（蜉蝣子の作か、一七八三年序）に、「凡臆病といへるは、胸隔の病ひにて心に決する事も、事に望て胸中にて顚動し、心に思う所と其行懸隔也」とあるのも「胸」の意である。

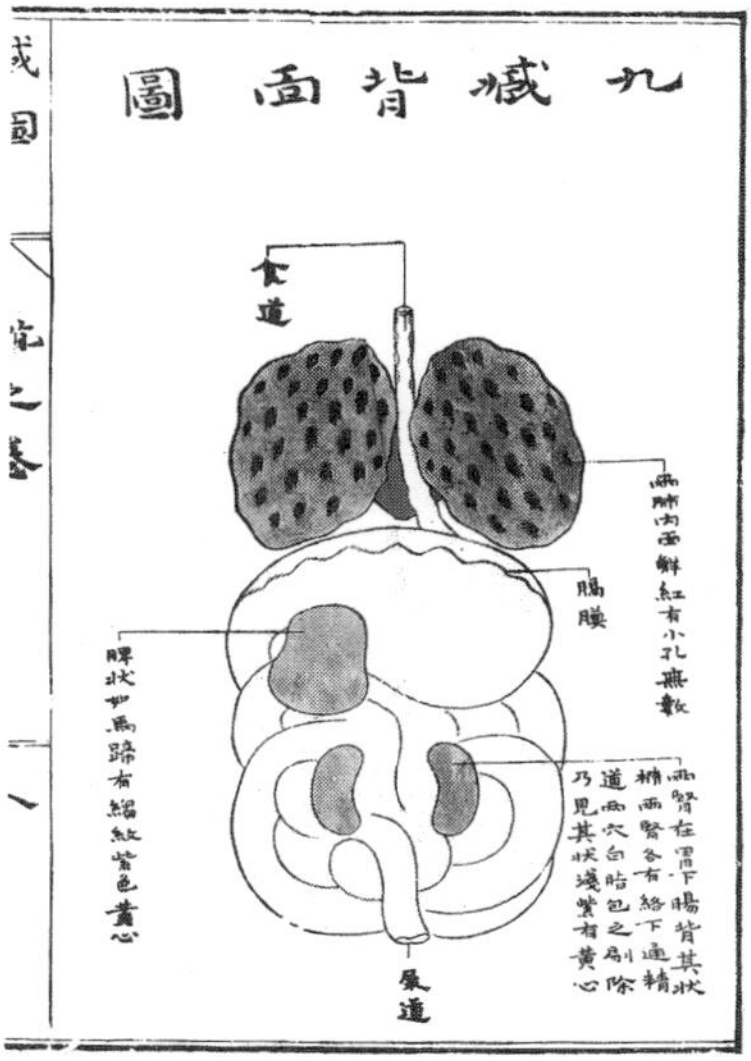

図4－5　山脇東洋の『蔵志』(1759) に載る「臓図」の「九臓背面図」。「膈膜」が描かれている。[『近世漢方医学書集成　後藤艮山・山脇東洋』名著出版，1979（影印版）]

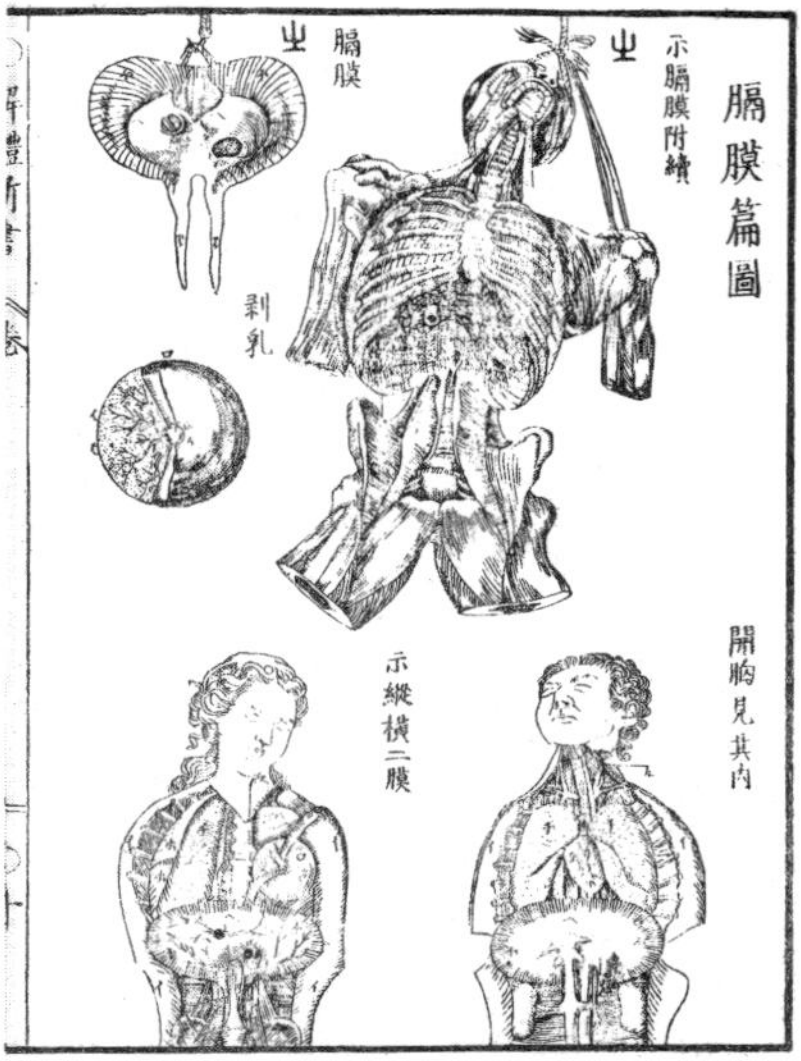

図4－6　杉田玄白らの『解体新書』(1774) に載る「膈膜」の図。[『解体新書』医学古典刊行会，無刊記（影印版）]

病の意として「膈」の語が使われる場合も多く見られ、「膳《ぜん》を見せると、兎角《とかく》泣ヵしやる。もし膈《かく》でもおこりはせぬか、サア機嫌《きげん》直して参りませ」（浄瑠璃『愛護稚名歌勝鬨《あいごのわかめいかのかちどき》』竹田外記ほか、一七五三年初演）、「せはしき中《うち》に女房は、万ン事限《かぎ》りの膈病《かくやま》ひ」（浄瑠璃『新版歌祭文《しんぱんうたさいもん》』近松半二、一七八〇年初演）、「倅《せがれ》が膈《かく》の病《やまひ》、俗説《ぞくせつ》に此症《このしやう》をうくるもの命数《めいすう》百日を限《かぎ》れりと……」（読本『復仇女実語教《かたきうちおんなじつごきょう》』十返舎一九、一八〇九年刊）、「此身《み》も次第《しだい》に弱《よわ》りゆき、膈《かく》とやらいふ此難病《なんびやう》、辺《あた》りに人のなき時《とき》は、数珠《ずず》爪繰《つまぐ》りて後《のち》の世《よ》を、……」（合巻『偐紫田舎源氏《にせむらさきいなかげんじ》』柳亭種彦、一八二九―四二年刊、六編）などに見るごとくである。

振鷺亭の読本『風俗本朝別女伝《ふうぞくほんちょうべつじょでん》』（一七九八年刊）には作品構成のなかで「膈病」を重要なものとして登場させている。弥三兵衛の娘が「大食」するのに痩せていくという不思議な状態に陥り、三人目の医師に見せたところ、「膈病」と診断される。しかし弥三兵衛は合点がいかない。「膈病」というのは食べられなくなる病と聞いているが、わが娘は「大食」をしている。なのに「膈病」とお見立てになるのはどうしてかと、弥三兵衛は医師に問い質す。するとその医師はこう答える。「膈《かく》にさまぐあり。御息女の膈は、俗《ぞく》に老鼠膈《らうそかく》といふて、人なき所にて多くたべ、人を見れば少も咽《のど》へ通らず。此後お食弥《いよく》多ければ、蠱脹《こてう》となり難治《なんぢ》の症となる。今幸《さいはい》にして療治《りやうぢ》の最中《さいちう》なれば某《それがし》に預給《あづけ》へ。根《ね》を除《のぞ》き参《まいら》せん」。実は、「膈症」でも病気でもなく、この娘は恋い焦がれた美男で「大食」の佐七郎を密かに匿い、自分が食べたふりをして、大量の食事をこっそり与えていたのであった。

以上掲げた用例は、「膈」という専門用語が知識層を中心に、かなり知られていたことを示しているが、その「膈」の意味は、「胸」という「全体」か、あるいは特定の病症を指していた。それは、一般に医師たちが「膈」という用語をそのように使っていたことの反映であろう。しかし「腹」と「胸」との「境界」という本来の意味を明確に自覚していた医師も一部にはいたのであり、「膈」を「部分」と見る認識も存在していた。このように、「膈」の持つ「境界」の義が一般に意識されなかったのは、「全体」と「部分」との代替や混交の自由性を認容する、近世の世界観の故であったろう。

このことは、そのまま「腹」や「胸」にも当てはまる。「腹」と「胸」とは、「二項併存」の人間観や世界観のもとで、画然とした「境界」を持つことなく、したがって互いに分離することなく、ある時は「部分」として、またある時には「全体」として認識される心身一元的な性格を持つものであった。そして「虫」こそは、この「腹」または「胸」という人間観的時空のなかでのみ生き続けることができる存在だったのである。

第5章　「疳の虫」

「疳の虫」という言葉は、今日でもよく知られている。「疳の虫」と言えば、幼児が急に泣き出したり、機嫌が悪く、むずかって親を困らせたりする状態を思い浮かべる人が多いであろう。しかし近世における「疳の虫」は、今日の私たちが思っている「疳の虫」とはかなり異なるものであった。しかも「疳の虫」は、小児の病としてきわめてありふれたものであり、その対処をせねばならない親や周囲の大人たちにとっては、切実な関心事でもあった。

　本章では、この「疳の虫」について取り上げるが、以下の手順で論を進めていく。まず、一般の人々にとって「疳の虫」がどのようなものとして受けとめられていたかを探るために、種々の近世文芸作品を資料として検討する（一節）。「疳の虫」は、医学にとっても重要な小児病であり、「疳の虫」の医語である「疳」（疳病、疳症、疳疾などともいう）は、当時の医書において盛んに論じられている。専門家としての医師が、「疳」をどう考えていたかについて、近世の医書類に見られる記述をもとに探っていく。「疳」は本来中国医学の疾病概念であり、わが国の医師たちは中国の「疳」論を基本的に受け入れたのだが、日本的に変容した面もある。このことを明らかにするために、中国医書に見られる「疳」論を資料として、比較検討を試みる（二節）。

　「疳」には、注目すべき特徴がある。それは、「疳」が完治せず、年月を経て青年期にいたると、「気鬱」または「労瘵《ろうさい》」という別の疾患に変化すると考えられていたことである。いわば「病症変遷」と呼ぶべき特異な見方は、「虫」も「疳虫」から「労虫」へと変貌するという考えをともなっていた。この「病症変遷」と、「虫」の変貌について、和漢の医書をもとに検討と考察を行なう（三節）。その「疳虫」や「労虫」は、実在するという考えが当時支配的だった。江戸時代の医書には、実際に「疳虫」や「労虫」をこの目で見たとする「実見」の記載が少なくない。なかには、「実見」したというその「虫」の絵図を載せている医書もある。こうした「実見」の記述やその「虫」の絵図を取り上げ、「実見された虫」の意味について考える（四節）。

一　文芸作品の「疳の虫」とその周辺

「疳の虫」という語は、市井の人々の言葉として広く一般に用いられていた。近世の文芸作品に、しばしば「疳の虫」という語が見られるのも、当然のことと言えよう。そこには、「疳の虫」という日常語ばかりではなく、「疳」、「疳症」、「疳疾」、「疳気」といった医語が使われているものもある。本節では、浄瑠璃や歌舞伎の台本、仮名草子、浮世草子、読本、草双紙類、洒落本、滑稽本、人情本、随筆類など近世の文芸作品のなかに見られる用例を提示し、それらを検討することによって、一般の人々が「疳の虫」をどのようなものとして捉えていたかを、できうるかぎり浮き彫りにしていきたいと思う。

「疳の虫」の状態像

「疳の虫」というと、今日の私たちは比較的軽症の状態を指すものと思いがちであるが、以下の用例は必ずしもそうではないことを示している。紀上太郎ほかによる浄瑠璃『碁太平記白石噺《ごたいへいきしらいしばなし》』（一七八〇年初演）には、「親仁《おやぢ》はなが〳〵中風《ちゆうぶ》の上、去年の春そつくり往生《わうじやう》。小僧めは疳《かん》の虫《むし》が出てころりとやらかす」とか、「あいつの所の小僧《こぞう》めが、疳《かん》の虫で死にやした」と書かれている。また鶴屋南北の歌舞伎『勝相撲浮名花触《かちずもううきなのはなぶれ》』（一八一〇年初演）にも、「乳がなれりやア、癇《(かん)》の虫で、今の間にころりばつたり……」とある（「癇の虫」という表記については後述する）。このように、「疳の虫」は死に至る病でもあったことがわかる。とはいえ、「疳の虫」が致死的な病のみを指していたわけではなく、多くの用例が示すように、さまざまな症状や状態を含むものであった。

浅井了意の仮名草子『うき世《よ》物語《ものがたり》』（一六六五—六六年頃刊）に、「只、疳《かん》の虫《むし》、癖《かたかい》のやまひありとて、痩《やせ》つかれたるを、赤蛙《あかかへる》、八《やつ》目《め》鰻《うなぎ》、色〱あたへて、養性《やうじやう》いたしけれバ、……」とあるように、痩せて体力が衰えるのも「疳の虫」の症状であった。「かたかい」は、医語「癖疾」の俗称であり、「疳の虫」と近縁の小児病である。

十返舎一九の読本《よみほん》『列国怪談聞書帖《れっこくかいだんききがきぞうし》』（一八〇二年刊）に、「小児に疳症《かんしやう》とて土炭《つちすみ》を啗《くら》ひ、瓦《かはら》を啖《くらふ》者あり」とあるように、食べ物以外のものを食べる行為、すなわち異食症も「疳の虫」（疳症）の特徴的な症状とされていた。

また「疳の虫」には、失明に至る視力障害を来す場合もあり、たとえば、式亭三馬の滑稽本『浮世風呂《うきよぶろ》』（一八〇九—一三年刊）に、「コレきさまたちはなぜ目《め》がつぶれた。【かき】ハイ疳《かん》の虫《むし》でござります」というやりとりがある。失明する眼病とは異なるが、河竹黙阿弥の歌舞伎『網模様燈籠菊桐《あみもようとうろのきくきり》』（『子猿七之助』とも、一八五七年初演）に、視線の方向と「疳」との関連についての興味深い場面がある。「いや、是《こ》れは何《なん》だて、身共《みども》疳《かん》のせゐで目《め》が引《ひき》釣《つ》るゆゑ、其方《そのはう》などには滝川《たきがは》どのゝ顔《かほ》ばかり、見《み》て居《ゐ》るやうに見《み》えるであらうが、是《こ》れで丁度《ちやうど》向《むか》うを見《み》て居《ゐ》るのだ」。別の方向に視線を向けているのに、女の方ばかり注視しているように見えるのは「疳」のせいだと言い訳をしているのだが、このような弁解に「疳」が引き合いに出されているところが面白い。

中世に描かれた絵巻物『病草紙《やまいのそうし》』の江戸版と言ってよい『新撰病草紙《しんせんやまいのそうし》』（大膳亮道、福崎一実・画、一八五〇年成立）にも、「疳」が登場している。「あるあき人の娘、をさなきより手して顔かく癖あり。たちゐにだに手をはなたざりけり。六とせばかりへて、唇のめくり赤くただれせに、かさやうのものいできにけり。月をこえてしみひろがり、水出てかわくまなし。これも疳てふ病ひにやあらむ」と書かれ、その病人の絵も描かれている【図5-1】。すなわち、強迫的習癖行為によって口唇周囲が赤く爛れ、その糜爛《びらん》から皮疹が生じた状態を、「疳」であろうと言っている。

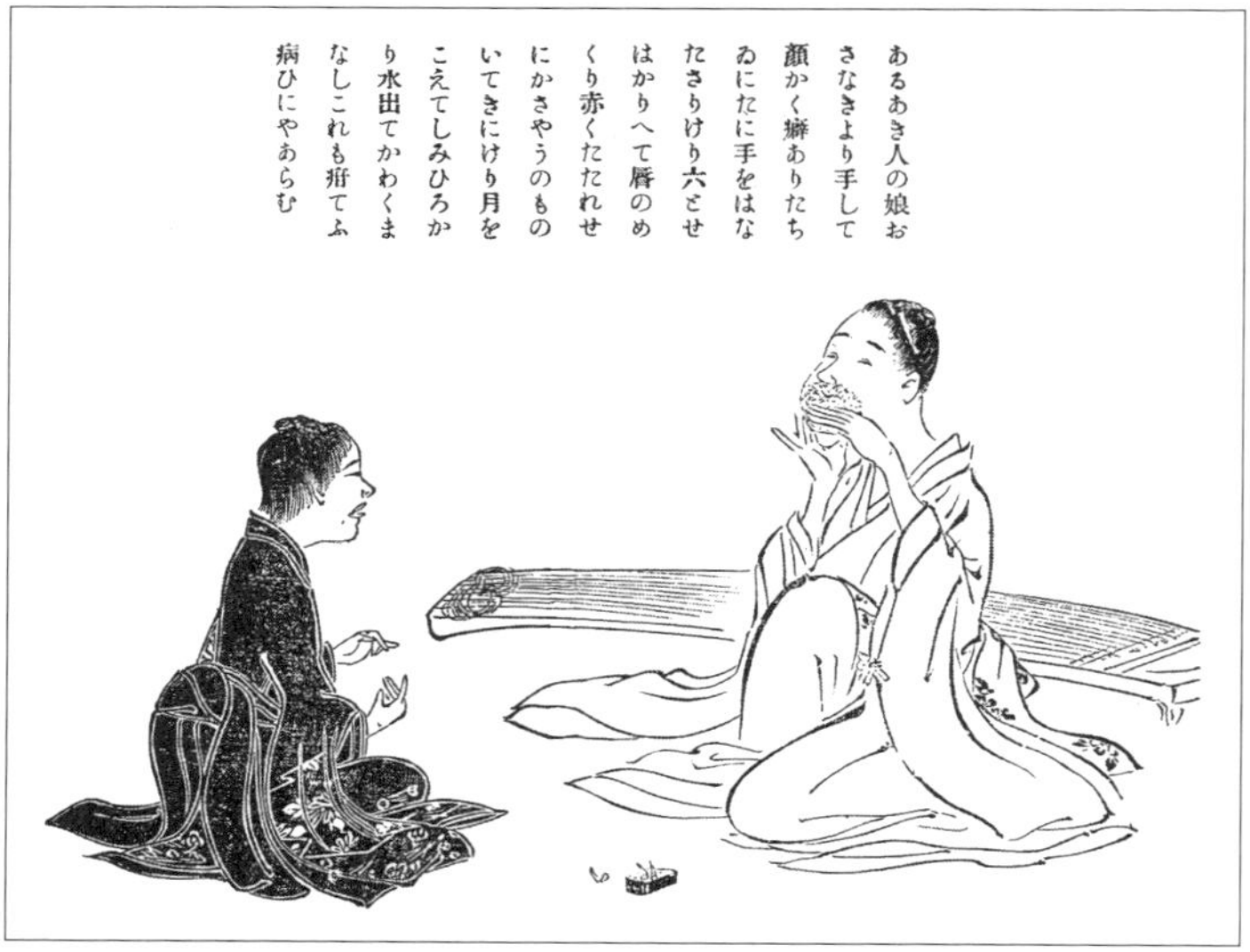
あるあき人の娘お
さなきより手して
顔かく癖ありたち
ゐにたに手をはな
たさりけり六させ
はかりへて脣のめ
くり赤くたたれせ
にかさやうのもの
いてきにけり月を
こえてしみひろか
り水出てかわくま
なしこれも疳てふ
病ひにやあらむ

図5－1　大膳亮道，福崎一実・画，『新撰病草紙』（1850）に載る「疳」を患う娘の図。［富士川游・他編『杏林叢書　上巻』思文閣，1971］

松平定信の随筆『修行録《しゅぎょうろく》』（一八二二年頃成立か）に、高熱疾患に罹患して苦しんだ少年時代のことが回想されており、その折の様子がこう綴られている。「精神たがはねども、少しおぼろにおぼゆ。その熱のはげしさに疳気も発せんかと思ふ夜もあり。初めのほどは、譫語いふべくありしが、心をくだしおさめてゐしなり」。ここでの「疳気」は、おそらく熱性痙攣か、または高熱によってうわごとを言う状態（熱性譫妄）を指しているものと思われる。

平田篤胤の『仙境異聞《せんきょういぶん》』（一八二〇年成立）は、幼い頃「天狗」に連れ去られ、そのもとで育ったという少年寅吉に、篤胤が繰り返し面談し、「異界」の様子をつぶさに聞き取って著したという異色作である。少年寅吉は、「異界」に行く以前からすでに予知能力を持っており、同時に生まれつき「疳症」だったと、医師でもあった篤胤は書いている。「生まれつき疳症にて、幼少の時は色青ざめ、常に腹下り夜つばりなどして、遂に成長すまじく思へりしが、……」。この異能の少年も、「疳症」のため無事に育つかどうか危ぶまれていたというのだが、この場合、顔色が悪く、下痢と夜尿が続く状態を「疳症」と言っている。

右に掲げた用例から、「疳」がもたらすとされていた状態ないし症状を整理すると、㈠死に至ることもある、㈡

羸痩《るいそう》して衰弱する、㈢異食行動が見られる、㈣失明を含む眼疾が生じうる、㈤強迫的な習癖行為によって身体を傷つけることにより皮疹が生じる、㈥痙攣ないし譫妄という高熱時の精神・神経症状、㈦下痢や夜尿が続く状態、ということになる。今日の医学にはこれらの症状すべてを包含する疾病概念はなく、したがって「疳」を、今日の「〇〇病」に当たるなどとはとうてい言えるものではない。それほどに多岐にわたる症状ないし状態像からなる、一大症候群と呼ぶべきものである。

ここで、「疳」のかわりに「癇」という語が用いられたことについて、触れておきたい。先に、「疳の虫」の意で「癇の虫」と表記された『勝相撲浮名花触』の一文を挙げたが、このような例は実のところ珍しくない。「疳」も「癇」も、和・漢の医学における病名であり、両者は全く異なる疾患であるにもかかわらず、「カン」という同音のため、しばしば混同されるようになった。「癇」は、一般に発作性の精神病症を言うが、諸家によって概念が異なり、癲癇のことを指したり、狂病と同義で用いられたりする、議論の多い疾患概念であった。江戸時代には、「癇症」という言葉が、神経過敏の傾向ないし神経症状態の意味合いで広く一般の人々にも浸透した。文芸作品には、「疳」と「癇」が混同された表記がよく見られ、たとえば「癇癪」が「疳癪」と記されたり、「癇に触る」が「疳に触る」と書かれたりするのである。

一般に医家たちは、こうした混同に批判的で、両者を区別すべきとの姿勢を示したが、しかし、なかには山下玄門（宥範）のように、両者を同じものと考える医師もいた。玄門は『医事叢談』（一八四九年刊）のなかで、「小児ニ疳トイヒ、大人ニ癇トイフ迄ニテ、癇ノ病状ハ疳ニ異《コトナ》ルコトナシ」と主張している。このように、「疳」と「癇」の定義をめぐっては、医師の間でさえ一枚岩とは言えなかったのである。

「疳」の病型

医学領域では、次節で述べるように、「疳」の病型ないし亜型がさまざまに考えられていたが、その一部が文芸作品にも散見される。すなわち、専門用語の一部は、一般にも知られていたことになる。式亭三馬の『浮世風呂』に、「イエこれは五疳《ごかん》と申て、いろ〳〵の疳《かん》の病《やまひ》でござる」と書かれているように、「五疳」は、もっともよく知られた「疳」の病型であった。「五疳」は、五臓に配された「心疳」、「肺疳」、「肝疳」、「脾疳」、「腎疳」の五種の「疳」を言う。竹田外記らによる浄瑠璃『役行者大峰桜《えんのぎょうじゃおおみねざくら》』（一七五一年初演）に、薬売りが「疳」の薬の口上を言う場面が描かれている。「奇妙《きめう》な名方《めいほう》、名方の陀羅《だら》助。（中略）頭痛《づゝう》、目まひ立ぐらみ上気痰咳《たんせき》、小児の虫気《むしけ》、五かん、かたかい奇妙《きめう》に治《なを》る」。また、曲亭馬琴の『南総里見八犬伝《なんそうさとみはっけんでん》』（一八一四―四二年刊）のなかに、「見るにその子は焦悴《やつれ》たれども、武蔵《むさし》なる神奈川《かながは》には、小児五疳《せうにごかん》の妙薬《めうやく》あり」（第二十三回）とある。京伝の弟である山東京山の合巻『百姓玉手箱』（一八三七年刊）に、「小児虫下《くだ》し長生丸、一包《つゝ》み百銭《せん》。五疳《かん》の虫《むし》を柔《やわ》らかに大便《べん》に下《くだ》さする薬也」とある。ここに使われている「五疳《かん》の虫《むし》」という言い方は、ありふれた言葉である「疳の虫」や「五疳」に比べると、用例は少ない。しかし、この言葉は「疳」と「虫」との結びつきがいかに強いかを物語っていよう。

右に述べた通り、「五疳」の一つに「脾疳」と呼ばれる「疳」があるが、この「脾疳」という医語が、同じく馬琴の読本《よみほん》『開巻驚奇侠客伝《かいかんきょうきょうかくでん》』（一八三二―四九年刊）に出てくる。二箇所に見られ、「一個《ひとり》の男児《をのこゞ》ありしかど、それすら十才《とを》にも足《た》らずして、脾疳《ひかん》で亡《なく》なり侍《はべ》りしかば、……」（第一集）と、「我身《わがみ》稚《をさな》かりし時《とき》より、脾疳《ひかん》に嬰《より》て目《め》も歹《わろ》く、漸々《しだい〳〵》に痩衰《やせおとろ》へて、命危《いのちあやふ》かりけるを、……」（第三集）である。初めの例は、「脾疳」で死亡したとあり、後の例は、「脾疳」のため眼疾と羸痩によって危篤状態に陥ったと記されている。

「脾疳」を含む「五疳」は、「疳」の代表的な病型分類であり、ここで示したように文芸上にも時折見られるのだが、専門の医学領域では、「五疳」以外にもさまざまな病型が考えられていた。「疳」の病型区分は、特有の仕方で中国医学が生み出したものであり、わが国はそれを受け入れてきたのであるが、この点については、次節で詳しく述べる。

「虫」という小児病

「疳」や「疳の虫」を扱う上で、どうしても異同を考えねばならない類似語がある。それは、子どもの病を指す「虫」という言葉である。たとえば、「虫が出る」、「虫が起こる」というように使われ、また「虫気」、「虫持ち」などという言い方も多くされる。この意味で用いられる「虫」という語は、文芸作品に多く登場し、その頻度は「疳」や「疳の虫」よりもむしろ高いという印象を受ける。しかし、ありふれた日常語と思われるこの「虫」が、小児のいかなる状態や病症を指し示していたのかを摑むことは、実のところ容易ではない。具体的な状態像の記述に乏しく、そのうえ多義的であるからである。「虫」という語が、実際どのように使われているかを見るためにに、いくつかの用例を挙げておこう。

- 梅《うめ》が泣《なき》入《い》つてひよつと虫《むし》でも出《で》はせぬかと、心《こゝろ》に掛《かゝ》つて家《うち》に居《ゐ》られず、……。（歌舞伎『三人吉三廓初買《さんにんきちさくるわのはつがい》』河竹黙阿弥、一八六〇年初演）［「梅《うめ》」は幼児・梅吉のこと］
- 菓子をあたへてなぐさむれど、なか〳〵泣《なき》やむ気しきなければ、虫でも出てはなるまじと、……。（人情本『春色辰巳園《しゅんしょくたつみのその》』為永春水、一八三五年刊）
- 「其様《やう》に泣ケば虫が出る」と、口もあどない生れ付、「イヤ虫が出て死《し》んだがまし」。（浄瑠璃『山荘大夫五人嬢《さんしょうだゆうごにんむすめ》』竹田出雲、一七二七年初演）［「あどない」は、あどけない意］

これらの用例は、泣くことが続くと、「虫」が出ると言っているのであり、「虫」の発症には「泣く」という誘因があるとされていたことがわかる。また「死《し》んだがまし」とあるように、「虫」によって死に至ることもあった。「虫」によって幼児が死亡する話は、『西鶴織留《おりどめ》』（一六九四年刊）にも載っている。

春より虫を発《おこ》して、幾薬かあたへけれども更に甲斐なく、けふをかぎりと目を見つめ、……。（浮世草紙『西

鶴織留』井原西鶴、一六九四年刊）

「虫」が起こる誘因は、「泣く」以外に、次のような場合もあった。

・あんまり折檻《せっかん》すると、虫《むし》が出《で》るものでおんす。（歌舞伎『由良千軒蟾兎湊《ゆらせんげんつきのみなと》』壕越《ほりこし》二三次《にそうじ》ほか、一七五四年初演）

・いやいや　あんまり気ヲ凝《こ》らせて、虫が出れや悪《わる》うござる。（歌舞伎『粂仙人吉野桜《くめのせんにんよしのざくら》』作者不詳、一七四四年初演）

・嘸《さぞ》や死んだと聞ならば、母を慕《した》ふて虫も出て、もしや病とならふかと……。（歌舞伎『敵討巌流島《かたきうちがんりゅうじま》』作者不詳、一七三七年初演）

・鶴吉めが尋たら、仙台の方へ角力に行《ゐ》たと言《い》ふて、虫の出ぬやうにして呉。（歌舞伎『大坂神事揃《おおさかまつりぞろえ》』並木正三ほか、一七五九年初演）

これらはそれぞれ、「折檻《せっかん》」、「気ヲ凝《こ》らせ」る、母の死を知らせることが、子どもに「虫」を起こしかねないと書かれており、種々の心理的ダメージも「虫」の誘因になるとされていたことを示す用例である。しかし、逆に子どもを甘やかし、過保護に育てることも「虫」を引き起こすという見方もあった。そのことを示しているのが次の例である。

持病の虫でも起《おこ》りしか、母の無《な》い子と甘《あま》やかし、養《やしな》ひ過して病は出ぬか。（浄瑠璃『和田合戦女舞鶴《わだかっせんおんなまいづる》』並木宗輔、一七三六年初演）

次に、「虫」がどのような病状のものであったかを示す用例を挙げる。

虫でも出たか、孫めが一《いっ》ち痩《や》せおりました。（歌舞伎『粂仙人吉野桜』

この例は、子どもが痩せていく代表的な病が「虫」であったことを示していよう。

前《さき》のむつかりに虫が出たやら、びく〳〵、若《も》し驚風《きやうふ》には成まいか。（浄瑠璃『諸葛孔明鼎軍談《しょかつこうめいかなえぐんだん》』竹田出雲、一七二四年初演）

子どもがむずかった後に、体を震わせているのであろう。それで「驚風《きやうふ》」になるのではと心配している場面である。「驚風」は引きつけ、痙攣を起こす病を言う（普通「きょうふう」と訓む）。

ちいさい時から虫《むし》がおこると、目を見つめる。（歌舞伎『卅三年忌袂白絞《さんじゅうさんねんきたもとのしらしぼり》』作者不詳、一七四〇年初演）

この「目を見つめる」という状態は、引きつけ、痙攣の際に見られる凝視のことを指している。

・けふはとりわけこの子のせわり、どふやら虫気と見へまする。（歌舞伎『独道中五十三駅《ひとりたびごじゅうさんつぎ》』鶴屋南北、一八二七年初演）

・おかまいなされますな、大の虫《むし》もちで、めそめそないてばかり。（同）

この二つの例は、「せわり」（むずかって泣くこと）や「めそめそないてばかり」の状態が、「虫」によって起こっていることを示している。「泣く」ことは、先に取り上げたように「虫」が起こる誘因ともなり、またこの場合のように「虫」の起こす結果ともなる。

孫《まご》がネおまへさん、虫気《むしけ》でひさしうしくほくいたしてをりましたが、……。（滑稽本『浮世床《うきよどこ》』式亭三馬、一八一三―一四年刊）

「しくほく」は、悩み苦しむ様を言う。子どもがいつもと違って具合が悪く、苦しがっているように見える状態も、「虫」である。

・母も娘の萎《しを》れ顔、見れば持病の虫でもと、気づかひ半分可愛さに、意見も半分そこ〳〵に、……。（浄瑠璃『桂川連理柵《かつらがわれんりのしがらみ》』菅専助、一七七六年初演）

娘が「萎《しを》れ顔」になっているのを、母親が「虫」のせいでは、と気にしている場面である。

右に挙げた用例から言えることを、整理しておこう。㈠「虫」と呼ばれる状態は多岐にわたっており、一時的で軽度のものも、また死に至るものも含まれる。㈡「虫」を起こす引き金となるものとして、心理的ショックによる場合がある。また逆に甘やかすことによっても、「虫」が起こる。㈢症状としては、①痩せていくことがある、②突然、ひきつけ発作を起こす、③むずかって泣き出したり、めそめそしたりする、④何らかの苦しそうなしぐさ、表情を見せる、などである。

これらのことから、とくに指摘しておきたいことは以下の点である。先に「虫」は小児の病と記したが、「虫」のなかには病とは言えないものも含まれている。むずかったり、めそめそしたり、泣きやまない状態は、病気でなくともよく起こることであるし、子どもがいつもと違って苦しそうな表情を見せたとしても、病気だとは断定できないだろう。しかし、病でなくとも、「異変」であることは間違いない。親や周囲の大人から見て、心配で放っておけない幼児の「異変」である。

このことは、第2章でも触れたJ・ボウルビィ（J. Bowlby）が、アタッチメント理論のなかで述べていることを想起させる。ボウルビィによれば乳幼児のしめす五つの「愛着行動」には、幼児自ら母親を求めて近づこうとする「接近行動」と、母親を自分に近づけようとする「信号行動」の二種があると言い、「微笑」と「泣くこと」はこの信号行動であり、母親を幼児に接近させ母性行動を誘発する意味を持っていると述べている。[(1)]「虫」には、この信号行動としての働きを持つものが含まれていたと考えられる。一方、病の状態は、愛着行動とは言えないが、親にシグナルを発している点では同じであり、またメッセージ性は、親にさらなる困惑や不安を呼び起こす点で、信号行動よりも強い。

したがって「虫」は、信号行動から死に至る重病までをも含む、養育者への強いシグナル性を持った幼児の「異変」を総称する語であると言ってよいだろう。そして、親が心理的ショックを与えたり、甘やかすことによって「虫」が顕現してくるという例に見られるように、「虫」には養育者と幼児との心理的関係のなかで生じてくるという特徴もある。とすれば、ここに興味深い問題が浮かび上がってくる。

何度も述べてきたように、「虫」が「虫」と呼ばれるからには、寄生虫あるいはそれに類する生命体が想定されているはずである。そうであるなら、「虫」という異変を起こす生命体が、親子間の心理的関係のあり方にも反応し、身体的病変だけでなく、心理行動的変化をももたらすということになる。あたかも、幼児の主体から独立した、心身に影響を及ぼす意思体が、体内のどこかに住みついているという「虫」観が、近世には定着していたと言えるだろう。

次に「虫」と「疳の虫」との重なりについて見てみよう。両者に共通しているのは、軽度のものから死に至る重病までをも含む広範囲の症候群の観を呈していたことであり、症状としても、痩せていくこと、引きつけを起こすなどの点で重なりがある。また、ともにその状態像は心身双方にわたっており、心理発達上の異変も含まれていることなどである。つまり、「疳の虫」と「虫」の両者は、はっきりと区別されていたわけではなく、ともに小児の病を概括して広く指す言葉であったと言える。

ここで、「虫」という言い方が、いかに小児病を広く指していたかを示す、別の資料を付け加えておきたい。飛騨地方の寺院に残る過去帳をもとに、人々の死因を調べた須田圭三氏の調査[2]によると、病名のわかる死者のうち、もっとも多かったのは「痘瘡」の八六三例であるが、二位は「虫」の六五八例であったという。このことは、当時の人々が、死に至る小児病までをも広く「虫」と呼んでいたことを示している。きわめて広範囲の病症を大摑みに

「虫」と見なす風潮は、一般の人々のみならず、医師の一部にまで及んでいたらしい。そのことは、平野重誠の『病家須知《びょうかすち》』（一八三二年刊）における「小児の病を概《オシナベ》て虫《ムシ》といふ誤《アヤマリ》を説《(とく)》」（巻之三）と題された一文に見ることができる。「概《オシナベ》て小児の病をむしといひて、虫《ムシ》の義《ギ》とのミおもふハ、俗家《シロウト》にてこそさることなれども、医士《イシャ》もしか意得たる輩《トモガラ》まゝあり」と言い、また「傷寒《シヤウカン》」や「痢病《リビヤウ》」であるにもかかわらず、これを「或《アルヒ》は虫《ムシ》といひ疳《カン》と呼《ヨビ》」、「遂《ツヒ》には治《ヂ》を誤《アヤマル》ことあり」と述べている。医師であっても、「虫」あるいは「疳」と安易に診断してしまう風潮を難じているのである。では、そもそも医学は「疳」をどのような病症と考えていたのだろうか。次節では、そのことについて述べる。

二　医家による見解

江戸時代、すでに幼科（小児科）は専門化しており、多数の小児科専門の医書が出版されている。それ以外の医論書、医方書にも、「疳」の記載は多くされており、両者を合わせると膨大な量にのぼる。目の届く範囲において、これらの資料を検討したが、医家たちによる「疳」についての記述は多岐にわたるので、ここでは病因、病型、症状の三項目に整理して、述べることにする。

「疳」の病因論

総じて医師たちは、「疳」の病因を単一のものと考えず、一種の複因論といってよい特有の病因観を持っていた。すなわち、諸要因が経時的ないし、段階的に絡んでいくことによって次第に病因が形成されていくという考え方である。けっして「虫」だけが「疳」の病因とされたわけではなかった。「虫」の関与を重視する考えも少なくなかったのだが、それについては後に述べることにして、まず他の病因を説く諸家の医論について見ていきたい。曲直瀬道三は、その主著『啓迪集《けいてきしゅう》』（一五七四年自序、一六四九年刊、漢文）において、中国の医書を引用し、「疳因」について以下のように記している。

『恵済方』に、朱丹渓の以下の論が載っている。小児は幼弱の故に、飽食すると傷害を受けやすいものである。飲食が適切でなく、「甘肥」なるものを節度なく摂取し、あるいは嬰児の離乳や粥食への移行が早すぎると、「形気」（心身）を損傷する。これが歳月を経ることによって、「五疳」の病にいたる。（中略）『医学正伝』は、『内経』の次の説を引用している。「肥」なるものを常食すると、「内熱」を生ずる。また「甘」なるものを常食すると、「中満」を起こさせる。「疳」の病気は、「肥甘」の食によって起こるために、「疳」というのである（巻之八「疳証篇」）。

「肥甘の過剰摂取」は養育者の育児のあり方の問題であるが、これに関連して養育者自身の不節制を、病因として指摘する医書もある。たとえば、蘆洋《ろよう》なる京都の医師の著『小児方鑑』（一六八六年刊）の「疳疾」の項に、「夫レ小児《ニ》疳病《カンビヤウ》ハ、乳母《ニウボ》寒熱理《カンネツリ》ヲ失《ウシナ》ヒ、動止《ドウシ》ソムキ違《タガイ》飲食《インシイ》節《セツ》ナク、甘肥度《カンヒド》ヲ過《スゴ》シ、喜怒《キド》ノ気《キ》乱《ミダレ》酔飽《スイハウ》シテ労傷《ロウシヤウ》シ、スナハチ児《ニ》ニ乳《ニウ》スルニ因《ヨツ》テ病《ヤマヒ》ヲナス」とあり、「乳母」自身が不節制をし、また精神不安定の状態で授乳することによって、子どもが「疳疾」になると述べている。すなわち、不節制に起因する乳汁変性論とでも言うべきものである。香月牛山《かつきぎゅうざん》の『小児必用養育草《そだてぐさ》』（一七〇三年序、一七一四年刊）にも、「疳」について「乳母《めのと》乃身持《もち》あしく、甘肥《かんひ》の物〔甘肥とハ、甘《あま》き物、味厚《あぢはいあつ》き物をいふなり〕を過食《くハしよく》し、或ハ酒に酔《ゑい》、食に飽《あき》て小児にその乳《ち》をあたゆるによりて、児《ちご》の脾胃《ひゐ》に鬱《うつ》し、熱《ねつ》を生じて吐乳《とにう》をなす」とあり、同様の主張がなされている。

牛山が「児《ちご》の脾胃《ひゐ》に鬱《うつ》し」と述べているように、甘肥の過剰摂取によって障害される部位を、「脾胃」とするものが多い。本間棗軒（玄調）の『内科秘録』（一八六四年刊）にも、「疳ハ小児ノ病ニテ尤モ多キ者。（中略）其病因軽キモノハ脾胃ノ不和、重キモノハ脾ノ衰弱ナリ」とあるように、多くの論者は同様の見方をしている。ただ、曲直瀬道三の『授蒙聖功方《じゅもうせいこうほう》』（一五四六年成立）や後藤艮山（一六五九―一七三三年）の『校正　病因考』（成立年不詳、一八一五年刊）などでは、その障害部位を「中焦」だとしている。五臓の一つである「脾」も、六腑の一つである「三焦」の「中焦」も、ともに消化器官と考えられていた臓腑である。「肥甘」の過剰摂取が、消化器官に影響を及ぼすという見方はわかりやすい。しかし事柄は簡単ではない。「疳」は、単に消化器症状のみをきたす病症ではないからである。

「五疳」は前述したように、心、肺、肝、脾、腎の「五臓」それぞれに対応する五種の「疳」のことであり、「疳」は「脾」ばかりでなく、「五臓」のすべてが、影響を受けうる病なのである。「肥甘」の過剰摂取が「五臓」全体に影響を及ぼすという病理のメカニズムを、医師たちはどのように考えていたのだろうか。本郷正豊は、初学者用に著した『医道日用綱目』（一七〇九年序、一七三三年刊）の「疳疾《かんのやまひ》」の条において、こう述べている。「五疳《ごかん》のわかち有《あつ》て五臓《ござう》に属《ぞく》すといへども、其初《そのはじめ》脾によらずと云をしるまぢ《(じ)》。脾虚《きよ》して後四臓《のちしざう》に伝へて五疳《かん》となる。脾《ひ》胃虚《ゐきよ》する時《とき》ハ五臓《ざう》の気《き》を摂《おさむ》ること能ハず、これ疳《かん》を治する要法《ようほう》也」。「脾虚」の状態、すなわち「脾」の機能が低下すると、それが（気血の通路である経絡を介して）他の「四臓」に影響が及んで「五疳」となるのだが、それは「脾《ひ》胃虚《ゐきよ》する」ことによって、各臓器における「気」の順行に支障が生ずるためだとしている。岡本一抱の『万病回春病因指南』（一六九五年刊）に、「凡ソ疳ニ五ノ名アリテ五臓ニ属ト雖《(いえども)》、其ノ源ハ脾ノ一蔵ヨリ伝ヘテ、五疳ニ変更スル者ナリ」とあるのも、これと同様の論である。

「脾胃」が障害されることによって何が起こるかについて、これを「津液」（体液あるいは栄養物質）の減少と見る考えがあった。下津寿泉の『古今幼科摘要』（一七〇九年刊、漢文）に、「銭氏ノ曰ク、疳ミナ脾胃ヲ耗傷シテ津液ヲ亡クス」と書かれている。また加藤謙斎（一六六九―一七二四年）の『小児日用療方』（刊年不詳）にも、「皆《ミナ》ヨク津液《シンエキ》ヲ亡《ホロボス》ユヘニ、疳《カン》ノ病《ヤマイ》トナル。銭仲陽《センチウヤウ》ガ云《イハク》、疳《カン》ハミナ脾胃《ヒイ》ヤブレテ、津液《シンエキ》カワイテ此ノ病《ヤマイ》ガヲコルトイワレタリ」と記されている。このほか松下元真の『小児活法』（一七一三年刊、漢文）や、養拙斎退春の『小児療治調法記』（一七一五年刊）にも同様の記述が見られ、いずれも銭仲陽を引いている。銭仲陽（銭乙《せんいつ》）は、北宋時代に活躍した中国の医家であり、その著『小児薬証直訣』（一一一九年）は、慶安元年（一六四八）に和刻出版されており、わが国への影響が大きかったものである。曲直瀬道三も上掲の『啓迪集』において、銭仲陽の「津液」説を取り上げているし（巻之八「疳証篇」）、さらにそれ以前、初期の著作である『授蒙聖功方』でも、出典は明示されていないものの、すでに「津液」に言及している。

以上、「疳」の病因に関する主要なものを取り上げてきたが、大勢を占めるこれらの説に、異論を唱えた例外的な医家もいたことを付け加えておこう。山下玄門（宥範）は、『医事叢談』（一八四九年刊）のなかで、こう論じている。「疳疾」は、「乳母」が「飲食節ナク、甘肥過度シ、或ハ喜怒酔飽《スヰハウ》ヲ恣《ホシイマヽ》ニスルノ乳ヲ与フルニ因テ」生ずるという通説を、「然ラズ」と否定し、その理由として、「疳」は「富家ノ児」にのみ生じるのではなく、「貧家ノ児」にも起こること、また「同母ノ乳育」であっても、「兄ハ無病、弟ハ多病」という例が見られることを挙げている。

さらに他の病因説にも疑義を投げかけており、玄門は結局のところ、「疳」を「胎毒ノ陰症」と断じている。「胎毒」を「疳」の病因とする説は、中国で唱えられたものであるが、この『医事叢談』のほかに、有持桂里の『校正《こうせい》方輿輗《ほうよげい》』（一八二九年序、一八五三年刊）や平野重誠の『病家須知』など、わが国の医書にも取り入れられている。

しかし、これらの記述には「胎毒」がどのような機序によって「疳」へと至るのか、あるいは他の病因とどう関わるのか、それとも関わらないのかという点については明記されていない。

「虫」と病因

「疳」の病因に「虫」が関与するとの説も少なくなかった。と言っても、この「虫因」説は、前記の諸論と激しく対立するものではなく、一種不思議な共存関係にあるという特徴がある。主な文献資料を以下に掲げて内容を検討しながら、他の病因との関係についても考えていきたい。

①名古屋玄医（一六二八—九六年）『病名俗解』成立年不詳、写本

同書の「疳《カンノムシ》」の項に、「俗ニカンノムシト云ゾ。虫トハ何如ト云ニ、疳症歇《や》マザル時ハ、虫ガ生ズルト云コト、入門ニアルゾ」と記されている。「カンノムシ」という俗称を掲げ、『入門』（李梴〈明代〉の『医学入門』）を引用して、「虫」が生じることを説いている。[3] また、同書の「蛔疳虫」の項には、やはり『入門』を引いて、「凡ソ疳積久シケレバ、虫有ラザルコト莫シ。形状一ツナラズ。黄、白、赤ノ者ハ医スベシ。青、黒ノ者ハ死ス」（この箇所、原漢文）とあり、「虫」の色によって予後が異なるという、面白い指摘がなされている。玄医の代表的著作である『医方問余』（一六七九年自序、漢文、写本）にも、これと同文の記載が見られ、さらに加えて、その「虫」の形状についても、「其ノ虫ノ状ハ、糸髪ノ如ク、或ハ馬尾ノ毛ノ如シ」と記されている。

しかし、注目すべきことは、これだけではない。右の「疳症歇《や》マザル時ハ、虫ガ生ズル」とか、「疳積久シケレバ、虫有ラザルコト莫シ」という記述である。「虫」が「疳」の病因であると言っているのではなく、逆に「疳症」や「疳積」の結果、「虫」が生じると受け取れる表現だからである。『医方問余』にも、「五疳」の項に「其ノ源、乳餔不調ヨリ始リ、風寒感傷シテ、五臓互ニ相ヒ侵伝シテ、虫ヲ生ゼザルコト無シ」（巻之四　小児下「五疳」）とあり、やはり「虫」は、病気が生み出した産出物であると読める記載である。「虫」は、単に病気の結果として生じるものにすぎないのだろうか。だとしたら、この「虫」は、人体に病害をもたらさないのだろうか。『医方問余』の「五疳出虫方」の項に、この疑問をさらに強める箇所がある。「聖恵方ニ云フ、五疳久シク瘥ヘザレバ、則チ腹内ニ虫有ツテ、肌体黄痩シ、下痢止ラズ」。この論は、「虫」が病害を与えないのではなく、「肌体黄痩シ、下痢止ラズ」という状態をもたらすのであり、「虫」が発病に関わっていることになる。しかしこれで疑問が解けたわけではない。「肌体黄痩シ、下痢止ラズ」という状態は、他ならぬ「五疳」の症状である。「五疳」が「久シク」続く

と、「五疳」の症状が起こる、と言っていることになり、これではトートロジーになってしまう。

　この論を矛盾なく理解しようとすれば、以下のように考える必要があるだろう。ここで言う「五疳」は、病気として完成した状態を指すのではなく、病気へと向かう準備段階、もしくは症状がまだ出現する前の発病初期の状態を意味しているとする解釈である。『病名俗解』における上記引用箇所の「疳症」や「疳積」も同様に理解して、全体を整理すると、こうなるであろう。「乳餔不調」から始まり、「風寒感傷」が加わって、「疳」の準備状態が形成され、この状態がしばらく続くと、「虫」が発生して、「疳」の症状を起こすようになり、ここに至って「疳」が完成する。なお玄医は、「乳餔不調」や「風寒感傷」のほかに、『病名俗解』の別の箇所で、「肉食、肥甘物」の摂取や、「甘甜、膠膩之物」が「脾」に「停積」するという中国の医説をも、受容的に引用していることを付け加えておく。

②岡本一抱『万病回春　病因指南』一六九五年刊

　岡本一抱は『万病回春　病因指南』のなかで、「疳虫」について論じている。「虫」は病因なのか、それとも病気による結果なのかという、前記の問題に対して、一抱は自身の考えを次のように明言している。「疳虫ト云ノ一症アリ。腸胃ノ間、諸虫ヲ生ジテ、病シム者也。世ノ医、多クハ此レガ所因ヲ誤ル者アリ。如何ントナレバ、虫ニ因テ疳疾ヲ致《いたす》ト思ヘリ。愚按ズルニ、然ラズ。疳ニ因テ虫ヲ生ズ」（巻之六「疳疾」）。このように、「虫」は「疳」の結果生じるのだと強調している。一抱は、多くの「世ノ医」が誤った理解をしていると批判しているのだが、このことは、「虫」を「疳」の病因と考えていた医師たちが、いかに多かったかを物語っている。一抱の考えは、少数派に属していたことになる。多数派の考えに反論するからには、その根拠を示さねばならない。一抱はこう論じている。

蓋シ小児嘗《モト》ヨリ脾胃不足シテ、消化ノ道ニ薄《ウス》キ者ノ甘甜、肥肉、厚味ヲ過多スルコト有ルニ因テ、中焦積滞ヲ聚メ、湿熱ヲ欝セシメテ、疳疾ノ萌芽《ホウゲ》ヲ発ス。其ノ積滞、湿熱ノ欝久キ即《とき》ハ、諸ノ虫形ヲ生ジ、益々児ヲシテ苦シメ、疳虫ノ諸症ヲ見《あらわ》ス。（巻之六「疳疾」）

元来、消化機能の弱い小児が、甘いものや脂肪分の高いものを過剰摂取することによって、それが「中焦」に「積滞」し、そこに「湿熱」の作用が加わることになる。これが「疳疾」の「萌芽」であり、この状態がしばらく続いた後にはじめて、「虫」が発生するという論である。一抱はこの考えに基づき、「疳」の治療についても警鐘を鳴らしている。「虫」を「疳」の病因と考える「世ノ医」は、「疳」の治療というと、「寒ノ剤」を用いて駆虫を図ることしかしていないが、これは間違っている。そんなことをすれば、「脾胃」の働きを一層弱めることになり、「湿熱」がさらに欝して、むしろ「駆虫」することができなくなる。なすべき治療は、（補剤を用いて）「脾胃ヲ補ヒ、湿熱ヲ清シ、腸胃積欝ノ気ヲシテ順行セシムル」ことにあるのであり、そうしたことを行なった後ではじめて「殺虫ノ剤」を使ってこそ、「全効」が得られるのである、と主張している。このように、一抱の論は、「疳」の病因を治療論と結びつけて、わかりやすく説いているのが特色である。以上のように、一抱は「虫」が「疳」の一次的な病因ではないとしているが、しかし「虫」が「児ヲシテ苦シメ」、「諸症」をもたらすと言っていることからすると、「虫」を二次的ないし三次的な病因として考えていることになろう。

香月牛山の『牛山活套《ぎゅうざんかっとう》』（一六九九年自序、一七七九年刊）にも、「腹内ニ積塊アッテ、諸虫トナッテ、怪《アヤシ》キ病ヲナス生也。是皆乳母ノ攝《セツ》仕付け艱法ニソムキ、其熱乳ヲ飲シムレバ、疳虫ヲ生テ、怪《アヤシ》キ症ヲナス也」（巻之下「疳疾」）とあり、「積塊」から「疳虫」が生じることによって、「怪《アヤシ》キ病」（疳疾）になると論じている。この「積塊」は、「疳」の準備状態ないし発病初期段階に相当し、その後に「疳虫」が生じるとしており、基本的に岡本一抱の説と同じである。また、同じ牛山の『小児必用養育草』にも、同様の記述がされている。[4] 岡本一抱や香月牛山とほぼ同じ考えを述べた医書は、ほかにも見られ、長沢道寿《どうじゅ》・他による『増広　医方口訣集』（一六八一年刊、漢文）（巻下「肥児丸」）、本郷正豊の『医道日用綱目』[5]や、著者不詳の『小児諸病秘伝』（成立年不詳、写本）[6]などがある。このことからすると、彼らの説は、「虫」を絡めた「疳因」論を説く医書のなかでは、少数派どころか多数派という印象を受ける。

「疳」の発病に、「虫」が関与すると考える説を取り上げてきたが、これらのものは、「虫」を唯一の病因と見なしているのではなく、多くの病因のなかの一つとして考えている。「疳因」論の全体を見渡すと、最初の方で取り上げたように、「乳母」の不節制、「甘肥」の過剰摂取、「積滞」などを重視する見解が優勢であり、「虫」が関与すると考える説であっても、これらを取り込んでいるのである。少なくとも、「疳因」論の全体のなかで、「虫」は最上の位置を占めてはいないと言える。

しかしながら、「虫」を積極的に否定する論も、またほとんど見られないのである。また、「疳因」としての「虫」について何も述べていない医書であっても、「疳症」の有効な治療薬として、「駆虫」薬の処方を記載しているものが多い。一例を挙げるにとどめるが、たとえば、曲直瀬道三の『遐齢小児方』（一五六六年成立、一六三〇年刊）を見ると、「疳証《カンシヨウ》」の項に「虫」という語が登場するのは、処方の箇所だけであり、「化虫丸《ケチウグワン》」の説明に「疳《カン》ニヨリ虫《ムシ》ヲ生《シヤウ》ジ、五心《シン》煩熱《ハンネツ》スルヲ治《チ》ス」とあり（「五心」は両手両足と胸中）、また「疳証」とは別の項である「小児《セウニ》ノ通治《ツウヂ》」に、「四君子湯《クンシタウ》」の注意書きとして、「疳《カン》ノ虫気《ムシケ》ナラバ、苦棟根《クレンコン》ヲ加《クハヘ》ヨ」と書かれている。このように、「疳因」としては「虫」のことにまったく言及していない医書であっても、「虫」を否定しているというのではなく、暗に受け容れているという印象が強い。岡本一抱の言う「世ノ医」はもちろん、先端的な医師たちも含めた当時の医家たちに、温度差はあるにせよ、「虫」の関与は、広く認められていたと見てよいだろう。

病型分類

「疳」には、いくつかの種類が考えられていた。先に触れた「五疳」はその代表的なものであり、曲直瀬道三の『啓迪集』をはじめ、その後の多くの医書にも記されている。前述したように、「五疳」は「心疳」、「肺疳」、「肝疳」、「脾疳」、「腎疳」の五種の「疳」である。また医書によっては、「五疳」それぞれの別称を挙げるものもある。蘆川桂洲の『病名彙解』（一六八六年刊）は、「五疳」の項に、「滾疳《コンカン》〔脾或ハ食疳〕、驚疳〔心〕、風疳〔肝〕、気疳〔肺〕、急疳〔腎〕」を掲げている。寺島良安の『済生宝』（一七二二年刊）にも、「驚疳ハ心疳」、「風疳ハ肝疳」、「食疳ハ脾疳」、「気疳ハ肺疳」、「急疳ハ腎疳」として、各々を説明している。

「五疳」のほかに、別の病型を載せているものもある。『啓迪集』には、「五疳」に加え、『医学正伝』（虞摶〈明代〉一五一五年）を引用し、「雑疳」として、「筋疳」、「骨疳」、「内疳」、「外疳」、「熱疳」、「冷疳」、「脊疳」、「乾疳」、「蚘疳」、「走馬牙疳」、「鼻疳」を挙げている。『小児方鑑』では、「丁奚《テイケイ》疳　哺露《ホロ》疳　無辜《ブコ》疳　走馬《サウバ》疳」の名を挙げており、また『済生宝』は、「五疳」の他に「熱疳」と「冷疳」とを加えている。

ここに挙げたのはすべてではないが、それでもかなりの種類に及んでいる。このことは、「疳」がいかに広範囲の疾病概念であるかを物語っている。これらの病型は、一定の基準から系統的に分別されたものではなく、さまざまに異なるアスペクトから非系統的に抽出されたものであり、同一の病態に対して複数の呼称がある可能性も高い。したがって個々の「疳」が他のものとどう異なるのか、どう重なるのかの判断が容易ではない。本書の主旨からずれるので、この問題にはこれ以上立ち入らないことにして、以下のことを付け加えておく。

これらの「諸疳」は、すべて中国の医書から取り入れられたものである。蘭学は別として、日本近世の医学が、中国医学に依拠しながら発展してきたことはこれまでも見てきた通りだが、そのすべてを取り入れたわけではなく、取捨選択が働いていた。このことは、「疳」の病型分類に限らず、「病因」についても、次に述べる「症状」についても言えることである（中国の「疳」論については後にまとめて述べる）。

「疳」の症状

原南陽が『叢桂亭医事小言』（一八〇三年自序、一八二〇年刊）のなかで、「小児ノ疳ハ、其形状尽シガタシ」と述べているように、「疳」の症状は実に多彩である。ことに、小児科の専門医書には、何丁にもわたって「疳」の症状を詳細に述べたものが多い。これには上述の、「疳」の種類が多数考えられていたこととも関係しており、これらを簡単に要約することは難しい。そこで、小児科書以外の医書で、「疳」の諸症状を要領よくまとめているものを、いくつか取り上げることにしたい。

曲直瀬道三の『啓迪集』は、「五疳」の各症状について、以下のように記している。「腎疳」では身体が痩せ、瘡疹を生じる。寒熱が時にしたがい起こり、頭部が非常に熱くなり、足は氷のごとく冷える。「心疳」では顔が黄色くなり、瞼《まぶた》が赤くなり、腹部が膨満し、高熱を発し、胸が苦しくなり、口瘡が生じ、虚驚（虚による驚風）が起こる。「脾疳」では身体が黄変し、腹がふくれ、好んで泥土を食べるようになる。脹満して呼吸が荒く、酸臭のする下痢をする。「肝疳」では、頭を動揺させ、目をこすり、瞳の上を白膜が覆い、汗が流れ、頭部が熱し、顔を床につけて臥せる。青筋《あおすじ》が出、髪は立ち、肌肉は青黄になり、羸瘦《るいそう》する。「肺疳」では咳嗽し、気が逆上して呼吸が急促となり、鼻をいじり、手の甲を咬み、寒熱する。

この症状記載は、『医林集要』（玉璽、明代）などの中国の医書に拠ったものであるが、これらの「五疳」の症状は、類似の表現によって後の医家にも引き継がれていく。

一方、香月牛山の『小児必用養育草』は、「五疳」の区分を用いず、「疳の虫」、「疳の虫気」という言葉を使い、平易な表現で次のように述べている。

○疳《かん》乃虫《むし》によりて、雀目《とりめ》の症となる者あり。（中略）○疳の虫気《むしけ》によりて、或《あるひ》は土《つち》を喰《くら》ひ、或いは土器《かハらけ》を食ひ、或ハ炭《すみ》など喰《くら》ふ類《たぐひ》乃症あり。此類も、ミな腹中《ふくちう》の虫《むし》のわざなり。（中略）○保《ほう》嬰《ゑい》論《ろん》に、「小児《せうに》涎《よだれ》を流《なが》す事しきりにして、頤《おとがい》の間《あいだ》を潰《ひた》し、赤《あか》く爛《たゞ》るゝ者あり。これを解頤《けい》《かいい》の病となづく。脾胃《ひゐ》乃気《き》弱《よハ》き故《ゆへ》なり」、と見たり。又鼻《はな》の下赤く爛るゝ者あり。これも脾胃よハく、肺気《はいき》のふ足《そく》したる小児なりとしるべし。（中略）〇嬰幼《ゑいよう》論《ろん》に、「亀胸《ききよう》、亀背《きはい》乃症《しやう》ハ、その病根《びやうこん》おなじ。亀背《きはい》は亀《かめ》の背《せなか》のごとく、腰《こし》より上かゞまり、頸《くび》すハりて短《みじか》く、亀《かめ》のごとくなるをいふ。亀胸《ききよう》も又胸《むね》しきりに高《たか》くさし出て、亀《かめ》の形《かたち》に似《に》たり。此病、多くハ疳虫《かんちう》のなす所なり。（巻三「小児諸病《せうにしょびやう》の説　下」）

このように香月牛山は、「疳」の症状として、「雀目《とりめ》」、異食行為、頤や鼻の下が赤く爛れる、「亀背、亀胸」などを挙げている。医書によっては、「亀背・亀胸」を「疳」とは別病とするものもある。ちなみに、蘭方の小森桃塢《とう》による『泰西方鑑』（一八二九—三四年刊）には、「諳厄利亜病《アンケリア》（漢人処謂、亀胸、亀背、五疳、癖疾、佝僂病之類）諳厄利亜病ハ瘰癧ノ一種ニシテ、多ク瘰ト癧併病ス」とあり、「亀胸・亀背」も「五疳」も、「諳厄利亜病《アンケリア》」に相当するとしている。このことからすると、「亀背・亀胸」を「疳」に含める見方は、さして違和感がなかったものと思われる。

後藤艮山の『校正　病因考』（成立年不詳、一八一五年刊）には、「疳」の症状について次のように書かれている。

疳ニヨリ、土ヲ食《クヒ》、或土、或土器、或炭、或爪、或生米ヲ食フアリ。皆虫ノナスコト也。凡《およそ》奇疾多ハ虫ヨリナスコトアリ。疳眼ノ盲ルハ腹内ニテ一身ノ養トナル水穀ノ精粋ヲ虫癖ニテ蝕消《ハミケ》ス故ニ、目ニ潠《ソヽグ》ノ精気コレガタメニ消耗シテ、神気トント鬱塞シ、眼ノ養此ニヲヒテ断ズ。故、此ノ如シ。然ニ今疳疾目盲ルト、ソノ病多癒。コレ黴毒ノ耳目鼻ナドヲ毀《ヤブ》テ、ソコヘヌケルト同。（巻之下「小児門　疳」）

症状としてここで取り上げられているのは、異食行為と「疳眼」であり、後者に関して、失明に至ると「疳」はむしろ治癒すると述べている。

本間棗軒の『内科秘録』は、他のものと重なるところもあるが、単に漢籍医書の引用ではなく（それを基盤にはしているものの）、「疳」の症状を臨床の実態に則して述べていると思われる点で興味深い。

其症第一ニ、気六箇敷《ムツカシク》ナリテ、遊戯セズ。母ノ手ヲ離レズ。常ニ瞋恚啼哭《シレナキ》シ、数《シバ〳〵》目ヲ磨擦シ、鼻孔ヲ穿《ホ》リテ、眼目及ビ鼻下常ニ赤爛シ、爪甲ヲ咬ミ、血ノ出ルヲ覚ヘズ。（中略）腹常ニ飽満シテ、皮色《いろ》晃晃《テラ〳〵》ト光リ、青浮絡《アオスヂ》幾条《イクスヂ》モアラワレ、或ハ嘔吐、或ハ泄瀉、或ハ完穀下痢、或ハ小便ノ色白クシテ米泔《コメトギミヅ》ノ如ク、（中略）或ハ虚里煽動シ、脈微数、四肢栽痩シ、腹ノミ大ニナリテ蜘蛛《クモ》ニ似タルユエ蜘蛛病ノ名アリ。此病十ニ七、八ハ治スルモノナレドモ、泄瀉ノ永ク止マザル者、或ハ水気ニ変ズル者、或ハ蜘蛛病ニナル者ハ皆死ヲ免レ難シ。

（巻之十二「小児　疳」）

ここに「蜘蛛病」のことが書かれてあるが、これは今日でいうクワシオルコル（kwashiorkor）のことであり、極度の栄養不良のために、強度の羸瘦《るいそう》と、低蛋白による腹水の貯留（腹部の膨隆はこれによる）とが起こるものであるが、この「死ヲ免レ難シ」という瀕死の状態も「疳」と見なされていた。

それ以上に目を引くのは、症状説明の第一に、「気六箇敷《ムツカシク》ナリテ、遊戯セズ。母ノ手ヲ離レズ。常ニ瞋恚啼哭《シレナキ》シ」という特徴を挙げていることである。子どもが遊ぶこともせず、母親から離れない状態というのは、安心感をもって独りで過ごせないことを示している。これは、前述のボウルビィが「不安性愛着」（anxious attachment）または「不安定性愛着」（insecure attachment）と呼ぶ事態[7]を思わせるものであり、「分離不安」（separation anxiety）がそれだけ強度になっていることを示している。程度によっては、今日「分離不安障害」（separation anxiety disorder）と呼ばれている病的状態に該当するかもしれない。このような母子関係から生じる発達心理的な問題も、「疳」と捉えられていたことになる。前節で、幼児の異変を意味する日常語の「虫」には、親子間の心理的関係のなかで生じてくるものも含まれることを述べたが、医家の「疳」論においても、同様の認識が見られる。

中国古典医学の「疳」論とわが国への影響

わが国の「疳」論が、かなり複雑な様相を見せたことを述べたが、その理由は日本的変容のためだけではない。そもそも中国医学の「疳」概念自体が、相当に込み入ったものであることに拠っている。ここでは、中国の「疳」概念の変遷の概略を、「疳」と「虫」との関係に比重を置き、またわが国への影響という面も視野に入れながら述べていきたい。

巣元方（隋代）の『諸病源候論』（六一〇年）には、「疳䘌《かんじょく》」の記述がある（巻之十八「湿䘌病諸候」）。「䘌」は虫食病の意味であり、「疳䘌」は、三種の「湿䘌」のなかの一つとして挙げられている。「湿䘌」というのは、脾胃の虚弱な状態に、水湿が作用して、腹中の「虫」が動き出し、人体を蝕むことで起こる病気だという。「疳䘌」は、甘味を過剰摂取することによって、「腸胃ノ間ノ諸虫」が動き出し、臓腑を浸食することで生じるとしている。この「疳䘌」説は、後世の「疳」概念の基盤となって、継承されることになる。同書にはまた、「五疳」についても論じられているが、五臓と対応した後代の「五疳」とは異なり、「白疳」、「赤疳」、「蟯疳」、「疳䘌」、「黒疳」の五種を挙げている。この『諸病源候論』の「疳」論は、丹波康頼の『医心方』（九八四年奏進）にも引用されている。

中国医学における「疳」論は、宋代以降に大きな変貌を遂げることになる。まずその一つは、それまで単なる一小疾患に過ぎなかったものが、極度に概念拡大が進み、大症候群と言えるまでになったことである。そうなったのは、別の疾患とされていたものが「疳」へ取り込まれたことと、「疳」の細密化、細分化が行なわれたことによる。たとえば、宋代における小児科の大著である劉昉《りゅうほう》の『幼幼新書』（一一三二年）における「疳」の記載は緻密さを極め、これだけで数巻に及んでいる。この時代には、「五疳」だけでなく、「十二疳」、「二十四疳」というように「疳」の分類も複雑化していく。後代の小児科書である沈金鰲《しんきんごう》（清代）の『幼科釈謎』（一七七三年）に、「古《(いにしえ)》、児病ト称スルハ驚、疳最大ナリ」と書かれているように、「疳」は「驚」とともに、数ある小児病のなかでも最大のものと認識されるまでになった。

いま一つの変化は、「疳」の病因論も緻密化したことである。宋政府が刊行した『太平聖恵方』（九八二―九二年）は、「乳母」自身が「甘肥過度」、「喜怒気乱」あるいは「酔飽傷労」の状態で授乳することによって乳児に「疳」を起こすという、いわば乳汁変性論を説いている。また乳幼児が生後百日から五歳までの間に、「肥膩」や「甘酸」の食物を過度に取ることによって、「臓腑不和」を招き、「疳気」が生じるとしている。銭乙《せんいつ》（仲陽）（宋代）の『小児薬証直訣』（一一一九年）は、「甘肥」の摂取によって、あるいは強い作用の薬物服用によって、「脾胃」の「虚損」をきたし、「津液」を喪失することに拠るとしており、また「乳母」の「厚味」の摂取や、「七情」のあり方をも重視している。劉昉による『幼幼新書』も、「巻二十三　五疳論」において、『太平聖恵方』の説を引用しており、その「乳母」、「乳児」双方の要因によって「疳」が生じるという考え方を受け継いでいる。

この新たな「疳」論は、江戸期の医書にも多く取り入れられているが、それより前、鎌倉後期の医書に早くも紹介、引用されている。僧医であった梶原性全《しょうぜん》の『頓医抄《とんいしょう》』（一三〇二年頃成立か、写本）および『万安方《まんあんぽう》』（一三一五年成立か、漢文、写本）の両書がそれである。『万安方』の「巻四十五　諸疳病」は、一巻全体が「疳」に当てられ、『太平聖恵方』や『幼幼新書』などを引用して、詳細に記述している。『万安方』と違って、『頓医抄』は平易な言葉（和漢混交文）で書かれており、「巻三十八」に「疳」の説明が、わかりやすく述べられている。

さて、宋代における「疳」因論が緻密化されて、従来の「虫因」説が否定されたかと言うと、そうではなかった。すでに触れた「疳䘌」（『諸病源候論』）が持つ二つの要素、すなわち甘味の過剰摂取と「虫」の存在との双方が、発展的に受け継がれたと言ってよい。『太平聖恵方』には、前掲のように乳汁変性や臓腑不和の説だけではなく、次のように「虫」の関与についても明言されているのである。「乳哺調ハザレバ、寒温節ヲ失フ。故ニ乳疳ヲ成ス。若シ久シク瘥ヘザレバ、腹内ニ虫有テ、肌体黄痩シ、下痢止マズ」。先に取り上げた、名古屋玄医の『医方問余』に引用されていた『太平聖恵方』は、この箇所だったのである。さらに『太平聖恵方』には、多く和・漢の医書に書かれている「疳虫」の形状がすでに記載されている。「虫ノ状、乱髪ノ如ク、馬尾ノ如シ。（中略）若シ虫ノ色、黄、白、赤ノ者ハ療ス可シ」。楊士瀛《ようしえい》（宋代）の『仁斎直指小児附遺方論《じんさいじきししょうにふいほうろん》』（一二二五年）には、以下のようにこれと類似した病因論が記されている。「五疳、虫ヲ出スハ、疳傷ノ源ナリ。乳餔ノ不調ヨリ起ルト雖モ、然《しか》モ臓腑ニ停積シテ巳ニ久シケレバ、化シテ虫ト為ラザル莫シ。其ノ虫、糸髪ノ如ク、或ハ馬尾ノ如シ。多ク頭項、腹背之間ニ出ヅ。黄、白或ハ赤キ者ハ医ス可シ。青、黒ナレバ則チ療シ難シ」（巻之三「疳」）。

この記述内容は、『太平聖恵方』と類似しているが、同一ではない。注目されるのは、「臓腑ニ停積シテ」という箇所である。別のところで、「疳ハ積ニ因テ成ル」と明言されているように、「疳虫」発生の必須条件として「積」の形成を説いている点が『仁斎直指小児附遺方論』の特徴であり、同書には、「積ハ疳ノ母」という端的な表現も見られるほどである。

この『仁斎直指小児附遺方論』の論は、明代の小児科書に受け継がれている。たとえば、魯伯嗣の『嬰童百問《えいどう》』（十五世紀初期の成立か）の「巻之八　疳傷」や、王肯堂の『幼科証治準縄』（一六〇二―〇八年）の「集之八　疳」の項には、『仁斎直指小児附遺方論』の前掲文がそのまま引用されている。寇平（衡美）の『全幼心鑑』（一四六八年）には、「疳虫」という独立した項が設けられており、そこには典拠こそ示されてはいないものの、やはり『仁斎直指小児附遺方論』と同一文が記載されている。[8]

聶尚恒の『痘疹活幼心法』（一六一六年）は、痘瘡（疱瘡）についての専門書であるが、他病についての付論である「幼児雑症方論」のなかに、「疳」に関する以下の記述が見られる。「小児、臓腑嬌嫩シ、飽クトキハ則チ傷レ易ク、乳食調《おさま》ラズ、甘肥節無キトキハ則チ積滞シテ疳ト成ル。是レ積ハ疳之本《もと》、疳ハ積之標《すえ》也。蓋シ積欝既ニ久シキトキハ則チ熱ヲ生ジ、熱蒸既ニ久シキトキハ則チ虫ヲ生ズ。熱有リ、虫有リテ、疳成ル」（巻之下「疳」）。この記述は、『仁斎直指小児附遺方論』の説と、同じ論理で書かれている。すなわち、「疳」発生のプロセスを、㈠節度を越えた食物摂取がなされると、㈡食物が「臓腑」のなかで「停積」もしくは「積滞」する。すなわち「積」が形成される。㈢この「積」に、「熱」の作用が加わることによって、ここに「虫」が生じることになる。㈣こうした一連の経緯の後に「疳」が発症する、という順序で説かれているのである。

孫一奎の医書『赤水玄珠』（一五八四年）にも、以下の記述が見られる。「生生子ガ曰ク、小児ノ疳症、最モ重候為リ。顧ルニ、疳ノ字甘ニ従フコト明カナリ。其ノ甘肥ヲ嗜《たしな》ミ貪《むさぼ》リテ、積ト成リ、虫ヲ生ジテ、脾胃ヲ損傷ス」（二十六巻「疳門」）。さらに、清代の医書である葉桂《しょうけい》の『臨証指南医案』（一七六四年）に、「疳ハ必ズ郁熱ニ因リテ積ト為リ、虫ト為ル」（巻十「疳」）とあり、同様の考えは、清代にも受け継がれていく。

しかし、一方で、「疳」因を論ずるのに、「虫」には触れずに、「積」を強調する医書も多く見られる。たとえば元代の医書である曾世栄の『活幼心書』（一二九四年）には「大抵、疳之病ヲ為スハ、皆飲食ヲ過餐スルニ因ル。脾家ノ一臓ニ於テ、積有テ、治セズ。之ヲ余臓ニ伝ヘテ五疳ノ疾ヲ成ス」とあり、「虫」への言及はなく、「積」を重視する考えが表明されている（同じ曾世栄の『演山省翁　活幼口議』〈一二九四年〉にも、ほぼ同様の記載が見られる）。

龔居中（明代）による『幼科百效全書』（成立年不詳）の「巻之中　疳症」に、「疳積ハ皆乳食節ナラザルニ由テ、脾胃ヲ傷ルコトヲ致シ、瘀積、日久シテ、伝ヘテ疳ト為ス」と記されている。また、秦昌遇（明代）の『幼科折衷』（十七世紀中頃成立）にも、「其ノ病、五臓ニ関ル。脾家一蔵、積有テ治セズ、之レ余臓ニ伝ルニ因テ、五疳之疾ト成ル」（上之巻「疳積」）とある通りである。両書ともに「疳積」という語を用いていること自体に、「積」をいかに重視しているかが表われていよう。また、『仁斎直指小児附遺方論』の「積ハ疳之母」という説も、『全幼心鑑』をはじめとして多くの医書に引用されている。

以上、中国医学における「疳」の成因論について、大まかな流れを概観してきた。見てきたように、かなり込み入った議論がなされており、「虫」の関与についても、それを強調するものから、まったく言及しないものに至るまで、医書によってかなりの温度差が認められる。しかし、それらが激しく対立するのではなく、共存しているのである。すでに述べてきた、わが国近世の「疳」因論が、「虫」因を取り入れたもの、取り入れないものを含めて違いが目立ち、諸説が入り乱れて、複雑な様相を呈しているのは、範とした中国医学における「疳」因論の混沌と共存とが、鏡像のように反映された現象であったと言えるのである。

「疳」と「虫」との関係について、いま一つ付け加えておきたいことがある。宋代になって、「疳」の細密化、細分化がなされたことはすでに述べたが、多種になったそれぞれの「疳」によって、「虫」の関与度に違いが見られるのである。とくに「虫」との関わりが高いものを、二、三挙げておこう。まず、「蛔疳」がこれに当たることは言うまでもない。秦昌遇（明代）の『幼科折衷』は、こう説明している。「蛔疳ハ乳ヲ失シテ、飯スルコト早ク、或ハ肉ヲ食スルコト太ダ早シ。以テ停蓄積滞シテ化シテ虫ト為ルコトヲ致ス」。「脊疳」も、「虫」による病疾と見なすものが多い。『嬰童百問』には、「脊疳ハ虫、脊膂ヲ食テ、身熱シ、羸黄シテ積中ニ熱ヲ生ジ、煩渇シ下利ス。背ヲ拍テバ鼓ノ鳴ルガ如ク、背骨、鋸ノ歯ノ如ク、或ハ十指皆瘡アリ。頻ニ爪ノ甲ヲ噛ムハ是レ也」と記されている。これとほぼ同様の記述は、李梴（明代）の『医学入門』（一五七五年）にも見られる[9]。

「無辜疳」も、やはり「虫」が病因とされることが多いものだが、この「虫」は体内発生の「虫」ではなく、外来性の「虫」とされる点で、特異な「疳」と言える。『幼幼新書』は、諸書を引用して「無辜疳」について記載しているが、その内容を総合すると以下のようになる。

「無辜」（ブコともムコとも訓む）というのは鳥の名で、この鳥は夜間飛来し、幼児の衣服を見つけると、そこに毛羽を落していく。この毛羽には、「毫末」（細い毛）のような「虫」がいて、幼児がこの衣服を身に着けると、「虫」が幼児の毛孔から侵入して、この病気を起こすという。発症すると、「脳後」（項部）に弾丸のような「核」が生じるが、痛むことはなく、その中には「米粉」のような形をした「虫」がいる。「熱気」を得ると、この「虫」は徐々に成長し、「血気」にしたがって「流散」し、増殖するようになる。そうなると、臓腑を「浸蝕」して、「肌肉」に「瘡」ができたり、「膿血」を「便泄」したりして、幼児は徐々に痩せていき、頭部は大きいが手足が細くなって、ついに「夭折」するに至る。

「無辜」の病は、『諸病源候論』やそれを引く『医心方』にも記載があり、「疳」とは別の病気として扱われていたのだが、後代になり、「無辜疳」として「疳」に取り込まれたものである。これらの記載は、わが国の医書にも多く引用されている。

三　「疳」の病症変遷――「疳」と「労」

「疳」には、これまで述べたことのほかに、もう一つ追加すべき大きな特徴がある。それは、「疳」が小児期に改善されないと、後に「労」という病に移行すると考えられていたことである。これは、「病症変遷」と呼んでよい特異な医学観と言える。「労」は、当時「労瘵《ろうさい》」、「労症」、「虚労」、「労咳《ろうがい》」（癆瘵）およびその他多くの呼称があり、今日の肺結核あるいは肺病に相当するものと、普通理解されている。しかし、後に詳しく述べるように、「労」は、「疳」と同様に、きわめて大きな広がりを持つ病症とされていたのであり、とても肺結核という枠に収まるものではなかった。

「疳」の病因として「疳虫」が考えられていたのと同様に、「労」にも「虫」の関与があるとされ、「労虫」とも「瘵虫」とも呼ばれた。すなわち、「疳」が「労」へと変遷していくと同時に、「虫」も「疳虫」から「労虫」へと変遷していくとする「虫」観が伴っていたのである。本節では、「疳症」から「労症」への変遷病理と、「労虫」の病因論とを中心に述べる。

「疳」から「労」への病症変遷

「疳」が「労」（「癆」とも表記される）へと移行・変遷していくという考えは、中国医学に発するものである。龔居中（明代）の『幼科百效全書』に、「小児ニ疳症ト為シ、大人ニ労瘵ト為ス」と書かれている。「小児」から「大

「人」になると、「疳症」が「労瘵」に変わるというわけである。「疳」と「労」との境界となる年齢を具体的に記しているものも多い。

楊士瀛（宋代）の『仁斎直指小児附遺方論』に、「児童二十歳以下ハ、其ノ病、疳ト為シ、二十歳以上ハ、其ノ病、癆ト為ス」（巻之三「疳」）と書かれている。王肯堂（明代）の『幼科証治準縄』や寇平（明代）の『全幼心鑑』などはこれを引用しているし、小児科書のほかにも『医学入門』など多くの書が「二十歳」説を採用している。わが国の医書も、この説を取り入れているものが多く、たとえば山脇東洋（一七〇五―六二年）の『小児五疳療治口訣』（成立年不詳、写本）や浅田宗伯（栗園）の『橘黄《きっこう》年譜』（一八三六―六九年記）などは、「二十歳」説を掲載している。

これに対し、龔廷賢（明代）の『寿世保元』（一六一五年）には、「蓋シ十五歳已前ヲ疳ト為ス、已後ヲ労ト為ス也」（巻之八「諸疳」）とあり、「十五歳」説が主張されている。岡本一抱の『万病回春　病因指南』（一六九五年刊）は、この『寿世保元』の「十五歳」説を取り入れている。

また、後藤艮山の『校正　病因考』は、「労欬ト云ハ倭語ナリ。今時三十歳ヨリ内ニ病《(やむ)》ヲ労欬ト云、欬ナケレバ労証ト云」と述べており、和語である「労欬」（労咳）も、また咳を伴わない「労証」も、「三十歳」までに起こる病だとしている。つまり、「労」が生じるのは、「十五歳」もしくは「二十歳」から「三十歳」までの年齢、すなわち、思春期・青年期に相当する年代ということになる。「労」がこの時期に見られるとされていることは、後に述べる「労」の精神症状に直接関係してくるので、留意しておきたい。(10)

一方、医書によっては、「疳」と「労」とを同じものと記載しているものもある。著者不詳の医語辞典である『病論俗解集』（一六三九年刊）には、「疳《カン》」の項に「ヲトナノ労欬ト同じ事ナリ」とのみ書かれ、他の説明はない。本郷正豊の『医道日用綱目』（一七〇九年序、一七三三年刊）にも、「小児《に》の疳疾《かんのやまひ》ハ大人乃労証《らうしやう》と同じ」とあり、両書とも「疳」と「労」とを同一視している。しかし、これは「疳」と「労」とが厳密な意味で同一と言っているのではなく、両者の本態ないし病源が同じであることを述べているものと思われる。それでは、「疳」と「労」との違いや共通点はどこにあると、医家たちは見ていたのだろうか。浅田宗伯は『橘黄年譜』のなかで、「疳」と「労」とを比較し、以下のように整理している。

夫レ疳ト癆トハ同因ニシテ、其ノ證明マタ相似タリ。故ニ疳ニ、黄痩、青脈、鋸背、穂髪之症アレバ、癆ニ体黄、爪青、肚高、毛聳ノ症アリ。疳ニ、咬指、捻眉之候アレバ、癆ニ揉鼻、揩眼ノ候アリ。病患ノ児、嗜炭、吃泥、洋笑、多啼ノ変態アレバ、患癆ノ人、愛暗憎明、卒怒暴瞋、嗜好常性ヲ変ジ、火脳水脚、米糞泔瀉、悉ク疳ト符契ス。余故ニ、疳ノ法ヲ以テ癆ヲ療シ、癆ノ法ヲ以テ疳ヲ治スルナリ。（天保十三年〈一八四二〉十一月記）

「疳」の「黄痩、青脈、鋸背、穂髪之症」と、「労（癆）」の「体黄、爪青、肚高、毛聳ノ症」とが「相似」し、「疳」の「咬指、捻眉之候」と、「労」の「揉鼻、揩眼ノ候」とも類似している。さらに「嗜炭、吃泥、洋笑、多啼ノ変態」と「愛暗憎明、卒怒暴瞋、嗜好常性ヲ変ジ、火脳水脚、米糞泔瀉」とが対応しており、「疳」と「労」の両者はすべて「符契」していると論じている。ここで挙げられている「労」の症候を見ても、「労」を肺結核や肺病と見なすのは明らかに無理がある。ことに、「疳」の「咬指、捻眉之候」および「嗜炭、吃泥、洋笑、多啼」にそれぞれ対比される、「労」の「揉鼻、揩眼ノ候」、「愛暗憎明、卒怒暴瞋、嗜好常性ヲ変ジ……」という症状は、「疳」の持つ心理・行動症候に相似するものと捉えられており、「労」も「疳」と同様、身体、精神および行為にわたる多彩な兆候を含むものとされていたことに留意すべきである。

「疳」と「労」とを連続した病態と見なすことは、当時、医学の常識であったと思われるが、なかにはこれに疑義や異論を唱える医家たちもいた。後藤艮山は、その門弟が筆録した『師説筆記』（成立年不詳）のなかで、こう論じている。

方書《ほうしよ》ニ伝尸《でんし》或労瘵《ろうさい》ト云。コレラハ皆小児ノ時ノ疳虫《かんむし》ガ長ズルニ及デモ、内ニ畜在シテアラハス疾《やまひ》ナリ。サレドモアナガチ一概ニソレニカギルニアラズ。コレハ生レタチノ疾ニシテ、此ハ少シ。

艮山はこのように、「疳虫《かんむし》」が年月を経て「伝尸《でんし》」あるいは「労瘵《ろうさい》」の病になることは認めているものの、こうした例は少ないと言い、いわば限定付きで受け容れている。なお、「伝尸」については後で触れる。

本間棗軒の『内科秘録』（一八六四年刊）には、「疳労」という小児の病(11)について、「疳労ハ、疳ノ労瘵ヲ併病シタルニテ、潮熱・盗汗・咳嗽・気急・胸痛・腹満・脈細数等ノ諸症ヲ備ヘテ、大人ノ労ト異ナラズ」と書かれ、子どもにも「労」が生じることを認めているが、「併病」という表現が示すように、「疳」とは別の病としており、さらに「児童二十歳以下疳ト曰ヒ、二十歳以上労ノ説アレドモ、疳ト労トハ自ラ別病ノヤウニ思ハル、ナリ」と自説を述べている。その理由として、「疳労ノ治スルハ、癲癇・中風ノ治シ難シ病モ、小児時ノ驚風ノ治スルト同ジコトナリ。是迄疳労ヲ療治シタルニ、半ハ救ヒ得タリ」と述べている。「疳」と「労」とを「別病」と見なすこの玄調の考えは、漢・蘭双方の医学に通じた幅広い見識の持ち主であったからこその少数意見なのであろう。

病因としての「虫」

明代の医書『万病回春』（龔廷賢、一五八七年）に、「又、伝屍、労瘵之症有リ。乃チ臓中ニ虫有テ、心肺ヲ哂《カム》者ヲ名《(なづけ)》テ、瘵ト曰フ」（巻之三「虚労」）とあり、「伝屍、労瘵」の病因は、「虫」が「心肺ヲ哂《カム》」ことによると見なしている。「疳」と同様「労」にもまた、病因として「虫」が関与するという説が、このように唱えられていた。

「疳」と「労」との同一性や連続性に疑義をとなえる医師たちがいたにもかかわらず、「労」は「虫」によって起こるとの考えは広く医師たちを捉えていた。「疳」から「労」への移行を限定つきでしか認めなかった後藤艮山も、『艮山後藤　病因考』（成立年不詳、寛政二年〈一七九〇〉筆写本）のなかで、こう述べている。

【労瘵】 瘵ハ祭也。人是ヲ病メバ、必《(かならず)》死シテ祭ラル、ト云義也。此因ハ腹中ニ虫有テ、水穀清液ヲ喰《クライ》、津ヘ順ラシ難ク、欝《ウツ》火自ラ生ジ、骨蒸《コツジヨウ》ヲナス也。此虫、腸胃ノ間ノミニ生ズルニ非ズ。気血凝結シテ成ル所ノ虫也。（中略）又伝尸病有リ、コレ本ヨリ、虫アリテナスモノ也。兄病テ死スレバ、弟モ又病テ死ス。尸ヲ伝ルノ義也。（内篇「労瘵」）

「労瘵」の病因は、腹中の「虫」にあるとし、この「虫」によって「欝《ウツ》火」が生じ、「骨蒸《コツジヨウ》」に至ると述べている。(12) これとは逆に、「欝《ウツ》火」すなわち熱（労熱）が「労虫」を生じさせるという説も当時見られたのであり、たとえば永田徳本（生年不詳―一六三〇年）の著とされる『梅花無尽蔵《ばいかむじんぞう》』（成立年不詳、一七六八年刊）に、「労瘵ト云ハ血道ノ病ナリ。熱シテ血耗《ヘル》故ニ、色黒ク痩テ数脈生ズルナリ。又熱ニ因テ虫ガ生ズルナリ」と記されている。しかし良山は、これと異なり、「虫」を一次的な病因としている。「骨蒸《コツジヨウ》」は、「労瘵」と同義で用いられる語であるが、「骨蒸《コツジヨウ》」という時には、発熱状態に注意が向けられているニュアンスがある（熱は骨髄から生じるという考えがあった）。また、良山は、当然のことのように、「伝尸病」も「虫」が起こすことを述べている。「伝尸病」という語も、多くの場合、「労」と区別なく用いられるほど、「労」と重なる疾病概念であるが、「兄病テ死スレバ、弟モ又病テ死ス」と記されているように、「伝尸病」という場合は、伝染性を持つ致死的疾患という意味合いが前面に出る。したがって、当時にあっては、病者当人の命だけではなく、その家族や子孫の命までをも奪い、家系を絶つというきわめて残酷な病として、おそらく今日の悪性腫瘍以上に、人々から恐れられていたものと想像される。この最もおぞましく、憎むべき大患・悪疾も、「虫」が引き起こすと考えられていた。

憑兆張（清代）による『痨瘵秘録』（成立年不詳）の「巻上」に、「伝疰」（伝尸病に同じ）は、「虫」が生きている限り、「伝染」して「門ヲ滅ス」るので、病の根を絶つためには、たとえ病人が死亡するとしても、「虫」は殺さねばならない、と書かれている。『病名彙解』にも、「【伝尸病《デンシビヤウ》】痨瘵ノ病ノ中ニ伝尸《デンシ》ノ一証アリ。尸《シ》ハ三尸虫《シチウ》トテ、人ノ腹《フク》中ニテ臓腑ヲクラフ虫ナリ。癆瘵ヲ一人ワヅラヒ、ソレヨリ身近キ親類《シンルイ》ニヒタモノウツリテ、一家ヲツクシテ死スルノ病也」と書かれている通りである（「三尸虫」については第7章で触れる）。「身近キ親類《シンルイ》ニヒタモノウツリテ」（「ヒタモノ」は、やたらと、むやみにの意）という点についてだが、「虫」によって発症する「伝尸病」が、どのようにして、他者に伝染していくと考えられていたのだろうか。これは、非常に気になるところである。というのも、オランダから入ってきた顕微鏡によって、種々の寄生虫がつぶさに観察されるようになった江戸後期においてさえ、ついに「虫卵」は発見されず、したがって「虫」の感染経路もまったく明らかにされていなかったからである。往時の中国やわが国の医書には、どのように記されていたのかを見ておこう。

室町時代の僧医・月湖による原著を曲直瀬道三が増補改訂したとされる『類証弁異全九集』（一五四四年成立、元和年間〈一六一五―二四〉刊）には、以下のような興味深い記述が見られる。

諸方云《シヨハウニイフ》、此証《コノシヨウ》ニハ虫《ムシ》アッテ、心肺間《シンハイノアイ》ダヲ咀《カム》ト。必《カナラ》ズ先是《マヅコレ》ヲサルベシ。神霊円《シンレイエン》ニテ吐出《トシユツ》サスベシ。此虫《コノムシ》ヲサラザレバ、蔵府《ザウフ》ヲ食尽《クイツク》シ、其人《ソノジン》気《キ》ツキ、マサニ死《シ》セントスル時《トキ》、九竅《ケウ》ヨリトビ出《イデ》、傍《カタハラ》ノ怯弱《キヨジヤク》ナル人ノ腹中《フクチウ》ニ入《イツ》テ、伝尸病《デンシビヤウ》ト成《ナツ》テ、多人《ヲヽクヒト》ニウツリ、ワヅラハシムルコトナリ。（巻之五「労瘵《ラウサイ》之論治」）

「虫」が「蔵府《ザウフ》」を食い尽し、病人がまさに死に至ろうとしている時に、その「虫」は病人の「九竅《ケウ》」（口、鼻、肛門など人体の九つの開口部）から飛び出し、近くにいる体力の弱った人の「腹中《フクチウ》」に入っていくことによって、「伝尸病《デンシビヤウ》」が伝染していくと述べている。すなわち、「虫」そのものが、人体から人体へと移動していくという考え方である。現代人はこのような感染観を、何百年も前の稚拙な見方だと笑うかもしれない。しかし、簡明直截に「虫」を病原体と見るこの考えは、「虫」を細菌やウイルスに置き換えれば、今日の感染症と同じ理屈になるのであり、むしろ先見性を持っていたとさえ言えるだろう。

カイプル（K. F. Kiple）編の『疾患別医学史』には、結核の歴史に関して次のように書かれている。「中国で結核の治療が詳細に書かれたのは、隋（五八一―六一七年）と唐（六一八―九〇七年）の時代である。日本の医師は中国の文献を使って、自分の国の結核の症状を明確に記録している。十二世紀までに、道士は結核が、悪い空気と微細動物が体力を消耗した人にとりついたことにより起こると考えた。系統的な菌芽説（germ theory）を作ったことにより、中国は西欧医学を何世紀も前に予見していたのである[13]」。

さて、この「労」ないし「伝尸病」を引き起こす「虫」が、一体どのような「虫」であったのかということは、とりわけ気になるところである。寺島良安の『和漢三才図会』（一七一三年序、漢文）には、『本草綱目』の記載を引用して、こう書かれている。いわゆる「九虫」のうち、「胃虫」、「蚘虫」、「寸白」の三虫を除く「六虫」（伏虫、肉虫、肺虫、弱虫、赤虫、蟯虫の六種）は、「伝変シテ労瘵ト為ル」（巻第五十五「湿生類　蚘《ひとのむし》」）。

葛可久（元代）の『十薬神書』（一三四八年）に合冊されている、別書『玉堂宗旨治伝屍労虫総法』（著者不詳、成立年不詳）は、「伝尸労病」などを引き起こす「六虫」は伝変すると、六代にわたって次々と姿を変え、「嬰児」のような形から「鬼」、「蝦蟇《かへる》」、「守宮」などのような形へと、「虫」の形状は変化していくと述べ、しかもその形状をも図示している（この問題および図は第7章三節で取り上げる）。わが国でも、古く鎌倉時代の医書である梶原性全《しょうぜん》の『万安方《まんあんぽう》』（一三一五年成立か）に同様の記載があり、やはり六代にわたって伝変する「六虫」の記載が、図とともに示されている（図は第7章三節で掲げる）。これらには、「虫」が「嬰児」とか「鬼」のような形をしていると記されていることからしても、多分に「霊」性を含んでいるという特徴がある。これに対し、江戸期の医師たちの多くは、香川修庵の『一本堂行余医言』に見られるごとく、「伝尸虫」の伝変説を強く否定している。近世の医学からすれば、自然な流れと言えよう。しかしながら、「霊因」観から「虫因」観へという移行を考えるうえで、「霊性を帯びた虫」像は、重要な考察対象となる。このことは、「鬼」と「虫」について考える第II部第7章で、詳しく検討することにする。

「労虫」の形がどのようにイメージされていたかは、まことに興味をそそる事柄である。また当時の医書や売薬の引札（チラシ）や絵ビラ（宣伝ポスター）などに「労虫」の図が描かれたものもあるし、さらには「労虫」を「実見」したとする医書も見られる。これらのことは、「虫」観・「虫」像を探るうえで、重要な問題であるので、「疳虫」の場合とあわせて、次節で詳しく扱いたいと思う。ここでは、「労」の病因としての「虫」の話に止めるが、以下のことをつけ加えておく。

これまで述べてきたように、「虫」が「労」を引き起こすことを、近世の医師たちは広く受け入れていたが、しかし蘭方医はその例外であった。その一人である広川獬は、『蘭療方』（一八〇四年刊）のなかで、「虫」を「癆瘵」の病因と見なすことを否定している。

癆瘵ハ之ヲ多鄰倔《テエリング》ト謂フ。此、天稟《（てんぴん）》、設乙奴《（セイニウ）》〔神気活動ノ通路〕、机里彌《（キリル）》〔食液化製要物〕、筋骨脉絡、五臓六腑倶ニ不足衰弱アルニヨッテ遂ニ諸液腐敗シ、一種ノ悪熱ヲ醸成シ、而シテ致ス所也。又癆熱、奇虫ヲ醸成スル者有リ。人以為《（おもへらく）》、虫、労ヲ致スト。何ゾ労、虫ヲ致スヲ知ルヤ。所謂虫ハ、コノ病原ニアラザル也。

著者は、「癆熱」によって「醸成」された「奇虫」が、「労」を起こすという伝統的な病因論を取り上げている。このように「癆熱」を、「虫」に先行する病因として強調する医論もあったのだが、著者はこれを当時における西洋医学の立場から否定している。「所謂虫ハ、コノ病原ニアラザルナリ」という言説は、近代の息吹を感じさせる。第Ⅱ部第9章で詳述するように、明治に入ると、「労」は否定されて「肺結核」に置き換えられていったが、その際「労」から抜け落ちていったものは、きわめて大きい。主としてそれは、「労」に付随するとされた精神の変調である。このことを次に述べたい。

「労」と「気鬱《きうつ》」

医語辞典である蘆川桂洲の『病名彙解』は、「癆瘵」についてこう説明している。

凡ソ癆瘵ノ証、七情六欲ノ火中ニ動キ、飲食労倦ノ過《クハ》、屢《シバ〳〵》体《タイ》ヲ傷《ヤブリ》、漸《ヤウヤク》ニシテ、真水枯竭《シンスイコカツ》シ陰火上炎スルニ因テ也。男女トモニアリ。○明医雑著ニ云、男子二十前後ニ色欲過度シテ、精血ヲ損傷シ、必ズ陰虚火動ノ病ヲ生ズ。（巻之四「癆瘵《ラウサイ》」）

「労」を肺結核や肺病など呼吸器系の病と安易に解せないことは、先にも述べたとおりだが、「労」の成因についても、単に身体因だけが考えられていたわけではなかった。『病名彙解』のこの記述が、そのことを示している。「七情六欲」や「色欲過度」が成因として重視されているからである。成因として「情」や「欲」が重視されていたということは、「労」の症状や状態像にも、「情」や「欲」に関するものが当然現れてくることになるだろう。ここで注目されるのは、当時「労」が「気疾」や「気うつ」などの精神的病症と同一視、ないし同系の病と見なされたことである。永富独嘯庵の『漫遊雑記』（一七六四年初刊、一八〇九年再訂刊）における以下の事例記載は、そのことを示す一資料である。

一男子《いちだんし》あり、気疾《きしつ》を病《や》む。発《はつ》するときは壁《かべ》に向《むか》ひて坐《ざ》す。食飲《しょくいん》常《つね》の如《ごと》し。大便《だいべん》五《ご》―七日《しちにち》に一行《いちかう》す。語言動《ごげんどう》作《さ》に懶《ものう》し、諸医《しょい》悉《ことごと》く労《らう》と為《な》す。余《よ》が曰《いは》く、是《こ》れ労《らう》に非《あら》ず、疳癖《かんへき》なり。（下巻）

この「気疾《きしつ》」の男子は、座って壁に向かったままの状態になり、動作緩慢で話すこともしないという著しい意欲低下が見られたと記されている。著者はこの「気疾《きしつ》」の事例を「疳癖《かんへき》」と診断しているのだが、ここで留意すべきは「諸医《しょい》悉《ことごと》く労《らう》と為《な》す」と書かれている点である。すなわち、今日のうつ状態と重なる「気疾《きしつ》」を当時の医家たちは多く「労」と見なしていたのである。この「労」と「うつ」との類縁性は、医師たちだけではなく一般の人々にも知られていたようであり、近世の文芸作品にもこのことを示す記載が見られる。

作者不詳の草双紙『竜《たつ》の都　亀甲の由来』（一七五四年刊か）に、「浦島申上けるは、乙姫様の御病気、気鬱労咳と見うけ候へば、……」とあり、「気鬱」と「労咳」とが併記されており、両者は同系の病であることが示唆されている。また江島其碩の浮世草子『世間娘気質《せけんむすめかたぎ》』（一七一七年刊）に、「懐《ふと》子のかふした煩《わづら》ひは皆《みな》鬱証《うつしやう》にて、後は癆咳にもなるもの。随分心で養性《やうじやう》し、はやく息災《そくさい》になるやうにしてたもれ」とあり、「鬱証」が「癆咳」の前段階の病症であると記されている。

「気鬱」と同類の語に「気のかた」という言い方もあり、これも「労」と関連が深い。本郷正豊による『鍼灸重宝記』（一七一八年刊）には、「癆瘵」の条を見ると、「癆瘵」の見出し語の下に「きのかた」と付記されている。すなわち、「癆瘵」という医語は、日常語である「きのかた」と同じであることを示すものである。「気のかた」という言葉は、文芸作品にも散見されるものであり、たとえば次のような用例がある。井原西鶴の『男色大鑑《なんしょくおおかがみ》』（一六八七年刊）に「気のかたわづらふ女房あつかうて居ると……」とあり、夜食時分の浮世草子『好色敗毒散《こうしょくはいどくさん》』（一七〇三年刊）には、「気のかたのわづらひ　なほればまたおこる　こひのやまひ　兎角死なねばならぬ身か、……」という文章がある。また風来山人（平賀源内）の談義本『根《ね》無草《なしぐさ》　後編』（一七六九年刊）には、「気のかた」の状態をよく示している箇所があるので、ここに引いておこう。

翌年《よくねん》の春の頃より、薪水も気のかたにて、どこ悪しきとも覚えねども、只何となふ心重く、次第に形容《かたち》痩《やせ》おとろへ、盗汗《ねあせ》、朝熱《てうねつ》、痰咳《たんせき》に、薬《くす》よ鍼《はり》よ四花患門《しくわくわんもん》、祈禱《きとう》立願残る方なく、さま〲に養生《やうじやう》すれども、中々快《くわい》気《き》の躰《てい》にも見えず……。［「薪水」は人名］（巻之五）

このように「気のかた」には少なくとも、元気がなく、心が重いという心理状態が含まれていることがわかる。「四花患門《しくわくわんもん》」は、灸位を示す四花穴と患門穴の合称で労症の際によく行なわれた灸方であり、一般の人にもひろく知られていた【図5-2】。

本井子承の『秘伝衛生論　後編』（一七九七年序、一八三七年刊）に、「世上の男女廿才《はたち》前後ニぶら〱病《やまひ》となりて是を気病《きべう》ろうがいと名付《なづく》」（上巻「虫積《ちうしやく》ろうの事」）と記されているように、「ぶらぶら病《やまひ》」も「気のかた」と同類の言い方であり、「気病」あるいは「労咳」と同義に用いられていたのである。ちなみに『秘伝衛生論　後編』では、独自に「労」を、「心癆（気癆）」、「体癆（五臓の癆）」、「虫積癆」の三つに分けており、このうち「虫積癆」は、青年期の「気病ろうがい」のことを指している。

いずれにせよ、当時の医師たちや市井の人々の間でも、「気疾」、「気鬱」、「気のかた」、「ぶらぶら病」、「気病」などさまざまに呼ばれる状態が青年期にしばしば生じ、それが「労」と結び付いて観念されていた。青年期のうつ状態について、橘南蹊（一七五三―一八〇五年）は『北窓瑣談』（成立年不詳）において、次のように論じている。

世の人鬱気の病ひとて、打も臥ねど何となく心地楽しからず、顔の色あしくて気力とぼしく痩ゆくが、若き頃此なやみ無き人は、大かたは愚なりと知るべし。此病にて死ゆかんもまたおろかなり。只危けれど、とかくして生延来たらんこそよけれと、朝山貞伯が常に語りし。実とぞ思ひし。（巻之二）

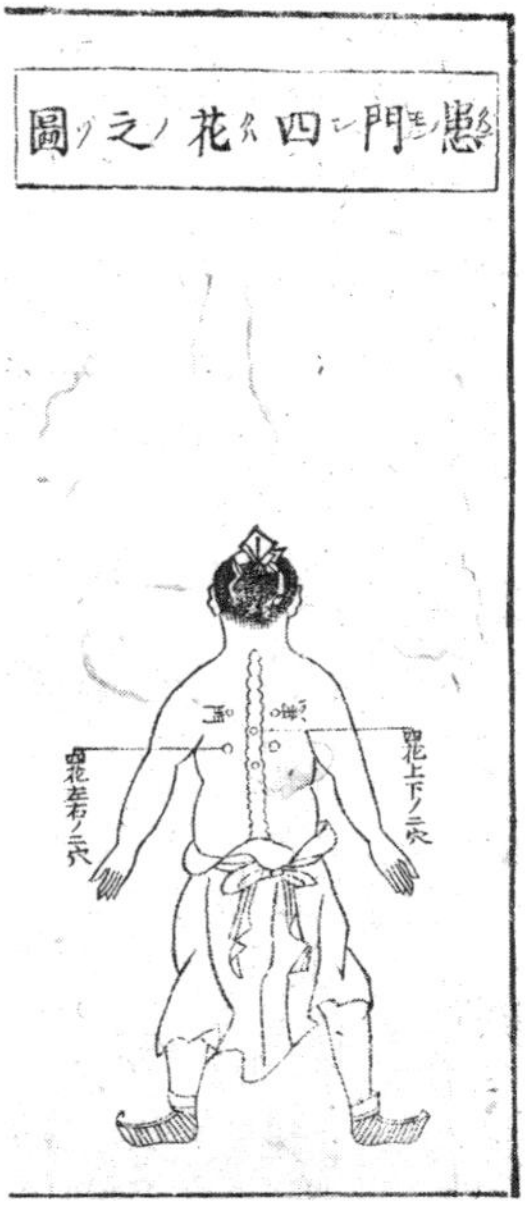

図5－2　岡本一抱の『鍼灸抜粋大成』（1699）に載る「患門四花」の図。［『鍼灸抜粋大成』元禄12年（1699）刊，架蔵］

近世の時代に、青年期のうつ状態について、すでにその建設的側面が指摘されていることは注目に値する。「若き頃此なやみ無き人は、大かたは愚なり」、「危けれど、とかくして生延来たらんこそよけれ」という言葉には、今日でも傾聴すべき重い意味が込められている。現代でも、うつ状態に苦しむ青年は多い。しかし、この苦しい心理的停滞期のなかに、過去の自分を点検し、将来の可能性を見いだす契機が潜んでおり、臨床家はこの建設的な側面が再び力を取り戻すように、援助しているのである。

わが国の近世にも、うつ状態に陥った、悩める青年たちがいた。だが彼らは今日とは異なり、「労」という病症そのものか、あるいはその前段階の状態にあると見られていた。その「鬱気の病ひ」に、「若き頃なやむ」ことの意義を鋭く感じ取っていた識者もいたのである。

西洋の近代医学の導入によって、「労」は「結核」や「肺病」にとって変わったが、その際「労」に含まれていた心理・行動的諸症状は「結核」から切り離されることになった。「心身一元的」医学が否定され、「心身二元的」医学に切り替わったためである。大きく言えば、わが国における近代化の過程は、「心身の分離化」の過程でもあったと考えられる。

「心身の分離化」によって、「肺病」や「結核」が「労」の一部を受け継いだように、「疳の虫」の一部を引き受けたものに「腺病質」という用語がある。小児の虚弱体質を指したこの言葉は、今日すでに死語となったが、しかし「疳の虫」という語は生き延びている。「心身一元性」の医療文化が生み出したと言える「疳の虫」という言葉、および「疳の虫」に関するさまざまな民俗が今日なお各地に残っているという事実は、まことに興味深いと言わなければならないが、この「疳の虫」の民俗、とくにまじないや民間治療については、次章で詳しく述べることにする。

四　「疳」と「労」の「虫」像

「疳」や「労」の病因となった「虫」が、どのような形状のものであるかについては中国およびわが国の医書に多く記されている。それらはいずれも興味深いものだが、なかでも目を引くのは、医師自身が「疳」や「労」の

「虫」を「実見」したという記録である。ここで大切なのは、その「実見」談が実話であったのか否かを追究することにあるのではなく、リアリティと確信をもってそれが語られていること自体の意味にある。その意味について考えるのに相応しい資料を掲げて検討していきたい。

「疳虫」の「実見」

「疳虫」を「実見」したという資料として、緒方惟勝《おがたこれまさ》の『杏林内省録《きょうりんないせいろく》』（一八三六年刊）を取り上げてみよう。ここには、ある医師が「疳虫」を実際に目で確かめただけではなく、それを医療行為に役立てたことが書かれている。

> 備藩ノ香取七之進ナル者ノ祖父、児ヲ設ケ、二、三歳或四、五歳ニ及頃、疳疾ニテ死スル者、四、五人ナリ。皆同症故、薬剤用テ効無シト思ヒ、私ニ死児ヲ解体セシニ、奇虫脊髄ニ傍テ居ル故、其処ヲ記シテ、後出生ノ児ニ其処へ灸スルコト毎月両三度、十五歳ニ及迄怠ラザリシニ、疳疾発ラズ無事ニ生長シタリ。因テ広ク児ニ点ヲ施ニ、皆疳疾ヲ免ル故、隣国迄聞エテ、今ニ至テモ点ヲ請者、門前市ヲナスナリ。（巻之六「里医部」）

これは驚くべき話である。「疳疾」によって次々に愛児を失った医師が、当時官許のもとでしかできなかった解剖を、密かにわが子の遺体に対して行なった、と記されているからである。それだけではない。解剖の結果、「脊髄ニ傍《（そっ）》テ居ル」ところの「奇虫」を見つけたというのである。しかも、このことは、「疳疾」に対する予防法の開発を導くことになる。その医師は、「奇虫」がいた場所を記録しておき、後に誕生したわが子に対して毎月二、三度、その位置に「灸」することを十五歳まで続けたところ、「疳疾」が起こることはまったくなかった。そこで他の小児たちにも広くこの灸を行ない、著しい予防効果を得たことが評判となり、「門前市ヲナス」までになったという話である。

著者の惟勝は、疑いを持って、これを書いているのではない。その逆である。この『杏林内省録』は、いわば医師による医師論であり、「官医」、「市医」、「里医」それぞれの医師のあり方について痛烈な批判を含め、論評したものである。引用箇所は、「里医」（農山村の医師）の巻において、良医の一例として挙げられており、むしろ称賛しているのである。惟勝は、続けてこう述べている。「其穴処、神闕ノ後《（うし）》ロ、脊髄ヲ相去ルコト五分計リ、男ハ左、女ハ右一穴ナリ。余、医ノ巧拙ハ死後ニテモ分ルト前条ニ論ゼシハ是也。右ノ灸点ハ宜ク広ク試ムベシ」。

このこととは別に、右の引用文のなかで、注意を引くところが二つある。一つは、「奇虫」がいたという場所の問題である。「虫の居所」は、普通「腹」であり、「疳虫」の場合も、二節で取り上げた『牛山活套』に見たごとく、「疳虫」は「腹内」で生じるとされている。ところが、解剖して「実見」した「奇虫」は、「脊髄」の傍にいたのである。この「奇虫」は、「疳虫」と異なる別種の「虫」なのだろうか。おそらく、そうではないだろう。これも二節で、「疳」の症状に「亀背」（脊柱が彎曲して亀の背のようになる状態）が見られることを述べたが、香月牛山の『小児必用養育草』（一七〇三年序、一七一四年刊）に、「亀背」の「多くは疳虫のなす所なり」とあり、また「脊疳」の場合は、たとえば養拙斎退春の『小児療治調法記』（一七一五年）に、「脊疳ハ、虫脊《むしせ》膂骨《ぼね》を蝕《くら》ひ、鋸《のこぎり》乃歯のごとく、……」と書かれていることからすると、「疳」の「虫」が、「脊」ないし「背」を襲っても不思議ではないことになる。

「疳虫」は、「腹」で発生するものの、その後体内の各所に移動しうるものと考えられていたらしい。すでに詳しく述べたように、「疳」の症状はきわめて多彩であり、症状の起こる身体部位も各所にわたっているのであり、この複雑さを説明する一つとして、「虫」がその「居所」を広げたり、移動したりするという考えは、説得性を持っていたであろう。「労虫」とりわけ「伝尸虫」は、次々に姿を変えると同時に、その居場所も移動するという考えがあったことからすると、「疳虫」も同様の性質を持っているとされていたのではないかと思われる。

注意を引くことのいま一つは、「灸」に関してである。とくに、灸が「疳」の予防としてなされた点と、灸がされた部位、すなわち「灸位」の問題の二点である。当時「疳」を含めて小児病の治療として、灸はよく行なわれていたが、その予防としてなされることについては、是非をめぐって両論があった。岡本一抱の『鍼灸抜粋大成』（一六九九年刊）に、『千金要方』を引いて「小児《セウニ》ツ子、無病《ムビヤウ》ナル者《モノ》ニ慎《ツヽシン》デ、鍼灸《シンキウ》スルコト勿《ナカ》レ。若《モシ》無病《ムビヤウ》ノ者《モノ》ニ鍼灸《シンキウ》ヲ行《ヲコナフ》トキハ、鍼灸《シンキウ》ノ疼痛《トウツウ》ニ勝《タエ》カネテ、五臓《ゴザウ》ヲ動《ドウ》シ、却《カヘツ》テ驚風《ケウフウ》、癇《カン》ノ患《ウレヒ》ヲナス」（巻上之末）とあり、無病の小児に鍼灸を行なうことを戒めている。

また、貝原益軒の『養生訓』（一七一三年刊）にも、『鍼灸抜粋大成』と同様の見解が同じく『千金要方』を引きながら示されている。「千金方に、小児初生に病なきに、かねて針灸すべからず。もし灸すれば、癇《かん》をなすといへり。癇《かん》ハ驚風なり。小児もし病ありて、身柱《ちりけ》天枢など灸せバ、甚《(はなはだ)》いためる時ハ、除去《のぞき》て又灸すべし。（中略）熱痛甚きを、こらへしむべからず」（巻第八「灸法」）。

『養生訓』のちょうど百年後に出版された養生書である、本井子承の『長命衛生論』（一八一三年刊）にも、「小児さし当《あたり》たる病《やまひ》なくバ、灸《きう》すべからず。小《ちいさ》きからだをおさえて灸《きう》すれバ、却《かへつて》驚癇《きやうかん》を発《はつ》すべし」（下之巻「灸治《きうぢ》心得の事」）と記されている。

しかし、先にも引いた『小児必用養育草』には、これと正反対のことが主張されている。「たいてい無病なる小児にも、二月、八月に、かならず身柱《ちりげ》、十一の兪《ゆ》は、灸すべきなり。病を生ずる事なし。よくよく心得べきことなり」。「身柱《ちりげ》」は、脊柱の第三椎の下にある灸位であり、「十一の兪《ゆ》」は、背脊にある十一箇所の穴位のことである。

このように、香月牛山が強く推奨する通り、二月と八月の二度、小児病の予防としてこの「身柱《ちりげ》」（天柱）に灸を据えることは、実際なされていたようであり、井原西鶴の『好色一代男』（一六八二年刊）にも、そのことを思わせる箇所がある。[14] 手島堵庵の『絵入　前訓』（一八四三年刊）は、心学の立場から児童向けに「孝行」を説いたものだが、このなかで堵庵は、疫病や食あたりの予防に、「毎月一度《まいつきいちど》、灸《やいと》をすえる事、これ御孝行のためと御心得《をんこゝろへ》なさるべく候」と言っている【図5－3】。丁寧で優しい語りかけではあるが、親への「孝行」になるとはいえ、毎月一度の灸というのは、酷な要求ではなかろうか。それはともかく、『杏林内省録』の医師が「疳」の予防法として

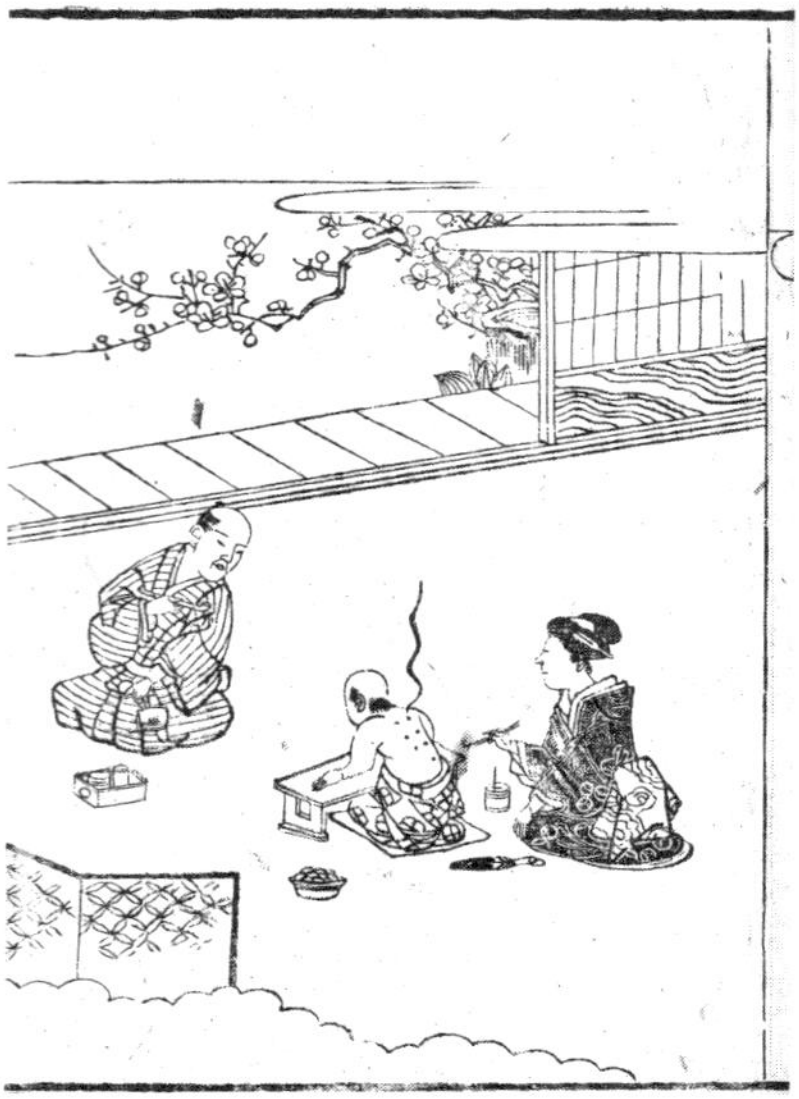

図 5－3　手島堵庵の『絵入　前訓』（1843）に載る灸の図。［『絵入　前訓』天保 14 年（1843）刊，架蔵］

灸を行なったのは、異例なこととは言えない。しかし、「毎月両三度」という回数は、あまりに多い。灸は人為的な火傷であり、とくに幼児には多大な苦痛を強いることになる。右の『鍼灸抜粋大成』に、「疼痛《トウツウ》ニ勝《タエ》カネテ、五臓《ゴザウ》ヲ動《ドウ》シ」、「驚風《ケウフウ》」や「癇《カン》」を誘発する恐れがあると記されているほどである。「毎月両三度」の灸は、幼児の心身に過酷な苦痛を与えたに違いないのだが、それは、死をもたらす「虫」から子どもたちを守るためにはやむを得ないという親心だったのであろうか。

ともかくも、このように攻撃的な予防法を案出させたのは、何よりも「疳虫」の持つ凶悪性であったと言えるだろう。そして、解剖によって「虫」を「実見」し、「疳」の予防法を見出したという話を成立させたのは、世の人々から医師に至るまで、言うならば、骨の髄まで染み込んでいた、強固な「虫」観だったに違いないのである。

「労虫」の「実見」

「労」の「虫」に関しても、これを「実見」したとする記載が見られる。「疳虫」の場合よりも、むしろ多いという印象があるほどである。いくつかの資料を以下に示そう。

①中神琴渓《なかがみきんけい》『生生堂医譚《せいせいどういたん》』一七九五年刊

この書には、著者の琴渓自身が治療に当たった「労瘵」の病人が、「虫」を下したという記載が見られる。琴渓が独自に調合した「労瘵」の薬をその患者に投与したところ、腹痛が起こり、続いて下痢が見られたのだが、その際、「虫」が排出されてきた。その「虫」の形状について琴渓はこう述べている。「形チ鯰魚《ナマズ》ノ如ク、尾モ鰭《ヒレ》モアリテ、長サ四寸《よんすん》許《(ばかり)》、黒色ニシテ光沢アリ。爪ニテ押スニ、強キ事革《カハ》ノ如キモノヲ下ス。又色赤ク足七本アリテ飯蛸《イヒダコ》ノ如キモノヲ下シ」た後、病は癒えたという。琴渓はその後、他の「労瘵」の病人六、七人に対しても同じ薬を用いたところ、「形ハ各《(おのお)》ノ異ナレドモ、人々異虫《カハツタムシ》ヲ下シ」たと記している。以上の話は、同じ琴渓の『生生堂治験』（一八〇四年刊）にも載っている。

②多紀元堅『時環読我書《じかんどくがしょ》　続録』一八三九年成立、写本

余ガ薬セシ瘵人ヲ茶毘セシニ、脊骨ニ蛞蝓ニ類セシ虫ノ若干枚、纏著シテ、焼モセズ、推シテモ破ザリシト。得効方ニ、凡ソ骨蒸ハ是レ労ノ脊骨ニ非ザル莫シ、トイヘリ。此モ蒸熱ノ脊骨ヘ鬱シテ虫ヲ醸シタルナラン。瘵虫ヲ殺ス各種ノ薬ヲ灌ギ試ザルコソ遺恨ナレ。

著者の元堅が治療に当たっていた「労瘵」の患者は、死亡した後、火葬されたのだが、「脊骨」に「蛞蝓《(なめくじ)》」に似た「虫」が、燃えずに生き残っていたというのである。その「虫」がなぜ「脊骨」にいたかについて、元堅は、中国の医書を参照して、考えをめぐらしている。ここでは「虫」が、腹部から脊骨へ移動したという考えではなく、「蒸熱」によって脊骨部に「虫」が生じたと推定している（「虫」がどのように発生してくるかについては、今日とは全く異なる見方がさまざまに主張されていた。当時の「虫」発生に関する諸説については第9章で詳しく扱う）。

そしてこの「虫」に、「各種ノ薬ヲ灌ギ試ザルコソ遺恨ナレ」と、せっかく「虫」が姿を現したのに、種々の駆虫薬を灌いで効き目を試すという絶好の機会を逃してしまったことが悔やまれると嘆いている。

著者は、「奇虫」が姿を現したことに、ただ驚き不思議がっているだけではないことに注意すべきである。自ら

実験的な試みを行なうことによって、有効な薬物を見つけたいという精神がそこに見られるからである。そのことをもっと直接的に表している事例を次に示そう。

③細野要斎『諸家雑談』一八四四―七三年記

著者の細野要斎は、医師ではなく、尾張藩の明倫堂および私塾で儒学を教授していた人物である。以下は、安政三年（一八五六）の正月十五日に、富永正治なる人物から聞いた話として記されているものである。

美濃の医某の女、癆症にて死す。医その脊を割て見るに怪虫多くあり。これを瓶にたくはへ置て、種々の薬を以てその虫に加ふるに死せず。或日外出せしに、婢彼瓶の蓋を開て見れば、異形の虫、首を挙てあり。婢イボタの木片を入てかきまはし、そのまゝ蓋をして置しが、医帰りて蓋を開て見しに、虫ことごとく死せり。家人にその由を問へども言はず。強て問ふに及んで、婢その事を告ぐ。こゝに於てイボタは癆症の骸虫を殺すに奇効あるを悟りて、これを試るに違はず。これを人に伝へて、普く世間の人を救はんとすと云〔イボタ漢名は水蝋樹。物品識名にもあり。赤津辺の山に多く生ず。この実をとりて服せしむれば、効ありといふ。樹枝も効あるべし〕。癆症は難治の病なるが、自後は、この方を用ひてたやすく治する事を得べし。万事の開くるは、時ありて必死の病人も恢復する事を得るに至る。啻《ただ》医薬のみに非ず、格物の精緻も後世に至るほど開くるは、自然の勢なり。（第三冊）

先に取り上げた『杏林内省録』と同様、ここでも解剖が行なわれている。娘を癆症で失った医師が、その遺体を解剖し、脊骨のなかに多くの「怪虫」を見つけたというのである。またとない機会と捉えたのであろう、医師は、瓶に入れた「怪虫」に、各種の薬剤を加えてみるという実験を行なったのだ。実験は成功しなかったが、下女のいたずらによって、「イボタ」が「首を挙て」いた「異形の虫」をことごとく殺滅させたという偶然が起こり、結果として「癆症」の有効薬が見つかったという話である。著者は新しい薬の発見を喜び、時代により医学を含む学問が進歩することを嘉している。

以上の三事例を振り返りながら、「労虫」の「実見」に関する意義について考えてみたい。「労虫」の実在を信じるだけではなく、「労虫」を「実見」したと確言するのは、今日から見れば、医師にあるまじき非科学的態度と映るであろう。しかし、一概にそうとは言えないのである。「労症」は当時、代表的な難病であり、治療の甲斐もなく、次々に死亡していく患者たちを前にして、医師たちは嫌というほど無力感を味わっていたに違いない。だからこそ、少しでも有効な治療法がないかと強く求めていたはずである。そのためには、まず病因を突きとめねばならない。「実見」の動機は、ここにあったと考えられる。であるなら、「実見」することは、医師にとって当然の合理的な探求精神であったと言える。③の『諸家雑談』では、実子に対して解剖がなされているが、これは倫理的に非難されうるほどに、冷徹なまでの「科学的」態度と言えるだろう。そして「怪虫」という病原体に対して、薬物試験が行なわれている。これは、病原微生物を培養し、種々の薬剤の反応を調べる実験によって、新薬を見つけようとする近代医学の手法と同じ考え方である。②の『時環読我書　続録』においても、実現には至らなかったものの、「虫」に対する薬物試験への強い志向性が認められる。①の『生生堂医譚』では、自ら調合した新たな薬剤を試すという、いわば臨床試験が成功したことの証しとして、排出されてきた「虫」を確かに「実見」できたというのである。また解剖によって「疳虫」を「実見」したという『杏林内省録』の場合も、新たな灸法を実験的に見出したとしている。

これらの資料に共通しているのは、「実見」と「実験」精神とが、切り離し難く結びついたセットになっているということである。すなわち「虫」を「実見」するという行為は、新たな治療法を確立しようとする一種の合理精神に基づいたものということができる。しかしながら、合理的、実験的精神が、それまでの常識を覆すような「発見」を生むとは限らないことをも示している。「虫」の「実見」が合理性を持つのは、圧倒的、支配的な「虫」観というそのパラダイムの内部においてのことだからである。パラダイムの内部における合理性は、パラダイムを打ち破る方向には向かわず、逆にパラダイムを補強する働きを果たす。逆説的ではあるが、「虫」の「実見」が合理性を持つがゆえに、「虫」観の支配性をさらに強める効果を持ったと言うべきである。

実際に「虫」を見ることにより、「虫」の存在を実証した上で、新たな治療法を開発しようとするあり方は、本章の最後で触れる顕微鏡によって「虫」を見たとし、その観察記録を出版する態度とも通底しよう。

「疳虫」と「労虫」の図像

『福翁自伝』（明治三十二年刊）によると、安政三年（一八五六）、兄の死により帰郷していた福沢諭吉は、母の発病に遭い、懇意にしていた藤野啓山なる蘭方医に診せたところ「虫」と診断される。「虫なれば如何《いか》なる薬《くすり》が一番《いちばん》の良剤《りやうざい》かと医者の話《はなし》を聞《き》くと、其時にはまだサントニーネと云ふものはない、セメンシーナが妙薬《めうやく》だと云ふ。此《この》薬《くすり》は至極《しごく》価《あたひ》の高い薬で田舎《ゐなか》の薬店には容易《ようい》にない。（中略）なけなしの金を何《なん》でも二朱《にしゆ》か一歩《いちぶ》出して、其セメンシーナを買《かつ》て母に服用《ふくよう》させて、……」と福沢は語っている。このセメンシーナ（山道年蒿、サントニンコウ）は、その成分サントニンによって蛔虫駆除の効験があるとされている薬草で、福沢の記述によっても、当時「虫」退治の特効薬として評判が高かったことがわかる。ちなみに、福沢が適塾に学んだ時の師である緒方洪庵の訳述した『扶氏《ふし》経験遺訓』（一八四二年成立、一八五七年刊）には、「円虫」（蛔虫のこと）に対する「虫治法」として、「攝縣施那《セメンシーナ》ヲ最良薬トス」（巻之二十三「虫病」）と記されている。

このセメンシーナに関して、その売薬である『セメンシイナ丸』（成立年不詳、江戸後期か）という絵ビラ（宣伝用ポスター）が残っている【図5－4】。ここには「むし一切万病によし」と効能が書かれ、周囲に十二種類の「虫」の絵が描かれている。「疳の虫」に入るものは、「かんのかん虫」（肝の疳虫）、「じんかんのむし」（腎疳の虫）、

「ひかんのむし」(脾疳の虫)、「しんかんのむし」(心疳の虫)、「はいかんのむし」(肺疳の虫)、の「五疳」の「虫」たちである。また、「きやうふうのむし」、「よなきむし」、「かたかいのむし」といった「虫」の図まで描かれている。「驚風」、「夜啼」、「癖《かたかい》」は、いずれも医学的には「虫因性」と見なされない小児病である。このほか、「らうがいのむし」(労咳の虫)もある。さらに「くわいちうのむし」(蛔虫)や「虫」としての「しやく」(癪)の図も見られる。これらの「虫」の形態を見ると、「くわいちうのむし」以外のものは、寄生虫の姿とは異なり、「奇虫」とか「異虫」と呼んでよいものばかりである。興味深いのは、これらの「奇虫」たちが、セメンシーナという西洋からの渡来薬の宣伝ポスターに描かれていることである。[15] セメンシーナは、前出の『扶氏経験遺訓』のみならず、宇田川玄真の『遠西医方名物考』(一八二二―二五年刊)をはじめ、西洋薬物学の書である堀内忠亮の『医家必携』(一八五七年刊)や司馬凌海の『七新薬』(一八六二年刊)など、種々の蘭方の医薬書に主要な薬物として詳しく記述がされているのであり、[16] 言うならば洋学の側が、学術的に認める代表的な西洋の駆虫薬である。そのセメンシーナの売薬ポスターに、本来ならば異質のはずの「疳の虫」や「労虫」などが、「奇虫」の姿で描かれている。「疳の虫」や「労虫」それに「奇虫」というわが国の「虫」像が、西洋の医療文化と同居しているのである。これは、「奇虫」を含めた近世の「虫」観が、西洋の近代科学によって否定されるのではなく、逆に補強されていることを示す注目すべき例の一つである。

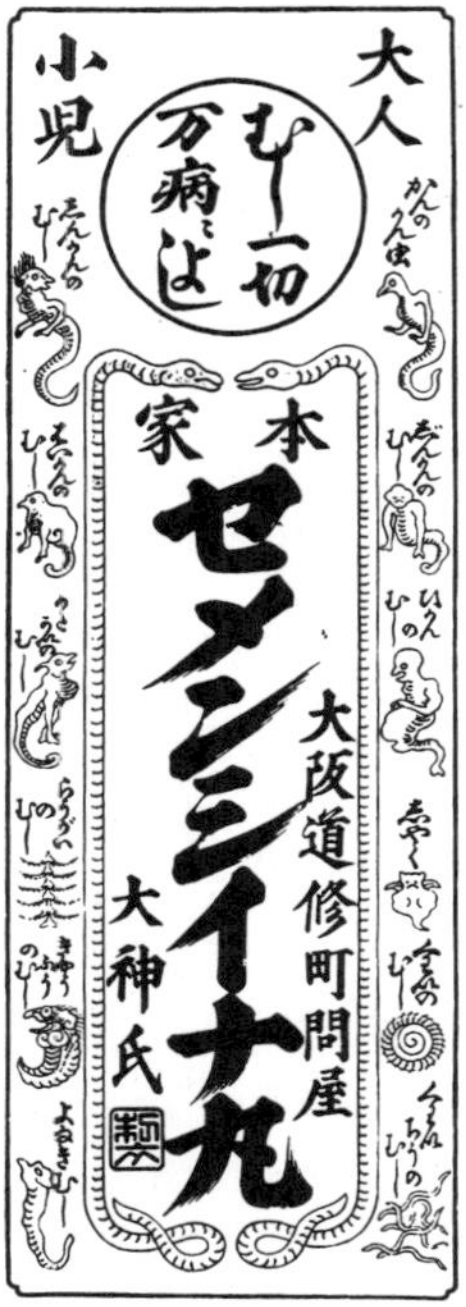

図5-4　売薬「セメンシイナ丸」の絵ビラ。成立年不詳(江戸後期)。[内藤記念くすり博物館蔵]

石田鼎貫の『小児養育金礎』(一八一三年刊)にも、「疳の虫」の絵が描かれている【図5-5】。「五かん並諸虫《しょちう》の図《づ》」と題されているとおり、「かんかんのむし」(肝疳の虫)、「じんかんのむし」

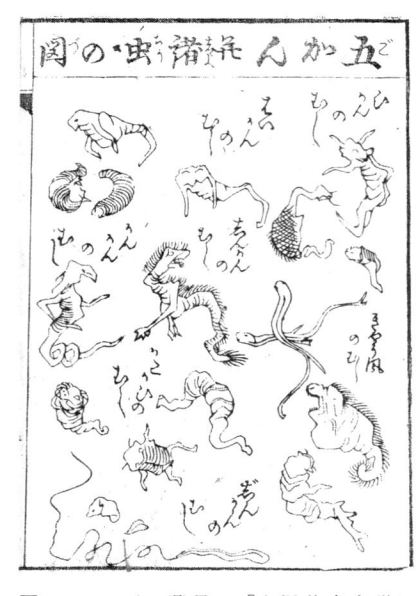

図 5－5　石田鼎貫の『小児養育金礎』（1813）に載る「五かん並諸虫の図」。［『小児養育金礎』文化 10 年（1813）刊，架蔵］

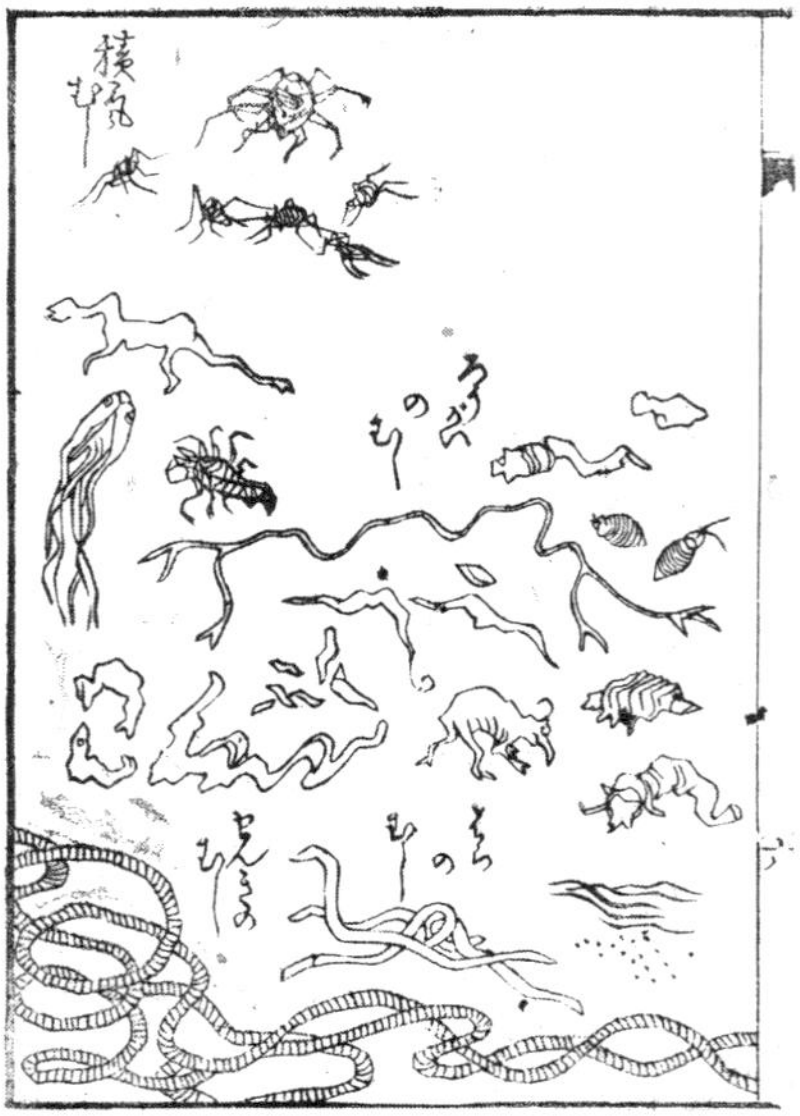

図 5－6　『小児養育金礎』に載る「ろうがいのむし」の図。この図にはほかにも，「積気むし」や「せんきのむし」，「はらのむし」の図が描かれている。［架蔵］

（腎疳の虫）、「ひかんのむし」（脾疳の虫）、「しんかんのむし」（心疳の虫）、「はいかんのむし」（肺疳の虫）の「五疳」の「虫」と、ほかに「きやう風のむし」（驚風の虫）、「かたかひのむし」（癖の虫）も描かれている。これらの図とセメンシーナ丸の絵ビラとを比べると、「虫」の形態がよく似ているものが多い。たとえば「しんかんのむし」（心疳の虫）は、両者とも馬のような顔と長い手、長い尾を持つ形、「かんのかん虫」（肝の疳虫）と「かんかんのむし」（肝疳の虫）は、嘴を持った頭と長い手と長く丸まった尾、「きやうふうのむし」（驚風の虫）は、大きな口と目、背にたてがみを持った体というように、よく似た姿態を描き出している。すべての種類について対応が見出せるわけでもなく、絵ビラの図像の直接の典拠が同書だというわけではないが、この絵ビラの「虫」の図像が、既存の書に描かれていた像に拠っているという推定は成り立つであろう。

『小児養育金礎』には、これとは別に「ろうがいのむし」（労咳の虫）の図も載っている【図5－6】。「ろうがいのむし」は、「五疳」の「虫」と異なり、さまざまな形態の「虫」たちが多く描かれている。これは、前節で述べたように「労虫」にはさまざまな形のものがあるとか、「伝尸虫」が世代を経るたびに伝変して次々に姿を変えるといった説の影響であろう。一方、セメンシーナの絵ビラの「らうがいのむし」（労咳の虫）は、単一の「虫」であり、姿も違っている。

顕微鏡による「労虫」観察

すでに第2章でも取り上げたが、高玄竜の『虫鑑』（一八〇九年刊、漢文）は、「顕微鏡」によって種々の「虫」を観察したものである。同書の「労瘵虫論」において玄竜は、「蓋シ労虫モ亦至細ニシテ、顕微鏡ヲ用イ、以テ僅《ワヅカデ》之ヲ識ル」と述べ、その「労虫」の観察図を掲げている(17)【図5－7】。

まず注目されるのは、「顕微鏡」によってかろうじて観察（識別）されたと記されていることである。つまり、肉眼によっては見ることができない、と言っていることになる。これは先に掲げた「労虫」の「実見」談が、いずれも肉眼によるものであることと比べ、大きく異なっており、新しい知見と言える。また、「痰」、「大便」、「溲便」（尿）という検体を明示していることも注目される。大便（『生生堂医譚』）とか脊椎（『時環読我書　続録』、『諸家雑談』）と異なり、とくに「痰」を観ていることが

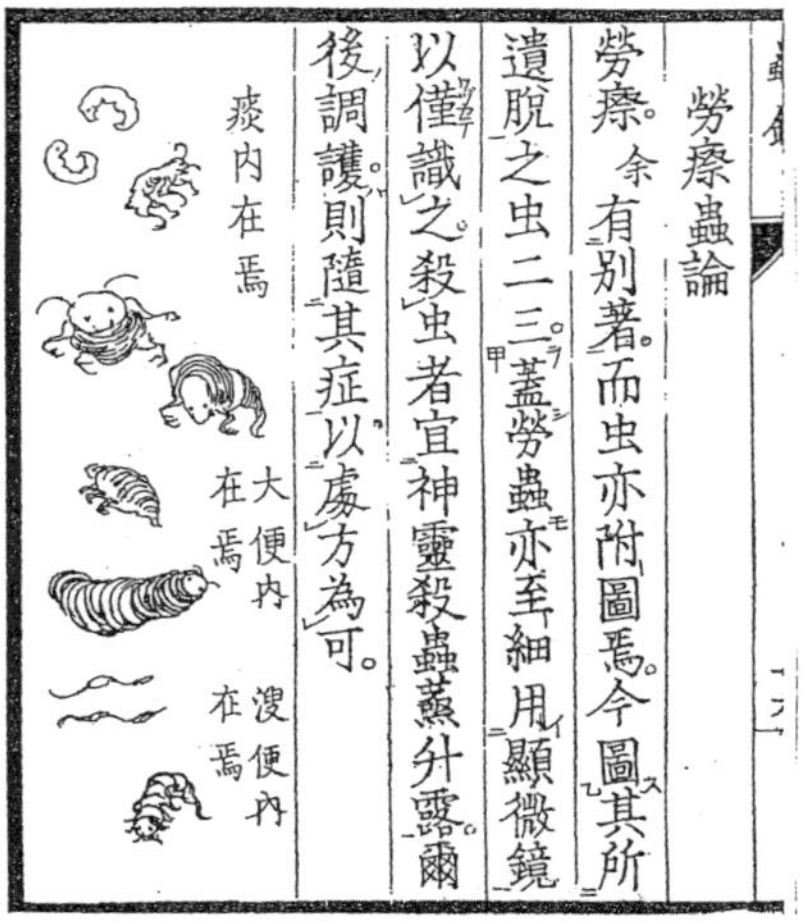

図5－7　高玄竜『虫鑑』（1809）に載る「労瘵虫」の図。［『虫鑑』文化6年（1809）刊，京都大学附属図書館（富士川文庫）蔵］

目を引くのである。近代医学の微生物観察まで、あと一歩のところまで迫っている。

しかし、玄竜が観察したのは、結核菌ではなかった（コッホ（R. Koch）によって結核菌が発見されたのは、一八八二年であり、『虫鑑』の刊行後七十年以上も経ってからのことである）。図のような「奇虫」を観たのである。昆虫やその幼虫に似た姿をしたものや紐状のものなど、さまざまな形態の「虫」たちである。これは、「労虫」が、奇怪な姿をしており、かつその形態も種々のものがあるという従来の定説と異なるものではない。つまり玄竜は、ミクロの世界のなかに旧来のものを観たのである。顕微鏡の視野に「奇虫」の姿を立ちのぼらせたものが、医家たちを揺るがしがたく捉えていた確信的な「虫」観であったことは間違いない。

「虫」観という当時のパラダイムが、顕微鏡下の視覚像をも決定したのである。そのため、『セメンシイナ丸』の絵ビラと同様に、「奇虫」の像と、西洋の医療文化とが同時併存するという不思議な事態が現出することになった。顕微鏡による「労虫」の観察は、近世の「虫」観が、西洋の近代科学によって否定されるのではなく、逆に補強されていることを示すもう一つの例である。

第6章　「疳の虫」の民間治療

本章では、民間の人々が「疳の虫」に対してどのような対処をしてきたかに焦点を当てる。「虫」の引き起こす病の中で、人々が、宗教的儀礼やまじない、民間薬に頼ることが特に多かったのは、小児の「疳の虫」であった。「疳の虫」が江戸時代には子どもの命に関わるような病状をも含む、きわめて広範な小児病と考えられていたことは前章に見た通りで、また、夜泣きをはじめとする子どもの心身の異変は、医療による解決が難しかったことが、人々が「疳の虫」の宗教的儀礼やまじないへと傾斜する理由であっただろう。

前章で述べたように、とくに民間において「夜泣き」、「疳の虫」、「虫」は、明確な区別なしに扱われることが多かったので、ここでは一括して考える。

江戸時代の文献資料には、「疳の虫」に対処するさまざまな民間薬や、まじないが記録されている。それらを、市井の人々はさかんに用いたが、そのことに対して、医家や知識人は種々の意見を表明している。江戸時代の人々が、まじないや民間薬に対して、どのような態度を取っていたのかをまず検討する（一節）。

近代に入ってからも、「疳」の民間治療が盛んに行なわれ、現在まで残っていることは大変興味深いことである。「孫太郎虫」と呼ばれるヘビトンボの幼虫は近代に入っても薬としてしばしば用いられ、戦後に至るまでその生産が盛んに行なわれていた。また、さまざまなまじないがなお健在であることは、すでに民俗資料が明らかにしている。薬とともにまじないが「虫」に対して行なわれ続けたことの意味は大きい。その背後に隠された意義を、「異界（逆さまの世界）」という概念を使って考えてみる（二節）。

「疳」の「虫封じ」は、今日なお行なわれているが、文献資料だけでその実態を把握することは難しい。そのため私たちは、茨城県大山寺、山梨県昌福寺、京都市三宅八幡宮など、数箇所で実地調査を行なった。その調査結果について詳しく述べる（三節）。

「虫封じ」は、幼児の苦痛を取り除くことだけが目的ではない。それ以上に親たちの苦労や不安を軽減することに比重が置かれていると言ってよい。寺社で行なわれる「虫封じ」の儀礼は、こうした社会的要請に応える役割を負っていたと思われる。近世と現代の「虫封じ」儀礼を比較しながら、その社会的意義について考えてみたい（四節）。

一　江戸時代の「疳の虫」の治療法

第5章で見たように、「疳」が病であるからには、それへの対処として医者に診てもらうのは当然のことである。十返舎一九の『六あみだ詣《もうで》』（一八一一―一三年刊）に、「あるとあらゆる高名《かうめい》のお医者がたに見せた所が、いづれも是は疳《かん》の虫《むし》との見たて十人が十人」とあるように、医者も自分の見立てを伝えるのに、「疳の虫」という日常語を用いていたのであろう。「疳」を扱う「小児医者《せうにいしや》」について、江島其磧《えじまきせき》は浮世草子『風流曲三味線《ふうりゆうきよくじやみせん》』（一七〇六年刊）のなかで、こう述べている。「去程に今時の小児医者《せうにいしや》、疳《かん》、驚風《けうふう》の療治《りやうじ》よりは、子共の下疳《げかん》、淋病《りんびやう》、扨は腎虚《じんきよ》の症《しやう》おほくして、大人《じん》の療治にかかわる事なし」と、誇張はあるだろうが、当時の風俗を描写している。

医師にかからず、「疳」の売薬を用いる場合も多かったことは、第5章一節に引いた「五疳」の用例からも推測できることである。草双紙を初めとする当時の娯楽読み物には、よく売薬の宣伝広告が掲載されており、たとえば、市川三升の合巻『会席料理世界も吉原《かいせきりようりせかいもよしわら》』（一八二五年刊）には、「虚空蔵菩薩《こくうぞうぼさつ》御夢想底《むそうそこ》豆の大妙薬《みやうやく》、その外疝気《せんき》の根《ね》

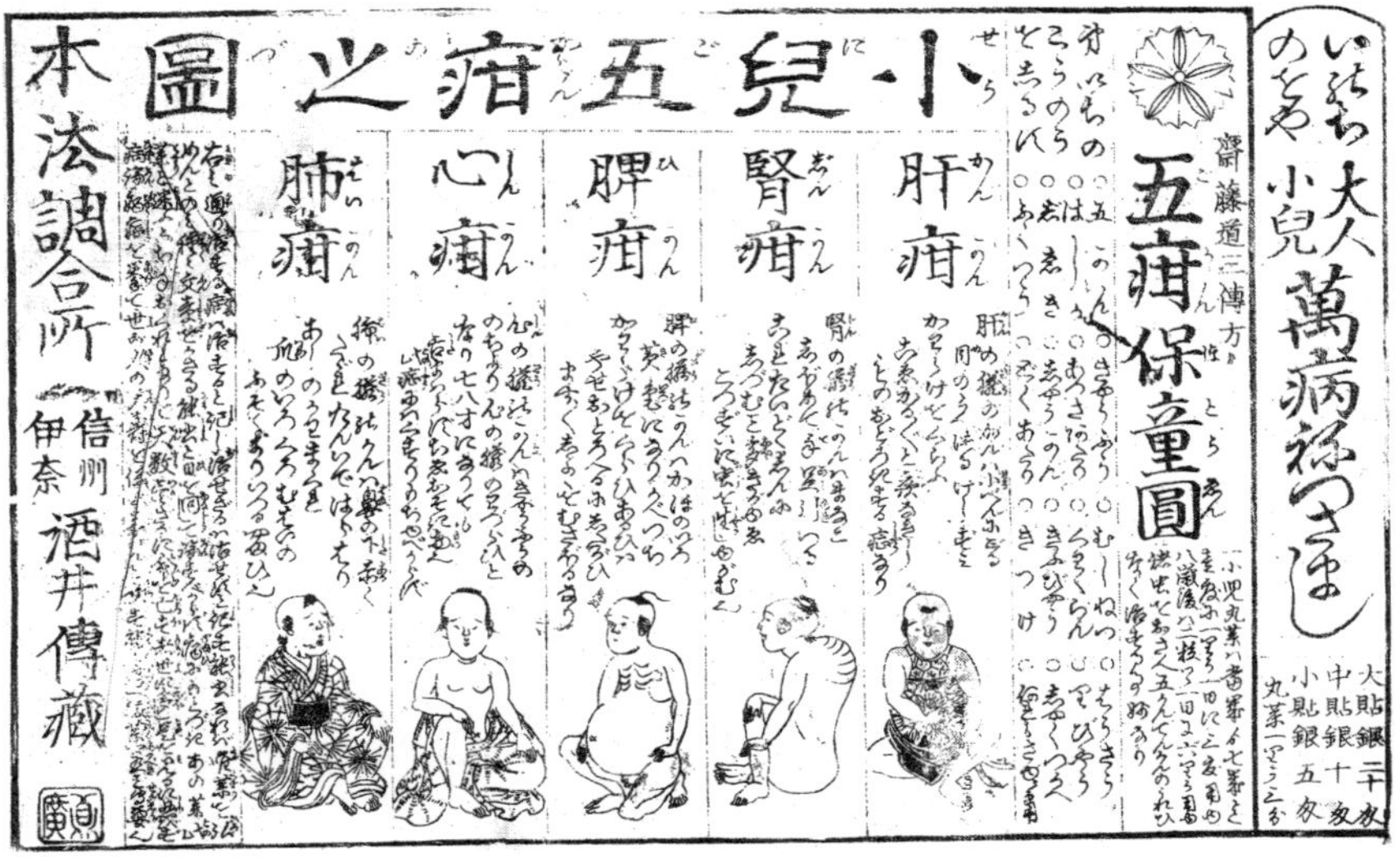

図６－１　売薬「五疳保童円」の引札。成立年不詳（江戸時代）。［架蔵］

きり薬《ぐすり》、小児五疳《かん》の虫薬《むしぐすり》、肝涼円《かんれうえん》」とあり、版元が取次を行なっていることが記されている。また当時は、一般に売薬の「引札」（広告のチラシ）が多く出回っていたが、そのなかには「疳の虫」あるいは「五疳」の「引札」も少なくなかった【図６－１】。

「疳の虫」のまじない

民衆が「疳の虫」を封じようとする場合、さまざまなまじないにも頼っていた。三松館主人の『広益秘事大全』（一八五一年序）には、動物の糞や、火葬場の土、モグラ（うぐろもち）の頭の骨を使うものまで記されている。

○小児《せうに》夜なきのまじなひ。一方、犬《いぬ》の毛《け》をあかき袋《ふくろ》にいれて、背《せ》の上にかけておくべし。又牛《うし》の糞《くそ》一《ひと》塊《かたまり》をとりて蓆《むしろ》の下へ入おくべし。母にも乳母《うば》にも、共に知せぬやうにする也。また猪《ゐのしゝ》のふしどの中に生《はえ》たる草《くさ》を、ひそかにしくもよし。
○小児夜寝《よるね》かぬるまじなひ。うぐろもちの頭《かしら》の骨《ほね》を枕《まくら》のほとりにおくべし。よくねいる也。又、

焼尸場《やきば》の土《つち》をまくらもとにおくもよし。（巻四）

呪文によって「疳の虫」を抑えようとするまじないもあった。重宝記の類にいくつかの呪文が掲載されているので、それを取り上げておこう。たとえば『陰陽師調法記《おんようじちょうほうき》』（『続咒咀調法記』とも、著者不詳、一七〇一年刊）には、次のようにある。

夜なきする子《こ》のまじなひ。あしはらやちはらのさとのひるぎつねひるはなくとも夜《よる》はなゝきそ。又、ひとよるはなくともひるななゝきそとよみがへるなりけいなりとのへと。右の歌《うた》をよみ〱、男子《なんし》はひだりのみゝより吹入《ふきいれ》べし。女子《によし》は右のみゝよりふきいれべし。（九十六）

この例では、呪歌を男子の左耳、女子の右耳に吹き込むと夜泣きが治るとする（この呪歌の内容については後述する）。

もう一つ、『秘密妙知伝重宝記《ひみつみょうちでんちょうほうき》』（著者不詳、一八三七年写）を挙げておこう。ここでは、呪歌と子どもの名と年齢とを木の葉に書き、筒に封じ込めて更に高いところの柱に打ち付けるという、もう少し手の込んだ呪法が記されている。

一　小児の虫をふうじるには、

秋風は冬の始に吹物ぞ木くさもかれる虫も静まる
秋過て冬の始は十月よしもがれたれば虫もしずまる

右の歌を、青き木の葉に書て、其子の名と年とを記し、竹の筒《つゝ》に入て、よく〱せんをして、高き所の柱にうちつけ置べし。(1)

文字によって木の葉に固定された「虫」が、筒に閉じ込められ、さらに打ちつけることによって高いところに遠ざけられて固定されるという期待を表現する呪法と解することができよう。

もっとも、どのような呪文を用いるか、その呪文を書いた呪符をどこに置くかは、さまざまなヴァリエーションがあったようである。たとえば、樵路山人《しょうろさんじん》の『諸民秘伝重宝記』（江戸後期刊）では、「天皇皇地皇皇と、此六字を紙に書《（かき）》、かまどのゆかにはり置ば、夜なき止ること、妙也」とあり、呪符の文句もそれを置く場所も、これまでに掲げてきた例とは違っている。

このような民間の「虫」への対処法は、医家とはまったく異なるようにも思われる。しかし、民間の呪術は医術的な知見を取り入れていたし、医家も呪術に対して容認的であった。以下にそのことを確認していきたい。

最初に紹介した『広益秘事大全』は、先に挙げた例の他にも、三つの方法を併記している。

○小児夜啼《せうによなき》をとむる方　天南星《てんなんしやう》一味、小児の掌《て》のうらへ薄《うす》のりにてはりつけおくべし。

○同まじなひ　小児の臍《へそ》の上へ「畾」かくのごとく、朱《しゆ》にてかきおけば、夜《よ》なきとまること、妙なり。又、「丙寅」の二字《にじ》を、紙《かみ》に朱《しゆ》にてかき、小児の枕《まくら》もとにおけば、啼《なき》やむるなり。

「天南星《てんなんしやう》」はサトイモ科の植物で、たとえば李自珍（明代）の『本草綱目』（一五七八年）にも記載があり、医薬として知られていたもので、さまざまな薬効が言われていた。これを使うことは、民間の人にとって医学的な香りのする対処法であったのだろう（夜泣きに効くといった記載は医書に見当たらず、その点では民間人による医学風の対処法にすぎないとも言える）。一方、三つ目の対処法は「まじなひ」と記される通り、「丙寅」の二字を書いた紙を枕元に置くというまさにまじないの方法である。ここでは、まじないの中に医学的なものも混じっているらしいことが興味深い。医学的な対処法とまじないとは、二者択一的なものではなく、共存し、両方が試されるべきものであった。

　後者のまじないで興味を引くのは、臍の上に呪文となる文字を書くという方法である。柳原元秀の『拾玉日用伝家宝』（一七六五年刊）の「小児夜啼《よなき》を治する方」の「同呪詛《まじなひ》乃法」に、「小児臍の上へ「畾」、かくのごとく、田《た》といふ字《じ》を朱《しゅ》にて書置《かきおけ》ば、夜啼《よなき》とまること、めうなり」とあり、また、『秘密妙知伝重宝記』にも、「夜なきを留るには、へそのをの下に、田の字をかけば留る也[2]」とある。細かい違いはあるものの、同じく臍の近くに田または田を三つ並べた文字を書くことを指示している。臍のあたりに文字を書くのは、そこが「疳の虫」の住処《すみか》と考えられていたからであろうか。

　さらには、呪文を書いた符を飲むという場合もあった。「丑扇厂鬼喼急如律令」と書いて、「あしげ馬の尿《くそ》にてのむ」ならば夜泣きに効能があるとするのは『咒調法記《まじないちょうほうき》』（著者不詳、一六九九年刊）である。仮に薬を医薬と呪薬に分けるとすると、これは後者の極の薬と言えよう。「喼急如律令」は「疳の虫」以外の呪符にもよく用いられる文句で、陰陽道でも使われる。その意味では、古来からの正統的な呪術に基づいた方法であると言ってよい。しかし同時に「あしげ馬の尿《くそ》にてのむ」というのは何を理由にするのかわからない。馬の尿を服することは心身に苦痛を伴うが、それゆえにこそまじないとして効果があるということであろうか。また、あしげの馬は稀少で、それもこのまじないの効果を高めるのであろう。

「疳の虫」の民間薬

　まじないと同様、「疳の虫」に対処する民間薬についても極めて広いヴァリエーションがあった。その中には「髪じらみ」が効くといったようなものさえあった。『柏崎日記』（一八三九―四八年記）は、江戸後期の武士である渡辺勝之助の日記で、真吾なる子どもの養育に関する記載が多い、いわば「子育ての記」とでも言うべき特色のある記録である。勝之助は、「品川［著者の同僚武士］のかか衆」が「小児の疳気又は虫気」に「髪じらみ」が効くと聞いたが、お宅の子守にシラミが湧いているそうなので、それをもらいにやって来たという話を記している（『柏崎日記』天保十五年〈一八四四〉六月十六日条)。勝之助は、息子の真吾も「虫」に悩むことがあったので、「是より真吾にも、のませ申すべしと大笑ひ」したという。この武士が大笑いしたのは、シラミをわざわざもらいに来た人がいることについてなのか、シラミが「虫」に効くと思う人がいたからなのかは定めがたい。大笑いしているのは、勝之助がシラミの効能を本気で信じてはいないからであろうが、実際にシラミを「疳の虫」退治のために子どもに飲ませた人がいたことは、この記載によって確かめられるし、また他人の家にシラミをもらいに行くほど、その人は切実にシラミを求めていたのであろう。

「髪じらみ」は極端な例としても、「疳の虫」の薬としてさまざまな「虫」が用いられたことは、諸書にその記述がある。

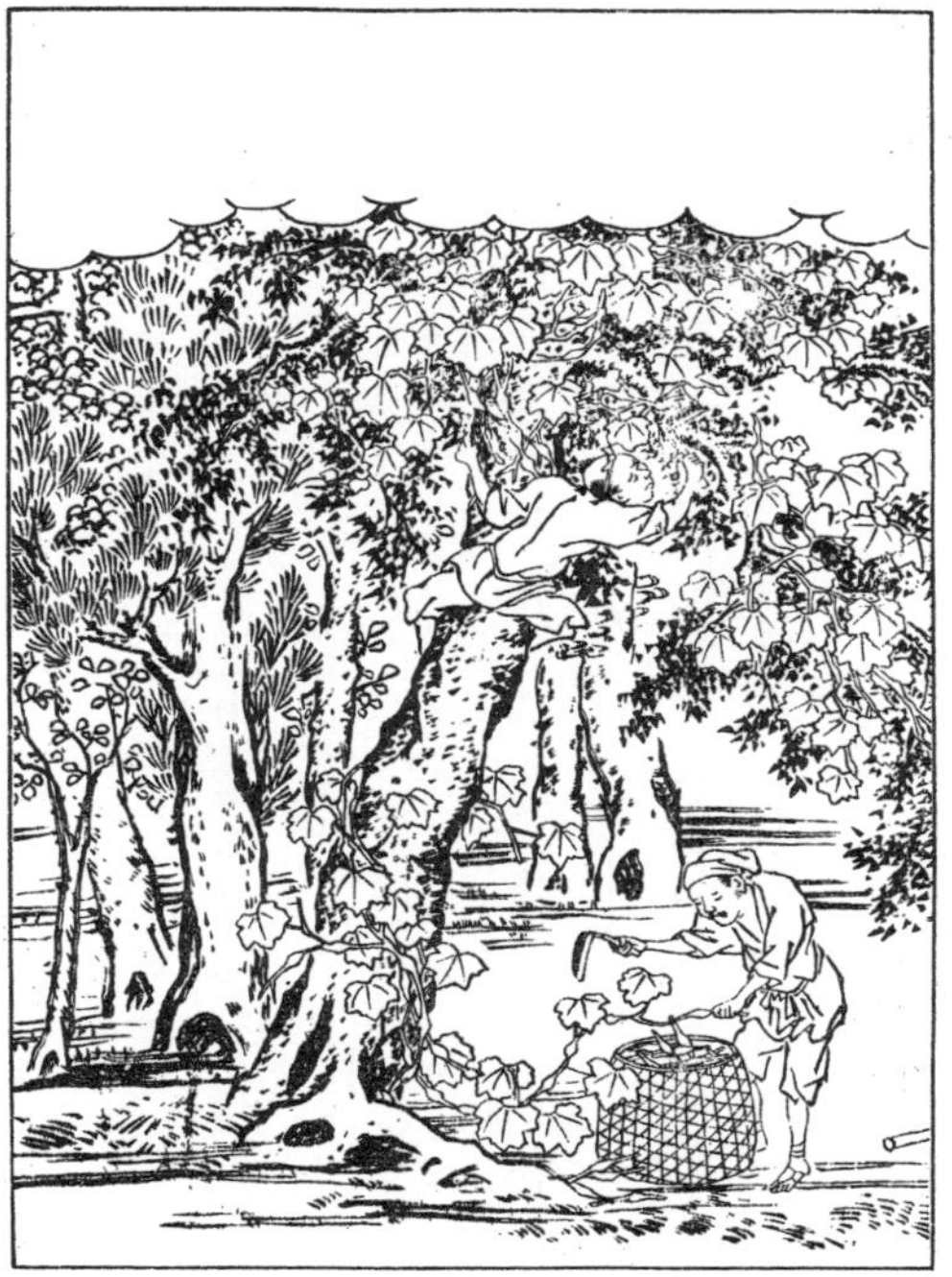

図6－2　『日本山海名産図会』(1799)に載る蘡薁虫の収穫風景。[『日本山海名産図会』(巻之二)日本随筆大成刊行会，1929]

寺島良安の『和漢三才図会』(一七一三年序)には、「臭樹蠹《くさきのむし》」を取り、これを炙《あぶ》って、小児の「五疳」に用いると記されている。

一七九九年刊の『日本山海名産図会』(平瀬補世・蔀関月編か)によると、京都鷹が峯の「蘡薁虫《えびつるのむし》」(ノブドウに生じる虫癭《ちゅうえい》、虫こぶのこと)が「疳の虫」の薬として評価が高かったという。同書によると、「柳の虫」、「常山の虫(くさきの虫)」も「疳の虫」の薬として知られていたが、それよりも薬効が高いとの評判で、出荷されて売られていたらしい【図6－2】。その本文を引用しておこう。

　蔓に往々盈《ふく》れたる所ありて、真菰の根に似たり。其中に白き虫あり。是小児の疳を治する薬なりとて、枝とも切て市に售《う》る。然るに此茎中に虫あること、和漢の書に於て見ることなし。柳の虫、常山のむし、ともに疳薬とはすれども尚勝れりとは云へり。

この他にも「孫太郎虫」（次節で扱う）など、さまざまな「虫」の類が「疳の虫」退治に使われていた。たとえば「蛙」も、当時の分類では「虫」（爬虫類、両棲類など、虫偏の字の生物は「虫」に分類される）であり、これも疳薬として多く用いられた。こうした記述を挙げておこう。

大田南畝の『四方《よも》のあか』（一七八八年刊か）に、「疳《かん》の薬をもとめずして、井手の蛙《かはづ》を陰干《かげぼ》しにし、……」とあり、また津村淙庵の随筆『譚海《たんかい》』（一七七六―九五年記）にも、「小児五疳には、ひきがへるを黒やきにして、茶にてのましむべし、五かんならでも小児つねに用てよし」とあるごとくである。

民間薬・まじないに対する知識層の態度

『柏崎日記』の著者は、さすがに「髪じらみ」に対して距離を置いていたが、多くの知識人は、「虫」が「疳の虫」に対して効能があることを認める叙述を残している。また医師たちも、「虫」を「疳の虫」の薬として用いることに肯定的であった。たとえば加藤曳尾庵《えいびあん》（玄亀）は、山椒魚を「疳虫」に効く薬として挙げている（『我衣《わがころも》』〈一八二五年成立〉文化十一年〈一八一四〉の記事）し、山下宥範（玄門）の『医事叢談』（一八四九年刊）には「常山虫《クサギノムシ》、柳虫《ヤナギノムシ》、山生魚、孫太郎虫ノ類、皆治疳ノ主薬ニシテ大同小異ノ物ナリ」と記されている。

香月牛山は『小児必用養育草《そだてぐさ》』（一七〇三年序、一七一四年刊）のなかで、「本邦《ほんぽう》の医家《いけ》にも俗家《ぞくか》にも、五疳《ごかん》の妙薬《めうやく》多し。虫気《むしけ》の病なれば、同気《どうき》相求《もと》むるの理《ことはり》にや、其薬、多くは虫《むし》の類《たぐい》を用なり」（巻三「小児諸病《せうにしよびやう》の説　下」）と述べ、「虫」が「疳の虫」に効く理由を述べている。「虫」が「虫」に効くと考えられていたことに対して、「同《どう》気《き》相求《もと》むるの理《ことはり》」という理由付けが医家の側からもされているのである。一般の人々と医家たちの考えとは、隔絶したところにあったわけではなかった。

そもそも人々にとって医術とまじないは、はっきりした境界線を持つものではなかった。たとえば、一七〇一年刊の『陰陽師調法記』には「夜明砂《やめいしや》を粉《こ》にして、猪《い》の肉《にく》の汁《しる》にてのますれば、胎毒《たいどく》をくだし、もろ〳〵のかんのやまひ、きめうにいゆ」という疳の治療法が載っている。また、百年以上後に著された『増補　呪調法記大全《まじないちょうほうきたいぜん》』（菊丘臥山人・序、一七八一年刊）と『新撰呪咀調法記大全《しんせんまじないちょうほうきたいぜん》』（東籬隠士・序、一八四二年刊）も、同じような薬の服用を勧めているが、後者では、より明瞭に「小児五疳《ごかん》のまじなひ」と呼ばれている。書名からわかるようにこれらはまじないの本である。しかし「夜明砂《やめいしや》」は、コウモリの糞から作り、眼病に効くという医薬であり、この療法が有効なのは「胎毒《たいどく》をくだ」すからであるという、いかにも医学的な説明が記されている。まじないとして示されてはいても、それが医療的にも根拠を持つような形で掲出されている。

ほかにも民間の「疳の虫」への対処法のなかには、医学的知識を含むものがあった。『拾玉日用伝家宝』は、先にも引用したように基本的にはまじないの本であるが、同書の「小児虫病を治する法」には、次のように書かれている。

> 小児腹《はら》の中の虫《むし》、毎月十五日の間《あいだ》はあをむきになりてゐる。下十五日より月末《ずえ》にいたりては腹中《ふくちう》の虫うつむきになりて居《ゐ》るなり。これによつて下十五日より後《のち》は甘草《かんざう》をせんじ用て薬《くすり》を相応《さうをう》に了簡《れうけん》づけて可用《もちゆべし》。腹中《ふくちう》の虫半月づゝに居住《ゐすま》ひかはること、めうなり。極秘密《ごくひみつ》なり。

一月の間に「虫」が人体の中で方向を変え、それが投薬の効果と関わるということは、第3章四節で触れたように、中国および日本の医書にしばしば記された医説であった（ただし、月の下旬に投薬すべきとする主張は、和・漢の医書の記述とは逆になっている）。また、元秀は、「丙寅《ひのえとら》といふ字《じ》を紙《かみ》に朱《しゅ》にて書《かき》、まくらもとに置ば、小児の夜啼をとむることとめうなり」と、「丙寅」という文字が夜泣きを止めるまじないを記して、「呪詛乃法《まじなひ》」との標題を付けている。医学的知識をふりかざしつつ、まじない法をも並列するこの書は、医と呪を同時に享受していた民間の「虫」に対するあり方を示唆しているし、また知識人の側でもそれに寄りかかっている例として興味深い。

医書に載る駆虫薬やその他の薬や灸によって「疳の虫」を退治するという医学的な治療法がさまざま追究されていたことは、第5章に述べた通りである。注目されるのは、迷信の類とは一線を画していたはずの医家たちが、呪術的なものをも多分に含む民衆の「虫」への対処法に、受容的な態度を取っていたことである。

名のある医家の著作とされるものにまじないが載る例さえある。たとえば『梅花無尽蔵別録』（一七六八年刊）には、「小児夜啼ニハ紙ニ「傅《(ふ)》」、寝室の梁木ニ貼ベシ」というように養育役を意味する「傅」の一字を書いて貼り付けるまじないが記されている。同書は江戸初期の名医と言われた永田徳本（伝説的要素の強い人物）の著と伝えられ流布していたが、ここだけを取り出せば、まじないの書と見まがうほどである。

香月牛山は『小児必用養育草』のなかで、夜泣きに対する医家の無力を認め、民間のまじないを列挙する。

> 夜啼《よなき》は、多くは薬《くすり》を用におよばず。呪法《まじなひ》にて治《ち》する事多し。それゆへに諸《もろ〳〵》の方書《はうしょ》に、さし立たる薬方《やくはう》なし。燈心《とうしん》を焼《やき》て灰《はい》として、母の乳《ち》の上につけて、小児をしてこれを吮《すは》しむべし。又朱砂《しゅしゃ》を蜜《みつ》にてときて、児のねゐりたるひまに、口に流《なが》し入れてよし。朱砂《しゅしゃ》をすりて、「甲寅《きのへとら》」といふ二字《にじ》を書て枕《まくら》の上の壁《かべ》に貼《のりづけ》にすれば、必啼《なき》やむなり。（巻二「小児諸病《せうにしょびやう》の説　上」）

この後、牛山は、平清盛の夜泣きを止めたという和歌と説話とを引用し、その和歌を枕上の壁に貼れば夜泣きが止まると記す。そして、「その外種々《しゅぐ》の呪法《まじなひ》あり。外よりなす事なれば、害《がい》のなき事なれば、いかやうなる事をもなすべし」と述べている。

「害《がい》のなき事なれば、いかやうなる事をもなすべし」と言うのは、まじないの効能を積極的に喧伝しているとまでは言えないにしても、実質上、夜泣きに関しては医術よりまじないを勧めていると言ってよいだろう。牛山については、なぜまじないを人々に勧めるかまでは書き記していない。「虫」についてではないものの、まじないに対する知識人の見解を、はっきりと書き記しているのが浅井了意である。『かなめいし』（一六六一年刊）にはこう書かれている。

世の愚俗ども、物のまじなひに歌をとなふる事あり。その歌どもは、大かたは、わけもなき片言多し。これも人の気を転じて、ゆるやかになす事なり。腫物、瘧、魚の鯁《ほね》、山椒にむせたるなど、みなよくなれるためし少なからず。諸人、せめて恐ろしさの胸やすめに、写し伝へて、門々に押しけるも愚かながらもことはり也。

了意は、まじないを「世の愚俗ども」のなす「わけもなき片言」であるとし、まじないそのものに病や異変を止める効果があるとは考えていないらしい。しかし、それが人々の気を散じて、病や異変が好転することは認めている。効果を信じることによって身体の状態が実際に改善されることがあるというのである。了意と牛山の両者は、表現は異なるが、ともにまじないを否定しておらず、その効用を認めている点で共通している。

雨森芳洲（一六八八―一七五五年）は、「疳の虫」の民間療法に対して一層好意的な姿勢を表明している。その随筆『たはれ草《ぐさ》』（成立年不詳、一七八九年刊）のなかで、民間療法がしばしば医家の治療よりも効果があることを認めているからである。

乳のみ子の癇気《(かんき)》、女《をうな》の血の道《みち》には、くすしの方書をかむがへて、もれるくすりよりは、世の人の家伝といひて、とりはやせるくすりこそよけれといふ人あり。

ここには「癇気」と表記されているが、「疳気」のことである（「癇」と「疳」とが混同されたことは第5章で述べた）。「方書」よりも民間家伝の薬が効くという人が多いという芳洲の言は、「乳のみ子の癇気《かんき》、女《をうな》の血の道《みち》」の二つに限っての叙述である。他の病症はとにかく、「疳の虫」には民間薬の方が有効であるという指摘は興味深い。

以上見てきたように、知識層や医家たちは、「疳の虫」の民間療法に対して比較的受容的な態度を取っている。それは、一つには「疳の虫」のまじないが、医術の邪魔になることは少なく、また医術がしばしば無力であったためであろう。またもう一つには、民間療法が一定の効用をもたらすことを認めていたからにちがいない。「疳の虫」の民間療法は、近代に入っても消滅することはなく、今日まで受け継がれているという意味は重い。近代における「虫封じ」をめぐっては引き続き四節で考えることにしたい。

二　「虫封じ」の民俗誌

第9章で述べるように、近代に入ると「虫」病は次々に否定されていったが、そのなかにあって、「疳の虫」の民間薬、まじない、宗教的儀礼などの民間治療は、消滅することなく、行なわれ続けた。

「孫太郎虫」

宮城県白石市斎川原産の「孫太郎虫」という疳薬は、その一つである。この「孫太郎虫」は川底の石の下に棲んでいるヘビトンボの幼虫である【図6-3】。「孫太郎虫」が薬として用いられたのは、古く明和（一七六四―七二年）の頃まで遡ることができる。伊達藩の田辺希文による『封内風土記《ほうないふどき》』（一七七二年成立）には、「明和四年丁亥四十一日、仙台侯ヨリ来、奥州才川ノ孫太郎虫ト云、又犀川ノ虫モ云。小児、醤油ニヒタシ焙リ食ヲ、味鰻鱺[3]ノ如シ。五疳虫気ヲ治ト云。九香虫ノ一種」と記されている。

「孫太郎虫」は、「疳の虫」の薬として広く人気があり、『宮城県史』によると、一九六〇年代まで「斎川では全

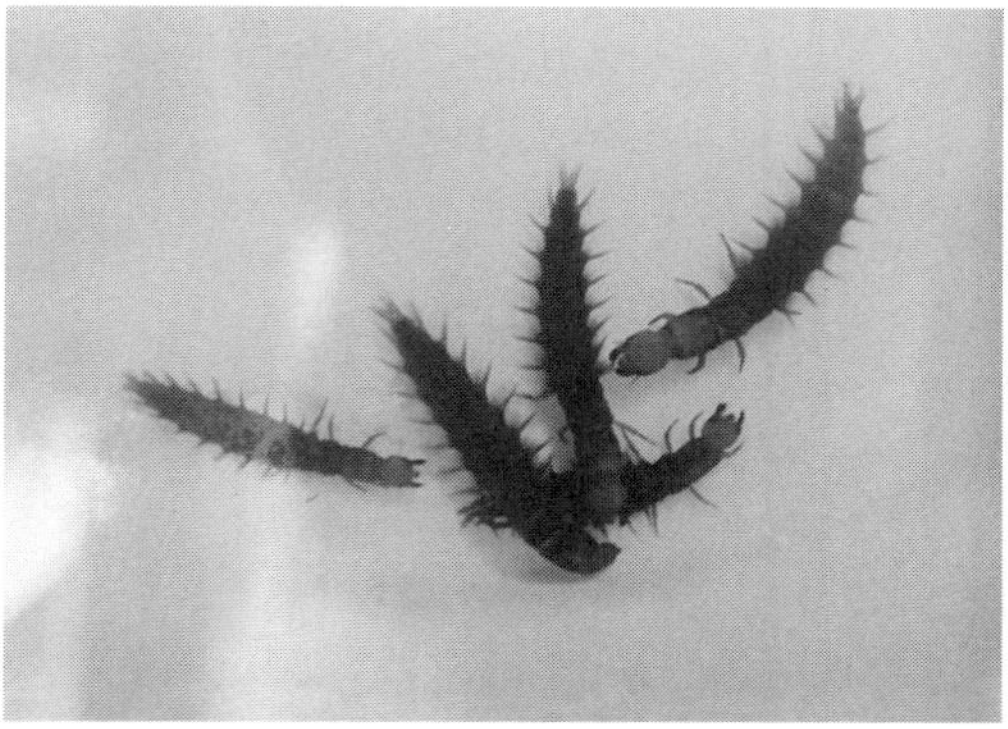

図6－3　「孫太郎虫」。斎川，田村神社孫太郎虫資料館（2008年3月撮影）。

国販売」されていたとあるように、[4] 斎川は、「孫太郎虫」によって長らく繁栄した。一九四〇年代に、この薬の十日分は八円で販売され、「年間二十万箱も出荷」されていたという。[5] 斎川の田村神社境内にある「孫太郎虫資料館」には、「孫太郎虫」の夥しい数の注文書が保管されている。これを見ても、戦後に至るまで北海道から西日本に及ぶ広域にわたり、盛んに取り引きされていたことが確認できる【図6－4、6－5】。今では、薬として販売されることはなくなったが、それでも斎川の近くにある「孫太郎茶屋」で、「孫太郎虫」の入った「孫太郎餅」が名物として売られている。

文献によると、「孫太郎虫」は最初から「疳の虫」の薬として使われたのではなかったらしい。先にも引いた『封内風土記』によれば、「孫太郎虫」は「土俗婚姻」（庶民の婚礼）の祝宴で、酒肴として供され、それによって子宝に恵まれると考えられていたという。「孫太郎虫」によって子宝を授かるということに関しては、ほかにも伝承があり、『斎川古路旧跡』には次のような話が載っている。[6] 斎川に住んでいた老夫婦が、「孫太郎虫」を好んで食べていたところ、やがて二人の間に、元気な男子が誕生した。高齢の夫婦に子どもが生まれたことに対して、世間は大いに驚いたが、仙台侯の侍医も、この虫を食べたお陰であることを認めた。父親の孫右衛門から「孫太郎」と命名されたその子どもは、「五疳の症もなく無病であったので、その虫を孫太郎虫というようになった」という。こうした伝承からすると、「孫太郎虫」が「疳の虫」の薬として知られる以前には、このような目的で使われていたのかもしれない。

「孫太郎虫」の効能が、神のお告げによって知られるようになった

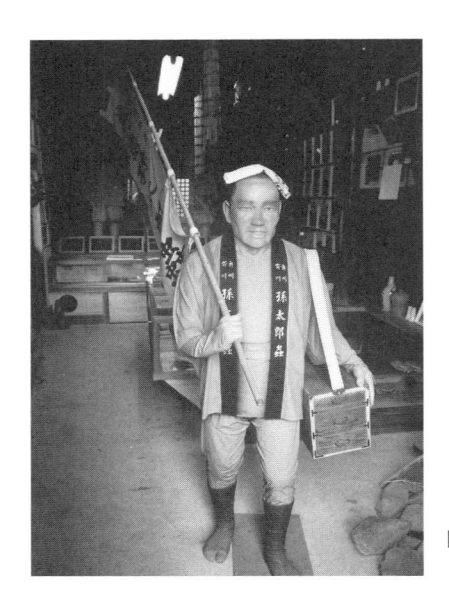

図 6－4　孫太郎虫の行商人。斎川，田村神社孫太郎虫資料館（2006 年 12 月撮影）。

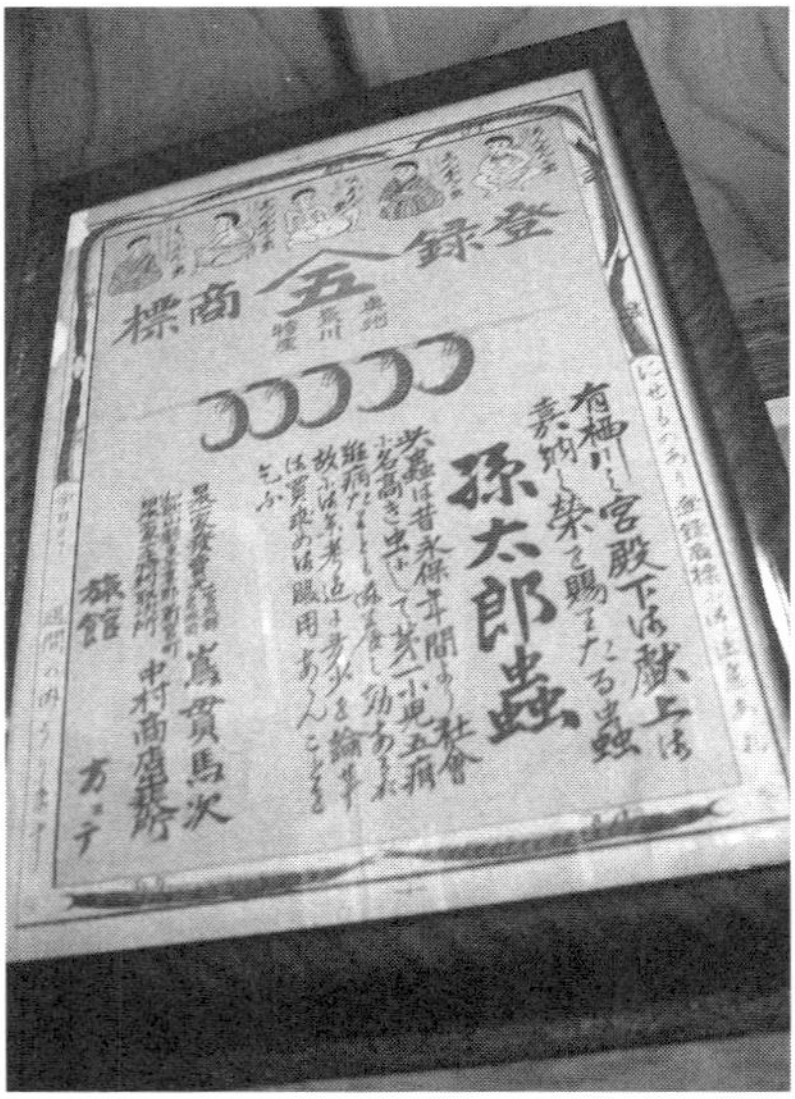

図 6－5　孫太郎虫の化粧箱。斎川，田村神社孫太郎虫資料館（2006 年 12 月撮影）。箱の上方には五疳の各疳疾名とそれを患う小児の図が描かれており，それは図 6-1 の引札に載る図と類似している。その下には串刺しにされた孫太郎虫が図案化され，下方には，「有栖川の宮殿下御献上御嘉納の栄を賜りたる虫　孫太郎虫　此虫は，昔，永保年間より社会に名高き虫にして，第一，小児五疳，難病たりとも滋養の効あるが故に，御参考迄に多少を論ぜず，御買求め御服用あらんことを乞ふ」との宣伝文が記されている。

という伝説もある。斎川で生まれた孫太郎は「疳の虫」を患い、「もはや命を終わろうとしていた。母は治癒を願って、鎮守の田村神社に祈願した。お告げによると、時は寒中であったが、斎川の氷を割って川に入り、川底の石の下に棲む虫を捕って食べさせよという。お告げにしたがってこの難病を治すことができた」と伝えられている。[7]

山東京伝の黄表紙『敵討《かたきうち》孫太郎虫《まごたろうむし》』（一八〇六年刊）には、これらとは異なる「孫太郎虫」誕生の物語が描かれている。祖父と父の敵討ちをせねばならない少年・孫太郎は、母とともに奥州へ逃げてきたところで、「疳の虫」を煩い、弱り果てていた。母が、子を救うために必死の思いで水垢離《ごり》をすると、地蔵尊が現れて、子どもを治す方法を教える。山で殺された父親の死体が斎川に落ち、その骨から小えびのような虫がでているので、それを捕って飲めば病は癒えるとのことだった。この虫こそ「孫太郎虫」であり、後に「疳の虫」の妙薬として広く知られるようになった、というものである。[8]

「孫太郎虫」は良質のタンパク質を含んでおり、食生活に恵まれなかった時代には、子どもの栄養状態を改善して、子どもの健康に資したであろうという指摘もある。[9]しかし、このような実益的な目的だけで、「孫太郎虫」が使われていたわけではないだろう。前節で触れたように、「同気相求むる」という考えによって、「孫太郎虫」が、「疳の虫」の有効な薬として広まっていたと思われる。

さらに、「孫太郎虫」の効能の根拠が、伝説に支えられていることも見逃せない側面である。「老夫婦に子どもが生まれた」とか、「神のお告げ」といった伝承と結び付いて「孫太郎虫」の「霊験」が説かれたのであり、この意味で「孫太郎虫」は、単なる虫ではなく、「霊性を帯びた虫」であったと言える。あるいは「呪薬」としての側面を持っていたとも言えるだろう。[10]

まじないにおける「切る」ことの意味

次に、近代にも受け継がれた「疳の虫」に対するまじないについて取り上げる。たとえば、「虫封じ」のために

「切る」ことを意味する風習が各地でなされている。「切る」ことを示すために、しばしば鎌や刀などの刃物が使われる。「蛇王権現」に奉納されている鋏を借りてきて、子どもの面前で「虫」を切る真似をしたりする栃木県黒羽町の例は、「虫」との縁を「切る」ことを表しているのであろう。[11] 子どもに鎌を持たせたり、その身体を鎌で撫でたりすることも同様の行為である。さらに、鎌を屋根の上に立てたり、または家の前から屋根を越して投げたりする所もある。刃物を使って「魔物」を追い払う風習は他にもあるので、上記のまじない行為は、「切る」ための刃物を用いて、病をもたらす「魔物」を追い払おうとするしるしなのであろう。

寺で「四十九日」の餅をもらってきて、子どもに食べさせるという習俗にも、「切る」という意味が含まれている。「四十九日」は、死者の霊が最終的に「この世」から離れていく節目であり、幽・明両界の「境」となる。「境」は、二つの時空間の間にあるので、ある状態を別の状態に変えるために「切る」、または切り離すという意味も持っている。橋も「境」にあるので、やはり「切る」という意味が付与されることがある。千葉県中川村では「夜啼橋」に願をかけて祈る例があり、群馬県倉賀野町では橋で「夜中人知れず」願ったり、古い橋の杭《くい》を削って子どもに飲ませたりすると、「夜泣き」が治ると信じられている（恩賜財団母子愛育会編『日本産育習俗資料集成』[12]、以下、同書から引用する場合は「恩賜」と略す）。また、隠岐島の「塞の神」（辻などの境界を司る神）に祈願する行為にも、「切る」意味の観念が隠されていると思われる。[13]

「打つ」こと

「打つ」という動作も、「虫」の動きを止める目的を持っている。秩父地方では、半紙を四ツ折りにして、大黒柱に釘で「打ちつけ」、「疳の虫」を封じるという。[14] その四ツ折りの紙に何が包まれているかは明らかではない。秋田市付近では、寺で表に「虫」と書いてもらった呪符を持ち帰り、それを子どもの寝室の柱に釘で「打ちつけ」る。そして、もし子どもが「虫」を起こした時には、金槌であらためて釘を強く「打つ」と、「虫」が治まると報告されている。前節で取り上げた江戸期の重宝記類にも、これと似たまじないの記載が見られることから、この種のものは古くより行なわれていたのであろう。福井県の遠敷郡では、寺で呪文を入れてもらった木箱を、子どもの寝室の柱に東向きに釘づけにしておいて、子どもが十五歳になると、川に流すという（恩賜　五〇四頁）。

「打つ」という行為の代わりに、「打つ」ための道具である「槌」が用いられるまじないもある。武蔵野市のやや珍しい例では、「夜泣き」の時に小槌に紐をつけて、「小槌は夜泣き、何々は昼泣け」（「何々」は子どもの名）と言いながら、家の周りを三回引きずって歩いたそうである。[15] 千葉県の市原郡にも、これと似た例があり、「槌子を負って〈この子が泣かないで槌子が泣きます〉と唱えて、家の周りを三度まわる」と夜泣きが治るとされていた（恩賜　五〇〇頁）。小槌を持って家の周りを回る行為は、「虫」を「打ち」叩き、動きを止めるだけではなく、家を、魔物が外から進入できない一種の「箱」、つまり「結界」にする狙いがあるのだろう。

「夜泣き」のまじない

子どもが泣くと大人が困るのは、夜間に泣くからである。「夜泣き」を止めるために、泣くのはせめて日中にだけにしてほしいとの願いからなされるまじないもある。それは、日中にしか鳴かない鶏や狐などの動物にあやかろうとする行為である。たとえば、鶏の絵を描いて枕の下に入れたり、逆さにして子どもの近くに貼る風習がある。伏見稲荷大社の門前で売られている鶏の人形を買って、子どもの枕元に置いておく例もある。この行為は、「朝早くは鳴くが夜は鳴かない鶏にあやかりますように」との親の願いからだと報告されている。[16] 奈良県の北葛城郡では、「野中の狐、昼はなけども夜はなかず」のような呪文を書いた紙を子どもの枕元に貼り付けるという（恩賜　五一〇頁）。二四六頁の『陰陽師調法記』の呪歌も、同様の狐の習性を詠みこんでおり、このような発想のまじないは江戸時代まで遡ることができる。また、夜間に泣かないという理由からではなく、狐が引き合いに出されるまじないもある。静岡県に、「狐」という字を書いた紙を梅の枝に吊るして、この枝を枕元に置くという例があるが、その理由は、子どもが狐にだまされて夜泣きするからだと言われている。[17] また、「狐のしわざによって、子どもが夜泣きをする」と思われる時には、「狐」という字を符に書き、この符を挟んだ竹の棒を西側の屋根裏に立てるというまじないもある。[18]

「虫」を取り出すまじない

著者不詳の『調法記』（江戸後期成立か）と題された書物には、「小児《しやうに》かんの虫取《むしとる》伝」として、塗り薬を用いる方法が記されている。「能天気《よきてんき》に巳《み》の時《とき》に、白胡麻《しろごま》の油《あぶ》を手《て》のこう指《ゆび》の額《ひた》にぬり、日輪《にちりん》に向《むか》ひ手《て》を合《あわ》させ、我口《わがくち》の内《うち》よむべしうた。小松かきわけ　出《いづ》る月《つき》　其下影《そのしたかげ》に　とるぞかんのむし。此哥《このうた》よみ、一時過《いつどきすぎ》て、白髪《しらが》のようなる虫多《むしおお》く出《いづ》る也」。

このような、「虫」を取り出すというまじないが行なわれていたことは、井原西鶴の『本朝二十不孝』（一六八六年刊）にも描かれている。「子を思ふ夜の道、手を打ち振つて、当て所なしに、疳の虫を鑿り出します、と云ふもあり」（巻一「今の都も世は借物」）。このように、「疳の虫」を取り出す術を生業にしていた人もいたことが見て取れる。この「疳の虫」を取り出すという例は、近代に入ってからも報告されている。茨城県結城郡千代川村にある宗任《むねとう》神社での儀礼では、神官が拝殿で呪文を唱えながら、墨で子どもの手を染めると、やがて指の間から虫が出てきて「疳」がなおるという。[19]

すでに触れた栃木県黒羽町の不動尊で執り行なわれる有名な「虫切り」儀礼では、子どもの手を取り、「墨でてのひらに〈土虫〉と書き、その文字の周りに〈さるの子〉、〈岩〉、〈竜〉、〈鬼〉、〈鬼〉……〈山〉などを書き、書き終わってから真言を唱え、息を三度てのひらに吹きかけると、爪の間から白い「疳の虫」が出る。終わってから浄水で洗いきよめる」[20] と報告されている。徳島県にも同様の例があり、儀礼の最後に子どもを合掌させて、指先に三回息を吹きかけると、指から「白い糸」が吹き出るが、その「白い糸」は「疳の虫」だと理解されるという。[21] 今もインターネットで「疳の虫」で検索すると、写真入りのいくつかのサイトが出てくる。なかには、指先から白い糸のようなものが出ている写真も載っている。しかし、それは実際に「虫」の姿か、それとも子どもの手を洗ってから拭いたタオルから出た糸かについての疑問も述べられている。「疳の虫」に関して、現在もこのような情報が流れていることは興味深い(22)。

「逆さま」の問題

「虫封じ」の民俗に関して、もう一つ見逃せないことがある。それは、「虫封じ」においてしばしば認められる「逆さ」にするという行為である。先に挙げた例のなかにも見られたように、馬、鶏、鬼などの絵または文字を、「逆さ」にして貼る風習がある。この「逆さま」の問題について考えてみたい。

死者を葬送する儀礼においても、「逆さ」にする風習がある。遺体の枕元で屏風を逆さに立て、供えるお茶は、まずお湯を入れてから茶葉を加えるなど、日常とは逆の行為をする。服部幸雄氏も指摘しているように、これらの行為の意図は、「死霊」がこの人間界に止まることなく、速やかに「冥界」へと向かわせることである。もし「死霊」が人間界から去らない時は、「魔物」と化して、人に災いをなすと信じられ、「死霊」が向かうべき「冥界」は、人間界を「逆さ」にした世界と考えられていた。したがって、「逆さ」にする行為は、人が災いを被ることを防ごうとする「魔除け」の意味がある。「逆さ」の世界は、人間界ではなくなるからである。これに関連して、服部氏は「逆柱《さかばしら》」に言及している。社寺のなかには、建立の際に、一本の柱をわざと逆さに立てるところがある。その理由は、この柱が社寺を護ってくれるからである。逆さに立てられた柱は「強力な霊の力」を発動し、社寺を護る「魔除け」になるのである(23)。

絵や文字を「逆さ」に貼るまじないも、これと類似の意味を持ったものと考えられる。「魔物」は、人々に病や災いをもたらすものである。その「魔物」の「すみか」とされた場所は、人々の日常世界とは違う「異界」であった。「冥界」と同じように、その「異界」は、日常世界の「逆さ」であると考えられていた。[24]「逆さ」にするというまじないは、日常世界のなかに疑似的な「異界」を作り出すことであり、そのことによって「疳の虫」や「夜泣き」をもたらした「魔物」の力を失わせ、本来の「すみか」である「異界」へと追い返す意図を持っている。

次に、「鬼」の絵を逆さに貼るというまじないを取り上げて、この問題をさらに考えてみよう。よく知られている「大津絵」のなかに、「鬼」が念仏を唱えている絵がある。この「念仏鬼」の絵を「赤子の枕元に逆さにかけておくだけで、ぴったりと夜泣きが止む」[25]という習俗がある。この場合、「魔物」である「鬼」が、「夜泣き」を引き起こした「魔物」を追い払うという役割を担っている。このこと自体、「逆さ」であるという複雑な構造である。この「逆さ」の謎に迫るために、まず「夜鳴き」と「鬼」の関連について見ておこう。

これについては、小松和彦氏が東北地方で取材した子守唄とその解釈が参考になる。その子守唄は、「泣けば山からモウコ来る、泣けば里から鬼くるァね」という唄である。「モウコ」は恐らく「モノノケ」であろうと解して、それが「山」からやってきて泣く子を食べるという脅かしの唄だと氏は見ており、これがやってくる「山」が、村人にとっては「異界」だと述べている。[26]

「鬼」が「里」からくるという唄の箇所については次のように解釈できる。「山」とは違って、「里」は一見「異界」ではないように思えるが、しかし小さな子どもの目で見ると、「里」さえも一種の「異界」ではないかと考えられる。子どもが毎日遊びまわる身近で、慣れ切った世界は、家屋敷であり、「里」は、子どもにとっては未知の世界である。「異界」は、不慣れで、危険な世界であり、[27]「里」は、「山」より近くにある「異界」であって、そこから「鬼」がやってくるのである。

ここで「鬼」の特徴を示す、別の興味深い風習があるので、取り上げておく。「鬼」が襲ってくることを防ぐために、大きな網の目が沢山入っている籠を、家の前で高く上げたり、軒に刺したりする風習がある。これは、やってきた「鬼」が、網の目を「眼」と錯覚し、すでに自分の仲間あるいは自分より強い者がこの家にいると信じて、逃げ帰るという風に説明されている。[28]「鬼」の絵を「逆さま」に貼る風習にも、同様の意味が隠されていると考えられる。「異界」からやってくる「鬼」や「魔物」などに対して、絵などを「逆さま」に貼ることによって、ここが「異界」であることを示すのである。すでにここには仲間がいるので、引き返すほかはない。あるいは、先の服部氏の解釈に従って、「逆さま」のものは「魔除け」として、強い霊力を発揮すると考えることもできる。

大津絵の「念仏鬼」が「逆さ」に貼られる理由について、ここで整理してみよう。さきに述べたように、「鬼」は子どもを襲う、この上なく恐ろしい「魔物」である。これに対抗する「念仏鬼」の絵は、それ自体「逆さ」の世界である。「鬼」が「念仏」を唱えるという反転があり、「魔物」である「鬼」が「魔物」を追い払うという逆転も見られる。この「念仏鬼」の絵をさらに「逆さ」にして貼るという行為は、二重の効果を狙ったものと言える。すなわち、一つには、この世を「鬼」が存在する異界のように見せかけて、仲間の「鬼」から家を襲う意欲を奪うことである。もう一つは、回心して善神に変わった「鬼」が、反転して子どもを守護してくれるものとなることである。「念仏鬼」を「逆さ」に貼る行為は、手の込んだ巧妙なまじないだと言えるだろう。「回心」については次の節で詳しく考える。

三　現代の「虫封じ」

「虫封じ」の儀礼は、今日でも行なわれている。しかし文献資料からでは、その細部まで把握することは難しい。そこで私たちは、儀礼を行なう人や儀礼を受ける人々の息づかいを感じながら、「虫封じ」の意義を探っていきたいと思い、数箇所で実地調査を行なった。本節では、その実地調査について述べる。

茨城県大山寺

水戸市の近郊にある東茨城郡城里町の高根山大山寺《たいさんじ》（真言宗）は、「疳の虫」に対する儀礼が行なわれていることで広く知られている。

大山寺では、毎年四月十五日から二十一日までの間に、「花祭虫封じ大祭」が執り行なわれる。儀礼は婆王尊堂において、子どもの護り神でもある「乾闥婆《けんだつば》王尊《おうそん》」の前で行なわれる。基本的に護摩木を炊く儀礼だが、以下の特徴に注目したい。まず、親と子どもたちは、堂の入り口で、香の粉を掌に擦りつけてもらい、火打石の火花で清められる。住職は彼らに対して講話を述べる【図6-6】。この興味深い講話については、次節で触れる。次に、住職は護摩壇に向かって席を取り、護摩行に移る。

大山寺の住職は「虫切り」という表現を避けている。「虫」も生き物なので、それを「切る」のではなく、もう害をもたらさないように封じ込める扱いの方が、仏教に相応しいと考えているからである。護摩壇で火が点され、儀礼が進んでいって炎が高く燃え上がった時に、住職は親子たちに、自分の護摩木を持って火の脇へ来るように招く。彼らは、自分たちの護摩木を投げ、火にくべる。その後、住職の指示に従って、親子たちは護摩壇の後に祀ってある本尊の前に進み出て、親子間の関係改善を約束し、授かった恵みに感謝する。そして最後に「お札」をもらって帰る。[29]

住職によると、「乾闥婆王尊」は子どもを護ってくれるが、そのためには親の努力も「虫封じ」の効能に欠かせない条件だという。この堂に祀ってある本尊は「乾闥婆王尊」と鬼子母神が描かれている仏画である。伝承によると、弘法大師の手になると言われているそうである。それがどのような絵であるかを説明しておこう【図6-7】。

絵の中央に、縦に並んで一組の男女が描かれ、その周りを囲む者たちが、二重の長円状に配されている。内側の長円には、外側の長円の者に向かう姿勢で、十五人の幼児が並んでいる。外側の長円には、子どもたちと顔を合わせる形で、動物、鳥、人間、小鬼などの像が配列されている。後述する乾闥婆王の説話からすると、外側の長円に

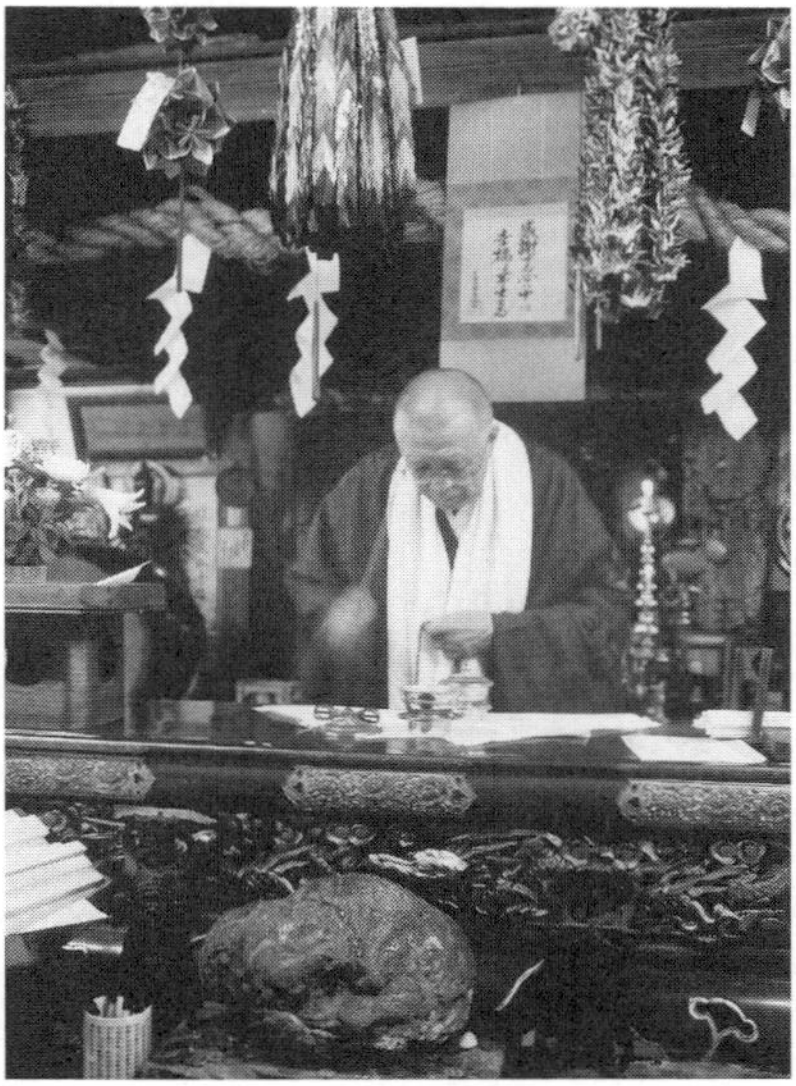

図 6－6　「虫封じ」儀礼が始まる。茨城県東茨城郡城里町高根山大山寺（2007年3月撮影）。

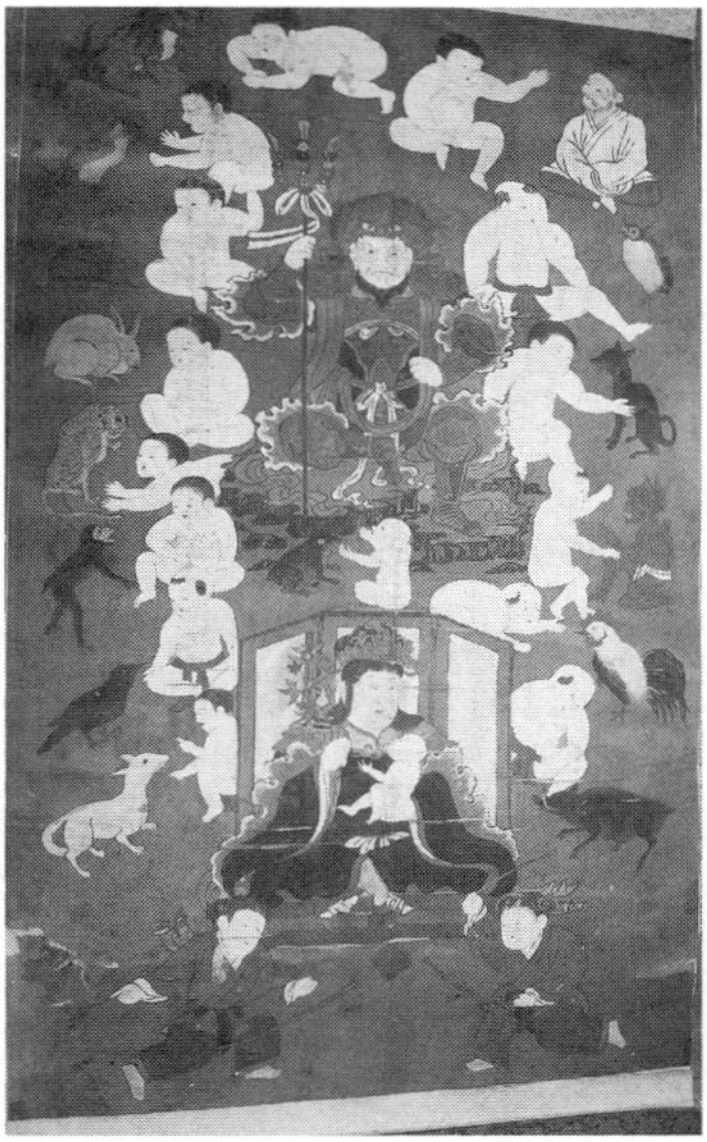

図 6－7　「乾闥婆王尊」仏画。高根山大山寺蔵（2008年4月撮影）。

並ぶのは乾闥婆王に支配されている鬼たちの化身と考えられる。長円の中央に腰掛ける男女は、上は右手で三叉矛を握っている男性であり、下の方は赤ん坊を抱いている女性である。上方の逞しい顔をしている男性は、乾闥婆王で、鋭い目をしている獅子頭の皮を帽子の代わりに頭に被り、握っている三叉矛には十五の首が刺されている。下の方の女性は、その後に見える柘榴が示すように、鬼子母神である。

乾闥婆王は恐ろしい形相を見せているが、その周りを囲む、遊んでいるような子どもたちを見ると、全体に、むしろ平和で楽しそうな雰囲気が漂っている印象を受ける。鬼子母神も、もとは鬼であったが、この仏画で二者は子沢山の夫婦のように描かれている。それに子どもたちも仲良く遊んでいる様子からすると、この仏画は、仏が望み、また儀礼によって得られるはずの、好ましい親子の関係を、象徴的に表現しているように見える。かつては鬼であった乾闥婆王と鬼子母神は、子どもたちを、彼らを悩ませた鬼たちから解放し、その鬼たちと遊べるように守っている守護者であるかのようである。しかしそれならば、乾闥婆王はなぜ平和な雰気に満ちているように見える所で、三叉矛を手にしているのだろうか。

「辟邪図」とも呼ばれている十二世紀に作成されたと思われる地獄草紙がある。そのなかに、乾闥婆王が十五鬼の首を切って、それらを串刺しにした三叉矛を旗のように力強く振っている血まみれの場面がある。この場面を説明する絵詞には、胎児と幼い子どもたちに「種種のやまうをあたふる鬼十五の種類あり。童子のはゝ、なげきかなしむこゝろざしをあはれみて、梅檀乾闥婆といふものありて、この鬼等のかうべをきりて、ほこにつらぬく。十五鬼、いたみくるしむけむ」という箇所がある。ここでは乾闥婆王が子どもの苦しみに心をかける「善神として行動している」と小林太市郎氏は指摘している(30)。

このような絵の原型は、童子経法で利用された童子経曼荼羅である。院政時代に現れた童子経曼荼羅では、乾闥婆王が図の真ん中に置かれ、その周囲に十五鬼が円形に配置されていることから、乾闥婆王は、小鬼たちを支配する鬼王、鬼の大将と見なせる。そうであるにもかかわらず、この曼荼羅では、彼の右手に持つ三叉矛に鬼たちの貫かれた首がついておらず、すでに「善神」の姿を見せているが、なぜだろうか。乾闥婆王が曼荼羅の中央に席を占めるようになる前の平安時代の頃には、そこに大梵天王の姿があったが、乾闥婆王が取って代わった。この恐ろしい鬼王を、子どもを護る「善神」の存在に祭り上げたのは、民衆の信心だろうと小林氏は指摘している。曼荼羅は、乾闥婆王のこの変身を形象的に表現している。変身のきっかけは大梵天王にある。大梵天王が童子経の陀羅尼を説いた時、陀羅尼の力で「梅檀乾闥婆並に十五鬼神等が皆来集して五体投地し、悪心を捨て此の陀羅尼及び童子を護らんと誓った」と小林氏は述べている。

乾闥婆王の前身は恐ろしい鬼であるが、それが善神へと反転していくことを示す興味深い仏画がある。佐和隆研氏が取り上げている醍醐寺蔵の図では、乾闥婆王が岩の上に腰掛けて、左手で鬼（の化身）たちの首に結び付けられた紐を握っている【図6-8】。反対側で、岩の麓に多くの子どもたちが集まり、立ったり、跪いたりして、彼を拝んでいるような姿勢を見せている。明らかに、子どもたちが乾闥婆王に感謝している場面である。しかし、乾闥婆王はここでも矛を握っているが、鬼の首は刺されていない。[31] その点では、鬼たちに完全に敵対する存在にはなっていないように思われるし、また、鬼をつなぐ紐を握っているという点では、鬼王としての性格を残しているようにも思われる。この仏画には、鬼王と、鬼から子供を守る善神としての乾闥婆王の両面性が示されており、反転していくその過程が表れていると解釈できよう。

以上のような乾闥婆王の回心は、もう一つ別の有名な回心を想起させる。それは、人間の子どもを奪い殺す厄神から子どもを庇う善神に転向した訶利帝母《かりていも》、つまり鬼子母神の回心である（小林氏の指摘）。大山寺の仏画に、乾闥婆王と鬼子母神がともに大勢の子どもに囲まれている夫婦のように描かれているのも、そのためと思われる。

ただ、大山寺の乾闥婆王と鬼子母神が、子どもたちに病をもたらす鬼の性格を捨てたとしても、その名残は見られる。彼らの眷属である小鬼が描かれているし、乾闥婆王が、相変わらず鬼たちの首が刺されている三叉矛を握っているからである。これらの様子は、「虫封じ」の儀礼を受けてこの仏画を見る参拝者にとって、後に触れる住職の講話と共に、行ないを改善するようにという戒めの機能を果たしていると言えよう。

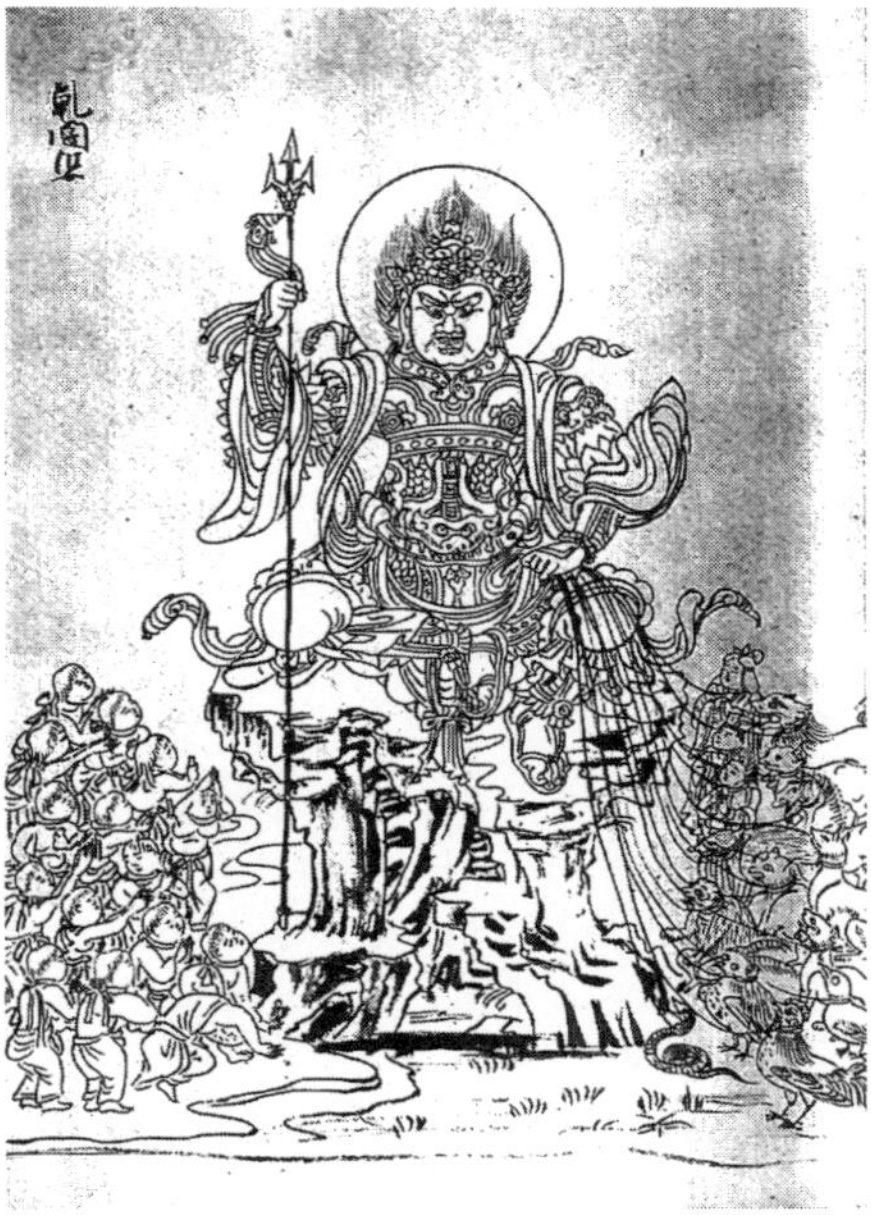

図6－8　「乾闥婆王」の図。醍醐寺蔵。原図は平安時代後期まで遡るか。[『東洋美術文庫　図像』アテリエ社，1940]

鬼たちが子どもたちにもたらす病は、「疳の虫」だけに限らない。大山寺の「虫封じ」は「疳の虫」に代表されるあらゆる病から子どもを守り、子どもが健やかに育つことを目的とする儀礼である。さらに、鬼子母神の象徴である柘榴が仄めかしているように、多くの子どもを授かることも目的としている。

子どもの異変は、儀礼の上で「疳の虫」によるとされるが、しかし、懸けられる仏画には「虫」は登場してこない。「鬼」もしくは「鬼」の眷属と解される。ここでの「虫」と「鬼」とは交替がありうるもの、もう少し言えば「鬼」が姿を変えたものが「虫」であるとも捉えられる。「虫」が「鬼」と近接することについては次章で時代を遡って考察するが、「虫」の「鬼」的な側面に対してこそ、儀礼が有効であると言えよう。

山梨県昌福寺

二〇〇六年秋の彼岸中に、山梨県南巨摩郡増穂町青柳の寿命山昌福寺で、虫切加持の儀礼を見学する機会を得た。日蓮宗のこの寺院は、「虫切加持根本霊場」という看板を山門に出しているほど、「虫切り」で名高い霊場である。午前十時頃に加持堂に着いたが、その周辺はすでに幼児を抱いた若い親や祖父母たちで賑わっており、儀礼が始まる時間には狭い堂内が一杯になった。僧侶は、子どもたち全員の顔が見えるのを確認してから、儀礼の作法を簡単に説明した。

注意すべき点は二つある。一つは、僧侶は子どもの掌に食紅で字を書くが、「普通とは反対に」と言って、男子は左手に、女子は右手に文字を書いたこと【図6-9】であり、もう一つは、子どもが堂内で移動することは構わないが、この狭い空間から出てはいけないと指示したことである。僧侶はその理由を特に説明しなかったが、もし子どもがこの狭い空間である「結界」から出たとすれば、祈禱が効かないという意味であっただろう。

昌福寺での儀礼は、文字書きで始まり、僧侶は題目を含む唱え言を述べながら、各子どもの掌に文字を書いたが、重ねて書くので、何と書くのかは読み取れない。書くべき文字と唱え言の文句は、秘伝とされるものなので、もちろん祈願者も含めて一般の人に知られることはない。次に、火打石で、子どもたちに向かって火花を飛ばして清めてから、僧侶はやや長い唱え言を述べる。それから、大きな木製の玉が二つ付いた数珠を右手に持ち、子どもたちに向かってそれを力強く鳴らす。さらに僧侶は、傍に置いてあった祈願依頼書を取り、子ども一人ひとりの名前、性別、年齢と出身地を読み上げる。そして、大きな守り袋のような物を、子どもたちに向けて持ち【図6－10】、題目などを唱えてから、最後に「お守り」を、一人ひとりの子どもに渡す。これで、約十五分を要した加持儀礼が終了する。もらった「お守り」の他に、堂の入り口にある臨時受付で、祈禱済みの腹掛も買うことができる。これを、夜泣きする子どもの腹に結びつけると、効き目があるとされている。

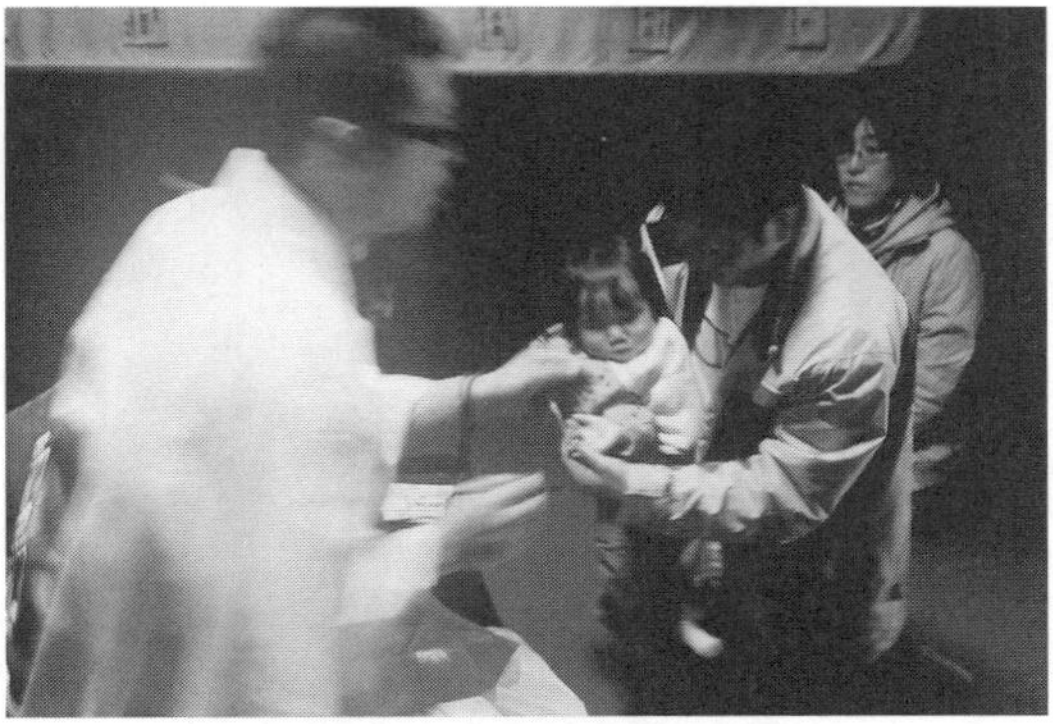

図6－9　虫切加持，掌に文字を書く。山梨県南巨摩郡増穂町青柳寿命山昌福寺（2008年3月春の彼岸撮影）。

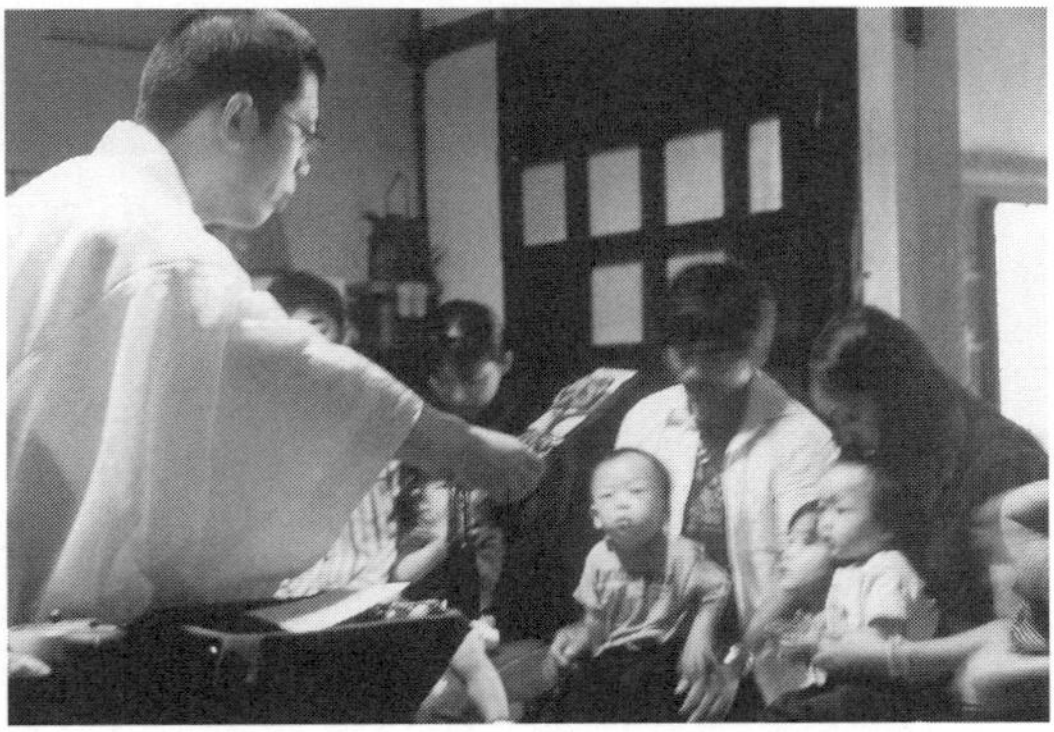

図6－10　虫切加持，守り袋の差出。寿命山昌福寺（2006年9月秋の彼岸撮影）。

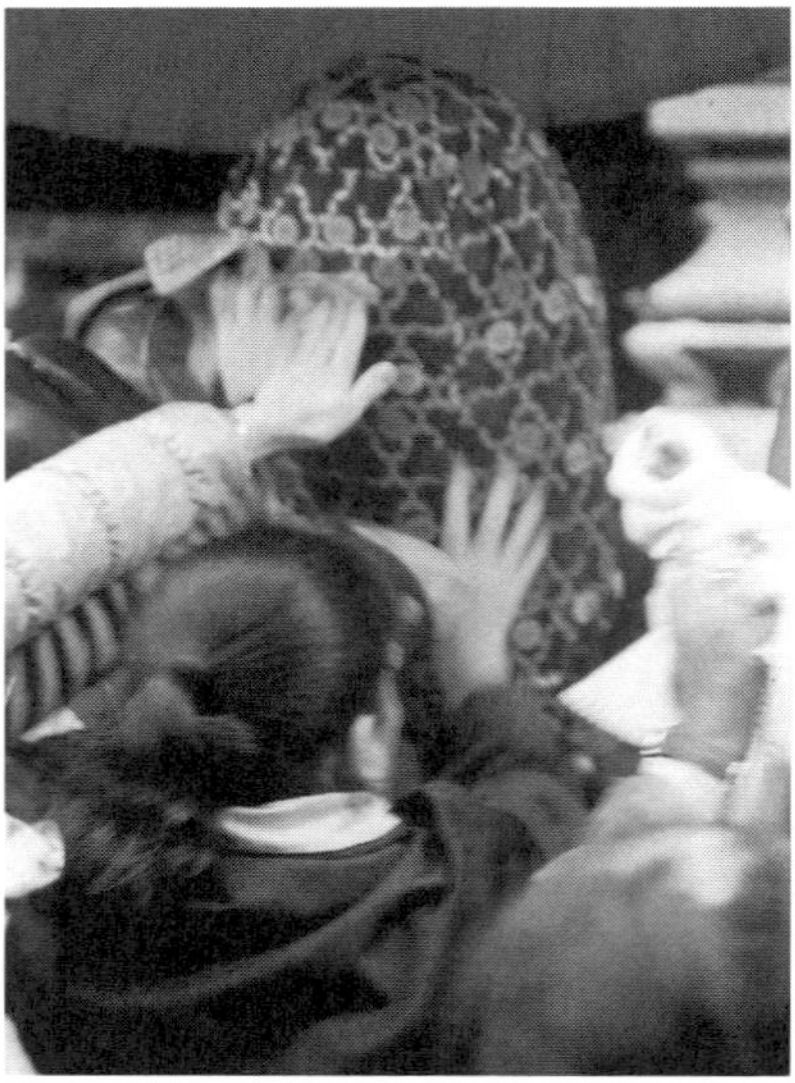

図6－11　水戸市有賀町有賀神社の「磯下り神幸祭」。大洗磯前神社で民衆による出迎え（2008年11月撮影）。

水戸市有賀神社

右に取り上げた寺院の「虫封じ」の例は、僧侶という宗教的専門家が主導・指揮する儀礼である。いずれの場合でも、祈願者は儀礼の効能性を信じる受身的な立場に置かれている。しかし、その反対に、祈願者たちが主役となる例もある。

水戸市有賀町の有賀神社も、「虫封じ」で名高い。境内の入り口に立っている看板には「愛児の健康を守る神様。かんの虫をおさえる虫切り」などと記され、十一月十一日に執行される「磯下り神幸祭」について案内がある。宮司の話によると、依頼があれば、随時「虫切り」の祈禱をするというが、しかし、「磯下り」の日は違う。その日は祭神の「有賀さま」が海岸にある大洗磯前神社の神を訪ねて行くという特別の日である。有賀神社からの一行は大洗磯前神社へ登る階段の麓に着き、行列を整えてから、「御神体」を大切に持っている宮司と一緒に、険しい階段を登る。登り切った所で、「御神体」が到着するのを待ち構えていたのは、夥しい数の、幼児を抱いた若い母親たちである。彼女たちは「御神体」に手を触れたり、子どもの手を触れさせたりしようと、激しく先を争う【図6－11】。「御神体」に触ると、「疳の虫」を治してもらえると信じられているので、「御神体」が大洗磯前神社に入るまで一時大混乱が起こる。

この混乱の中心にいる宮司は、「虫切り」を主導しているのではない。前述した僧侶たちとは、大きく違っている。宮司は、次のように話している。「磯下り」は「有賀さま」、つまり神が主人公である行事である。有賀神社では、普段「虫切り」祈禱を行なうことはあっても、本来は、一般の人たちが「御神体」に触れることは許されない。

「御神体」に触れたら「疳の虫」などが治るというのは、民衆側の勝手な解釈である。このような慣習がいつ頃始まったかは不明であるが、元々この行事の特徴であったわけではないという（二〇一〇年三月六日の話）。神職が「磯下り」の際、「虫切り」のために「御神体」を利用しようとしていないことは明らかである。それでも、一般の人たちは、「有賀さま」が「虫切り」のために霊験あらたかな神だと信じ、目の前にある「御神体」の持つ霊力に、宮司の媒介を通さず直接触れられる機会を逃したくないのであろう。触れると「虫」に苦しむ子どもに霊力が直接に伝わり、病が治ると信じているからである。

京都市三宅八幡宮

京都洛北、比叡山西側の麓にある三宅八幡宮は、その祭神が「虫八幡大神」とも呼ばれるほど、「疳」の「虫封じ」をはじめ、子どもの成長に霊験があると言われ、篤い信仰の対象であった。そのことを示すのは、子どもまたは子どもづれの家族が描かれた、夥しい数の大絵馬である。今日まで保管されている一三〇枚以上にのぼる大絵馬のうち、奉納された年がわかる最も古いものは、嘉永五年（一八五二）まで遡り、最も新しいのは昭和七年（一九三二）に及んでいる。また、驚くことに、そのうちの九十枚以上は明治になってから奉納されたのである。

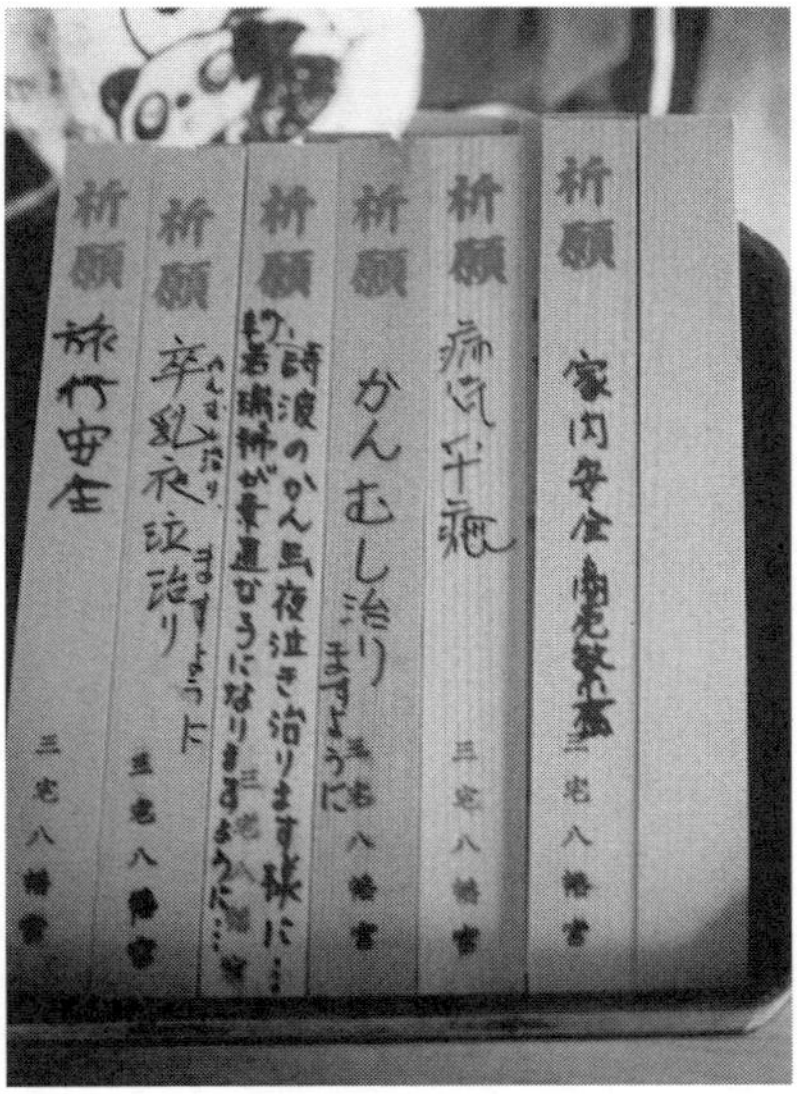

図6－12　「虫封じ」に使われる護摩木。京都市左京区上高野三宅町三宅八幡宮（2008年10月撮影）。

三宅八幡宮が、いつ頃から子どもの「虫封じ」などの信仰対象になったかは、史料がなく明確ではないが、江戸末期まで遡ると推測してよかろう。

昔は農村にあった社殿の祭神が「虫八幡大神」と称されたのは、元来、田畑の害虫退治の神であったためのようである。宮司の話によると、一八〇〇年代に入ってから事情が変わり、今のように子どもの「疳の虫」と「夜泣き」に効験ある神となったそうである（二〇〇八年十月二十九日の話）。

しかし、明治以降に「爆発的流行」が起こる特別の出来事があったと、村上忠喜氏は指摘している。「病弱であった明治天皇の平癒を、女官が三宅八幡に祈願したところ、無事快復したという話が喧伝された」ことがそのきっかけになったという[32]。現在でも、「疳の虫」封じの祈禱は随時行なわれているが、九月十五日の大祭の時がとくに多い。その時に渡してもらった「お札」を、家で東向きに貼ればいいとされている（宮司の話、二〇〇八年十月二十九日）。

三宅八幡宮での「虫封じ」の祈禱を見学する機会はなかったが、宮司の話を聞くと、神社一般で普段よく行なわれる祈禱のあり方のようである。祈禱してもらう人たちは、祈願の内容を鳩二羽の絵が描かれている絵馬に記して、それを奉納する。願いが叶ったら、お礼参りして、伏見人形の鳩を境内の灯篭などに置いておく人もいるという。絵馬にではなく、赤ん坊の涎掛けに願い事を書いて、拝殿の前にある塀に結び付ける祈願者もいる。たとえば、「夜泣き、疳むしが治りますように　〇〇が健やかに育ちますように」などと書かれている。絵馬と涎掛けのほかに、子供の名などを記した護摩木を使うこともできる【図6-12】（二〇一一年三月二日の話）。

京都市剣《つるぎ》神社

京都駅に近い剣神社も「虫封じ」で有名である。しかし「剣」という名は、「虫切り」とは関係がない。「虫」が生き物なので殺してはいけないと言って、宮司が「疳の虫」を退治するために「虫封じ」を行なうと説明した（宮司の話、二〇一一年三月二日）。祈願者の依頼に応じていつでも「虫封じ」の祈禱をするが、神社の立て看板によると、十一月三日に「御火焚祭」という恒例の祭りが行なわれる。この祭事の正式な名称の脇に、朱で「三疳封じ」

という別名が記されていて、「ミカンフウジ」と訓ませている。というのは、祭りの主題は「疳の虫」封じだが、この日には「清浄の火で焼いたみかんを参詣の人々に授与している。この焼きみかんを食することによって、行く冬中風邪をひかないというご神徳のご加護をいただく」と神社案内の栞が説明している。三疳と蜜柑の語呂合わせで、火で清められたミカンで「疳の虫」が封じられるとされるのである（パンフレット「剣神社由緒略記」）。

名古屋市高座結御子《たかくらむすみこ》神社と群馬県大光院

名古屋市熱田区にある高座結御子神社の境内には、入ってすぐ左側、小さな社の前に、四角い縁で囲まれている井戸がある。この井戸の水は霊力を持っていて、「疳の虫」による子どもの病気を治し、子どもの健康を守ると信じられている。そのために、幼児を連れてきた親たちが、子どもを抱えて井戸の縁から中を覗かせる【図6－13】。この「井戸覗き」行事は「疳の虫」などを治す効験があることで知られている。「井戸覗き」を含めて、この神社で行なわれている六つの代表的祭りのうち三つは、子どもの健やかな成長と関連するものとなっている。「井戸覗き」に神職が立会うことはなく、この簡単な行事は参詣者に任されている。「井戸覗き」はいつ済ませてもよく、さらに祈禱を受けたい参詣者は社務所で申し込んでから拝殿に進み、そこで祈禱に参列する。一回の「虫封じ」儀礼はこれで終了するが、正確に言うと、子供が受ける最初の儀礼は「虫封じ」ではなく、「子預け」である。子どもは、まず神の守護に任される。そして、一年後初めて正式

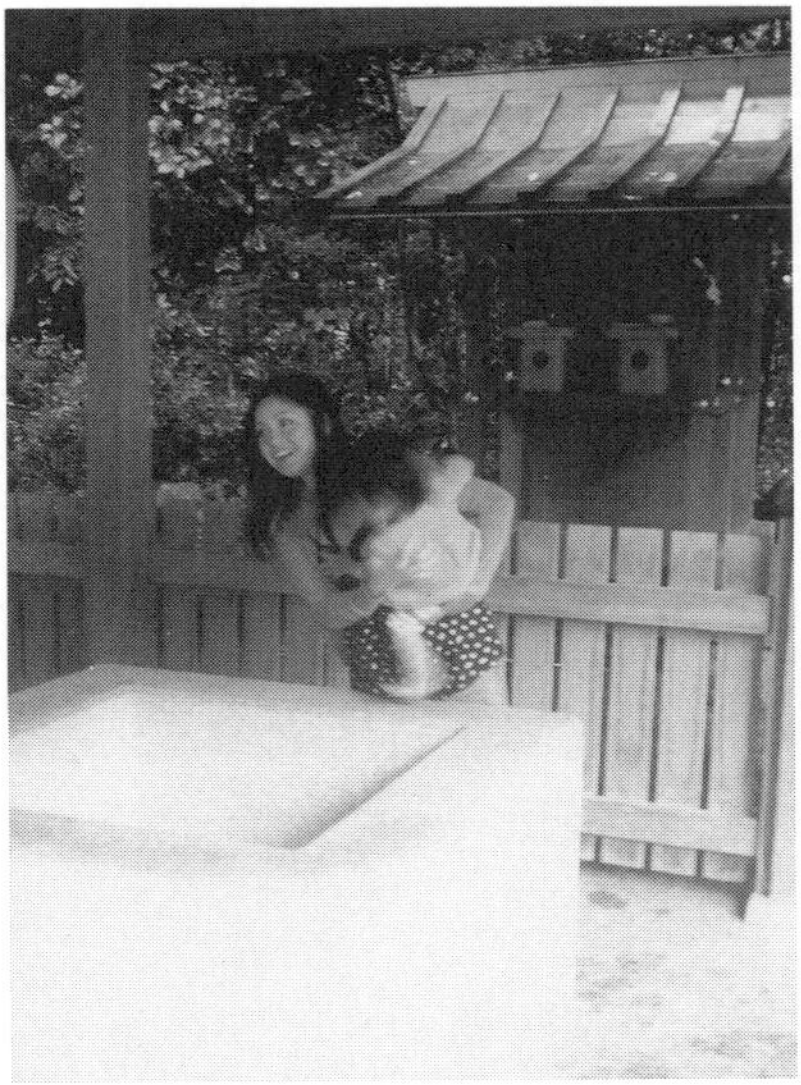

図6－13　「井戸覗き」。名古屋市熱田区高蔵町高座結御子神社（2011年6月撮影）。

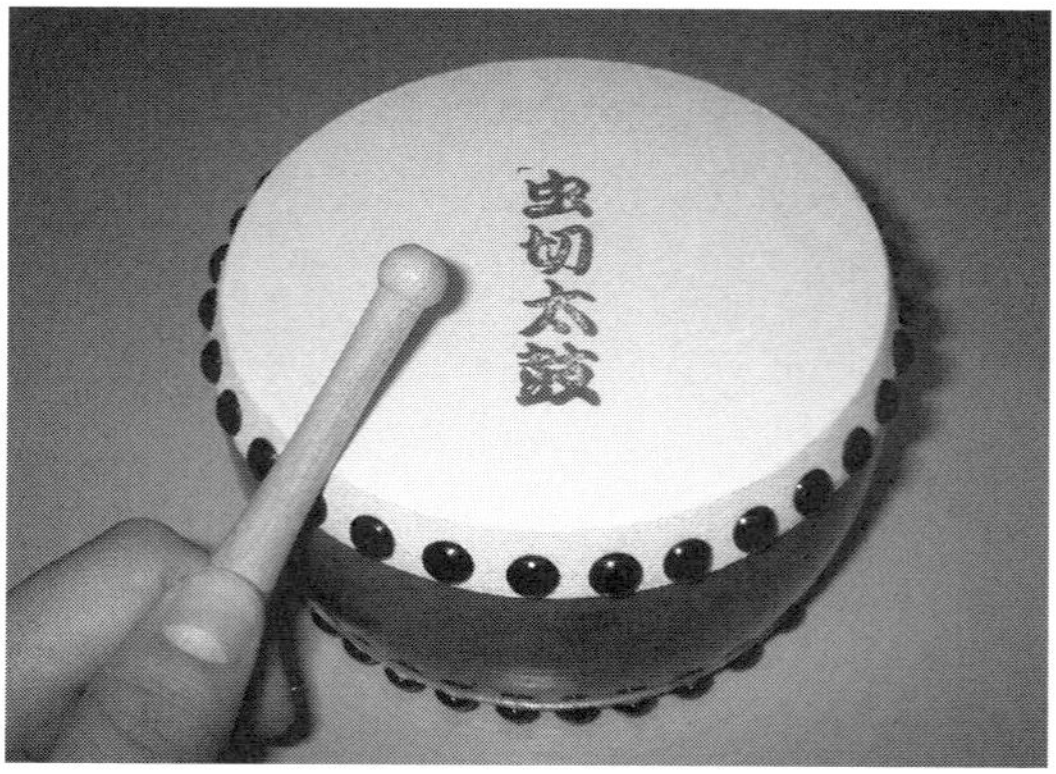

図6－14　群馬県太田市義重山大光院の門前で販売されている「虫切太鼓」。

に「虫封じ」を受けることができる。ここでの「虫封じ」は、子どもの無事の成育を祈願する一連の行事の一つにすぎない。十五歳で行なわれる「満期奉告」ですべての行事が完了する。

「子預け」の行事と期間は、群馬県太田市の義重山大光院で行なわれている幼児の「弟子入り」ときわめてよく似ている。この寺は、開祖の呑竜上人が孤児の養育に熱心な人であったため、子どもを守護する寺となった。この寺で祈願してもらう子どもは、七歳までは開祖の弟子となって、そのお陰で「疳の虫」も抑えてもらい、健康が守られるとされる。門前町の店では、さまざまなサイズの太鼓が、夜泣きに効果があるとして販売されている。寺では、経を唱えるなどによって「虫封じ」も含めて祈禱を行なうが、それはこのような太鼓とは全然関係ないと寺の僧侶が強調した（二〇一〇年三月七日の話）。「虫」を鎮めると言われるこの品が、門前で売られているというのも、人々の「虫封じ」への希求という観点から面白い【図6－14】。

音ということで言えば、高座結御子神社では、御井社祭《みいしゃさい》の際に、子どもの首に掛ける鈴の音によって、子どもの健康を願う神事も行なわれている。この鈴の音の効果は神社からも認められているものである。「井戸覗き」は神社で行なわれている「虫封じ」の代表と見られ、そしてこの鈴の音によって子どもの「虫」が治まるだけではなく、大人の心も落ち着くという（宮司の話、二〇一〇年六月二〇日）。

三宅八幡宮の場合と同様に、高座結御子神社でも、田畑の害虫を鎮める農耕儀礼から子どもの「疳の虫」退治への転換が起こったという。かつては、現存しない社を中心に、近隣の田畑で発生した害虫を鎮める虫退治の儀礼があったそうで、それがいつのまにか子どもを対象にする「虫封じ」の儀礼になったらしい（同じく宮司の話）。

佐賀県の「泣きびすさん」

佐賀県鹿島市などに「泣きびすさん」と呼ばれている野仏のような石像がある。子どもの夜泣きに困っている親たちは、こういう所へ行き、夜泣きが治るように祈願すると言われている。二〇〇九年の春に「泣きびすさん」が祀られている所を二・三箇所訪ねる機会があったが、道案内を求めた人々は、「泣きびすさん」のことを聞いたことはあっても、祀られている場所はどこなのかを知らない人がほとんどであった。探し当てることができた、いくつかの石像には、赤い涎掛けが結び付けられ、像の前に明らかにその日に供えられたばかりと思われる花が飾ってあった所もあった。一見すると地蔵さんのように見えた。

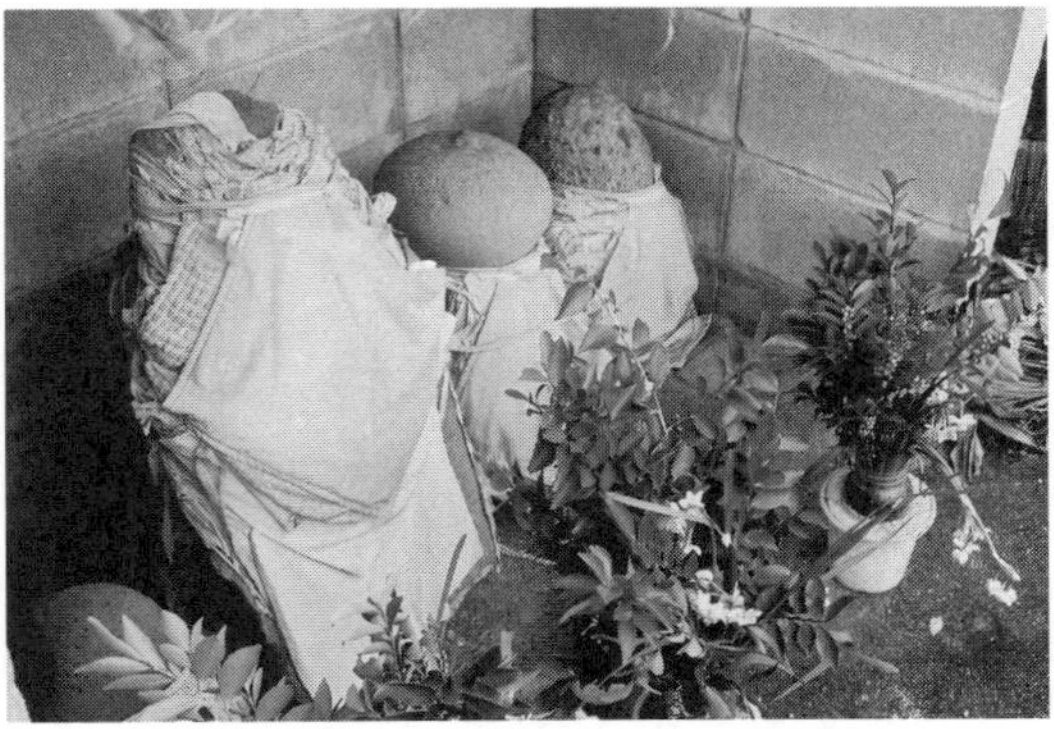

図6－15　佐賀県鹿島市能古見辻の道端にある「夜泣きの観音さま」（2009年3月撮影）。

多久市でこのような石像のある場所を案内して下さった歴史民俗資料館の西村隆司館長が述べた「泣きびす」という名の説明は、興味深いものであった。この地方でよく泣く子を「泣きべそ」と呼ぶ習慣があるので、「泣きびす」とはその訛った名称ではないかという。「泣きびすさん」は、どれも地蔵とそっくりの形をした石像である。これは、地蔵が子どもの守り仏であるという信仰と関係しているのであろう。

この一群の石像のなかで、鹿島市の辻という所の「泣きびす」は、「夜泣きの観音さま」という別名を持っている。【図6－15】[33]。伝承によると、城主の子鶴王丸は、城を攻めた敵から乳母と共に逃げようとした。もう安全だと思う所へやってきた時に、鶴王丸が突然泣き出したために、追手に見つかり惨死した。気の毒に思ったその辺の村人が、二人の霊を慰めるためにその場所に石塔を建てた。それが「夜泣きの観音さま」とも呼ばれる「泣きびすさん」である。つまり、他の子どもに自らと同じような辛い経験をさせたくないという願いから、「泣きびすさん」が夜泣きを治してくれると信じられているのであろう。

四　「虫封じ」の社会における意味

「虫封じ」に参加する人々

「虫封じ」に関する報告書を読むと、その習俗についてはかなり詳細に紹介されていても、一体誰がこうした行為の担い手で、どの程度の人々が「虫封じ」を受けるのかは詳らかにされていない印象がある。現地調査を実施する機会があった私たちも、これらについての確かな資料を持っているわけではなく、ここで述べる儀礼と社会との関係についても、限定的な検討になることは断っておかねばなるまい。まずは、調査によって知りえた事柄に基づき、「虫封じ」の「効用」と「口伝え」について簡単に触れることにする。

薬が「よく効く」という評判によって広がっていくのと同じように、「虫封じ」の効果も、口伝えによって広まることは、想像に難くない。しかし、「虫封じ」の効果を、客観的ないし数量的に裏づけることは困難である。調査に訪れた昌福寺で、加持の受付を担当していた寺の関係者に、そのことについて尋ねてみたことがある。すると、効果があったかどうかを確かめるのは難しいが、かつて「虫切加持」を受け、助けられたという母親に勧められて、その娘である若い母親たちが、加持を頼みにくるケースは多いそうである。

加持堂の前で子どもを抱いて立ち話をしていた母親たちに、ここにやってきた理由を尋ねてみた。すると、母親の一人は、加持祈禱を受けるのはもう三代目で、祖母の代から赤ん坊を連れて必ず来るとの返答だった。しかも、儀礼の効果があると信じているから、今回も来たという。加持の効果を信じる人たちが、やはり現代にもいることを示している。かつての時代に比べれば、「虫切加持」を受けに来る人の数は多くないかもしれないが、それでも、調査に訪れた当日は、三十数組に出会ったし、住職の話によると、その前日には百二十組以上が加持を受けにきたそうである。加持儀礼についての信仰はまだ強いのではないかというコメントであった（二〇〇六年九月二十四日の話）。今日なお、「虫切り」儀礼に対する信仰は、地域における口伝えによって維持されていると言えよう。

高座結御子神社の「例祭」に訪れた時（二〇一一年六月一日）は、雨の日であったし、到着したのが早かったということもあって、「井戸覗き」して、祈禱が始まるのを待っていた親子は、まだ少なかった。それでも、しばらくすると十組ほどが祈禱を受けにやってきた。この第一回目の儀礼が進行している間に、次の儀礼を待つ三十組ほどが集まってきた。後日、宮司の話を聞いて驚いたのだが、この日の夕方までに約二五〇〇組が祈禱を受けたという。しかし、宮司にとっては格別驚くべきことではなかったようである。というのも、昔は一日のうちに一万組もの人たちが祈禱を受けにやってきて、順番を待つために長蛇の列を成し、境内があふれるばかりになったそうだからである（宮司の話、二〇一一年六月二〇日）。かつてよりは数が減ったとはいえ、「愛知県内はもとより東海地方一帯に広く知られて」（神社の栞）いる行事なので、今なお、大勢の参詣者が集まるようである。ちなみに、境内の看板には、「子預け」をしてもらった子どもの数が、五万人を超えていると書かれている。この人数は、どれほどの年数の集計かは記されていないが、それにしても、この神社の儀礼と関わりを持った子どもたちがいかに多いかを示していよう。

「虫封じ」の行事に、どれほどの人が集まるかという点について、別の資料を掲げておこう。京都の三宅八幡宮の社務所に保管されている「御祈禱簿」によると、大正五年三月後半の祈願者は四九〇人であり、このうち三七八人は一歳から四歳までの幼児であった。また、昭和十五年五月後半の祈願者、五九八人のうち、上記と同年齢の幼児は五四四人もいた。この記録は、わずか半月間の人数なので、かなり多いと言える。

また同社には、より最近のデータとして、平成十六年と十七年の、護摩木に関する記録も保存されている。護摩木には、それぞれ思い思いの願い事が書かれているが、上記二年間の合計一〇七五本の護摩木に記されている願い事のうち、最も多いのは「健康」と「家内安全」であるが、三番目に多いのは「疳の虫封じ・夜泣き止め」の七五本であった。また、祈禱を申し込む際の祈願依頼書の記入内容を見ると、同じ二年間の計三六六祈願依頼書のうち、一二六は「疳の虫封じと夜泣き」に関するものであった。これは祈願者総数の約三分の一に当たり、そのなかでは、男児の比率がやや多い。

これらの資料を見ると、三宅八幡宮が「疳の虫封じと夜泣き止めの神さん、ひいては子どもの神さんとして現在も存立している」という宮司たちの評価は、その通りであろうと思われる。また資料によると、祈願者には京都の他に大阪と滋賀県の在住者が多く、とくに「疳の虫」封じと夜泣き止めの祈願は、大阪と滋賀県の人たちにもっとも多い。近隣住民だけでなく、かなり遠くからの参拝客が多いことも注目される[34]。

親へのさとし――大山寺での講話をめぐって

大山寺の「虫封じ」儀礼の際に、住職が祈願者に講話をすることは先に触れたが、その講話の中では、今日的常識と矛盾しない考え方を持ち込んで、家庭内の不和などを子どもの悩みの要因として指摘する。子どもは、両親間あるいは親子間に存在している不和を感じても、それに対する自分の気持ちを、大人と違って、言葉で言い表せないでいる。子どもは内面で起こっていることを、心身の不調という形をとることによって表現し、訴えるという選択しかできない。そのために落ち着かない程度が激しくなったり、泣くはずのない時によく泣くのである。こうしたことを説いて、住職は親たちに家庭内の不和とその要因に気づくように促し、関係改善の努力を勧める。

「疳の虫」の病因は、親子間または両親間の心理的不調和にあり、儀礼の力に頼るだけではなく、家族間の絆を確かなものとする努力が大切であると説く心理的働きかけが、古くからの伝統的な護摩儀礼のなかに組み入れられていることは注目に値する。しかしこのことは、けっして矛盾するものではない。

これについて、護摩行に関する二本柳賢司氏の以下の指摘[35]が参考になる。護摩行には二つの側面があり、一つは、護摩木を炊いたり、印を結んだりする「外護摩」である。もう一つは、この所作に伴う内観的イメージを喚起する、精神における「内護摩」である。「外護摩」の所作を観想することによって、煩悩が焼き尽くされ、心が浄化されていくのだという。大山寺の住職は、親たちにこのような体験がなされるように、導こうとしているのが見受けられる。護摩炊きがクライマックスに達すると、自身の名を書いた護摩木を炉にくべながら、親たちは、不和を生む心を滅却し、浄化されることを願いつつ、燃え盛る護摩の炎とともに心の変化が子どもの病が治る力になるだろうと考える。ここに参加している親たちは、儀礼の効用をこのように理解していると思われる。

さらに、儀礼の場に懸けられる仏画の内容も、親に対する強いメッセージを含んでいるように思われる。住職の講話と重ねて、改めて仏画に描かれた仏教説話について考えてみよう。住職の講話は、子どもが泣くのは親の養育姿勢にあり、親のあり方の改善を説くものである。一方、仏画の説話は、残酷であった乾闥婆王の回心、子どもの守り神への転換の話である。これを、儀礼に参加する親へのメッセージと捉えると、同一の話を別の手段によって親に説いていると見なすことができる（もっとも、これは私たちの理解であり、寺側がそのように言っているわけではない）。

「虫封じ」を通じて、子どもに対する親の態度を戒めるという特徴は、別の寺社の儀礼でも認められる。「井戸覗き」で知られる高座結御子神社では、先に触れたように、子どもが大きくなるまで、親が「神」に子を預けるという形式を取る。「神」に預けた時点で、その子は「神の子」となるから、親は子どもの頭を叩いてはいけないとされる（神社内の看板にそのような諭しが記されている）。この場合は、宗教的な権威をもって子どもへの乱暴な仕打ちを親に戒めるのである。

「虫封じ」は親の切なる願いであり、多くの場合、社寺の側がそれに応じる形で、「虫封じ」が行なわれてきたと考えられることは、前節で触れた通りである。しかし、社寺の側は、単に親の期待が実現するよう、儀礼を行なうだけではない。それと引き替えに、親に対して子どもへの慈愛を求めるのである。神仏も子どもに対して加護の手を差し伸べるが、親に対しても子どもに深い慈愛と忍耐とを持つよう諭すのである。「虫封じ」の儀礼は、そのような一面を持っている。

「虫封じ」の意義——近世

これまで述べてきたことをもとに、改めて近世および現代の「虫封じ」の意義について考えてみたい。

近世は、社会全体が「虫」と向き合っていた時代と言ってよいだろう。世の中は多種の「虫」病に苦しむ人々にあふれ、病者も医師も「虫」と闘っていたし、民間では「虫」の病と見なされた「癪」や「疝気」が、社会問題と言えるほどに人々の中に蔓延したことも、すでに述べた通りである。その多くの「虫」病のなかにあって、「疳の虫」はまじないや「虫封じ」などの民間信仰ともっとも深く結びついた点で、特異な社会的意味を持っている。

「疳の虫」の大きな特徴は、親たちの強い関与が見られることである。「疳の虫」に対する民間薬や、まじない、「虫封じ」などの民間治療は、親にとっての不安解消行動という側面が強い。彼らが、こうした民間治療に頼った大きな理由は、おそらく頼るべき医療に十分な期待を抱くことができなかったからであろう。「疳の虫」の重症例は、医師の手当ても空しく、死亡に至ることが多く、また先述したように「夜泣き」の場合でも有効薬に乏しく、医書の中にはまじないを勧めるものさえあったほどである。

さらに、見逃せない点として、医師たちの「疳」病観も関係していたであろう。前章の二節で述べたように、江戸時代の医家たちは、「疳」の病因を、幼児の「肥甘の過剰摂取」や、「乳母」の不摂生による乳汁変成にあると考えていた。この病因論は、養育者の責任を問題にし、母親を「悪者」視する見方である。「疳」をこのように捉える限り、医師たちが、養育者に暖かなまなざしを向けることは困難であったはずである。このような考えを持った医師たちのとる態度は、仮に直接的な非難を口にせずとも、母親たちに敏感に伝わり、肩身の狭い思いを抱かせたにちがいない。

子どもを抱えた母親たちを、「虫封じ」の儀礼に向かわせたものは、これ以外にも考えられる。それは、当時の家族状況である。かつて「嫁」は、「舅」や「姑」のもとでしばしば過酷な苦労を強いられていたとよく言われるが、これは、「嫁」がその「家」の「主婦」となるための通過儀礼であったと見てよいだろう。いわば修行中の身である「嫁」が、家を離れて物見遊山に出かけることはきわめて難しく、非難の対象となりかねないことであった。小さな子どもがいる場合には特にそうであったろう。しかし、社寺を参詣する場合はその例外とされ、ましてや病める子どものための平癒祈願であれば、大手を振って外出することができる。「虫封じ」のための参詣は、家庭と育児に縛られがちであった若い母親たちの、数少ない気分転換の機会となったのではなかろうか。

彼女たちを迎える寺社側も、そのことを十分に承知していたと思われる。たとえば、水野正好氏が言及している、日蓮上人の「思いやり」が思い起こされる。日蓮上人によって女性の教育や救済が強く打ち出されたという「思いやり」によって、月経、出産から愛憎に至るまで、あるいは夜泣きから憑物、病に至るまで、実に多種の「符」が用意されていたという。[36]「思いやり」は、社会や家庭で苦しい立場に置かれていた女性たちに対するものであった。「虫封じ」の儀礼も、こうした母親たちの思いに応える意義を持っていた。その儀礼に集まった母親たちは、同じ境遇を共有するという意味で均質の集団であり、それは自助グループ的、相互援助的な機能を発揮しえたであろう。すなわち、儀礼には、儀礼それ自体の効能以外に、その周辺の動きにも母親たちへの支援的な働きが含まれていたと考えられる。

さらに、儀礼を執り行なう僧侶や神官も、母子の救済を目的とした「思いやり」の姿勢で向き合ったはずである。この点、養育者を病因と見なす医師たちとは違っていたであろう。つまり、儀礼をとりまく種々の心理的環境は、母子集団にとってきわめて保護的なものであった。この保護的な作用によって、幼児の「疳の虫」の病状が改善されることも少なくなかったと想像される。でなければ、「虫封じ」の儀礼がこれほどさかんに行なわれることはなかったであろう。要するに、近世における「虫封じ」の儀礼は、「疳の虫」を介した心身の苦しみを体験している母子への「支援的社会装置」の意義を強く持っていたと言える。

「虫封じ」の意義——現代

次に、近世に盛んであった「虫封じ」の儀礼が、現代でも行なわれている意味について考えてみたい。当時と今日とでは、「虫封じ」にまつわる諸事情があまりにも違う。医学においては、「疳の虫」という小児病を認めなくって久しい時が経っている。家庭における女性たちの置かれている立場も様変わりした。後者の変化が如実に表れていると思われるのが、祈願者の構成である。かつては母子の二人が一組だったのが、若い夫婦と子どもの三者が一組となる場合が増えたことである。

調査に訪れた昌福寺の場合、加持堂に集まって来たのは、主として子どもづれの若い夫婦で占められていた。天気のいい日曜日だったので、家族がそろって、遠足代わりに参詣に来たように見えたほどである。大山寺の場合も、住職との談話から、「花祭虫封じ大祭」の開催中の参詣者は、昌福寺と同様小さい子どもづれの若い夫婦が中心だろうと想像できた。このように、夫婦が連れ立って出かける風習は、比較的最近の現象ではないかと思われる。赤ん坊の保育や病人の世話などは女性の仕事であり、子どもの病や夜泣きなどを心配するのはまず母親たちであって、男性は必要以上に干渉しないのが、かつての村落であった。

現代の「虫封じ」が、効力をなお失っていないことは、大山寺の住職による講話が示している。先述したように、住職の説く講話は、家庭の不和が「疳の虫」を起こすという病因論であるが、しかし親の育児を非難するわけではなく、親子関係の改善を促すのである。つまり、一般論として親子関係の大事さを語るため、親は自発的に自身を省みて、子どもへの接し方を見直すことになる。この場合、子どもの異変ないし症状が、親子関係に基づく心理的要因によって生じているとすれば、改善する可能性がある。しかし、かりに身体的問題に起因していたとしても、この講話を通じて、親の不安や葛藤が軽減されるとすれば、そのことが子どもに好影響を及ぼすことは、十分に考えられるところである。すなわち、講話における親子関係の一般論は、儀礼を受ける親子にとって保護的に作用すると考えられる。

この講話に、どの程度現代的改変がなされているかは、不明である。近世における「虫封じ」儀礼の際になされた講話の資料を、残念ながら持ち合わせていないからである。大山寺における護摩行および仏画の内容と、講話とが矛盾したものではないことは、すでに述べた通りであり、この点に関しては今も昔も変わらないはずである。であるなら、根本的に講話の内容が異なってきているとは考えにくい。

そもそも講話を含めた儀礼全体の意義が、子どもの健全な成長のために、養育のあり方や家族関係を見つめ直すことを、親たちに対して支援的、保護的に働きかけることにあることを考えると、大きく改変される余地はないと言ってよいだろう。しかも、この働きかけは、今日の臨床家が行なっている心理療法と相通じるものを持っている。近世の時代から、「虫封じ」の儀礼は、おそらくこうした心理療法と類似の援助的機能を果たしていたのであり、このことが現代にも受け継がれている主な理由であると考えられる。また、今日の「虫封じ」が、古い風習の残る特定の地域にのみ見られるのではなく、京都や名古屋などの都市部でも存続しているという事実を説明するものでもあろう。

さらにそれは、「虫」観が衰退した現代でも、「疳の虫」の「虫封じ」がなお行なわれているという不思議を考える鍵ともなる。「疳の虫」は、今日も言葉として残ってはいるものの、近世のように生き生きとしたイメージとして現代人を捉え続けているわけではない。今日でも変わりなく続いているのは、わが子に異変がなく、健やかな成長を願う親たちの祈りの心情である。これが接着剤となって「疳の虫」との結びつきを維持させていると言うべきであろう。そして、「虫封じ」が地方だけではなく、都市文化のなかにも生き続けているという興味深い現象にも繋がっている。「疳の虫」や「虫封じ」は、今日の重層的な人間文化のなかで、間違いなくその一つの層を形作っているのであり、この意味は大きいと言わねばならない。文化の重層性と「虫」との関連については、改めて第10章で考えることにする。

第II部

第7章　「虫」病前史――「鬼」から「虫」へ

第I部では、「虫」病が医・俗ともに広く受容されていた江戸期の「虫」観・「虫」像を中心に検討したが、第II部では、視点を変え、「虫」病が誕生する前の時代の病因観がどのようなものであったか、そして「虫」病の誕生によって「虫因」観がいかに形成されたのか、さらに「虫」病の否定によって新たな病因観が登場するまでの変遷をたどることにしたい。「虫」病が広く人々に知られる以前の時代（第7章）、「虫」病が定着し始めた時代（第8章）、西洋医学の導入によって「虫」病が否定されていった時代（第9章、第10章）、を対象として、それぞれの時代の病因観を検討し、日本人の心身観の変容の過程を探る。

これまで繰り返し述べてきたように、私たちは、心身の変調に関する病因観について、「霊因」→「虫因」→「心因」という変遷を、基本的な見取り図として考えている。もっとも、これは日本人の心身観について、一つのモデルを示したものであり、ある時代から前は「霊因」一色であり、ある時代から後は一斉に「虫因」に切り換わったということを主張しているのではない。「霊因」観の強い時代にも、「虫因」観や「心因」観に当たる考えがまったくなかったわけではないし、逆に「虫因」観の強力だった江戸期にも、憑依のような「霊因」観が同時に存在していたことは、すでに第1章で述べた通りである。

本章では、「虫因」観が登場する前の時代、すなわち心身の変調が「霊因」によって生じると考えられていた時代に目を向け、「霊因」が引き起こす病変に、どのような処方がなされたのかを検討していくことにより、「虫因」観が新たに登場してくるその母体となったものについて考えていく。

和・漢の古い医書には、「霊因」である「鬼」が引き起こす病の記載があり、この「鬼」病は、精神症状だけではなく、身体症状をも引き起こすと考えられていた。また、その治療には、薬や灸といった身体的手段ばかりではなく、まじない的行為も含まれていた。一方、日本の貴族日記では霊の憑依を表す「邪気《じゃけ》」という語がしばしば登場しており、主に僧侶の加持祈禱による対処がされていた。邪気は、医書における「鬼」と重なるもので、精神症状のみならず、身体症状をも引き起こすものであった。「霊因」としての「鬼」や「邪気」が、心身の症状を引き起こし、また、身体的手段（薬や灸）および、心理・宗教的手段（まじないや祈禱）の双方が、ともに「霊因」を除くことができるとされた点において、「霊」と心身は一続きのものであり、「霊・心・身一元観」とでも呼ぶべき病因観が成立していた（一節[1]）。

「鬼」を身体的手段で退治するためには、その対象を、形のない霊的な存在として捉えるよりも、形を持つ相手と見なした方が好都合であったろう。「鬼」が「虫」に変化して、薬で退治されたという説話や、「鬼」と「虫」との両方の性格を持つ「尸」の存在などは、このような考えを背景に生まれてきたものと思われる（二節）。

「尸」が引き起こす疾患の一つは、「伝尸病」であるが、この「尸」は「伝尸鬼」とも「伝尸虫」とも呼ばれ、「鬼」であるとも「虫」であるとも考えられた。「伝尸病」に関わる和・漢の資料を読み解きながら、「霊因」観から「虫因」観へと病因観が移行していくその様相を炙り出していきたい（三節[2]）。

一　「霊因」と医の領域

中国および日本の医書における「鬼」病

中国医書には、「霊因」である「鬼」が引き起こすという「鬼」病の記載と、その対処法がさまざまに挙げられている。日本でも享受された代表的な二著から、「鬼」病に関する記述を取り上げてみたい。まずは、孫思邈（唐代）の『千金要方』（六五二年）から、「雄黄円」という薬について記した箇所を引いてみよう。

雄黄円　漢ノ建炎二年、太歳酉ニ在リ、疫気流行シテ死スル者極メテ衆《おお》シ。即チ書生、丁季廻ナルモノ有リ。蜀ノ青城山従《よ》リ来リ。東ノカタ南陽ヲ過ギ、西ノ市門従《よ》リ入ル。疫癘《えきれい》ヲ患フ者頗《すこぶ》ル多キヲ見ル。遂ニ嚢中ヨリ薬ヲ出シテ、人ゴトニ各《おのおの》之ヲ恵ム。一円ノ霊薬唇ヲ霑《うるお》セバ疾瘥《い》エザル無シ。市中ノ疫鬼数百余、書生ノ薬ヲ施スヲ見ルニ、悉ク皆驚怖シテ走《に》グ。乃チ鬼王有リ、書生ニ見《まみ》ユ。（中略）遂ニ書生ニ詣リ、其ノ道法ヲ求メ受ケント欲ス。書生ノ曰ク、吾道法無シ、ト。乃チ嚢中ノ薬ヲモテ鬼王ニ呈ス。鬼王薬ヲ観テ驚惶叩頭《こうとう》シテ命ヲ乞ヒテ走ル。（巻九「辟温」）

「疫気」が流行したとき、丁季廻なる書生が薬を用いて人々の病を次々と治し、「疫鬼」たちは恐れをなして逃げ去り、そのありさまを見た「鬼王」までもが薬を見せられて、命乞いをしたという話であるが、このなかには、本節で論じることに関わる多くの重要な問題が含まれている。

流行病である「疫気」は、「疫鬼」たちが起こしているとされ、その「鬼」たちが、薬によって退治されている。「鬼」が引き起こす病であっても、薬による退治が可能だということは、「霊因」性による病であっても物質（薬剤）による治療が有効ということである。

「雄黄」については、『千金要方』の別の箇所にも次のような記載がある。

辟温殺鬼円　百鬼悪気ヲ熏《ふす》ブル方

雄黄（中略、「雄黄」のほか十二種の薬名が挙げられる）

右十三味ヲ之ヲ末ニシ、蝋二十両ヲ烊《とか》シテ、并手《へいしゅ》ニ円ズルコト、梧子ノ如シ。正旦門戸ノ前ニ一円ヲ焼ク。一円ヲ帯スルコト、男ハ左、女ハ右。百悪ヲ辟《さ》ク。独リ宿リ、喪ヲ弔ヒ、病ヲ問フニ、各一円、小豆ノ大キサヲ呑ム。（巻九「辟温」）

温病を避け、「鬼」を殺す「辟温殺鬼円」という薬に、雄黄が用いられている。正月に門の前で焼くことや、男は体の左側、女は体の右側につけて身に帯びることが指示されるほか、孤宿、弔問、病の見舞いなど、「百悪」に犯されそうな時に、予防のため服用することも奨められている。ここでは、薬剤投与とまじないの両者がわかちがたく同居していることに着目しておきたい。

次に巣元方（隋代）の『諸病源候論』（六一〇年）を見ておこう。同書には「鬼邪候」の項目を立てて、「鬼邪」について詳しく記載した部分がある。

凡ソ邪気ハ、鬼物ノ所為ノ病也。其ノ状、同ジカラズ。或ハ言語錯謬《ビウ》シ、或ハ啼哭《ていこく》驚走シ、或ハ癲狂惛乱《こんらん》シ、或ハ喜怒悲笑シ、或ハ大ニ怖懼《ふく》シ、人ノ来テ捕リヌルガ如ク、或ハ歌謡詠嘯シ、或ハ語ヲ肯ンゼズ。針ヲ持テ髪中ニ置テ、病者ノ門ニ入テ坍〔他藍切〕岸ノ水ヲ取リ、三尺ノ新シキ白布ヲ以テ之ヲ覆ヒ、刀ヲ膝上ニ横《よこた》ヘテ病者ヲ呼ビ、前《すす》メテ矜荘《きょうそう》シテ、病者ノ語言顔色ヲ観視シ、応対精明ナラズンバ、乃《スナハチ》以テ水ヲ含テ之ヲ噀《ふ》ク。病者ヲシテ起復シ頭ヲ低《タレ》テ視セシム勿カレ。三噀《ソン》ニ満テ後、熟《ヨク》之ヲ拭フ。若《も》シ病、困劣惛冥《こんめい》セバ、強《シイ》テ起サシム無カレ。就《ツイ》テ之ヲ視ルニ惛冥シテ遂ニ人ヲ知ラズ肯テ語ラズハ、指ヲ以テ其ノ額ヲ弾《はじ》ク。髪際近ウシテ癒ント欲スト曰フ。猶肯テ語ラズハ、便チ之ヲ弾クコト二七。癒ユト曰フ。癒ユレバ即チ鬼ニ就ク。受ルニ情実ヲ以テス。若シ脈来ルコト遅伏シ或ハ鶏啄《けいたく》ノ如ク、或ハ去ル。此レ邪物也。（巻之二「風病諸候　下　鬼邪候」）

いささか長い引用になったが、解釈を加えながら、内容を略述しよう。まず、「鬼物」が引き起こす「邪気」の症状が列挙される。症状は多岐にわたっており、「言語錯謬《ビュウ》」、「啼哭《ていこく》驚走」、「癲狂惛乱《こんらん》」、「喜怒悲笑」などの精神症状が挙げられている。

続いて、そのまじない的な対処法が示される。治療者は、針を髪の中に入れて、「坍岸」（崩れた岸、「他藍切」は坍の字の発音を示す注）の水を汲み、新しい三尺の布でその水を覆い、刀を膝の上に横たえてから、威儀を正して患者に対峙せねばならない。

治療者はそのような用意をした上で、患者を観察する。正気でないと見れば、口に含んだ水を患者に吐きかけること三度の後、患者の顔を拭ってやる。それでもまだ正気が戻らなければ、指で額を弾き、「癒えんと欲す」と患者に言わせる。「二七」（二かける七で十四）回繰り返せば「癒える」と答えるはずである。この後、「鬼」がどのような種類のものかを明らかにせねばならないが、そのために使われるのが脈診である。一つだけを引用し、そのほかの例を略したが、脈診により、「邪物」、「土祟」、「風邪」、「鬼邪」、「鬼病」、「不治」のいずれであるかを区別できるとしている。このほかにも、この家でむかし痱（中風）を病んで死に、今なお苦しんでいる死者が禍をなしている場合も挙げられており、脈診によって「鬼」の詳しい「情実」（実態）がわかるという。

治療の最初に、針を髪の中に隠しておくとか、崩れた岸から汲んだ水を用意するなど、まじない的な行為が指示されている。「霊因」である「鬼」に対するのであるから、それは当然と言えよう。しかし、診断法としては、脈診という医学特有の身体的手段が用いられている。「霊因」の種類のちがいは、脈の拍動という身体的特徴として現れ、それゆえに身体的診断法によって、「霊因」である「鬼」の種類が特定されるのである。

さらに「鬼邪」の論は続く。

又タ無生経ニ曰ク、百病邪鬼蠱毒《こどく》ヲ治スハ、当正ニ偃臥《えんが》シテ目ヲ閉ヂ気ヲ閉ヂ、内ニ丹田ヲ視テ、（中略）

微ヲ以テ故ヲ為シ、五蔵ヲ存視シ、各其ノ形色ノ如クセヨ。又、胃中ヲ存《み》ヨ。鮮明ナラシメテ潔白ナルコト素ノ如クス。（巻之二「風病諸候　下　鬼邪候」）

「百病邪鬼蠱毒《こどく》」を除く方法として、五臓を観想することが説かれている。目と気を閉じて、丹田を観想し、あわせて、五臓それぞれに配分されている五色[3]をも思い浮かべよ、また胃は白色をもって観想せよと言っている。心身の中枢である五臓に対し、観想によって働きかけることで、「邪鬼」などを追い払うことができるとしている。心「鬼」と心身の相互影響性を見て取れる点がまことに興味深い。

他にも同書から、もう一つ注目すべき記載を引いておこう。

然ルニ、婦人、鬼ト交通スル者ハ、臓腑虚シ、神ノ守リ弱シ。故ニ鬼気得テ之ヲ病ムナリ。其ノ状、人ヲ見ルコトヲ欲サズ、対忤《たいご》スルコト有ルガゴトクシテ、独リ言笑ス。或イハ時ニ悲泣ス。（巻之四十「婦人雑病諸候与鬼交通候」）

「鬼」と「交通」する女性についての記載であるが、「鬼」を取り込んでしまうに至るメカニズムが興味深い。臓腑の虚と、神守（健常に保守されている神気）の弱まりが、「鬼」を引き寄せ、人に会いたがらず、抵抗したり、独語、独笑したかと思うと、悲しそうに泣き出すといった精神症状が生じる。心身の機能が低下すると、「鬼」の侵襲を受けやすくなり、その結果精神の変調が生じる、という考えが示されている。

以上見てきたように、「鬼」という「霊因」は、精神の症状ばかりでなく、流行病のような身体の病症を引き起こすこともあり、また、心身の働きが弱まると「霊因」である「鬼」を引き入れるとされた。その対処としては、まじない的な要素を含んだ方法も用いられたが、同時に、脈や薬など、身体的手段も有効とされた。この時代の中国医学では、「霊」と心身とは一続きであり、相互に繋がっているものと考えられていたことになる。

次に、日本の医書である丹波康頼の『医心方』（九八四年奏進）で、「鬼」の病がどのように取り扱われているのかについて、「瘧《ぎゃく》」（おこりのこと。マラリアなどに当たると言われる）を例に見てみよう。『医心方』には「治鬼瘧方」の項目があり、瘧について、その病因を「鬼」と見なし、范汪《はんおう》（東晋代）の『范東陽方《はんとうようほう》』（成立年不詳、佚書）を引用して、瘧病に対しての対処法を述べている。


平旦ニ発《おこ》ル者ハ市死鬼ナリ。恒山、之ヲ主《つかさど》ル。薬ヲ服スルコト訖《おわ》リ、刀ヲ持ツ。

食時ニ発ル者ハ縊死鬼ナリ。蜀木、之ヲ主ル。薬ヲ服スルコト訖リ、索ヲ持ツ。

日中ニ発ル者ハ溺死鬼ナリ。大黄、之ヲ主ル。薬ヲ服スルコト訖リ、盆水ヲ持ツ。

晡《ほ》時ニ発ル者ハ舎長鬼ナリ。麻黄、之ヲ主ル。薬ヲ服スルコト訖リ、磨衡ヲ持ツ。

黄昏ニ発ル者ハ婦人鬼ナリ。細辛、之ヲ主ル。薬ヲ服スルコト訖リ、明鏡ヲ持ツ。

夜半ニ発ル者ハ厭死鬼ナリ。黄岑、之ヲ主ル。薬ヲ服スルコト訖リ、車軫ヲ持ツ。

鶏鳴ニ発ル者ハ小児鬼ナリ。附子、之ヲ主ル。薬ヲ服スルコト訖リ、小児ノ墓上ノ草木ヲ折ル。（『医心方』巻十四「治鬼瘧方」）


大形徹氏の論考[4]に従って、解釈を加えておく。「市死鬼」、「縊死鬼」、「溺死鬼」、「舎長鬼」、「婦人鬼」、「厭死鬼」、「小児鬼」はそれぞれ天寿を全うせず、恨みを呑んで死んだ人の死霊であり、「恒山」、「蜀木」、「大黄」、「麻黄」、「細辛」、「黄岑」、「附子」はそれぞれ薬の名である。

しかし、薬を服するだけではなく、その後に各種の「行為」をしなければならない。「刀を持つ」は「瘧鬼」を刃物で切ることを示すため、「索（なわ）」は瘧鬼を縛るもの、「盆水」は鏡となり鬼が恐れるもの、「磨衡」は秤のことで、重さのない鬼が恐れるものである。「車軫」（車の後方の材木）や「草木を折る」ことがどのような意味があるのかは不明だが、「鬼」を恐れさせる何らかの意味があるのであろう。たとえば「切る」ことを示す行為が、

第6章で見た「虫封じ」のまじないと共通しているのは興味深い。

「瘧」という身体の病は、このように「霊因」によるものとされ、薬とまじないで除かれる。薬という医療的手段だけでなく、呪術的方法も併用されていることに着目せねばなるまい。

『医心方』では、「瘧」の治療法に関して、詳しく記した箇所がほかにもある。次に示すのは、瘧病の子どもを治療する方法について記す一節である。

産経云ク、師、左手ニ水碗ヲ持チ、右ニ刀子ヲ持ツ、此ノ児ニ正面シテ曰ク、「北斗七星、主知一切、死生之命、属北斗之君王、某甲病瘧、勿令流行」、三遍誦シ訖リテ、禹歩《うほ》シテ病児ノ前ニ就ク。碗中ヲ視シメ、師則チ吐呵シ、其ノ持チタル刀ヲ以テ碗中ノ児ノ影ヲ刺ス。「急急如律令」。反顧セシムルコトナカレ。甚ダ秘験アリ。病発ヲ過グシテ後、刀子ヲ取ル。范汪方、之ニ同ジ。（巻二十五「治小児瘧病方」）

小児が「瘧鬼」のしわざである「瘧病」に罹った場合、治療に当たる者は、次のようにする。左手に水を入れた碗を持ち、右手に小刀を持って、その子どもに正対し、「北斗七星はすべてのものの命を支配しておられます。いま、北斗の王のものである誰それ（子どもの名前）が「瘧病」に罹っています。どうか「瘧病」を広めないでください」という意味の唱え言を、三度くり返す。それから、禹歩（巫のする継ぎ足）で病児の前まで行き、子どもに碗のなかを覗かせておいて、治療者は大声で「呵」と言って、右手の小刀で碗に映った子どもの顔を刺す。その間「急々如律令」と唱える。子どもには後を振り向かせないようにする。このようにすれば、非常に不思議な効き目がある。症状が治まったら、小刀を碗から取り出す。

巻十四の例でも「盆水」や「明鏡」が使われていたが、ここでも碗に水を入れて水鏡を作っている。その水鏡に病児の顔が映る。現実には「瘧鬼」の姿を水面に見ることはないが、子どもに憑いた「瘧鬼」も水面に映ると想像する。水面に映る子どもの顔は、子どもの虚像に過ぎず、実際の子どもはこちら側に止まる。しかし「瘧鬼」は反対世界の存在だから、反対世界を現出する水面にいるということになる。だから小刀で水を刺しても、子どもを傷つけることはなく、「瘧鬼」のみを刺すことになる。このような構造で、水鏡を小刀で刺すことにより、「瘧鬼」を殺して子どもの「瘧病」を治癒させることができるということなのだろう。

『医心方』には、他にも次のような記載がある。

抱朴子云ク、古ノ入山道士、皆明鏡縦横九寸以上ヲ以テ、背後ニ懸ケ、能ク百邪精魅ヲ識ス。又云ク、林廬山ノ下ニ一亭有リ。其ノ中ニ鬼有リ。宿スル者有ル毎に、或ハ死ニ或ハ病ム。後ニ伯夷ナル者有リテ宿ヲ過グ。灯燭ヲ明ウシテ坐シテ誦経ス。夜半ニ至リテ十余人来タル有リ。伯夷ト対座シ、共ニ樗蒲・博戯ス。伯夷密カニ鏡ヲ以テ之ヲ照ラス、乃チ是群犬ナリ。（巻二十六「辟邪魅方」）

昔は道士が山中に入るときは背中に鏡を懸ける。それは魔を見顕わすためである。そこに泊まると死んだり病気になったりするという山中の小屋で、伯夷が一緒に樗蒲博打《ちょぼばくち》をした人々を鏡に映して見ると、その正体が犬であった、というのである（引用部分の最初には「其ノ中ニ鬼有リ」とあるので、この「犬」はただの犬ではなく、「犬」の姿をした「鬼」なのであろう）。これは、もともと『抱朴子《ほうぼくし》』（東晋代、葛洪、三一七年頃か）にあり、『太平御覧』（宋代、李昉など、九八三年）や、日本でも鎌倉後期の『医談抄』（惟宗具俊《これむねのともとし》、十三世紀後半に成立）巻下「邪気事」にも引用された説話である。

鏡は人間の世界を反転させて左右反対の虚像として鏡面に映しだす。その作用をかつての人々は魔を見顕わす鏡の力として信じたのだろう。日本でも、室町時代のものだが、『清園寺《せいおんじ》縁起』（作者不詳、成立年不詳）に「鬼」退治に向かう武者たちが、頭に鏡を載せた犬を先行させて、姿の見えない「鬼」を見顕わそうとしたとする（絵巻には頭に鏡を載せて走る犬の絵が描かれる）。

また、鏡は「撫で物」として使われる場合があった。[5] 病にかかる人の姿を映すことで、穢れを鏡に移し、その鏡を捨てれば、穢れが祓われるとするわけである。これは、「瘧病」の子どもの顔を水鏡に映しそこに小刀を突き立て、「瘧鬼」を退散させるとした『医心方』の治療法とそのメカニズムは同じである。

同じく、『医心方』には、「狂病」を「鬼」の病として記載する次のような例も載っている。(6) 陳延之（東晋代）の『小品方』（四五四―四七三年成立、佚書、一部のみ存）からの引用である。

甑帯《そうたい》ヲ以テ、急ニ両手ノ父指ヲ合縛シ、便チ左右ノ脇ノ下ニ灸セヨ。肘ノ頭ヲ対屈シテ両火倶ニ起コシ、七壮ヲ灸セヨ。須臾ニシテ、鬼語リ自ラ姓名ヲ云フ。去ルヲ得ルコトヲ乞ヒ、徐々ニ詰問シ、乃チ其ノ手ヲ解クナリ。（巻三「治中風狂病方」）

甑（土器の一種）を捲く縄で、不意に患者の両手を縛り、間を置かず左右の脇の下に灸をせよ。両肘を一緒に曲げて、火を二つ起こし、七壮を灸すれば、すぐに「鬼」は自ら姓名を言う。治療者は鬼に去るように頼み、徐々に鬼を詰問して、そして縛った手を解く、との方法を説いている。「鬼」に「姓名」を言わせるとあるので、ここで「鬼」と言っているのは、死霊を指すと考えられる。病者の身体を拘束し、灸をして「鬼」に姓名を言わせるというのであるから、「狂病」を憑依の一種と捉えていることになる。中国では「鬼」の原義は死霊であり、(7) ここでの「鬼」は、原義通りの用法である。次に触れる日本の資料で「鬼」と呼ばれるものとはずれがあり、日本の記録でいう「邪気《じゃけ》」に近い。次に触れるように、日本の貴族社会では、憑依するものは、「邪気（物気《もののけ》）」と呼ばれ、主に僧侶による調伏が行なわれたが、『医心方』では、「灸」により治療が可能だとしている。

漢文日記に見える「邪気《じゃけ》」

平安時代の貴族日記では「邪気《じゃけ》」（「ざけ」と読み仮名が打たれる場合もある）という言葉で憑依するものが表される。森正人氏(8)がこの語を、「モノノケを邪気と表記し、ザケないしジャケと訓むようになった和製漢語であろう」

と推定しているように、中国でいう「邪気《じゃき》」とは別の概念である（以下、本節で「邪気」という場合は日本の「邪気《じゃけ》」を意味する）。「虫」を論じる本書では、少なからぬ先行研究のある「邪気」や「物気《もののけ》」について深入りすることはできないので、「虫」についての議論に関わる範囲内で検討を行なう。

「邪気」は、病をもたらすものの名であるが、病症名を表す言葉のように使われることもある。「鬼」と呼ばれる霊の憑依により「狂病」が起こるとするのが、先の『医心方』の記載であったが、『医心方』にいう「鬼」と重なり、さらに「狂病」という病名とも重なるのが、この「邪気」という言葉である。

藤原実資の『小右記』（九八二—一〇三二年分存、漢文）は藤原道長の時代の詳細な記録として有名であるが、その中で、「邪気」がどのように記されているかを見てみよう。

①御病体、熱気ニ似ル。飲食受ケ給ハズ。夜部、邪気人ニ託ス。名ヲ称サズ。気色、故二条相府ノ霊〔道兼〕ニ似ル。（寛仁二年〈一〇一八〉閏四月二十日条）

②去ンヌル夕べ、種々ノ邪気、顕露ノ中、金峯山ノ託宣、祈リ申サレ、参リ給フベキノ由有リ。今ニ于《おい》テハ、参入セザルノ咎ナリテヘリ。（寛仁二年〈一〇一八〉六月二十三日条）

③只今聊カ隙《ひま》有リ。邪気人々ニ駈ケ移ス。貴布祢《きぶね》、稲荷等ノ神明ヲ称スト云々。（寛仁三年〈一〇一九〉三月十八日条）

「邪気」とは、人の霊または神が、人に乗り移る憑依であった。①では道長を苦しめる名を名乗らない「邪気」の正体が、恨みを呑んで死んだ藤原道兼かと疑われている。②では「種々の邪気」が「顕露」（正体を現したのであろう）し、その中に「金峯山の託宣」があったという。ただし、実資はそれを疑っている。③では「邪気」が貴船や稲荷の神を称したという。

『医心方』の例では「鬼」に「姓名」を名乗ることを求めていたが、これらの例における「邪気」も、その正体が固有名を持っているものとして顕れている。特定の人物ないし神の霊が人間に憑依したものが「邪気」であり、『医心方』にいう「鬼」である。

「邪気」のもたらす主な症状は「狂病」と重なるものであった。天元五年（九八一）四月九日、円融天皇の妃、尊子内親王が自ら髪を切ったという伝聞が実資のもとに入ってくる。

伝へ聞ク、昨夜二品《にほん》女親王〔承香殿女御〕人、密親ニ知ラシメズシテ髪ヲ切ルト云々。或ルハ説キテ云ク、邪気ノ致ス所テヘリ。（天元五年〈九八一〉四月九日条）

二品の位を与えられていた尊子内親王（承香殿の女御）が、近い親類を含め、誰にも知らせず、自ら出家を願って髪を切るという常識にはずれた行為をしたが、それは「邪気」のしわざとも言われたという。ほかにも、『小右記』からは、実資の室の病に関して「言語スルコト能ハズ。既ニ邪気ニ似ル」（永祚元年〈九八九〉七月十九日条）、高階明順を訪ねた時の「其ノ病体、邪気ニ似ル。謬言ヲ鎮陳スト云々」（寛弘二年〈一〇〇五〉四月七日条）、源俊賢が病んだ時の「吐ク所ノ狂言、邪気ノ所為ト云々」（寛弘二年〈一〇〇五〉四月八日条）、藤原顕光の病についての「右府悩マルル所ノ邪気、発煩ノ時、狂言殊ニ多シ」（長和二年〈一〇一三〉四月十日条）のような例を集めることができる。あらぬ事を口走ったり常軌を逸した行動を取った場合、それは「邪気」のせいと見なされ、またその状態そのものも「邪気」と呼ばれている。現代ならば精神の病と見なされるような症状を呈した場合、それは「邪気」ではないかと考えられたのである。

「邪気」への対処は加持であり、「ヨリマシ」に「邪気」を移して宗教者が調伏するというやり方であった。たとえば、正暦四年（九九三）六月に、実資の妻と娘が「邪気」を患った時には、証空、仁海といった僧侶が招かれ、加持により「邪気」が除かれている。「邪気」は、『小右記』に多くの用例を見ることができるが、そこに医師が関与していたという記載はなく、僧侶による調伏のみが記録されている。そのことはただちに医師の不在を意味するわけではないであろうが、「邪気」に対する中心的な対処は僧侶による加持であった。

霊・心・身一元観

「邪気」の主な症状は現在の精神の病に当たるものだが、身体的な症状を引き起こすこともあった。

> 主上ノ御目、冷泉院ノ御邪気ノ所為ト云々。女房ニ託シテ顕露ス。申ス所ノ事多シト云々。人ニ移スノ間、御目明ラカト云々。（『小右記』長和四年〈一〇一五〉五月四日条）

三条天皇はこの眼病が治らず、結局退位することになるが、それを引き起こしたのは冷泉院の「邪気」とされている。この日の記事では、「邪気」を人に移すことに成功し、その間に限って天皇の目はよく見えたという。

和文の中では「邪気」という言葉の用例は少ないが、それは注8森氏論文が指摘するように、[9]「邪気」が男性語であり、女流文学の中では使われにくいからであろう。たとえば、『源氏物語』中での「邪気」の用例は、男性登場人物の語る言葉の中に限られる。和文の中で、「邪気」に当たる言葉は、「物気《もののけ》」であると考えられる。「物気」[10]となって人に害をなした例として、『源氏物語』の六条御息所が挙げられる。光源氏の正妻、葵上は「執念《しうね》き物気」に苦しんでいたが、それこそ六条御息所の生霊であった。その様子を描いた場面に、「邪気」が身体に危害を加えるイメージが示されているので示しておこう。

> すこしうちまどろみたまふ夢には、かの姫君と思しき人のいときよらにてある所に行きて、とかくひきまさぐり、現にも似ず、猛くいかきひたぶる心出で来て、うちかなぐるなど見えたまふこと度重なりにけり。あな心鬱や、げに身を棄ててや往にけむと、うつし心ならずおぼえたまふをりをりもあれば、……（『源氏物語』葵巻）

車争いで恥辱を受け、光源氏の正妻葵上に恨みを抱く六条御息所は、葵上とおぼしき人の身体を「うちかなぐる」夢をみることが度重なる。御息所は、自分の魂が我が身を捨てて葵上のもとに行ってしまったのだろうという自覚を持っている。産後の身体の衰弱により葵の上は死ぬことになるが、「霊因」が身体に危害を加えている様子をイメージ化した場面ということができるだろう。

ここまで見てきたような、和・漢の医書や貴族の漢文日記の記載から、総じて言えることをまとめておこう。憑依などの「霊因」は、人間の精神だけではなく、身体に対しても害をなすことがあった。逆に、身体に対するアプローチも、「霊因」に対して有効とされていた。先述したように、「霊」と「心身」は一続きのものと言うことができる。すなわち、「虫因」観が登場する以前の段階においては、いわば「霊・心・身一元観」と言うべき病因観が存在したのである。

漢文日記における「鬼」という病因

漢文日記において、「鬼」と呼ばれる病因が記載されていることもある。「邪気」とは別のものとして考えられ、医書でいう「鬼」よりは狭い意味で使われるようである。「邪気」と比較した場合「鬼」には二つの特徴があると思われる。一つはその居場所があること、もう一つはそれと関わることだが、特定の個人に災厄をもたらすのでなく、不特定の人々に災厄をもたらす可能性があることである。

> 十三日、戊辰、去ンヌル夜ノ夜半、関白、前因幡守道成ノ宅ニ渡ラル。住ム所ノ鬼霊並ビニ風気ニ依リ悩マルル由、陰陽家占フ。仍《よっ》テ夜中渡ルト云々。(『小右記』長元二年〈一〇二九〉九月十三日条)

この用例では、関白頼通が、占いにより、自邸に取り憑いている「鬼霊」の難を避けるため、道成の家に移動している。「鬼霊」も「霊因」にはちがいなく、それを見顕わすためには陰陽師の力が必要であるが、居所を移すという、宗教的な力を借りなくても済む対処で避けることができる。

二十三日　乙丑、小野宮東町ノ地、吉凶易筮ス。（中略）又伏尸、鬼有リ。害ヲ致サズト雖モ、時ニ小悩ノ事ヲ為スカ。（中略）小野ノ宮南隣ノ地ノ吉凶（中略）地中ニ旧ノ伏尸、新ノ鬼霊有ルニ似タリ。（『小右記』正暦元年〈九九〇〉十月二十三日条）

土地の吉凶を占ったところ、その土地には「伏尸」と「鬼」がおり、「小悩」を引き起こす可能性があるという。土地に憑いているのが「伏尸」と「鬼」であり、それがこの地の吉凶と関わるのである（「尸」については次節で検討する）。

「鬼」が引き起こす病症に「疫気」がある。

長和四年（一〇一六）六月十九日、天皇の病について、陰陽師の安部吉平が占って「疫鬼、御邪気、祟リヲ為ス」と報告した。「邪気」と「疫鬼」とは並列され、別のものと見なされていたことがわかる事例である。

医書にいう「鬼」は、漢文日記にいう「邪気」と、漢文日記にいう「鬼」の両方とが重なるものであろう。

役割の分化

『小右記』より時代が下るが、藤原頼長の日記である『台記《たいき》』（一一三六―五五年記、漢文）に興味深い記事がある。

女房、温気《ぬるけ》、未ダ散ゼズ。然レドモ既ニ数日ニ及ブ。加之《しかのみならず》或ハ朝ノ間温気無シ。疫気ニ非ザルカ。（賀茂）在憲、（賀茂）泰親、倶ニ占ヒテ疫気ト申ス。故ニ日来《ひごろ》物気《もののけ》ヲ渡サズ。而ルニ、（賀茂）周憲、占ヒテ疫気ニ非ズト申ス。仍テ今日ヨリ物気ヲ渡ス。最仁験者《げんじゃ》タリ。（久寿二年〈一一五五〉五月二十四日条）

この資料では「鬼」とは書かれないが、さきほどの『小右記』の「疫鬼」という用例や、本章冒頭に引いた『千金要方』の説話にあるように、「疫気」は、「疫鬼」が引き起こすものとされていた。

　頼長の妻幸子の病に関して、「疫気」かそうでないか、複数の陰陽師によって占いが行なわれている。最初の二人は「疫気」が病の原因であると言ったので「物気を渡す」ことをしなかった頼長だが、疫気ではないという占いが出たので「物気を渡す」という呪的行為が行なわれた。「邪気」という表現は使われていないが、「疫気」でないならば「邪気」だと考えた頼長は、病者に取り憑いた霊を去らしめるために最仁という僧侶を招請したのであろう。「疫気」とは、さきほど引用した『千金要方』にあったように、「疫鬼」が引き起こす流行病のことを指すと思われる。「疫気」ならば、霊が憑依したわけではないので、僧侶による加持は必ずしも必要ないと頼長は考えていたのであろう。

　藤原（九条）兼実の『玉葉』（一一六四―一二〇〇年記、漢文）には次のような記事がある。

　著者兼実の兄、基房の室が「邪気」を煩った時に、屋敷にいた某聖人が灸をしたと兼実は聞いた。その割注に兼実は「疑フニ、瘧病ニ転ズルカ」と記している（承安五年〈一一七五〉八月二十一日条）。「転ズル」というのが、「邪気」が「瘧病」に変化したという意味か、診断が変わったという意味かは定かではないが、「邪気」ならば灸は無効、「瘧病」ならば、「灸」が有効と兼実は考えているのであろう。

　このように、「霊・心・身一元観」のもとでも、僧侶による加持がより有効だと考えられる場合と、灸のような身体的手段がより有効だと考えられる場合は、貴族の側においてはある程度分けられていた。そうしてみると、「霊因」に対しても身体的手段が有効だとする医書の立場とは若干のずれが見て取れる。次節以下では、「鬼」と「虫」への対処法を検討するが、このような役割分化があったことは、その前提として押さえておかねばならないだろう。

二　「鬼」と「尸」

「鬼」に鍼を打つこと

「鬼」の中国での原義は死者の霊（その意味で、日本の漢文日記にいう「邪気」は「鬼」と概念が重なる）であり、「鬼」は定まった形状のない非実在体と意識されていた。そのような「鬼」に対して、神仏の力に頼るのではなく、人間が対抗しようとする場合、どのような手続きが必要だろうか。

前節では、まじないによって瘧鬼を退治している事例を挙げた。鬼に対して、人間が縛ったり切ったりという行為を行なう。その際に、罹病者を鏡に映して、鏡に映った像を切っている例があることに着目したい。この場合に鏡が使われるのは、「鬼」の居場所を特定することが、より効果を持つという考えに基づくのであろう。

「鬼」への医療行為が可能になるのはどのような場合であろうか。張杲（宋代）の『医説』（一一八九年）の巻二「鍼蕳癒鬼」に載せられる、徐秋夫の説話が参考になる。

> 徐熙、字ハ秋夫（中略）嘗テ夜、鬼、呻吟ノ声有コトヲ聞ク。甚ダ凄苦ナリ。秋夫ガ曰ク、汝ハ是、鬼ナリ。何ノ須《モトム》ル所ゾト。答テ曰ク、我、姓ハ斛、名ハ斯。家ハ東陽ニ在リ。腰痛ヲ患ヒテ死ヌ。鬼ト為ルト雖モ、疼痛忍ブベカラズ。君ガ術ニ善キコトヲ聞キ、願ハクハ相救済セヨ、ト。秋夫ガ曰ク、汝ハ是、鬼ニシテ形無シ。云何《イカン》カ治ヲ厝《おか》ン。鬼ガ曰ク、君但ダ蕳ヲ縛シテ人ト為シ、孔穴ヲ索シテ之ヲ鍼セヨ。秋夫其ノ言ノ如ク、為ニ腰四処ヲ鍼ス。又、肩井三処ヲ鍼シ、祭ヲ設ケテ之ヲ埋ム。明日、一人来タリテ謝シテ曰ク、君ガ医療ヲ蒙リ、復タ為ニ祭ヲ設ク。病除カレテ饑解感恵、実ニ深シト。忽然トシテ見ヘズ。当代其ノ通霊ヲ称ス。長子道度、次子叔嚮、皆其ノ術ヲ精ス。（「巻二　鍼灸」）

名医として名高い徐秋夫が、ある夜、呻き声を上げて苦しむ鬼の声を聞いた。秋夫がどんな願いがあるのかと尋ねると、自分は腰痛を患って死んだ斛斯というもので、鬼となった後も、疼痛に耐えきれないでいる。秋夫の名声を聞いて治してもらいにきた、と答える。秋夫が、鬼には形がないから治療の仕様がないと言うと、鬼は、蒻（まこも。蓆《むしろ》を作るのに使うイネ科の植物）の藁で人形を作って、位置を定めて鍼を打てばよいと教える。そこで秋夫は言われたように人形を作り、腰痛に効く腰四処と肩井三処に鍼を打ち、その人形を祭った後で土に埋めた。翌日、一人の人物が来て、お陰で腰痛が治ってありがたく思っている由を告げて、姿を消したとある。

秋夫は「鬼」に対して「汝ハ是、鬼ニシテ形無シ。云何《イカン》カ治ヲ厝《（おか）》ン」と言う。身体を持たない存在だから、鍼を打つことができないというわけである。それで「鬼」は人形を作らせ、それを「鬼」の身体に見立てて鍼を打つように教え、それが効果を上げる。形を持たない「鬼」が人形を作ることによって分身としての身体を持ち、鍼を打つ対象を与えることができたのである。

この説話は日本の医師の間でも知られており、その治療の論理は一定の説得性を持っていたらしい。『医談抄』によると、平安末から鎌倉時代はじめに活動した宮廷医である和気定成は、後白河院の治療に際して、院の人形を作ってその人形に灸を行なっている。この方法をほかの宮廷医（丹波憲基）が批判したところ、定成はこの説話を引いて「陳状」（申し開きの文書）を出したという（巻上「上古鍼術験事」）。「鬼」の形代を作る話は、治療法の根拠として実際に使われたのだった。

「形」を持つ「鬼」

この説話で秋夫は、最初、鬼に対して「鬼ニシテ形無シ」と言って鍼を打つことを断っている。一節で挙げた例においても、「鬼」そのものではなく、鏡の世界の「鬼」を切ることによってしか「鬼」を退治できないのは、「鬼」が、形のない存在であるからこそであろう。しかし同時に、その鬼の形が、人形や鏡によってその居場所を特定した上で、いわば身体を仮置きして、その身体に働きかけることによって、「鬼」に対して作用を及ぼすことが可能になることもまた重要であろう。その原理は、秋夫が「鬼」の人形に鍼を打った場合と同じである。

「霊・心・身」を一元として捉える病因観が存在していた世界において、霊因である「鬼」の形が想定されることの意味を考えてみよう。

繰り返し述べたように、「霊・心・身」一元的な世界観においては、身体に働きかける治療行為は、霊的な存在に対しても有効であると考えられていた。しかし、前節で触れたように、貴族たちは必ずしもそう考えていなかった。「霊因」の病変、とくに「邪気」に対処する専門家は、僧侶などの宗教家であり、医家は主導的な治療者の位置を与えられていなかった。

そのなかで、形のない「鬼」に形代を作ることによって、医療行為がなされたという説話が、医家から着目され、利用されたことは興味深い。後代の「虫因」観に明瞭となる、病因に「形」を求める考え方の萌芽がここに認められるように思われる。

また、医療がその力を拡大していくためには、実在体ではない「鬼」の、病因としての説得性は弱まらざるをえず、より即物的に捉えられる病因を想定することが必要とされるだろう。このような前段階を経て、次に「鬼」の性格を持った「虫」が登場してくる。それが「尸《し》」である。

『諸病源候論』は、「虫」と関係する病因を二種類挙げている。ひとつは第3章で説明した「九虫」であり（巻之十八）、もう一つは巻之二十三に挙げられる「尸」である。「尸」は「虫」とどのように重なり、どのように異なるのか、まず、「尸」についての記述を見てみよう。

人身ノ内ニ自《おのづか》ラ三尸有リ。諸虫ト人ト倶ニ生ズ。シカルニ此ノ虫、血ヲ忌ミ悪ム。能ク鬼霊ト相ヒ通ジテ、常ニ外邪ヲ接引シテ、人ノ患害ヲ為ス。其ノ発作スルノ状《かた》チ、或ハ沈沈黙黙トシテ、的《よ》ク苦シム所ヲ知ラズ。

シカレドモ処トシテ悪シカラズトイフコト無シ。或ハ腹痛腸急ニシテ、或ハ磥《ライ》塊トシテ踊起シ、或ハ腰脊ニ攣引《れんいん》シ、或ハ精神雑錯シ、変状多端、其ノ病、大体略《ホヾ》同ジ。シカウシテ小異有リ。但一方ヲ以テ之ヲ治スル者ナリ。故ニ諸尸ト名ヅクナリ。（巻之二十三「尸病諸候　諸尸候」）

「尸」は、何らかの拍子に外から入ってくるものではなく、生まれたときから人身にあるものであり、「外邪を接引」して人体に害をなす。「腹痛腸急」のような身体疾患だけでなく、「沈沈黙黙」や「精神雑錯」をも起こすとされることは、「鬼」病と類似し、後の時代の「虫」病のあり方を思わせるものである。

『諸病源候論』は「諸尸候」について述べた後、「飛尸候」、「遁尸候」、「沈尸候」、「風尸候」、「尸注候」、「伏尸候」、「陰尸候」、「冷尸候」、「寒尸候」、「喪尸候」、「尸気候」と十一の項目を掲げて、それぞれの病症を説明している。

「尸」（本字は尸）という文字はもともと「しかばね」、「なきがら」の意味であり、尸は人が臥している状態の象形文字であるという（許慎〈後漢代〉の『説文解字』、前一〇〇年成立）。その命名の仕方から見ると、「尸」は死者の霊であるところの「鬼」に親近性を持つもので、「尸」による病は、「霊因」によるものと認識されていたことになる。

しかし、「尸」の説明を見ると、「三尸」は「此ノ虫」と言い換えられており、「虫」の一つとして理解されていたと解することができる。(11)

「諸尸」のうち、「陰尸候」と「遁尸候」をそれぞれ取り上げておこう。

陰尸ハ、体、虚シテ外邪ヲ受ケ、陰気ヲ搏《う》チニ由テ、陰気蘊積ス。初著ノ状、皮膚ノ内ニ起テ、卒ニ物有リ、状蝦蟇ニ似タリ。宿ヲ経テ身ノ内ノ尸虫ト相搏《あいとらえ》テ、杯ノ大サノ如シ。（『諸病源候論』巻之二十三「尸病諸候　陰尸候」）

遁尸ハ（中略）人ノ肌肉、血脈ノ間ニ在リ。若シ卒ニ犯触スル有ラバ、即チ発動シテ……（『諸病源候論』巻之二十三「尸病諸候　遁尸候」）

「陰尸」は、はじめ皮膚の中に生じて蝦蟇のような形となり、しばらくたつと元々体内にあった「尸虫」と「相《あい》搏《とらえ》」て「杯ノ大サ」になるとして、具体的な形が想定されている。また、「遁尸」も形状は書かれていないが、居場所が「肌肉、血脈ノ間」と明記されている。「尸」は「虫」と同様に、「実在体」としても観念されていたことがわかる。

『諸病源候論』を参照していると思われる『医説』は、より詳しく「尸」の形状と居場所とを記述する。

亦、尸虫有リ。此ノ物、人ト倶ニ生ズ。状、犬馬ノ尾ノ如ク、或ハ薄筋ノ如シ。脾ニ依リテ居ス。長サ三寸許リ。大ニ人ヲ害ス。（巻五「九虫ノ状」）

『医説』によると、「尸虫」の形状は犬や馬の尻尾のようなもの、あるいは細い筋状のもので、長さは三寸ほど、脾臓を住みかとする、とあり、明らかに、形と居場所を持つものとして認識されている。

ほかの「尸」についても、『医説』で、その居場所を記すものがある。たとえば「飛尸」について、『諸病源候論』では、「飛尸ハ発スレルコト由漸ナルコト無シ。忽然トシテ飛走ガ若キ急疾ニ至ル。（中略）其ノ状、心腹刺痛シ、気息喘急シテ、腸満シ、上テ心胸ニ衝クハ是ナリ」とあるのみで、その居場所を推測させる記述はないが、『医説』の記事は、「飛尸ハ、皮膚ニ遊走シテ、臓腑ヲ穿《うが》ツ。発スル毎ニ刺痛変作シ、常ニハ無シ」（巻四「尸疰」）と、皮膚をはい回り、ときに臓腑を穿ってさまざまに苦痛の発作を起こす何ものかであるとする。

『諸病源候論』でも居場所が明記される「遁尸」については、「遁尸ハ骨ニ付キテ肉ニ入リ、血脈ヲ攻鑿《こうさく》ス」と『医説』には記されている。『諸病源候論』の説明とは違って、「遁尸」は骨に付着していて、肉のなかに潜り込み、血管に穴を開ける何ものかとされる。他の「尸」の説明は省略するが、ここに掲げた「飛尸」と「遁尸」の説明からは、はっきりとその居場所が想定される、形を持つ存在として認識されていたことが見て取れる。

「三尸」をめぐって

『諸病源候論』に、「三尸」が「諸尸ノ候」の項目で書かれているように、「尸」は「三尸」と重ね合わせられて記述されることがあった。時代は下るが、たとえば蘆川桂洲の『病名彙解』（一六八六年刊）には、「尸」のなかの「遁尸」、「沈尸」、「飛尸」、「陰尸」を載せているが、「陰尸」、「遁尸」の説明のなかで、「尸」を「三尸虫」であるとしている。

「三尸」について、『医心方』では次のように記している。[12]

　又、人ノ身中ニ三尸有リ、三尸ノ物為ルモ、実ハ魂魄鬼神ノ属ナリ。人ヲシテ早ク死セシメント欲ス。此ノ尸、当ニ鬼ト作《な》ルヲ得ムトス。自ラ放縦游行シ人ヲ饗食シ祭醊ス。六甲窮日ニ到ル毎ニ、輒チ天ニ上リテ司命ニ白《もう》シ、人ノ罪過ヲ道《い》フ。過、大ナルハ人ノ紀ヲ奪ヒ、小ナルハ人ノ算ヲ奪フ。（巻二十六「去三尸方」）

人の身の中に三尸というものがいて、物の形をとっているが、実は「魂魄鬼神ノ属」で、人を早く死なそうとする。干支が一巡りするごとに天に昇り、司命（神）に奏上して人の罪過を報告する。罪過が大きければ紀（一年）、小さければ算（一日）の寿命を奪う。

悪い行ないをすると人間は寿命が縮む、その悪事の報告を神にするのが「三尸」である。ここで、人間の寿命は、身体的な病因によるのではなく、その行ないの倫理性により決まると考えられている。「三尸」は神と通じ、人間の倫理性によって寿命を左右する存在である。また、「実ハ魂魄鬼神ノ属ナリ」とあることにも注意したい。「三尸」は「魂魄鬼神」の類の、「霊因」として病をもたらすものなのである。

『医心方』では、『大清経』によるとして、次のようにも記されている。

大清経曰ク、三尸、其ノ形、頗ル人ニ似テ、長サ三寸許。上尸、名ハ彭倨、黒色、頭ニ居リ、人ヲシテ車馬衣服ヲ好マシム。中尸、名ハ彭質、青色、背ニ居リ、人ヲシテ五味ヲ食スルコトヲ好マシム。下尸、名ハ彭矯、白色、腹ニ居リ、人ヲシテ好色淫逸タラシム。（巻二十六「去三尸方」）

この説によると、「三尸」は、ともに三寸ばかりの大きさの人間に似た形状をしており、それぞれ黒色、青色、白色で、人の頭、背、腹を居所としている。

「三尸」の形状は、先に掲げた「尸虫」のそれとは違って人間に近いもので、「虫」というより「鬼」類に属すると言ってよい。形状に加えて、「三尸」は、物欲や食欲、そして情欲を昂進させることで人間に害をなすとも述べられている。平安時代から長く続いていく庚申信仰の中で、「三尸」は、庚申の夜に、人々の悪事を天帝に奏上するものとして認識されていた[13]。

このような「三尸」観は、庚申信仰の広がりの中で、長く受け継がれていった。著者不詳のままさまざまなヴァリエーションを持つ写本が各地に残る『庚申縁起』[14]の中の一本、たとえば、富山県梅昌寺蔵本（成立年不詳、漢文）の一節を引用しよう。

庚申縁起中ニ曰ク、人生ルル時、三戸（「尸」の誤か）ヲ伴フ。凡ソ人ノ腹中ニ九億虫有リ。三戸ヲ以テ大将ト為ス。大陵（「清」の誤か）経曰く、上戸彭候子ト云フ。人ノ頭上ニ有リ。名聞ヲ好ム。黒色ニシテ青ク、形、人手ノ如シ。庚申ノ夜、人眠ル時、青鬼ト為ル。人命、糸ヲ以テ、繰リ出シテ人ヲ殺スナリ。中戸、彭嬌子ト云フ、人ノ腹中ニ在リ。酒肉ヲ好ム。色青ク、形、人ノ足ノ如シ。庚申ノ夜、馬ノ如キ鬼ト為ル。人ノ気力ヲ弱メ、物忘レノ後、頓死セシム。禱薬及バザルナリ。下戸、命児子ト云フ。人ノ足中ニ在リ。婬色ヲ好ム。人

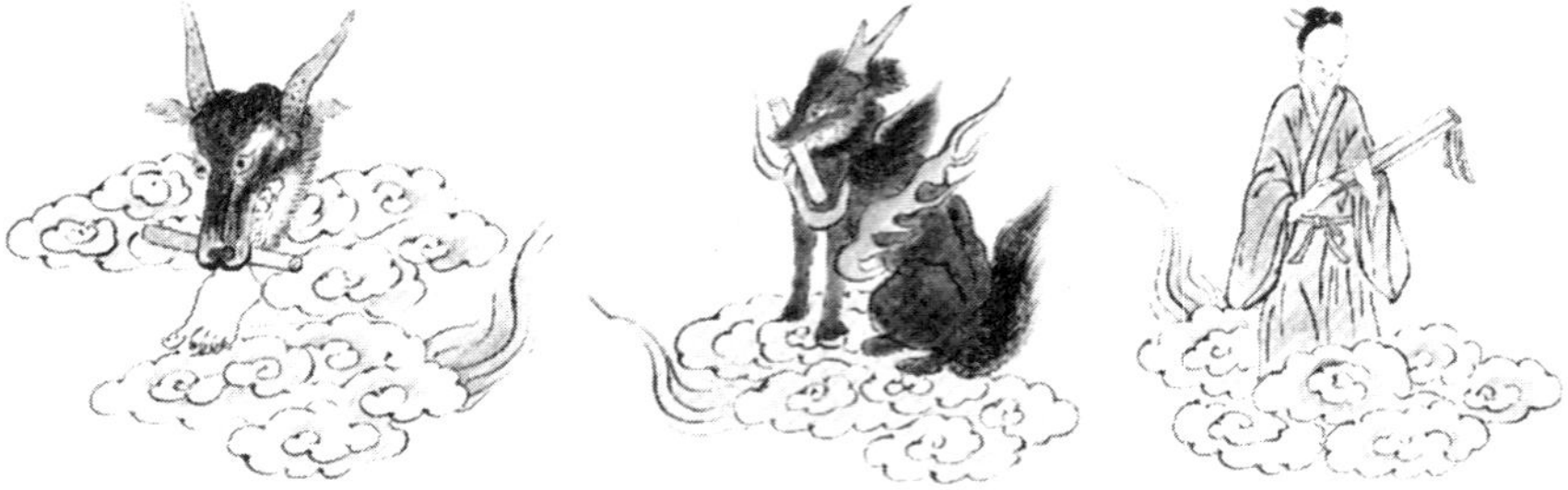

図7－1　三尸の図。右側から上尸，中尸，下尸。窪徳忠氏が紹介する同氏蔵『守庚申経』。
［『窪徳忠著作集２　新訂庚申信仰の研究　日中宗教文化交渉史　下』第一書房，1996］

ノ眠ル時、男女ノ婬根ヲ捜シテ婬乱ヲ起コス。色白クシテ鶏ノ如シ。庚申ノ夜、白鬼ト成ル。人寿ヲ亡スナリ。

この資料では、「三尸」は人の体内にある「九億虫」の「大将」とされ、「虫」の一種である。また、人の体内に住処を持つとされるから、「虫」のような小さなものとして想定されているのであろう。しかし、その形は自然界の「虫」のようではない奇怪な形で、庚申の夜に「鬼」に変わるという。「三尸」は「虫」と「鬼」の両方の性格を持つのである。

『庚申縁起』類の写本群が指し示す「三尸」の名前や形態にも、多くの異なりがあるが、「虫」とはされるものの、「三尸」の姿形は、「尸虫」の「虫」的な姿形とは異なるものと考えられていた。[15]「三尸」は、「上尸」「中尸」「下尸」の総称で、それぞれ「彭倨」「彭質」「彭矯」と呼ばれることが多い。その姿形も小異があるが、『医心方』、『(守) 庚申経』、『庚申縁起』諸本、また南北朝期のものかとされる高野山大明王院蔵の『星《ほし》供《く》曼荼羅《まんだら》』[16]などに示されている基本的な形は、「上尸」は道服を着た男性の姿、「中尸」は獅子に似た姿、「下尸」は牛の頭の下から人の足が一本生え出た姿である。『星供曼荼羅』の図絵（注16に示した『MUSEUM』四八四号の口絵に写真版による紹介がある）では、「上尸」は髪を巻き上げに結った童子の姿、「中尸」は牛の頭で口から一本足が出た姿、「下尸」は獅子に似た姿に描かれている。ここでは窪徳忠氏が紹介する同氏所蔵の『守庚申経』の図像を挙げておく【図7－1】。

また、「上尸」は人に美服への欲望、「中尸」は美食への欲望、「下尸」は情欲をかきたてるなどとされる。欲望を昂進させるという「三尸」の性格も、また「鬼」的なものである。

こうした「三尸」を含む「尸虫」は、「虫」でありながら「鬼」と称されることもある、いわば「鬼」との境界線上にある「虫」である。ついで、「三尸」とも重なりを持ち、まさに「鬼」と「虫」の両方の性格を持つものが病因となって引き起こすとされた一つの疾病を取り上げることにしよう。

三　「伝尸鬼」と「伝尸虫」

「伝尸病」という病

「鬼」とも「虫」ともされる病因が引き起こすとされた病に、第5章でも触れた「伝尸病」(17)（「伝屍病」とも書く）があった。日中の文献に多くその記載を持ち、「死病」と恐れられた病である。鎌倉中後期の宮廷医、惟宗具俊が撰述した医事説話集『医談抄』の説話を引こう。

伝屍病ハ、鬼ノ住スル病ナリ。タダノ病ダニモ療ジ難キニ、鬼霊ノ領ジタランハ、霊通ナラデハ去ベキニアラズ。（中略）鰻藜魚ト云魚コソ、コノ病ニ極タル良薬ナレ。ウナギニ似テ、腹大ニシテ聊《（いささか）》腹赤シ。太平広記云、倀村ニ漁人アリ。妻痩疾ヲヱタリ。アマタウツリテ、死ケレバ無益ニ思テ、此妻ヲ棺ニ入テ、釘ヲウチテ、海ニウカメテ流シヤル。金山ト云所ヘナガレヨリタレバ、ソノ所ノ漁人アヤシト思テ、開テミレバ、ヤセタル病女也。アハレミテトリ出シテ、漁舎ニヲキタレバ、此魚ヲホクミユレバ食シケリ。久シテ病イヱヌ。漁人ノ妻トゾナリニケル。コノ魚、本草ニハ虫ヲ殺スモノトミヱタリ。（中略）此病ハ、毒虫ノ、腹ノ

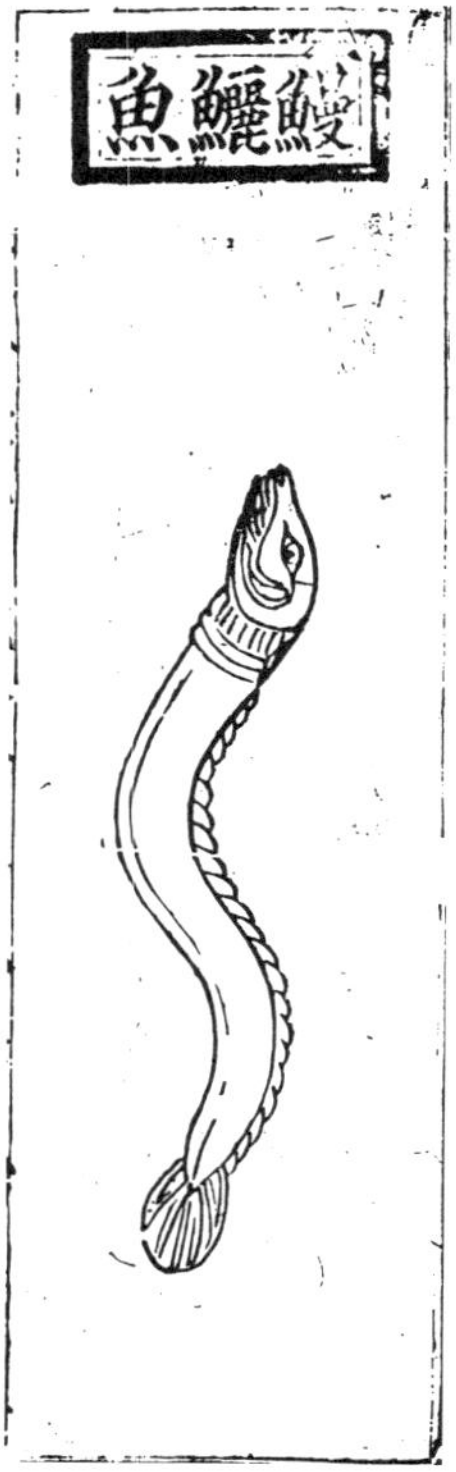

図7-2 唐慎微の『証類本草』（1082）に載る鰻鱺魚の図。［宮内庁書陵部蔵，巻二十一］

中ヲハムト見タレバ、虫ヲコロス療治ニテ用ルナルベシ。（『医談抄』巻下「伝屍傴病不可治事」）

「伝屍病」は「鬼ノ住スル病」、すなわち「鬼霊ノ領」ずる難病で、「鰻藜魚」（「鰻鱺魚」と表記されることもある）という魚がその良薬になるという概説がされた後、中国の類書である『太平広記』から説話が引用されている。ある漁民の妻がこの病にかかったので、生きながら棺に入れて流された。流れ着いた所の漁民が、やせ細ったこの女を見つけ、憐れんで養ってやった。漁村のことなので、鰻藜魚をたくさん食べているうちに治ってしまい、女はこの漁民の妻となった、という話である。

「伝屍（尸）病」は、「痩せ病」とも呼ばれ、伝染性を持つ死病であった。『医談抄』の説話にある、罹患した女性が呈した症状は、まさにそれであった。その病気は、鰻鱺魚という鰻に似た魚を食べることによって、癒えたという。唐慎微（宋代）の『証類本草』（一〇八二年）には鰻鱺魚の絵が載っている【図7-2】が、鰻を獰猛にしたような魚である。この魚には「虫」を殺す効能があり、焼く煙は蚊をいぶし殺すので、蚊除けや紙魚《しみ》除けに用いられるという。「伝屍病」が治癒したのは、鰻鱺魚の持つ駆虫薬としての効能によってであった。

「此病ハ、毒虫ノ、腹ノ中ヲハム」とあって、「伝尸病」の病因たる「伝尸」は「虫」と認識されていた。だからこそ、鰻鱺魚によって体内から駆除されたのである。ただし冒頭に、「伝屍病ハ、鬼ノ住スル病ナリ」とあって、

「鬼」が人を占拠することで引き起こされる病気とする認識も同時に働いている。出典との関係、また編者である惟宗具俊が医家であったという関係上、本説話においての「伝尸」は「虫」としての属性がやや強いけれども、前節で「尸」について触れた通り、多くの場合に「尸」という漢字が宛てられるのも、それが「鬼」の属性を持つ存在であることを示している。

この説話は他書にも多く引用されており、たとえば、『医談抄』が拠っている『太平広記』（李昉〈宋代〉ほか、九七八年）の巻二十二「漁人妻」のほか、『医説』の「鰻治労疾」（巻四・労瘵）、先に図を挙げた『証類本草』の「鰻鱺魚」（巻二十一・虫魚部中品）、それに鎌倉後期の惟宗時俊《ときとし》撰の医学入門書『医家千字文註』（一二九三年成立、天保年間刊）、ずっと後には李時珍（明代）の本草書『本草綱目』（一五七八年成立）「鰻鱺魚」（巻四四・鱗之四）にも載せられていて、この説話が「伝尸病」を語る際の格好の話題であったことを示している。

日本での「伝尸病」

『医談抄』に載せられているのは、中国の医事説話の翻訳であるが、「伝尸病」は日本でも周知の、実際に恐れられた病であった。

中山忠親の日記『山槐記』（一一五一―九四年記）の、安元元年（一一七五）八月十日条には、関白藤原基房室の病気治癒に招かれた石屋上人という聖についての説明の中で「石屋上人（中略）近年蜂起ノ転申病加護ノ法師ナリ」という記事が載っている。「転申病」が、「伝尸病」のことだとすると、平安後期の「伝尸病」に関わるじつに珍しい記事ということになる。

この僧侶が具体的にどのような方法で「転申病」を治したのかはわからないが、「転申病」が流行したというちょうどこの時期に、仏教の世界で作られた、「伝尸病」と関わる典籍がいくつか現存している。

『青色大金剛薬叉辟鬼魔法』（翻刻は『大正新修大蔵経』所収、青蓮院門跡吉水蔵）、『伝屍病口伝』、『青色金剛薬叉

明王法』(青蓮院門跡吉水蔵)、『名古屋市真福寺旧蔵逸名医書』(京都大学富士川文庫蔵)などが挙げられるが、これらの典籍の奥書《おくがき》が示す口伝の成立時期は承安三年(一一七三)から翌四年にかけてである。この二年間に、これらの資料が伝授されたり書写されたりしたことは、そのような必要に迫られていた、つまり「伝尸病」の流行があった可能性が高いであろう。『山槐記』に載る「転申病」は、「伝尸病」の訛伝であり、安元元年(承安五年にあたる)頃に「伝尸病」の流行があり、その療治が求められたことを背景に、石屋上人という僧侶が活動したり、これらの典籍が作られたとすれば、つじつまが合うことになるだろう。

これらの典籍のほかに、醍醐寺蔵聖教《しょうぎょう》(修法の方法などを記したもの)『青色金剛』がある。奥書によると貞和三年(一三四七)に権律師祐盛が新《いま》熊野で書写した本で、嘉元四年(一三〇三)、康永二年(一三四三)書写の本《もと》奥書《おくがき》(写本の親本にすでにあった奥書)がある。そのうち康永二年の奥書が興味深いので、ここに掲げておく(原漢文)。

> 康永二年癸未三月七日、天王寺寿福院ニ於イテ之ヲ書写ス。(中略)先師覚円阿闍梨、再治スル也。抑《そもそも》、先師在世ノ時、当院家ニ於イテ、多ク転屍ヲ患ヒ、他界ス。先師入滅ノ後、止住無シ。仍テ某、止住スル也。引クニ今ノ次第(覚円の再治の次第書を指す)ヲ以テシ、之ヲ修ス。其ノ後、更ニ病無シテヘリ。此ノ法ノ効験ヲ知ル也。其ノ後、他人ノ為、之ヲ祈行シ効験有リト云々。文海仰信ノ余リ、利生ノ為ニ此ノ法ヲ弘通セント欲ス。仍テ伝授シ奉リ畢ヌ。金剛仏子文海、生五十一。

天王寺(四天王寺)寿福院で文海なる僧侶によって写されたこの資料には、覚円なる僧が「伝尸病」を治したこと、しかし覚円在世の時に「転屍(伝尸)病」が流行し、寿福院で多くの人が死に、覚円入滅後は無住となっていたが、文海が止住することとなり、覚円の修法を修したところ、以後病む者がいなくなったことなどを記す。

後に触れるように、「伝尸病」に対してはさまざまな対処の仕方が考えられ、また実践された。この典籍は、青色金剛大明王と四大夜叉を本尊とする密教の次第書で、その法は純粋な密教の修法となっているが、この後に挙げる典籍の多くは、灸を中心とする医学的な治療と、密教的な呪術を併用している。

「伝尸鬼」と「三尸」

「伝尸病」の病症や治療法について、鎌倉末期頃の写本と思われる武田科学振興財団杏雨書屋蔵『伝屍病肝心鈔』(著者不詳、漢文[18]) にその詳しい記載があるので次にそれを引くこととしよう。

> 此病ハ、始メ一人患ルノ時、人ニ伝ヘズ。病者逝去時ニ万人ニ移ツル。器ノ破ルルノ時ニ、其ノ水諸方ニ散ズルガ如キナリト云々。又或ハ時々絶入ナリ〔クッチ[19]ノゴトシ〕。失意狂乱者是ノ如キカト云云。又、死期ニ足漸ク腫ルト云々。或ハ又、物食ハント思ヘドモ物ノ食ハレズ。又、ネブラレテ、ネムトスレバネブラレズ。身心熱悩ニシテ漸々ニ乾瘦《カレヤス》ト云々。又、此ノ病、風熱従リ発ルト云々。已下、穴太抄ニ之無シ。他本ヲ以テ之ヲ入ル。先ヅ身弱ク畏怖多ク、心ロ驚《サハ》ギ、脇ノ下踊リ、手足ノ裏熱ス。顔《ヲモテ》時々赤《アカ》シ。初ハ療ニ随ヒテ治スルガ如クナレドモ、而後発リテ唾ヲ吐クヲ好ム。又、夢想常ニ多シト云云。(『伝屍病肝心鈔』冒頭、章段名を欠くがもとは「病相」かと思われる)

「伝尸病」は現在の肺結核に当たるとされることが多く、この資料でも「身心熱悩ニシテ漸々ニ乾瘦《カレヤス》」とあるように、肺結核と重なる症状を含んでいる。しかしながら、「伝尸病」は、「失意狂乱」、「身弱ク畏怖多ク、心ロ驚《サハ》ギ」のような精神症状をも含んでおり、現在の肺結核と同一ではない。この病は「労」、「労瘵」に繋がっていくが、第5章で詳しく述べたように「伝尸」も「労」も、肺結核と精神症状を含む広範な疾病概念であった。「労」、「癆」についても述べたのと同様に、結核とイコールとはできないのである。なお、引用の冒頭にあるように、病者が亡くなったとき万人に移るとあり、その伝染性が認識されていた。

先に、「伝尸病」は「鬼」の属性を持った「虫」が引き起こすと読み取れる説話を引いたが、この資料で「伝尸病」は何によって引き起こされ、どのような手段によって治癒できると言っているのか、「治病事」と題された章段の一節を、「伝尸病」に関わる他の資料と合わせながら読んでいくこととしよう。

或人ノ相伝シテ云ク、此ノ伝屍病鬼、病付テ久シク成リヌレバ、治方及バザル故ニ、儀軌云ク、四十九日ヲ過ギテハ、治シ難シト云々。此鬼、屍体《骸歟》鬼ト名ヅク。亦ハ魔鶏室陀鬼ト名ヅク。或人ノ云ク、是兜醯羅鬼ノ流類也。或人ノ云ク、猫《メウ》鬼ノ流類也。（『伝屍病肝心鈔』「治病事」）

伝尸病を引き起こすものは「伝屍病鬼」なる「鬼」で、それは「屍体（原本では「骸歟」と傍書がある）鬼」もしくは「魔鶏室陀鬼」とも呼ばれ、また「兜醯羅鬼」や「猫《メウ》鬼」の「流類」であるとある。岡山県金山寺蔵『伝死病種事』（作者不詳、成立年不詳、岡山県立博物館寄託）及び光宗の『渓嵐拾葉集』（一三一一—四七年成立）では、同様の記事を引いた上で、これらの鬼の具体的な姿態を記す箇所がある。両者の記述は重なるので、ここでは『伝死病種事』によってそれを引いてみる。

一、伝死病鬼、頭頸鳥、身人䯘也。右手ニハ刀ヲ以テ人ノ口ヲ切リ、左手ニハ尊勝陀羅尼ヲ持ツ。病相十三種（中略）。二、屍骸鬼、頭ハ女形、髪長、身ハ人骨也。右手ニハ針ヲ以テ人口ヲヌウ也。左手ヲ以テ病者ノ頭ヲ打也（中略）。三、天魔羅醯室陀鬼、頭ハ鶏、手指二足、左右ノ手槌ヲ持ツ。腰虎皮著付。無道ニ瞋恚悪心等ヲ起コス也（中略）。四、兜醯羅鬼、頭ハ僧、腰下蛇。左手千手陀羅尼ヲ持チ、右手病者ノ頭ヲ打ツ。此病付始ニハ、非時ニ道心ヲ発ス、或ハ咳ヲ昧（中略）。五、猫鬼、頭ハ猫、身ハ人。赤衣ヲ著タリ。左手ニ百光遍照王ヲ持チ、右手ニハ病者ノ胸ヲ打ツ。

用字を含め、五種の鬼の記述には、『伝屍病肝心鈔』との若干のずれが見られるが、基本的には『伝屍病肝心鈔』に名の出る鬼の説明であると捉えてよかろう。この資料では、それぞれの鬼の姿態を具体的に叙述しており、図像

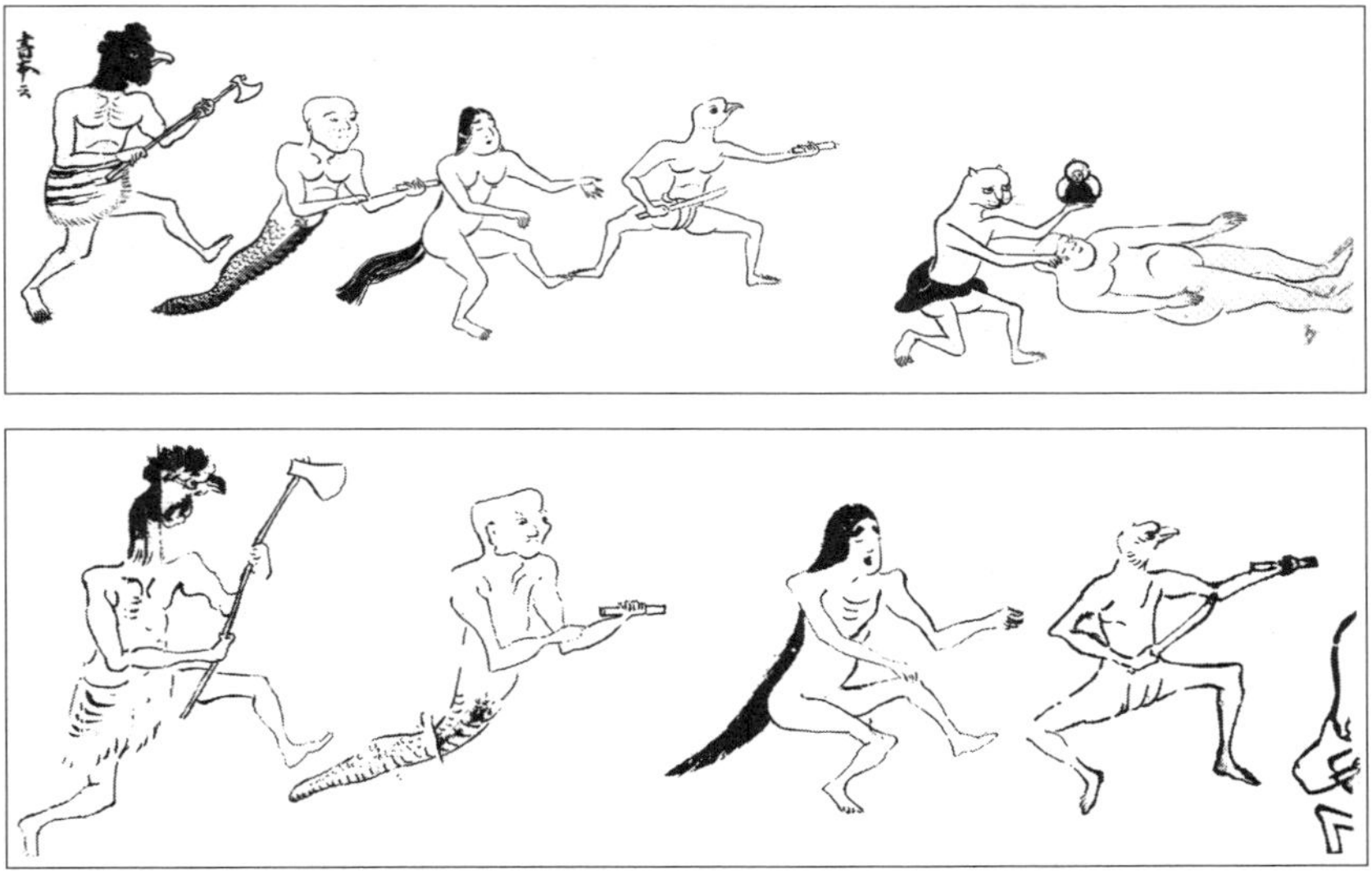

図7-3　「伝尸鬼」の図。上：岡山市金山寺蔵『伝死病種事』。下：名古屋市真福寺蔵『伝死病種事』断簡。

も掲載している。同様の図は名古屋市真福寺に蔵される断簡にも描かれているので、に合わせて掲載しておく【図7-3】。

また、病症を、それぞれの鬼の具体的な行動のあり方に帰していることも注目される。たとえば、二番目の「屍骸鬼」は左手で病者の頭を打つとあるが、これによって患者は頭痛に苦しむのであろうし、三番目の「天魔羅醯室陀鬼」が手槌を持っているのも、それで叩くことによって患者に痛みを与えるのであろう。[20]

「伝屍病鬼」の出自や退治法について、『伝屍病肝心鈔』は次のような説話を載せている。

> 又云ク、此鬼九万ノ眷属《けんぞく》有リ。塞《寒カ》山ト云山ニ住シテ、日々ニ人ノ精気並ニ血肉ヲ飡ラフ。阿梨多夜叉ト名ヅク。此ノ鬼、彼山ニ於テ曠野《こうや》ニ趣ク時、阿多婆狗大神〔鬼神也〕、来テ之ヲ降伏シ、汝ヂ人ノ血肉ヲ飡《くらふ》、我ハ汝ガ血肉ヲ喰《くら》フト云。時ニ悶絶躃地シテ□《虫損》ヨリ血ヲ出シ、而モ云ク、今日ヨリ已後、長ク血肉ヲ食ジ。願ハ、我ヲ食コト勿レト云々。此大神ハ、過去ノ空王仏ノ時ノ長者

ナリ。其ノ仏ノ末法飢渇シテ人多死ス。之ヲ哀テ、妻子ヲ捨テ、諸ノ食ヲ荷テ衆生ニ施ス。此ノ功徳ニ依リ、諸ノ鬼神ヲ摂領《リヤウ》スルノ威徳ヲ得ト云々。（『伝屍病肝心鈔』冒頭部、もとは「病相」か）

人の精気、血肉を食らう「阿梨多夜叉」という「鬼」が、「阿多婆狗大神」という「鬼神」に降伏《ごうぶく》されて、これからは人の血肉を食わないから、自分を食わないでくれと懇願する。「阿多婆狗大神」は過去の空王仏の時の長者であって、前世の功徳により「諸ノ鬼神ヲ摂領スルノ威徳ヲ得」たという。『渓嵐拾葉集』を参照すると、「阿多婆狗大神」は三尸から人々を守る青面金剛《しょうめんこんごう》であり、「阿梨多夜叉」がすなわち「伝屍病鬼」であるという。このような説話に根拠をおき、青面金剛を祀る呪術によって「伝尸」は退けられる。

しかし、この資料で多くの文面が割かれるのは、「灸」でこれらの「鬼」が退治されるとして、次のように九種の灸穴を指示する箇所である。

猶ヲ重ク成テ差《イエ》ザレバ、灸治セヨ。先ヅ彭矯《ハウケウ》穴ヲ灸セヨ。彭矯穴ハ、左右内ノ踝下《ツブシタノ》ソバニヨリテ指出タル骨ノ下ノ灸也。是ヲ彭矯穴ト云也。病軽キ時ハ、灸ハ此ノ彭矯穴ヲ灸《（やけ）》バ、伝屍病滅スル也。（中略）猶、重ク成テ、差《（いえ）》ザレバ、九処ヲ灸《（や）》ク。九処ト云ハ、（「一ニハ」脱か）頂十字ノ中、二ニハ風門穴、三ニハ醍鏡上下……、（『伝屍病肝心鈔』「治病事」）

後略したが、この後も灸穴の説明が続いていく。基本的には仏典としてよいこの資料に、灸穴の指示があることは大変興味深い。ここで一つ注意しておきたいのは、先ず灸すべしとされる「彭矯穴」なる灸穴の名称である。前節で述べたように、「彭矯」は「三尸」の一つの名である。この名に示唆されるように、「伝尸」と「三尸」は深い関係を持ち、時として混交・習合していた。

『伝屍病肝心鈔』はじめ、「伝尸」に関わる諸資料は、「伝尸」についての記述と、「三尸」についての記述を併せ持つ。また、たとえば『園城寺伝記』（著者不詳、一三四三年以降成立）の以下の記事は、「伝尸病」を「三尸」と星宿に関わらせている点で興味深い。

六月八日庚申ノ夜、本命星、当年星、文殊観音之ヲ念ズベシ。念ズンバ、三尸、一族中残《ノコ》ツテ尽《（ことごと）》ク死ス〔七十五日病ム也〕。或イハ山沢《タク》ニ棄《ステ》、或イハ江河ニ棄テテ葬《サウ》スルトキハ則チ弥《イヨイヨ》増長ス。（巻三「璇璣事」）

ここでは「三尸」とあるが、一族が尽く滅ぶとか、山や河に死体を遺棄した場合には広まるとあるのは、まさに「伝尸病」の様態を言う。ここで「本命星、当年星」[21]に祈れとことさらに星宿が持ち出されるのは、二節で記したような、「三尸」が庚申の夜に人の身から離れ、天空に昇って天帝に人の罪を奏上するという信仰によるのだろう。「三尸」が、「鬼」とも「虫」ともされることは前節に記したが、「伝尸」もまた「鬼」とも「虫」ともされることは、本節の最初に引いた『医談抄』の記事にも見えた。一方、医学の世界においては、「伝尸」は多く「虫」とされた。中国のものではあるが、王懐陰ほかの『太平聖恵方』（九八二―九二年）に、「伝尸労瘦」の治療法としての「天霊蓋散方」を記す箇所があるので引いておこう。

伝尸労瘦ヲ治スニハ、年月ノ深浅ヲ問ハズ、宜シク天霊蓋散方ヲ服スベシ。（中略）或イハ白虫ノ髪ノ如クヲ吐キ出デ、或イハ赤虫ヲ吐キ出ヅ。若シ赤虫ヲ吐キ出デ、鬼ノ哭クヲ夢見バ、則チ是差《（い）》ユナリ。（巻三十一「治伝屍羸捜諸方」）

「天霊蓋散方」を服用すると「赤虫」か「白虫」――それは「伝尸病」の病因となる「虫」である[22]――を吐出するが、「赤虫」の方を吐出し、「鬼」が哭く夢を見れば治るというのである。「伝尸」は「虫」であるから、それは薬という医術の手段で退治できる。しかしながら、「鬼」が哭く夢を見れば治るというのは、その「虫」が夢の中では「鬼」としての霊性をも具えており、「夢」という異世界に現れてメッセージを発信するのだろう。「赤虫」や

「白虫」は、「形ある鬼」とも言える。

『伝屍病肝心鈔』が仏典であり、「伝尸病」を引き起こすものを「鬼」としつつも、灸という医術により退治される「虫」的な存在であったのと合わせ鏡のように、この医書では医術により退治可能な伝尸「虫」が、霊的な性格――「鬼」的なもの――をも兼ね備えているのである。しかし、その本質はあくまで「虫」なのだから、薬という手段によって退治できる。「霊・心・身一元観」的な病症観においては、医術においても仏教においても、「霊因」性の病に対して、ともに対処を取ることができ、その方法も重なっていた。

「伝尸鬼」退治の原理

『伝屍病肝心鈔』など、「伝尸」を「鬼」とする典籍の中で、なぜ灸という医術的手段により、形を持たないはずの「鬼」が退治できるとするのか。

前節に引いた、腰痛に苦しむ鬼が徐秋夫に救いを求めた『医説』の説話では、蒭で人形を作ることにより、仮の形を作り、それに秋夫が鍼をするという方法が採られていた。灸という身体への施術の対象となるためには、「鬼」は仮の身体を得ていなくてはならない。この説話は「鬼」を治療した話であるが、「鬼」を退治する場合もその点においては同様であろう。中国南宋代の医書『普済本事方』（許叔微、一一三二年）に原拠を持ち、同じく宋代の『医説』巻四「伝労」に載る説話でその方法が示されている。それを要約しておこう。

北宋末期、徽宗の宣和年間に、天慶観という道教寺院のある道士が「考召」（降霊調伏の術か）という方術をよくした。ある時、ひとりの女性の家のものが、「鬼」の祟りで病気になっているので助けてほしいと訴える手紙をよこした。そこで道士が「考召」の術を行なうと、すぐに「鬼」が現れて、これは自分の仕業ではない、患者の生命力の衰えに乗じた、別の「鬼」の仕業である。その「鬼」はいま肺に入り込んで「虫」に変身して（「患人ノ肺ニ在リテ虫ト為ル」）、肺を蚕食している。だから吐血したり、声が涸れたりするのだ、と言う。道士が託霊している病人の体を鞭打って、この「虫」は何を怖がるのか、それを教えよ、と拷訊する。「鬼」は、長く無言のままでいる。もう一度詰問すると、しばらくして「鬼」は、たしかに怖がるものがある、獺《かわうそ》の爪の屑を恐れるから、それを粉末にして酒と一緒に飲ませればよい、そうしたら去るだろう、と答える。その通りにすると果たして患者は回復した。

「鬼」の祟りである「鬼病」への対処は、加持祈禱などの方術によること、「鬼」は人間に似た知恵を持つ意思体であること、「鬼」は患者の身体内部で「虫」に変身する場合があること、「虫」に変身した「鬼」に薬が有効であること、そうした認識があったことを示している。

中国の医書は早くより日本に招来され、これらの話は日本の医家の間でも知られていた可能性が高いが、わが国の医書でも「鬼」が「虫」に変化するという事例を見い出すことができる。

梶原性全の『万安方』（一三一五年成立か）は、「虚労門　下」のなかで、「伝尸」を「虫」として次のように説明する。「九虫」のうちの「蛔虫」「寸白」「胃虫」を除く「六虫」は、六世代の変換を遂げながら諸種の病因となる。「六虫」および六段階の「虫」の変身と「伝尸」の関係については、『万安方』のような理解のほかにも、さまざまな異説があり、複雑であるが、ここでは『万安方』における「六虫」の変身について説明する。「六虫」の第一世代は二虫ずつに分けられ、次のように居場所と形態が説明される。まずはじめの二虫は「人身中」にいて、その形は「嬰児ノ如シ」である。次の二虫は「蔵府」（臓腑）にいて「鬼ノ如シ」である。そして残りの二虫はやはり「蔵府」中にいて、「蝦蟇《カヘル》ノ如シ」である【図7－4】。これが世代ごとにそれぞれ形を変え、病害をもたらすことになる。第一世代では「初労病」、第二世代では「覚労病」、そして第三世代で「伝尸労病」である（第四世代以降は特に病名は記されない）。第二世代以降では人間型、鬼型の形を取ることはなく、鼠に似た二虫を除いてはすべて虫（蛇、亀を含む）型である。ここでは第三の世代の絵を載せておこう【図7－5】。はじめの二虫について四種の絵が載るのは、見え方、ないしは細かな形に差異が生じることがあるということだろう。同様の絵は、『玉堂宗旨

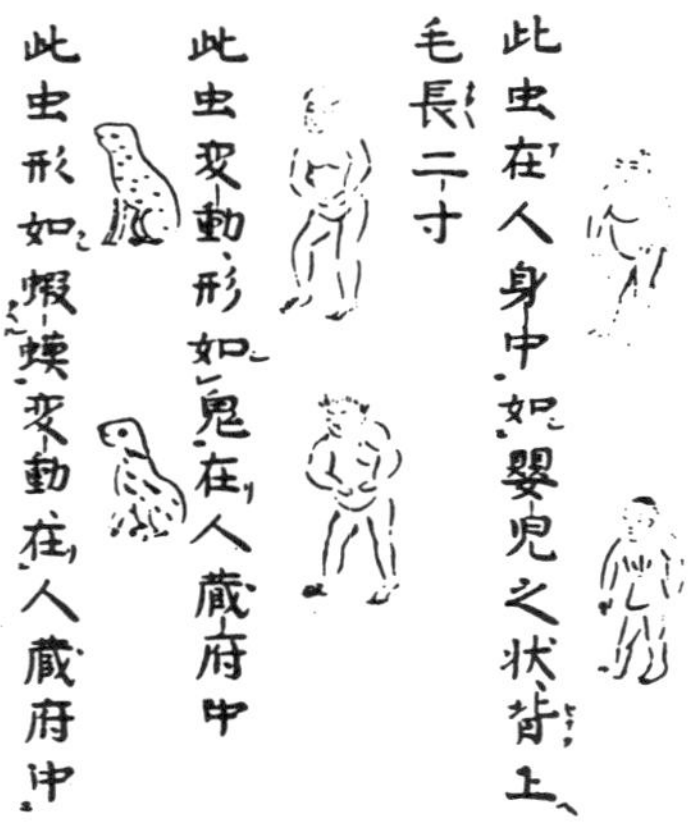
此虫在人身中如嬰児之状背上
毛長二寸
此虫変動形如鬼在人蔵府中
此虫形如蝦蟆変動在人蔵府中

図7－4　梶原性全の『万安方』（1315か）に載る，第一段階の六虫の図。［国立公文書館本，科学書院刊の影印による，1986］

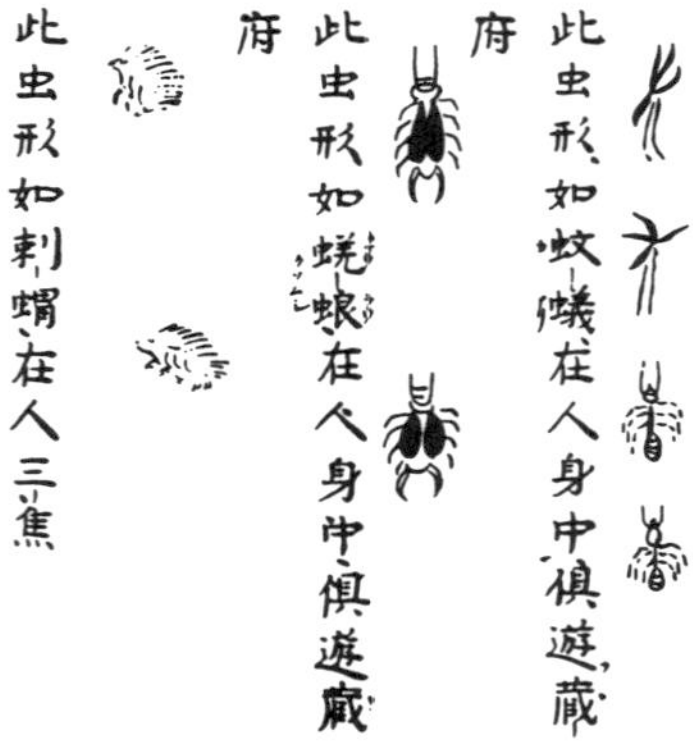
此虫形如蚊蟻在人身中倶遊蔵
府
此虫形如蜣蜋在人身中倶遊蔵
府
此虫形如刺蝟在人三焦

図7－5　『万安方』に載る，「伝尸労病」を起こす第三の段階に変化した，六種八体の六虫の図。［国立公文書館本，科学書院刊の影印による，1986］

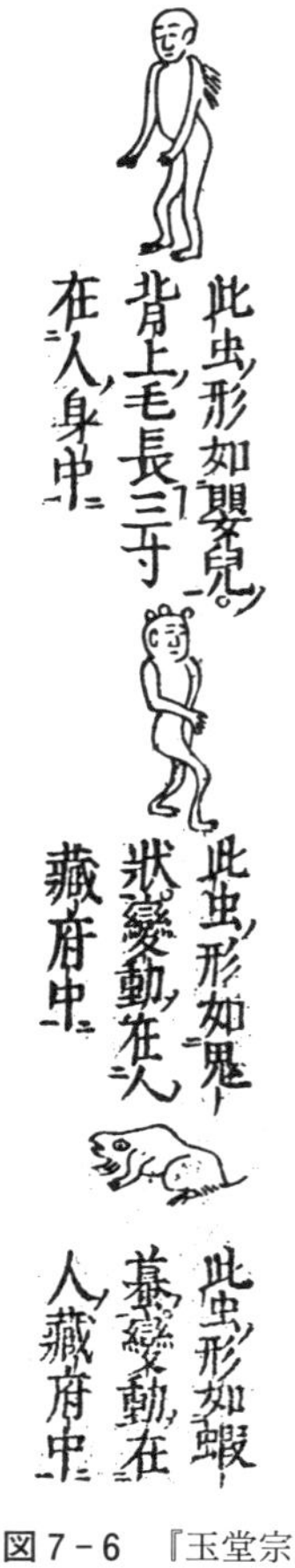
此虫形如嬰児
背上毛長三寸
在人身中
此虫形如鬼
状変動在人
蔵府中
此虫形如蝦
蟇変動在
人蔵府中

図7－6　『玉堂宗旨治伝屍労虫総法』（成立年不詳）に載る第一段階の六虫の図。本来は六匹の虫が書かれていないとならないが，よく似た二虫を一図にしてしまっている。［盛文堂刊の影印による，1984］

治伝屍労虫総法』[23]にも載る。本来は各世代につき六虫ずつを載せるべきだと思われるが、この資料ではよく似た二虫を一図にまとめてしまっている。その第一世代の図を載せる【図7－6】（図7－4では、人型、鬼型の虫の図像がやや不鮮明なので、参照してほしい）。時代は下るが、江戸期の『諸虫針治論』（著者不詳、江戸前期か）にもやはり「伝尸病虫」の絵が載り、その形態はもはや「鬼」ではなく、完全な「虫」型と見える。その形は、ありふれた「虫」の形ではなく、「異虫」の姿だが、「伝尸病ノ虫、煩時、肺経ヲメグリテ、ヤ、モスレバ膻中ヘノボル。形悴《カシゲ》テ身ニ液ナシ。或時ハ熱シ有時ハ冷ル。ケンペキ、百会、中脘ヲ本ニ立ル也」【図7-7】と注記され、具体的な形態・習性が示された上で、針を立てる場所が示される。灸や薬のほか、「虫」とされる「伝尸」は、鍼によっても治療できるという事例である。

「尸」の持つ意味

時代が下ると、医師たちのなかに病の「霊因」性を否定する者が出てくることは、第1章に述べた通りである。しかし、本章で引いた事例では、いまだ「霊因」は肯定されつつ、医術による治療法が主張されている。「霊・心・身一元観」の病因観においては、薬や灸のような手段も「霊因」(「鬼」)に対して有効と考えられたことは、「鬼」も薬によって退治されたという本章冒頭の『千金要方』の説話でも明らかである。しかしながら、先の『医説』の説話で、薬の使用の前に、「鬼」が「虫」に変化しているということは、やはり意味があると思われる。『千金要方』の話のような例もあるものの、ここまで見てきたように、「鬼」が灸や薬などの、直接には身体に作用する手段によって排除されようとする時、「鬼」はしばしば「仮の身体」を与えられていた。形のないものを形あるものと見なすことは、その対象を、この世の生き物に近い存在として扱うことになる。と同時に、形を与えられた「鬼」は、その霊因性を弱めることになるだろう。人

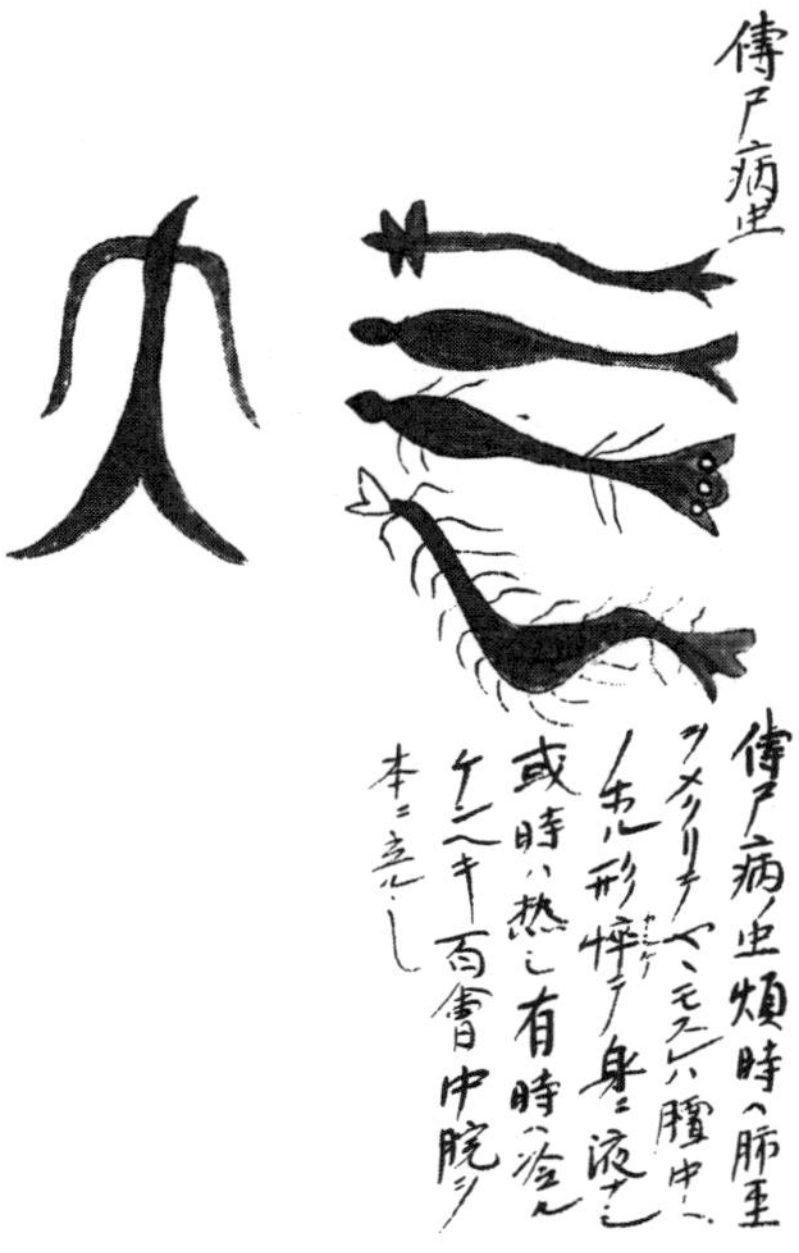

図7-7　『諸虫針治論』(著者不詳，成立年不詳　江戸前期か)に載る「伝尸病虫」の図。[京都大学附属図書館(富士川文庫)蔵]

間の体内にある「虫」に変わってしまう場合はなおさらである。しかも、「虫」に対しては、医学の世界で駆虫薬としての効果のある薬剤、食材がすでに規定されていた。本節のはじめに引いた「鰻藜魚」も、その一つである。「鰻藜魚」によって「伝尸病」を治す話も、「伝尸」が「虫」であるからこそ、「伝尸」は退治されるのである。

「霊因」を肯定しつつ、「霊因」の病に医術が有効であるとするためには、「霊因」がこの世の生き物に近い側面を持ち、そこに対して医術が有効だとすればよい。「鬼」と「虫」で言うならば、「鬼」が「虫」に変化したとするか、「鬼」と「虫」の両方の性格を持つ存在を病因として規定するかである。変化を考えるか、両面性を考えるかの距離はわずかでしかない。そして、後者の「鬼」と「虫」の両面性を持つ存在が「伝尸」をはじめとする「尸」であったと言えよう。

医学が、宗教や呪術とは重なりを持たないという独立性（自律性）を主張するようになると、「霊因」そのものを排除しようとする傾向も強まることになる。「霊・心・身」に影響を与える「尸」ではなく、「心身」に影響を与える「虫」の時代になっていく。その前段階として、「虫」に近づいた「鬼」があったことをこの章では述べた。次章で述べる「虫」病が成立する時期に、「虫」病を喧伝し始めた人々が、「尸」を念頭に置いて「虫」病を言い出したのかどうかはわからない。しかし「虫」病を成立させる思考の原型は、本章で取り上げた事例にすでに見られると考えられる。

第8章　「虫」病の誕生

「虫」病が記録の上に登場する最初は、応永二十五年（一四一八）と言われている。十五、十六世紀の記録には豊富な「虫」病の事例を拾うことができ、この時期から人々の間に「虫」病の概念が広く定着したことがわかる。

当初は「虫」は依然として「霊性」を持つものとしての側面を残しており、治療法も薬や鍼などの医術的な方法から、加持祈禱まで、幅広い方法が同時に、時として同一人物によって行なわれている。その症状は主に腹痛を指したと思われるが、『針聞書』のように極めて幅広い症状を「虫」が原因だとするような資料も存在することが着目される（一節）。

医学領域でも十六世紀の半ば前後から、日本的な「虫」病が生まれている。田代三喜の医書には、「熱虫」、「寒虫」、「冷虫」、「胸虫」といった中国には見られない和製の「虫」病が登場している。また戦国時代には、戦場で負傷した者の治療に当たる「金瘡医」が活躍したが、彼らの著した「金瘡書」には、「火虫」、「裏虫《ザクロムシ》」、「腰虫《ヨウチウ》」などの日本産の「虫」病が記載されている。これらの「虫」病のうち、多くはまもなく消えていったが、「胸虫」および、同じ頃に登場した「疳ノ虫」は、その存続期間が長かったばかりでなく、一般の人々にまで広く浸透していった「虫」病である。この「胸虫」と「疳ノ虫」の登場とその後の推移について検討する（二節）。

「胸虫」という言葉は、江戸前期を過ぎると、次第に使われなくなった。「胸虫」が消えてどこに行ったのかという問題を扱う。「胸虫」は「積《しゃく》」へと吸収されていったのではないかという推定のもとに、関連資料を検討する。戦国期から江戸初期にかけては、「積」を「虫」そのものと見なす考えがあり、「積虫」という用語も多く使われた。

この「積」や「積虫」も、やはり日本的「虫」病であり、第4章で述べた「癪」には、このような前史があったことについて述べる（三節）。

一　室町・戦国期の日記と「虫」所労

十五世紀の「虫」病

病気としての「虫」という語が、いつから使われ出したのかについては、服部敏良氏の先行研究(1)がある。服部氏によると、中原康富の『康富《やすとみ》記《き》』（一四〇八—五五年記、漢文）の応永二十五年（一四一八）十月八日条にあるのが「虫」という病気の初例であると言う。十五世紀の記録に現れる「虫」病の事例は、服部氏が述べる如く、具体的な叙述に乏しいが、ここで改めて「虫」病が取り上げられた例を検討し直し、服部氏の指摘した例に、若干の例を加えて、注目すべき事例をいくつか紹介する。

「虫」病の最初の記録であるとされる『康富記』には、応永二十五年（一四一八）十月八日条の「虫」病の初見例のほか三例が拾える。宝徳元年（一四四九）八月二十九日条にある、称光天皇が、「御虫腹」を患い、「武家医師清阿」なる人物が呼ばれる例や、康正元年（一四五五）九月九日条に、史康純が「虫腹」のため、「重陽平座」に参仕しなかったという記事がある。前者は、天皇の病が「虫腹」とされていること、後者は「虫腹」が公事欠席の理由とされている点で、すでに十五世紀半ばには「虫」病が少なくとも貴族社会において広く認知されていたことを示すものである。

『満済《まんざい》准后《じゅごう》日記』（一四一一—三五年記か、漢文）では、もう少し詳しい記述を見つけることができる。ひとつは、永享六年（一四三四）六月八日の記事で、「虫気　聊《いささ》カ指シ出」でた満済が、唐人医師の診察を受ける記事である。

長野仁氏は、中国の医師が「ハラノムシなんぞまったく眼中になかったにもかかわらずいざ治療の段となると（『針聞書』で「虫」を退治するとされるのと）同じ薬物が用いられる」ことを興味深いことだとしている。(2) 服部氏は、「「虫」という病気は、一般の人々によってつくり出された病気のため、当時の医書に記載される筈もない」と言い、「虫」病を医学からはずれたところから発生したものだと考えている。病者である満済自身は「虫」と考えているにもかかわらず、中国人医師はその病を「虫」と考えていなかったというこの事例は、日中間、あるいは伝統医学と新しい病気・身体観との違いを示す事例として興味深い。もっとも、宮廷医を含む日本の医師たちはこの頃すでに「虫」の診断をしばしば下しており、少なくとも日本においては、「虫」病は医師の間にもすでに認知されていた。

　同書の永享三年（一四三一）六月には、妙法院僧正の病状をめぐって、「積聚」か「虫」かで医師の所見が分かれたことが記されている。六月十八日に医師僧威徳庵は、ただ「積聚」であると診断して、「曽テ伝死・骨焼・伏連(3)等ノ瘧気ニ非ザル由」「誓言申」していた。一方、医師三位（丹波重世）は、「脾臓へ伏連ト申ス虫ガ入テ、ソノ煩ヒヲ成スノ間、存知セザルノ者ハ、定メテ積聚ト申スベキカ」と言ったのだった。丹波重世の説は結局採られなかったようだが、「虫」病の診断に具体的な「虫」の種類と、病患部がどこであるかの明示がなされていることは、体内での「虫」の活動がかなり具体的に想定されていたことを物語る。

　近衛政家の『後法興院記』（一四六六―一五〇五年記）には、より多くの「虫」病の事例を見出せる。いちいちの引例は控えるが、多く診脈によって「虫」と診断されていること、投薬が行なわれることの多いことが注目に価する。延徳二年（一四九〇）十月二十三日条では、「五位」なる人物の「虫所労」に対して、竹田周防が脈を取り、「クワイ虫」と診断して投薬し、少しよくなったことが記されている。「クワイ虫」は蛔虫のことだろうが、「イタム虫也」の傍記があり、この例もさきほどの『満済准后日記』の記事と同様に、どのような「虫」がどの症状を引き起こすのかを、具体的に考えている例として注目される。

この他、長野仁氏[4]は、『蔭涼軒日録《いんりょうけんにちろく》』（一四三五―九〇年記）から、「虫」（長野氏は「蛔虫」と解する）治療の実際の事例をいくつか挙げている。文明十八年（一四八六）四月末条の「虫薬方　甘草散」の例、文明十九年（一四八七）十月二十一日条の「大唐米並野豆」を粉にしたものを「蓋シ虫薬ノ最上」と記す例、さらに長享二年（一四八八）二月十二日条の「腹虫ヲ降伏スル秘呪」を行ない、符を飲んだ例である。「虫」に対して、同一人物が、薬方と呪方の両方を使っている点は注目される。このことについては後に触れよう。

十五世紀の後半は、「虫」病勃興の時期であると同時に、「狐憑」の流行期でもあった。次の事例は宮廷医が「狐憑」の治療に関わっている事例である。

『満済准后日記』の永享五年（一四三三）二月十六日条に、将軍御台所（義教室正親町三条尹子）が、「俄ニ御邪気興盛、高咲《たかわらい》以テノ外」という状態になった。この時は「野狐ノ所為」ということになり、「箕面寺ノ法師」二人に加持をさせている。二十九日には陰陽師（賀茂在方）によって「邪気又ハ専ラ土公ノ御タヽリ」との占いの結果も出ているが、この「狐憑」は、御台所周辺の「流行」だったらしく、七月十七日条には、上臈以下の女中にも「野狐ノ気」が盛んで、「御台様ヘモ参カヽルベキ事等」（御台所へも襲いかかるぞ、の意か）と口走るものもあったという。御座の上の天井に「鳴動」があったので、人を上らせたところ、「髻一房」があり、狐の所行かと思われたので、祈禱などが始められたという。九月二十二日条には後小松上皇が「御狂ヒ咲《わら》フ」ばかりという状態になり、流行の「野狐」かと近習の者達は疑った。この時、宮廷医である丹波重世は「神　祟《タヽリ》」と推測した。

また、永享六年（一四三四）七月十一日には、御所の「邪気興盛」が洞院前内府の息女の呪詛のせいであるとされ、宮廷医丹波重世は、この女性を「程隔タル在所ニ置」くよう申し述べている。

精神の病と想像される状態が、医師によって神の祟りや呪詛など「霊因」とされた上、その診断、対処法の指示までがなされている。医師が「霊因」と深くかかわっていた当時の様子が見て取れる例であろう。「虫因」が勃興した時期には、同時にこのような状況も存在したのである。

十六世紀の「虫」病

「虫」病について、より豊富な用例が拾えるのは十六世紀に入ってからの資料であり、質量ともに豊富な「虫」についての記載を拾うことができる。戦国期は「腹の虫」の一種の流行期と言えるのである。ほぼ時を同じくする二つの資料、山科《やましな》言継《ときつぐ》の『言継卿記《ときつぐきょうき》』（一五二七―七六年記、漢文）と、茨木二介（元行）の『針聞書』（一五六八年成立）を主に検討することにより、この時代の「虫」病の様相を見ていこうと思う。言継は、医術に詳しい貴族であり、貴賤の人々にしばしば医療行為を行っていた。「虫」病を訴える人にも、所望されれば薬を与えている。『針聞書』は、鍼治療を業とする茨木二介によって永禄一一年（一五八六）に記された書物であり、九州国立博物館に蔵され、長野仁氏・東昇氏によって解説が付された上、写真版で内容が紹介されている。[5]

両書の著者は、それぞれ立場を異にしており、その「虫」観には懸隔があるようにも思われるが、逆にいうと、それは、万人に統一された「虫」観があったわけではなく、ある程度の幅を持って「虫」病が人々に認識されていたことの表れでもあろう。

『言継卿記』においては、人々が公事その他を休む理由を「虫」としていることが多い。言継は、日記中で、しばしば「虫」によって公事その他を欠席した旨を記しているし、言継以外の人物が「虫」を理由に欠席を申し出たことも記録している。たとえば享禄二年（一五二九）正月五日条では、「沈酔」であった言継は、「虫発リ候由申シ候ヒて」宴席への誘いを断っている。このように、なかには実際に病だったのではなく、欠席の口実として「虫」を理由にした場合もあったのだろう。「虫」病が広く人々に認知されたからこそ、「虫」病が欠席の理由となったのである。「虫」病が戦国期の「流行」病であったことがよくわかる記述内容である。

鹿児島の島津義久に仕えた武士上井覚兼《うわいかくけん》の『上井覚兼日記』（一五七四―八六年記、漢文）においても同じで、覚兼が行事を欠席する理由、また義久が人との面会などを中止する理由は多く「虫」である。

もっとも、ここで確認しておきたいのは、「虫」というのは、一群の症状を指す症状名ではなく、病因の分類名であるということである。「虫」病の代表的な症状は腹痛であるが、そればかりが「虫」病ではなかった。『針聞書』では、病を引き起こす六十三種の「虫」が、それぞれの図像とともに示されており、そのそれぞれが引き起こす症状があるとする。そのなかには、「寸白虫」、「尸虫」など前代からよく知られるものや、腹痛を起こす「虫」、「胸虫」、「小児ノ虫」、「鬼胎」、「肝虫」など、あらゆる種類の病因性の「虫」が網羅されている。これらの「虫」の全てが、当時の一般の人々にも是認されていたかどうかは不明であるが、「虫」が病因となって種々の病症が引き起こされると考えられていたことは認められるであろう。

「虫」の病症が多岐にわたるので、病人の症状によって「虫」病の診断を下すことは難しい。『言継卿記』には次のような事例がある。

伯卿、華撥円所望セラルノ間、一貝之ヲ遣ハス。先日ヨリ虫ノ所労ノ由申サレ、薬ノ事申サル。然リト雖モ脈知ラザルノ間、之ヲ遣ハサズ。（天文十九年〈一五五〇〉一一月一五日条）

言継は、「虫」病に効く薬を求められたが、脈を取らないうちは「虫」病かどうかわからないので、脈を取ってはじめて「華撥円」を遣わしたとある（華撥円は言継が「虫」病に対してしばしば処方する薬である）。同様に、脈診で「虫」と診断している例は他にもある（大永七年〈一五二七〉六月五日条）が、このことは、自覚症状だけからでは、「虫」病とは断定できず、脈によって病因を突き止めねば「虫」と判断できなかったことを示していよう。なお、「虫」への対処について、『針聞書』は徹底して鍼による「虫」退治を指示するが、言継の場合は主に薬である。

この他にも、『言継卿記』からは、「虫」病に関する興味深い記載を多く見出すことができる。その一つは、言継が「虫」の発病について「虫起」（「ムシオコル」と訓読するのであろう）という表現を用いていることで、これはおとなしくしていた「虫」が突然に人体を害しはじめたということであろう。また、「所労 弥《いよい》ヨ本服ス。但シ虫、所ヲ同ジウシ了ンヌ」（天文二十二年〈一五五三〉四月十九日条）というような表現も見られる。「虫」がまだ体内にあり、発症は止まったものの、いつ起こるかわからないとの言い方であろう。さらに、この言い方は、言継が「虫」について、体内の居場所を濃厚に意識していることをも示していよう。

次の例は「虫ニ当タル」と書かれており、「虫」病の例としてよいかどうかはわからないが、もし「虫」病の例だとすると看過できないので記しておく。

今晩寅ノ刻より阿子吐瀉スト云々。昨日茸ヲ食ヒテ虫ニ当タルカ。終日煩ヒ了ヌ。（天文二十二年〈一五五三〉九月二十一日条）

実際には茸による中毒だったかと思われるが、茸を食べたときに、茸に虫がついており、それが腹中に入ったために発病したと考えているのであろう。もしこれが「虫」病を引き起こす「虫」と同一のものだとすると、言継は、病因としての「虫」を、自然に存在する「虫」に近いもの（あるいはそのものであるかもしれない）と考えていたということになるだろう。

しかし言継は、子女の「虫」治癒のためには、「小屋薬師」なる堂に参詣もしており、祈禱・まじないの類にも頼っている（天文二十二年〈一五五三〉十月八日条、十一月七日条）。言継は、その立場上、「虫」を薬によって退治できるものと考えた。しかし「虫」の「霊因」性を完全に否定していたわけではなかったのである。前章で述べた「霊・心・身一元観」における「尸」に比べると、「虫」の「霊因」性は後退しているものの（後退したからこそ病因が「虫」と規定される、とも言えよう）、その「霊因」性が、なおも残っていたことを感じさせる事例である。

『上井覚兼日記』は、筆者自身、および筆者の主君である島津義久が、ともに「虫」に苦しんでいることが記されており、地方における「虫」病観についての叙述が豊富に拾える文献である。

此ノ日、南蛮僧当所へ仮屋役所給ハリ候ヒテ居候フ。世間ノ物ノ沙汰、悪ミ候フ。殊更《ことさら》今度御虫気ニ就ク、

ヶ様ノ宗ノ者、当所へ罷リ居候ヒて、諸神ノ御内証ニ合ハザル由告ゲナド候とて……（天正十一年〈一五八三〉三月八日条）

ここでは、キリスト教布教に受容的な態度を取ったために、義久が「虫」に苦しむのだとする薩摩の人々の言説を記している。「諸神ノ御内証」（日本の神々の本意）に合わないために、「虫」が義久を苦しめるのだとすると、「虫」は、神仏の意思と関わるものと捉えられていたと考えてよかろう。この場合の「虫」は、「霊因」性が濃厚であるが、それに対してどのような対処が取られただろうか。伊集院忠棟と白浜次郎左衛門尉重治（用例中では「白次」と呼ばれる）から、談合のために覚兼を呼び出す手紙が来る。

忠棟よりハ、（中略）将ニ亦太守様（義久のこと）御虫気、今ニオイテハ然々御平癒無ク候フ、然レバ御祈禱等談合有リ度キ由ナリ。白次ヨリハ、御虫気然々無ク候フ、夫《それ》ニ就キテ、雁、鶴御受容肝要ノ由、諸医申サレ候フ。定メテ拙者所持候フらん、進上然ルベキノ由ナリ。（天正十一年〈一五八三〉閏正月七日条）

伊集院忠棟からは「祈禱」の相談を受け、白浜重治からは、「諸医」が「雁、鶴」の食療がいいと言うので、覚兼が所持しているであろう雁や鶴を献上せよとの命を受けている。興味深いのは、「虫気」に対して、「祈禱」と諸医による食療の勧めが、別の人物によって同時に発案されていることである（祈禱は実際に行なわれたことが日記の他の箇所から確かめられる）。

このようなあり方は、自分自身「虫」に苦しんでいた覚兼も同様であった。天正十一年閏正月十九日条では主君の「虫」のために法華嶽への参籠を発願しているが、同年五月十五日、自身は佐土原四官という医者を召し寄せて脈を取らせ、薬をもらっている。

医書以外の資料からは、十五世紀から十六世紀にかけて、「虫」病が広く人々に認知されていたことと、「虫」が、

「霊因」性を根強く残していたことを見て取ることができる。

二　わが国特有の「虫」病

本節は、医書を通してわが国特有といえる「虫」病の誕生を類推する試みである。ここでの目的は、その誕生の時期を特定することにあるのではなく、どのような病態が「虫」病と見なされ、その後どのような変遷をたどったのかに、関心を注ぐことにある。

日本的な「虫」病（すなわち病因性の「虫」）が誕生する前は、もっぱら中国医書の「虫」記載をそのまま取り入れていた時代が長く続いた。まずそのことを、第Ⅰ部で述べたことの一部繰り返しになるが、わが国の古い医書について確認しておこう。

丹波康頼の『医心方』（九八四年奏進、漢文）の「巻七」には、「九虫」や「三虫」の詳しい記述があるが、これらは巣元方（隋代）の『諸病源候論』（六一〇年）からの引用である。釈蓮基の『長生療養方』（一一八四年成立、漢文）は、早期の養生書であるが、このなかに道教の経典を引用しながら、前章で述べた「三尸」について記載がある。「仙経ニ曰ク、長生ヲ求メント欲スレバ、先ヅ三尸ヲ去レ。三尸去レバ則チ志意定マル。三尸去ラザレバ則チ服薬効無シ」。

梶原性全の『万安方《まんあんぽう》』（一三一五年成立か、漢文）には、「虫」の記述が多く見られるが、これも中国医書からの引用である。有林（有隣）の『福田方《ふくでんほう》』（十五世紀前半成立か、一六五七年刊、漢文）、中川子公の『棒心方《ぼうしんほう》』（一四五一年序、一八〇〇年刊、漢文）、久志本常光の『管蠡備急方《かんれいびきゅうほう》』（一五三四年自序、写本、漢文）、景賛の『鑑効秘要方《かんこうひようほう》』（一五六〇年跋、写本）なども同様である。以上掲げた平安期から室町後期にいたる主要な医書は、漢文で書かれ、中国の医論、医説を紹介・引用したものであり、日本的な「虫」病が登場する余地はないと言ってよい。

和文で書かれた医書には、病名に俗称が併記されているものがあるので、それらが参考になるが、梶原性全の『頓医抄《とんいしょう》』(一三〇二年頃成立か)は、和文で書かれた医書として早期のものだが、日本的な「虫」病もしくはその俗称が併記されているわけではない。

日本的な「虫」病の記載が医書に見られるようになるのは、私たちが調べた範囲においては、室町後期すなわち十六世紀の前半以降からである。たとえば『三帰廻翁医書』(一五五六年編)に収められている田代三喜の『和《わ》極《ごく》集《しゅう》』(一五二五年成立)には、「熱虫」、「冷虫」、「寒虫」といった和製の「虫」病が記載されている。

> 夫《(それ)》胸ヲ痛ニ種々ノ弁有。這《(この)》虫ノ発テ痛ハ、凡《(およそ)》左ノ脉弦実ナラバ熱虫トス。扨《(さて)》沈細ハ冷虫也。這《(この)》病証ト脉ノ虚実ヲ弁ジテ也。這《(この)》面ノ色青《(あおく)》、唇黒ミ、腹ニウネ有テ、作止シテ一頻々々痛ハ寒虫トス。(下「心痛門」)。

これは「心痛門」における記載であることから、「熱虫」、「冷虫」、「寒虫」というのは、「心痛」の種類(亜型)を言っているのであろう(「心痛」については後に述べる)。そしてそれらの「虫」病は、診脈の所見によって区別できるとしている。続いて、「這《(この)》寒邪ニ中《(あた)》ルカ、亦冷ノ物ヲ過、心ヲ攻ノ故ニ気モダヘ、息を引ツメ、亦ハ嘔吐シ、虫コミ上《(あげ)》痛《(いたむ)》ハ是秘灸尤也」と書かれていることから、「寒邪」によって生じるのが「寒虫」であり、「冷ノ物」の摂取過剰によって起こるのが「冷虫」なのであろう(「熱虫」については説明がない)。この「心痛門」に記載されているのは、これらの三種の「虫」だけではない。「膈虫」や「胸虫」も登場している。「這《(この)》膈虫上リ、攻、食ヲツキ反シ、ヒロメキ塞グニハ灸治専也」とあり、さらに「是凡《(およそ)》胸虫ノ大方也。亦胸虫ニ背ノ一穴ハ口伝ニ云」と記されている。「膈虫」と言えば、第3章で述べた通り、「九虫」の一つである「弱虫」の別名であり、「人ヲシテ多唾セシム」(『諸病源候論』)とされているものであるが、ここでの「膈虫」は、「心痛」をもたらす「虫」の意味で用いられている。

このように、『和極集』においては、中国医学の病名である「心痛」を説明するのに、「熱虫」、「冷虫」、「寒虫」、「胸虫」といういくつもの和製「虫」病をもってなされていることに留意しておきたい。

戦国期には、金瘡（金創とも。刀傷のこと）を負った戦士たちの治療にあたった「金瘡医」が輩出し、畠山流、針井流、浅見流、小笠原流など多くの流派が現れた。彼らが著した金瘡書、外科書のなかにも、日本的「虫」病が散見される。金創書の伝本の一つであり著者不詳で、天正六年（一五七八）の識語のある『金瘡秘伝集』には、「火虫」の記載がある。「火虫ト云ハ、疵口当リモ愈テモ、一毀ヲトリ、レウケンナキ物也」（毀は、にせの、仮の意）。「火虫」とは、外見上傷口が治癒したように見えるものの、実際はそうではない金瘡のことを言っているらしい。まだ火種が残っているから要注意というニュアンスが感じられる面白い言い方である。ついでながら同書には、負傷の予後をどう判断するかについても書かれており、予後の良くない場合の一つとして、「腹ノ虫《ムシ》クルイ、フゼイブツキヤウナルハ大事」（風情すなわち所作・しぐさが物狂の様相を示す場合は予後が悪い）と記されている。精神的な変調をもたらすものを、「腹の虫」と呼んでいることも目を引く。

十六世紀後半に「鷹取流」の外科医術を行なったことで知られる鷹取秀次の『外療新明集《がいりょうしんめいしゅう》』（一五八一年成立、一六六八年刊）には、別の和製「虫」病が載っている。「【裏虫《ザクロムシ》】裏虫《リチウ》トハ世俗《セゾク》ニ常《ツネ》ニ云《イフ》柘榴《ザクロ》瘡《サウ》ノ事ナリ。手足《テアシ》ノ裏《ウラ》ヲクラウゾ」（巻之上）とあるように、「裏虫」の項目名に「ザクロムシ」という傍訓があり、「世俗《セゾク》」では「柘榴《ザクロ》瘡《サウ》」と呼んでいると記されている。この『外療新明集』には、「胸虫《ムネムシ》」の語も見られ、「薬性《ヤクシヤウ》並名実《メウジツ》」のなかに、「烏羽〔冷ナリ〕烏《カラス》ノ羽《ハネ》ノ名ナリ。霜《シモ》ニシテ、油《アブラ》ニ合《アワセ》テ、丹毒《タンドク》ニ用《モチ》ユ。或《アルヒ》ハ胸虫《ムネムシ》ニ用《モチユ》」（巻之下）とあり、このほか「曲草《キヨクサウ》」や「神仙丹《シンセンタン》」の条に、その適応症として「胸虫《ムネムシ》」が挙げられている。

同じ鷹取秀次による『外療細塹《がいりょうさいざん》』（一六世紀後半の成立か、一六〇六年の識語があるが刊年不詳）に、「腰虫《ヨウチウ》」という日本産の「虫」病の記載があり、「【腰虫《ヨウチウ》】腰虫《ヨウチウ》是《コレ》ハ、ヌレハダヲビナドシテ、必《カナラ》ズ出《イツ》ル物也。帯仕《ヲビシ》ニアリ」と説明されている。「腰虫《ヨウチウ》」は、濡れた肌帯（下帯、褌のこと）を締めた箇所（「帯仕《ヲビシ》」は「帯縛《おびしばり》」の略語）に生じると言っており、接触皮膚炎のことかと思われるが、これを「虫」病と呼んでいるのである。

医師たちによる命名なのか、民間の俗称なのかはっきりしないものもあるが、室町後期には、以上のように数々の和製「虫」病の記載が見られる。これらのなかで、とくに「胸虫」は、先に引いた『和極集』や『外療新明集』のみならず、他の医書にも多く記載があり、かなりの広がりを持っていた点で重要であり、またその消退と変容の様相が興味深いので、後に詳しく取り上げることにする。

また、「胸虫」と共に目を向けたいのは、この当時（十六世紀の半ば以降）から俗称となったと推定される「疳の虫」である。「疳の虫」は、純粋な和製「虫」病とは言えないけれども、第5章で述べたように、中国医学の「疳」を基盤にしながらも、日本的な広がりを見せ、民間に浸透していったという点で、同列に扱ってよいと思われる。というのも、この両者はその後、江戸中期以降に円熟する近世的な「虫」病の祖型と考えられるのであり、したがって、「虫」観・「虫」像の変容・進展を遡行的に辿る意義があると思われるからである。以下、「疳の虫」と「胸虫」との両者に絞って述べることにする。

「疳の虫」

「疳の虫」という言葉が、いつから使われ出したかについては、残念ながら確定的なことは何も言えない。以下、資料をもとに、「疳の虫」の誕生について検討していこう。

坂浄運による医書『続添鴻宝秘要抄《ぞくてんこうほうひようしょう》』（一五〇八年成立、写本）に、「【諸疳】世俗是ヲ、アイハラト云」とあり、十六世紀初頭には、「疳」の俗称として「アイハラ」という語があったことが知れる。と同時に、「アイハラ」以外の俗称が記されていないことから、「疳の虫」という呼び方は、その当時まだされていなかったと推定できよう。

田代三喜（一四六五〈一四七三〉―一五三七〈一五四四〉年）の『薬種隠名《やくしゅかくれな》』（成立年不詳）は、『和極集』と同じく、『三帰廻翁医書』（一五五六年編）に収められているものだが、このなかに「黄柏」の適応症の一つとして「児《（じ）》

ノ疳ノ虫」が挙げられている。「疳ノ虫」と表記されているのはこの箇所のみであるが、「児ノ疳虫」、「児疳虫」、「疳虫」などの表記は、他の多くの箇所で見られる。

同じ田代三喜の著に『小児諸病門』（成立年不詳）があるが、この書の特徴は、「疳虫門」という名称の「病門」を設けていることである。「中風門」、「豆瘡門」、「霍乱門」などとともに、書名通り「諸病門」の一つとして掲げられており、「疳虫」という語が病名として用いられている。その「疳虫門」に、こう記されている。「疳虫ノ生ル故ハ、夫《それ》常ニ母ノ妊中ノ時ニ、万ノ雑食ヲ慎マズ、毒物ヲ過テ、乳ヲ与ルニ依《より》、夫《それ》、脾胃ヲ損傷スルノ故ニ依《より》生ズル也」。中国では「疳虫」という語が病としての「疳」の意味で用いられることは皆無ではないが、一般的ではない（多くは「疳」、「疳疾」、「疳病」という）。また、「疳虫」の治療について、「五疳ノ治ト云、夫《それ》ハ、先《まず》虫ヲ消シ、食ヲ進テ、胃ヲ調ヘテ、専ラ瀉下ヲ抱《おさめ》テ、痰ヲ切、眼ト二便ニ精ヲ入ル也」とあり、他の要因とともに「虫」の関与も肯定的に捉えている。

「疳虫」を病名として用いている点では、やはり室町時代末期に活躍した半井明親《なからいあきちか》（生年不詳、一五四七年没）の著と推定される『和気記抄《わけきしょう》』（成立年不詳、写本）においても同様である。この書は、診療メモといった性格のものであり、多くの症例の病症名と投薬内容の短い記録が列挙されている。このなかに、「疳虫」および「小児疳虫」という病名が何度も繰り返し使われている。

田代三喜を師として学んだ曲直瀬道三の『出証配剤』（一五七七年成立、一六三三年刊、漢文）にも、「四歳ノ男小児、疳虫　嘔吐シテ乳食化サズ、微瀉、煩渇、潮熱往来シ、雀目昏暗ス」と記されており、師と同様に「疳虫」を病名として用いている。

一方、月湖・原著、曲直瀬道三・増改による『類証弁異全九集』（一五四四年成立、一六一五―二四年刊）は、平易な和文で書かれたものだが、「諸疳《ショカン》」の項に、「疳気」や「疳虫」および「虫」の語はなく、いわゆる「食い合わせ」について述べている「合食禁」の項（巻之二）に、「疳の虫」という語が見られ、「鮒にさたう（沙糖）、疳の虫を生ず」と書かれている。

半井《なからい》慶友《よしとも》（一五二二―一六一七年）の治験例（全七十八例）を集成した『半井《なからい》古《こ》仙《せん》法印《ほういん》療治日記』（成立年不詳、写本）は、十六世紀後半期における臨床事例を記録したものとして資料性の高い医案集である。このなかに、「疳虫」に関連した興味深い事例記載が見られるので取り上げておこう。

十三歳になる少年の事例である。二月余りも発熱が続き、食欲低下と悪心が見られ、心が乱れて落ちつかない状態となり、額の辺りが鈍痛して、家から外に出ようともしなくなった。鳩尾の辺りを上下する腹痛が時々あり、指が腫れて手がだるい。「諸医、疳虫トシテ、三十日余治スルニ弥《(いよいよ)》病重シ」という事態に至り、慶友がその少年を診ることになったのだが、脈をみると「結」があって、「心脈」が「幽」である。十三歳という年齢で「労病」を思わせる所見が見られるのは不思議に思えたので、傍らの人に「この少年はいつも気を使う人なのか」と尋ねたところ、その答えは次の通りであった。きわめて厳格な寺に預けられて、学文、手習に寸暇なく、その他にも厳しい仕付けを受けたために、それに耐えられなくなって家に帰ってきたのだが、乱舞したり書を破ったりして、苦しんでいるとのことだった。それを聞いて、「気煩」（気の煩い）であると思い定め、まず快気散を少しずつ与え、建中湯に加薬して投与したところ、効果を得て本復した。

慶友は、「気煩」との診断を下しているが、この少年が呈した発熱や消化器症状、それに精神の変調などの病状は、「諸医」が見立てたように、一般には「疳虫」と診断されたのであろう。

前節でも取り上げた茨木二介の『針聞書』（一五六八年成立）に、「小児之虫色々」の図が掲げられており【図8―1】、これらの「虫」は、四種類の異なった形で描かれている。そして、以下のような説明がある。「コノ虫ヲコル時ハ目へ上ガル時モ、又ハ腹ノハルヽ時モアリ。又ハ腹ヲ下ス時モ有。又ハ死ニ入〳〵スル時モ在。ユルヽト煩時モ有。又ヨルナク事モ有。クチノ内、又ハ舌、又ハハクサヲ煩時モアリ。又乳ヲアマスコトモアリ」。ここに書かれている「虫」の起こすさまざまな症状は、明らかに「疳」そのものであるが、「疳の虫」とは書かれていない。

しかし種々の「虫」が、「疳」に相当する小児病を引き起こすという、はっきりした認識はされていたことが知れる。

ここで医書から離れ、一般への浸透ぶりを知る手がかりとなる当時の辞書類を見ておこう。『永禄二年本　節用集』（著者不詳、一五五六年成立か）に、「疳気《かんき》（小児病）、疳虫《カンノムシ》」とあり、『弘治二年本　節用集』（著者不詳、一五六五年以降の成立か）には、「癇ノ虫」を載せている。この当時から、早くも「疳」と「癇」の混同が見られたことが興味深い。『元亀本　運歩色葉集』（著者不詳、一五七一年奥書）にも、「疳気《カンケ》（小児）」および「疳虫《カンノムシ》」の記載がある。これらの節用集よりも一世紀以上前に成った辞書である『下学集』（東麓破衲・編、一四四四年成立、一六一七年刊）には、「疳虫」や「疳」という語は載っていない（ただし、歯の病気である「疳䘌《ハクサ》」は載っている）ことから、十六世紀の半ば以降には、「疳の虫」という言葉の一般への浸透が進んでいたと見てよいだろう。『二条宴乗記』（二条宴乗、一五六九―七三年記）の元亀二年（一五七二）八月二日条に、「田中東殿子目をミツメ、シニ入申候間見申候。カンノ虫、八過ニ死去」とあるのも、そのあらわれと見なすことができる。とはいえ、『天正十八年本　節用集』（著者不詳、一五九〇年刊）には、「疳ノ虫」や「疳」の語は見られず、また『日葡辞書』（一六〇三年刊）に、「Cangue　カンゲ（疳気）」は見られるものの、「疳の虫」、「疳」、「疳症」などの語は記載されていないことから、「疳の虫」という俗称は、後の時代ほど、まだ津々浦々に行き亘っていなかったのかもしれない。第5章および第6章で詳しく見てきたような、「疳の虫」の近世的病像と「虫」

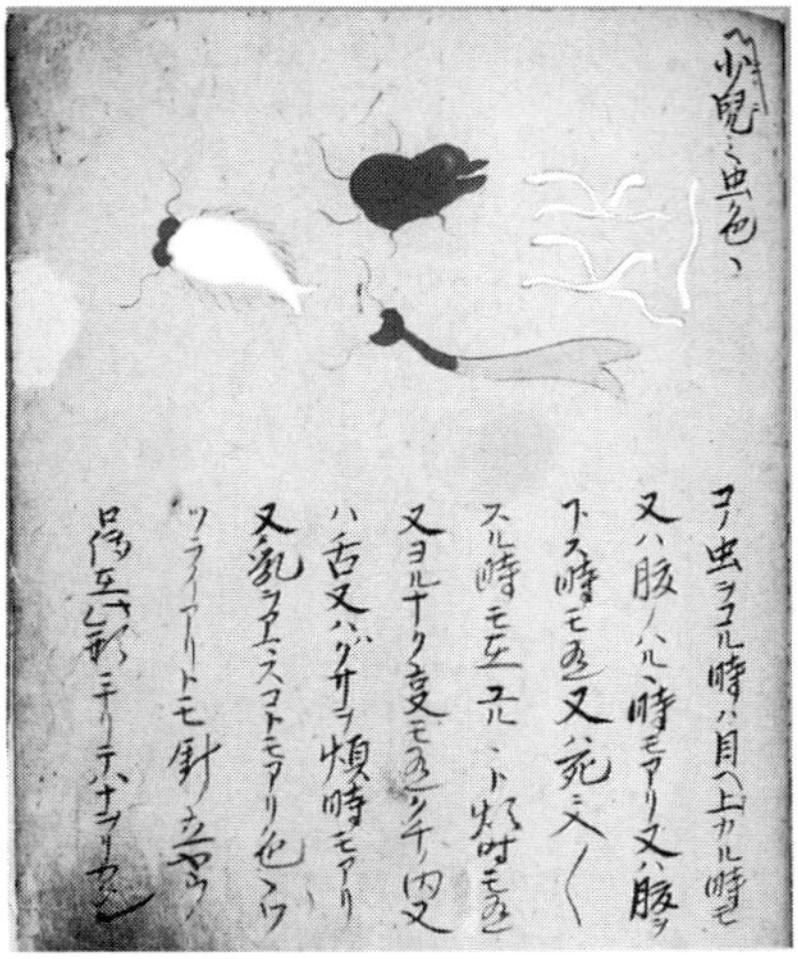

図 8－1　茨木二介の『針聞書』（1568）に載る「小児之虫色々」の図。［『針聞書』永禄 11 年（1568）成立，九州国立博物館蔵］

像が完成されるのは、江戸時代に入ってしばらく経ってからのことであろうと思われる。

「胸虫《むねむし》」

「胸虫」という語は、医書だけではなく、文芸作品のなかにも見られる。たとえば、富山道治の仮名草子『竹斎《ちくさい》』（元和年間〈一六一五―二四〉末頃刊）にも、「むね虫」が登場している。

「むしはなきか」といゝければ、「つねづねむね虫（も）あり」といふ。「さてこそ申さぬことか」とて手ぐすみして（こ）ぞ立しざる。さて（御）くすりをあたへける。

『竹斎』は、藪医者の竹斎が繰り広げる失策と滑稽の物語であるが、この種の物語（仮名草子）に用いられていることから知れるように、「胸虫」は医師と一般の人々との間で共有しえた言葉でもあった。

「胸虫」は「虫」でもあり、また病名でもある。「胸虫」が田代三喜の『和極集』（一五二五年成立）に記されていることはすでに触れたが、やはり『三帰廻翁医書』（一五五六年編）に収められている三喜の『当流諸治《とうりゅうしょち》諸薬之捷術《しょやくのはやみち》』（成立年不詳）にも「胸虫」の記載がある。「夫胸ヲ痛ムモ気欝也。血積、胸虫トテ在《（あり）》。這《（この）》胸虫、胸エコミ上、痰咳シ、食ヲツキ反シ、気欝セバ、灸治胸ニ二穴、口伝ニ云、這《（この）》臍ノ通ヲ脊へ一穴、妙灸也」とあり、「胸虫」は「胸エコミ上、痰咳シ、食ヲツキ反」すものとしている。

曲直瀬道三または曲直瀬玄朔の著と見られる『師語録』（一五九一年序、一六六九年刊）にも、「胸虫」の記載が見られる。

夫れ心痛は、世に胸虫と云う。勿論、虫で痛むも有り。其れは必ず面《おもて》の色、処々白斑にして唇紅なり。痛む事、おこりさめ有るは、虫が痛ますなり。安虫快膈湯よし。二聖円もよし。身冷えておこるか、又寒えたる物を食うておこるかには、五積散を用ゆべし。（中略）女の胸虫とて、持病にさいさいおこるには、快膈通気湯を与うべし。（「心痛」）

この記述の要点は二つある。一つは、「心痛」と「胸虫」は同義であり、かつ「胸虫」という俗称はかなり広まっていたと思われることである。いま一つとして、「胸虫」には、「虫」による場合、寒さによる場合、冷たい食物の摂取による場合の三種があるとしていることであり、これは、『和極集』における「膈虫」、「寒虫」、「冷虫」の三区分と同様の分け方をしていることになる。

永田徳本（生年不詳―一六三〇年没）の著とされる医書『梅《ばい》花《か》無《む》尽《じん》蔵《ぞう》』（成立年不詳、一七六八年刊）に、「胸虫」の特徴についての記載がある。元禄八年（一六九五年）の写本に、「胸虫」の薬方を示して「婦人ノ胸虫トテ、持病ニ有テ細々起ニハ、快膈通気湯」とあり、「虫、胸ノアタリヲクイツカバ、兵棟ヲ加ヨ」（下「心痛」）と書かれている。このように「胸虫」には、「クイツク」あるいは「咬む」という性質があると思われていたことが知れる。

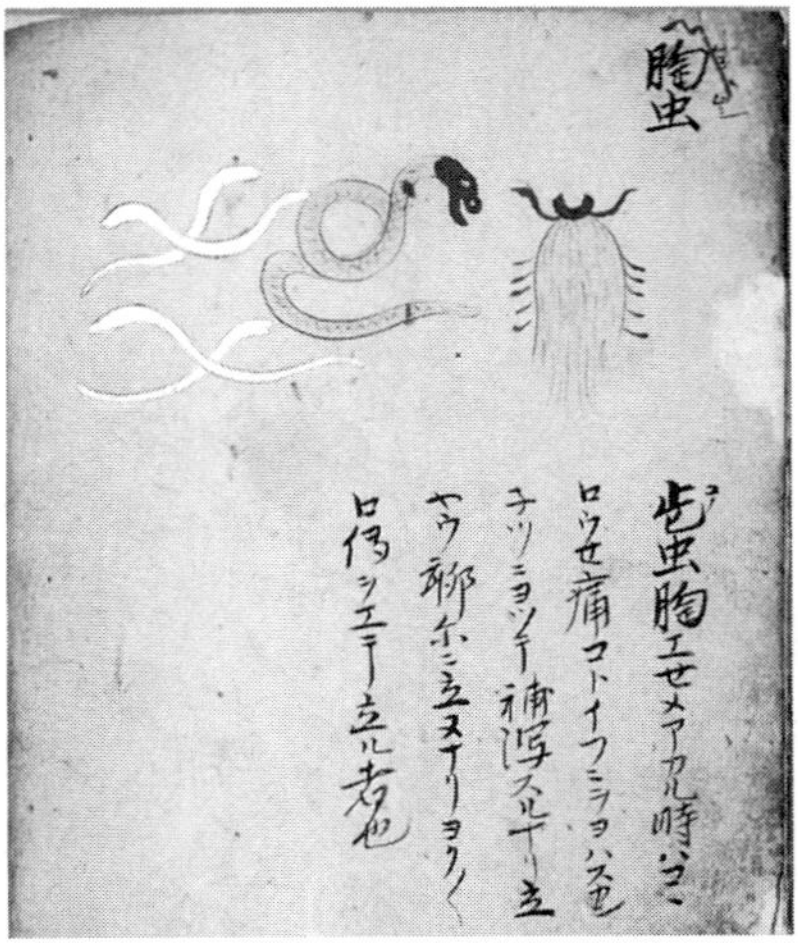

図8－2　『針聞書』（1568）に載る「胸虫」の図。［『針聞書』永禄11年（1568）成立，九州国立博物館蔵］

例の『針聞書』（一五六八年成立）には、「胸虫」の図が描かれている点で、とくに興味深い【図8－2】。図に見られるように、「胸虫」は二種の姿に描き分けられており、左の群れている蛇のような形をした「胸虫」のなかの一虫は、体をくねらせ、口を開けて咬みつこうとしているように見える。図の説明文に「此《コノ》虫、胸エセメアガル時ハ、コ、ロウセ、痛コトイフニヲヨバズ也」とあるように、「虫」が「胸エセメアガル時」の「虫」の

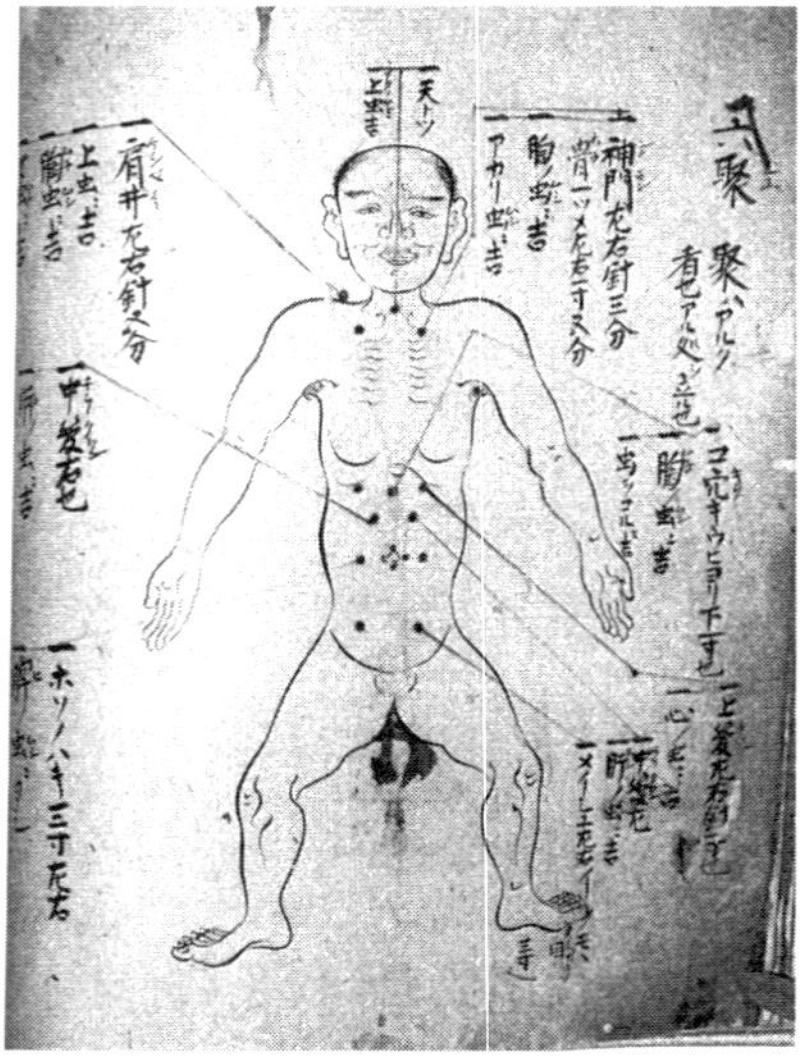

図 8－3　「胸虫」を含め，諸病に対して針を立てる箇所が図示されている。［『針聞書』永禄 11 年（1568）成立，九州国立博物館蔵］

姿なのだろう。他の「胸虫」は、痛みを起こさず、おとなしくしている時の様子を描いたものに違いない。この「襲いかかる胸虫」と同様、右方に描かれている一風変わった形をした「胸虫」は、その先端部が原図で赤く塗られており、おそらくこの先端部で攻撃するのであろう。いずれにしても、この図は、当時の人たちが抱いていた「胸虫」のイメージを表すものの一つとして貴重である。また同書には、「胸虫」に対する針治療の仕方も示されており、「胸虫ノ針ノ事。鳩尾ノ下ニ針ヲ少深ク立ステ、其後痛所ノ上カドヲ、クツロゲテ、数ヲ立也。鳩尾ノ下ニ二寸ニマチ針ヲ立ステ、其外別ノ針ニテ立也」とある。さらに「胸虫」を含め、諸病に対する穴位が図に示されている【図8－3】。

「胸虫」という語は、わが国がいわゆる鎖国に入る前の時代から使われていただけあって、西洋の宣教師たちは、この「胸虫」という言葉に接していた。ポルトガルのイエズス会士らが編纂し、慶長八年（一六〇三）に刊行された『日葡辞書』に、「ムネムシ」の項がある。これを見ると、彼らが「胸虫」をどう理解していたかを知ることができる。

> Mune muxi. l, xintçũ. ムネムシ。または、シンツゥ（胸虫。または、心痛）日本人にしばしば起こる胃、あるいは、胸の痛み。これは、もしかすると回虫による病気であるかもしれない。（『邦訳日葡辞書』）

この説明は、ごく短いものであるにもかかわらず、「胸虫」に関するいくつかの注目すべき事柄を含んでいる。㈠まず、この辞書が取り上げるほどに、当時「ムネムシ」は広く使われていた言葉であったと思われること、㈡「胸虫」は、「心痛」と同一のものと考えられていたこと、㈢「胸」の痛みだけでなく、「胃」の痛みをも「胸虫」と呼んでいたこと、㈣「回虫」が病因である可能性を指摘しながらも、断定的な言い方ではなく、「虫」によるものではないかもしれないという含みも持たせていること、㈤「日本人にしばしば起こる」と書かれていることから、「ムネムシ」がヨーロッパには見られない、風土性ないし文化依存性の高い病症であるという認識を持っていたらしいことなどである。これらのことを視野に入れながら、とくに「胸虫」と「心痛」との関連、および「胸虫」の疼痛部位、すなわち「胸」か「腹」かの問題を中心に、検討を進めていきたい。

前出の『外療細塹』には、「心痛《シンツウ》、是《コレ》ハ胸虫《ムネムシ》ナリ」（巻上「心痛《シンツウ》」）と書かれており、『師語録』や『日葡辞書』と同じく、「心痛」と「胸虫」とを同一のものと見なしている。一方、元禄時代の辞書である『書言字考　節用集』（著者不詳、一六九八年成立）には、「胃脘痛　ムネムシ　胸虫　同俗字」と記されている。「胃脘痛」は、胃痛ないし上腹部痛を意味する医語である。「胸虫」が「胃脘痛」であるとすれば、奇妙なことに、「胸虫」は「腹」の病ということになり、その「虫」の「居所」は、「胸」ではなく「腹」ということになる。これは一体どういうことなのだろうか。今見たように『日葡辞書』にも、「胸虫」は「胃、あるいは、胸の痛み」と記されている。「胸虫」は「腹」が痛むのか、「胸」が痛むのか。「胸虫」は「胸」の「虫」なのだろうか、それとも「腹」の「虫」なのだろうか。また、そもそも「虫の居所」とされる「腹」と「胸」は、それぞれどのような「場」なのかという第4章で取り上げた問題が再浮上してくる。「虫の居所」が「腹」なのか「胸」なのかという問題は、江戸期に始まったことではなく、それ以前の「虫」病誕生の時代から内在していたことが、「胸虫」を通じて炙り出されてくる。

「心痛」と「胃脘痛」

こうした「胸虫」の謎を追うためには、まず「心痛」と「胃脘痛」との異同を検討せねばならない。「心痛」は、字義通りに解すれば、心《しん》の臓の疼痛もしくは胸部痛ということになるが、和・漢の伝統医学では、「心痛」の生じる部位がどこであるのか、またどの臓器の病であるのかについて、異なった見解が唱えられており、かなり摑みにくい疾病概念になっている。

古くより「心痛」は、「真心痛」と「厥《けつ》心痛」との二種に大別されてきた。『霊枢』（著者不詳、後漢代か）によれば、「真心痛」とは心《しん》の臓自体の、急性で重篤な病変であり、「真心痛ハ、手足清《ひえ》テ節ニ至リ、心、痛《いたむ》コト甚シ。旦《あした》ニ発シテ、夕ベニ死シ、夕ニ発シテ、旦《あした》ニ死ス」（巻第十「厥病篇」）と記されている。これに対して「厥心痛」は、心《しん》の臓の病変ではなく、他の臓に異変が生じ、「気」が逆上して心の臓を侵すことによって、心の臓が激しく痛むとしている。「厥心痛」には各種あり、「胃心痛」のほか、「腎心痛」、「脾心痛」、「肝心痛」、「肺心痛」などが考えられている。いずれにせよ、種類を問わず「心痛」の疼痛部位は「胸」ということになる。しかし、たとえば陳言（宋代）の『三因極一病証方論』（一一七四年）には、「真心痛」であっても、その疼痛部は「中脘」（上腹部）であって、「其ノ実ハ、心ノ痛ミニハ非ズ」（巻之九「九痛叙論」）という主張がなされている。その後も、同様の論を唱える医家が次第に増え、朱丹渓（元代）の『丹渓心法』（一四八一年）には、「心痛ハ即チ胃脘痛ナリ」とあり、虞摶（明代）の『医学正伝』（一五一五年）においては、「胃脘痛」という項目名の下に、「俗ニ呼ンデ心痛ト為ス」（巻之四「胃脘痛」）と付記されているほどである。なお、「胃脘」は、本来胃腔を意味する語であるが、臓器を指す場合は、「胃」と同義となり、一方、体表部位を指す場合には、いわゆる「みぞおち」周辺の上腹部を意味することになる。したがって「胃脘痛」は、「胃痛」ないし「上腹部痛」の意になる。さて、「心痛」が「胃脘痛」とされたことで、すっきりしたかと言えば、答えは否である。このことを、中国の「心痛」論を取り入れてきたわが国の医書で見てみよう。

岡本一抱の『医方大成論諺解《げんかい》』（一六八五年刊）には、「心痛《シンツウ》」の注として「ムネノ痛《イタミ》ヲ云《イフ》。（中略）心痛《シンツウ》トテ心《シン》ノ蔵《ザウ》ノ痛《イタミ》ニテナシ。多《ヲヽク》ハ胃脘痛《イクハンツウ》トテ胃《イ》ノ腑《フ》ノ口本《クチモト》ガ痛《イタム》ヲ云《イフ》。ソレ故《ユヘ》古方《コハウ》ニハ脾疼《ヒトウ》ト云《イフ》ゾ」と記されている。蘆川桂洲の著した『病名彙解』（一六八六年刊）にも、「【心痛《シンツウ》】ムネノイタムコト也。或ハ脾疼《ヒトウ》トモ、又胃脘痛《イクハンツウ》トモ云リ」（巻之六「心痛《シンツウ》」）とあり、ほぼ同様の説明がされている。「脾疼《ヒトウ》」は、「胃脘痛」と同義であるので、この説明を短縮すると、「心痛」は胃痛ないし上腹部痛のことだと言っていることになる。胃痛か上腹部痛であれば、当然ながら「腹」の痛みのはずだが、両書ともに「ムネノイタムコト也」と書かれている。これはどういうことなのだろうか。

『病名彙解』では、前記の文に引き続き、「心痛」の生じるメカニズムについて、こう説明している。（『医学正伝』を引用して）「臓腑」と「陰陽」の関係は、「臓」が「陰」であり、「腑」は「陽」である。「陽」は「陰」に「先《サキ》ダツ」という性質があるので、「臓」が病む前に、「腑」がまず病むのである。「腑」である「胃」において、その上部の「賁門《フン》」が病むと、この「賁門《フン》」と「臓」である「心《しん》」とは「相連ル」関係にあるために、「胃脘《イクハン》」が「心《しん》」に当たって痛むのである。

この論は、先の「厥《けつ》心痛」の病理と類似した説明であり、症状こそ「心《しん》」に現れるものの、それは「胃」の「賁《フン》門」部から波及した結果であると言っており、明言はされていないが、痛む臓器は「心《しん》」なのであろうし、疼痛の部位は「胸」なのであろう。そうであれば、「ムネノイタムコト也」というのは筋が通ることになる。しかしこの場合「脾疼《ヒトウ》」および「胃脘痛《イクハンツウ》」は、その語義とは異なり、「腹」ではなく「胸」が痛くなる病ということになる。本当にそう考えられていたのだろうか。

同じ『病名彙解』の「胃脘痛《イクハンツウ》」の項を見ると、私たちをますます迷路に追い込むような記述がされている。「又心痛トモ脾疼《ヒトウ》トモ云リ。思慮《シリヨ》ニ傷ラレ邪気、心君ヲセメテ、胃脘痛ムナリ。古方ニコレヲ脾疼ト云リ。（中略）実ニ心ノ痛ムニアラズ」（巻之一）とある。「邪気、心君ヲセメテ、胃脘痛ム」という、「心」から「胃脘」への順序は、先の「腑」から「臓」への順序と逆であるし、またそれ以上に、「胃脘痛《イクハンツウ》」が「心ノ痛ムニアラズ」というのは、先の「胃脘《イクハン》心ニ当テ痛ム」という説と矛盾している。

このように『病名彙解』の「心痛」をめぐる議論は、錯綜していると言わざるをえない。これは、「心痛」や「胃脘痛《イクハンツウ》」の記述に用いられている説明原理が複数あり、かつそれらが相異なるためである。前記のように中国医学の「心痛」論に諸説があって、混沌としていたことに拠っているのは間違いない。このことは、『病名彙解』だけにあてはまるのではなく、わが国近世の医書の多くに共通して見られることである。「心痛」は「胃脘痛」であるとそれらには記されているが、その疼痛部位が、「腹」なのか「胸」なのかがはっきりしないのである。

「心痛」には九種が知られており、「九種心痛」または「九心痛」と呼ばれている。このうち、とくに「胸虫」と係わるのは「虫心痛」であるが、『病名彙解』には、「虫痛《チウツウ》」の項にこう書かれている。「心痛九種ノ一ツ也。唇《クチビル》紅ニ面ニ白筋《ハクキン》《シロキスジ》生ジ、蛔ヲ生ジ、心胸《ムネ》痛テ當《タヘ》ガタク、痛定《シヅマ》レバ能ク食ス。飢ルトキハ沫《アハ》を嘔ス」（巻之二「虫痛《チウツウ》」）。「蛔」によって「胸」が痛むことについては、『諸病源候論』の「蛕虫心ヲ貫ケバ則チ死ス」との説がよく知られており、また「蛕咬」という用語もあるほどである。先に掲げた『針聞書』の図のように、「胸虫」も「虫」が臓腑を「咬む」ことによって、激しい痛みが生じるものと考えられていたのであろう。

さて、「胸虫」という語は江戸時代に入ると、徐々に使われることが減っていき、一部の薬方書に現れる程度となる。たとえば、著者不詳の『妙薬秘方集』（一六五七年刊）に、その最初の薬方として「胸虫《ムネムシ》薬」が掲げられており、「南天《ナンテンノ》葉《ハ》ヲスリ、酢ニテ用《モチイ》テ吉」など、何種類にも及ぶ民間薬が記されている。穂積甫庵の『救民妙薬』（一六九三年刊）にも、「胸虫薬《むねむしの》」として民間療法が多く示されており、そのなかには「童子《どうじ》の大便《たいべん》、ほし、粉《こ》にして丸《ぐわん》じ、生《しやう》姜《が》汁《しる》にて用《もちひて》よし」というものもある。このほか、加藤謙斎の『医療手引草　別録』（一七七七年刊）や奈須恒徳の『本朝医談　二篇』（一八三〇年）などにも、「胸虫」の古い処方が記載されているが、いずれも単に病名として載っているだけであり、「胸虫」の説明は一切されていない。

三　「胸虫」から「積虫」へ

「胸虫」の消退

「胸虫」はやがて消えていくことになった。「胸虫」が消えてどこに行ったのかを推測してみたい。「胸虫」は「積《しゃく》（癪）」へと吸収されていったと私たちは考える。そう推測される理由はいくつかある。㈠「胸虫」と「癪」との症状が類似していること、㈡ともに「腹」と「胸」とにまたがる病であること、㈢「胸虫」という言葉が消えていく時期と、「癪」という語が一般にも使われ出す時期とが概ね重なっていること、㈣「癪」には「癪の虫」によって生じるという観念があり、「胸虫」と同じく、「虫」が重視されていたという共通点があることなどである。この「虫」である点が、「胸虫」を、それと同一視されていた「心痛」から引き離したのではないかと考えられるのである。

じつは、「胸虫」が「癪」へと変化していったのではないかという考えを抱いたのは、すでに江戸時代の医師のなかにもいた。佐藤方定《のりさだ》は『奇魂《くしみたま》』（一八二四年序、一八三一年刊）のなかで、「むねむし」は、「今考るに、漢にいふ積聚なれど、然と其字を配たる書もなければ、積聚といへば誰も知れど、むねむし、といへばしれる人なき類也」（一之巻「病原論並病名考」）と述べている。すでにその当時（江戸後期）、「胸虫」は死語になっており、「積聚」（癪）がそれを受け継いだと方定は言っている。

そのことに関連して、興味深いことがある。平安初期の大同三年（八〇八）に『大同類聚方』という医書が書かれたという記録が、『日本後紀』の大同三年五月の条にある。その書は早くに失われたが、江戸後期に「発見」された。しかしそれは偽書であった。その偽書に「無奈牟之也美《むなむしやみ》」という病の名が記されている。「ムナムシ」という語が、著者にとって古語に思えたのであろう。しかし、平安時代には、「胸虫」という語は存在しなかった。

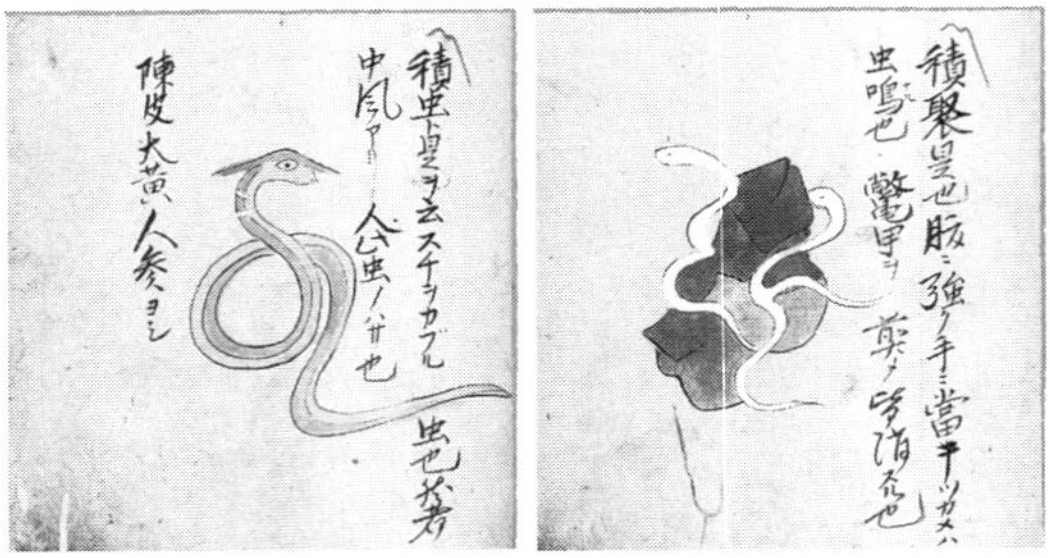

図8－4　『針聞書』（1568）に載る「積虫」の図。［『針聞書』永禄11年（1568）成立，九州国立博物館蔵］

『源氏物語』に、光源氏に迫られ、心理的な苦しみに耐えられなくなった藤壺に、異変が起こる場面があり（「賢木《さかき》」）、そこには、「御胸をいたう悩み給へば、……」と記されている。後の世ならば、「胸虫」または「癪」とされる状態が、「胸を悩む」と書き表されている。『枕草子』の「病《やまひ》は胸」で始まる段（『新編　日本古典文学全集』一八一段）には、あざやかな紫苑《しおん》の衣《きぬ》を身に付けた女性が、「胸」の苦悶発作を繰り返した様子が描写されており、「胸をいみじう病」むと書かれている。

「積虫」

第4章において、「癪」は中国の「積」概念を基盤にしながらも、江戸時代に日本的変容を遂げてきたこと、さらに民間レヴェルでは「癪の虫」という病因観が定着していたことを記したが、実はその前史があったことについて述べてみたい。

戦国期から江戸前期の医書類には「積虫」という語や「積」を「虫」と見る記述が多くある。このことは、「胸虫」と「積虫」とが共存した時代があったことを意味している。例の『針聞書』には、「胸虫」だけではなく、各種「積虫」の図が載っている【図8－4】。単に「積」または「積聚」と書かれていても「積虫」を表している。

この「積虫」という語は、中国における定式的な医語とは言えないものである。第5章の「疳の虫」のところで、詳しく述べたように、「虫」が発生するその前段階に「積」が形成され、その「積」が変じて「虫」となるという説は、中国医書に多く記載があるのだが、それを「積虫」と呼ぶことはない。しかし興味深いことに、わが国では、一部の医書や随筆などに「積虫」の記載が少なからず見られるのである。

『針聞書』のほかにも、「積虫」の図を掲げている書がある。富士川文庫（京都大学附属図書館）蔵の『諸虫針治論』（著者不詳、江戸前期か）および『吉田虫之書』（著者不詳、江戸前期か）にも、「積虫」の図が描かれているが、『針聞書』に比べると、その種類は少なく、「五積」や「気積」などに限られ、またそれらの「虫」の図は粗略な描写に止まっている。第3章でも取り上げた『五臓之守護並虫之図』（著者不詳、成立年不詳、九州大学附属図書館医学図書館蔵）には、「積聚虫《しやくじゆむし》」が描かれているので掲げておこう【図8－5】。

丹羽長秀の「積の虫」

寺島良安の『和漢三才図会』（一七一三年序、漢文）の「虫部・湿生類」に「蚘《ひとのむし》」の条がある。その記載内容は、『本草綱目』を踏襲したものだが、良安がそれに補足して「積聚」の「虫」の事例を書き添えている。『本草綱目』には含まれていない「積の虫」を、あえて書き加えているところが興味深いのだが、その事例というのは、戦国時代の武将、丹羽長秀が「積聚」の「虫」に苦しんだという次のような話である。

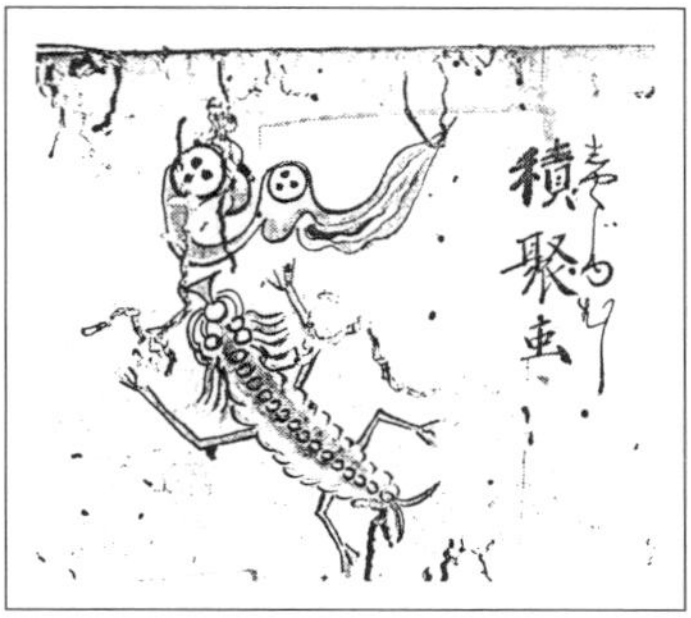

図8－5　『五臓之守護並虫之図』（成立年不詳）に載る「積聚虫《しやくじゆむし》」の図。［九州大学附属図書館医学図書館蔵］

丹羽長秀が、かつてより「積聚ノ病」を患い、甚しい苦痛を強いられていたが、五十一歳の天正十三年（一五八五）、あまりの痛みに耐えかねて、刀をもって腹を切り、自ら命を絶った。火葬の後、灰のなかに燃え尽きずに残っていたのは、その「積聚」だった。それは、拳ほどの大きさで、形は「秦亀《イシガメ》」に似ており、鷲か鷹のような鋭い嘴《くちばし》があり、そしてその「積聚」の背部には、長秀による「刀ノ痕《キツ》」が残っていた。その後、豊臣秀吉はこれを見て奇物となし、医師の竹田法印に与えたという。ここに「積聚」という語が、「積の虫」の意で使われていることは注目される。このような例が少なからず見られるが、そのことは後に述べる。

肥前平戸の藩主であった松浦《まつら》静山（一七六〇―一八四一年）も、丹羽長秀の「積の虫」に並々ならぬ関心を示している。静山の長大な随筆『甲子夜話』（一八二一―四一年記）に、そのことが記されている。静山は、長秀の「積の虫」を授かったという竹田法印の孫に当たる人物に、その「積の虫」を見せて欲しいと、人を介して依頼したところ、「積の虫」自体は借りられなかったが、その「虫」を描いた模図と、それを入れた箱とを借り受けることができたという。そして、箱に書かれていた銘文について次のような所感を述べている。『千金要方』や『正字通』などに記載されている「積」、「癥」、「瘕」は、ただ「かたまりの形」を言っているのであり、その「形」のなかに「物」があるということではないのであろう。しかるに長秀の場合は「真の生物」なのであり、また古書に書かれてあることも偽りではないはずであるから、腹中に「物」が実際にあるというのは、「長秀より始て其真を知るか。奇とすべし」と、独自の考えと感嘆とを表明している。

「積聚」という語が「虫」そのものを表している例は、三浦浄心による『慶長見聞集』（一六一四年序）のなかにも見られる。

能玄法印という「宏才」なる人が次のような話をした。過去因果経に、こういうことが書かれている。昔、人と鬼との戦いがあり、人が鬼をことごとく滅ぼしてしまった。「玉しひ」というのは、「三魂七魄」と言って、数の多いものだが、鬼には、「こん」、「はく」、「しやく」という三つの「玉しひ」がある。このうち「こん」は、冥土におもむくが、「白」、「赤」二つの「玉しひ」は、この世に止まる。「赤」という「玉しひ」は「のみ」となり、「白」の「玉しひ」は「しらみ」となって、「人の肉をくらふ」のであり、これは「因果の道理」というものである。この「のみ」や「しらみ」を殺してしまうので、人間は「地獄」で「鬼にくらはるゝ」ことになる。だから「のみ」や「しらみ」を殺す人は、この「因果」の苦しみから逃れることはできない。このような能玄法印の話を聞いていたある老人が、これに反論して言った。「人間の肉を食ふ虫、蚤虱に限るべからず。□《（虫損）》虫と云て皮肉の間にあり。

しやくじゆ、寸白など云て、色々様々の虫有。髪に住虫は黒し。土中に住虫は土をくらひ、木に付虫は木をかみ、かやにつく虫はかやをくらふ」。能玄法印は返答に詰まってしまい、赤面するほかなかったという（巻之八「能玄法印が宏才益なき事」）。

「のみ」や「しらみ」を引き合いに出して、「因果」を説いた法印に対して、老人が「人の肉をくらふ」のは、蚤や虱以外にもいくらでもいるではないか、「赤」や「白」のほかにも「黒」い「虫」もいる、「人の肉」以外にも「土」や「木」や草を食らう「虫」もいるではないか、これをどう説明するのかと迫っている。ここで「人の肉をくらふ虫」として、「しやくじゆ、寸白など云て、色々様々の虫」が挙げられており、「しやくじゆ」という語が、「寸白」とともに「虫」の名として用いられている。

沢庵和尚の『骨董録』（一六四四年成立）にも、同様の例が認められる。僧として名高い沢庵（一五七三―一六四五年）は、医学にも通じた人で、養生や医学に関することも多く書き残しており、『骨董録』はそうした書の一つである。そのなかに、「又、身の内に虫、積様々の形ある生物出来て、人をなやます。是又無物に物生るなり。（中略）物とは万物なり。蚘虫《かいちう》、積等の物、是又一ならず」とあるように、「積」を「生物」と言っており、「無物」から形のある「生物」が生じるという発生思想が語られるなかで、「蚘虫《かいちう》」と「積」とが同列に並べられ、「積」は人を悩ます「虫」の代表格として掲げられている。

人身中の「虫」は、仏教の世界で古くから説かれてきたものであった。源信の『往生要集』（九八五年成立）でも、人間は「胎を出て」七日目に、八万戸の「虫」が身から生じてくるという『大宝積経』の説が引用されている。人が死ぬ時には、その「虫」たちが共食いし、最後に残った二匹が七日間戦うが、最後の一匹は死なないのだと言う。

沢庵の別著『結縄集《けつじょうしゅう》』（成立年不詳）に、人と人身中の「虫」との関係は、天地と人との関係に等しいことを述べている箇所があり、そこにはこう書かれている。「我人も天地の為には病也。身の内の虫、積等にたがふ事なし。

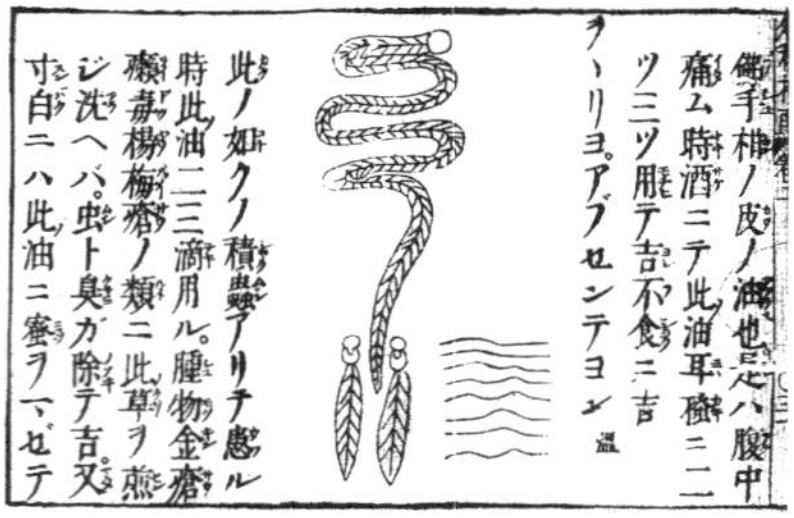

図8－6　沢野忠庵（伝）の『阿蘭陀《おらんだ》外科指南』（1696序，1705刊）に載る「積虫」の図。［『阿蘭陀外科指南』元禄9年（1696）序，宝永2年（1705）刊，京都大学附属図書館（富士川文庫）蔵］

人は是れ裸虫なり。天地に有りては我人も虫なり。身の天地に有りては、虫、積等にかはる事なし」。天地にとって人間は、病害性を持った微小な存在であるという認識を示すのに、人間を「虫」としての「積」に喩えているユニークなアナロジーが面白い。

沢庵は、人を「擬虫化」して「虫」に喩えているだけでなく、人間をそもそも「虫」の一種と見なして、「人は是れ裸虫なり」とも言っている。この「裸虫」について、少しばかり補足しておこう。「裸虫」は、「五虫《ごちゅう》」の一種である。あらゆる生きものを「虫」と捉え、それを五種に区分し、「五虫」と呼んだ。「五虫」とは、「毛虫《もうちゅう》」（その長は麒麟ないし獅子）、「羽虫《うちゅう》」（その長は鳳凰）、「甲虫《こうちゅう》」（その長は亀）、「鱗虫《りんちゅう》」（その長は竜）、そして「裸虫《らちゅう》」であり、「裸虫」の長が人間とされた。「五虫」は、中世の百科事典と言える洞院公賢らの『拾芥抄《しゅうがいしょう》』（成立年不詳）にも載っており（下巻第三十二「五虫部」）、古くから用いられていた言葉である。

以上のように、「積」が病名としてだけではなく、「積の虫」そのものの名称としても用いられるほど、「積」と「虫」との関係は密接であり、「積」が「虫因」性の病症とされていたことは明らかである。とくにこの傾向は戦国期から江戸前期にかけて顕著であり、日本的特徴と言えよう。

西洋の医術を紹介した『阿蘭陀《おらんだ》外科指南』（成立年不詳、一六九六年序、一七〇五年刊）は、「積虫」の図を載せている異色の医書である。著者とされる沢野忠庵（一五八〇―一六五〇年）は、ポルトガルのイエズス会士（宣教師）であったフェレイラ（Ch. Ferreira）の日本名であり、布教中に捕らえられて棄教し、その後は幕府のキリシタン禁制政策に協力しつつ、西洋の医学や天文学を日本に紹介したことで知られる人物である（遠藤周作の『沈黙』に描かれる主人公のモデルとしても、よく知られていよう）。同書の実際の著者は、忠庵の弟子であるとの説もある。さて、同書には、各種「油薬」の用法や効能が書かれているが、その一つの「ヲ、リヨ・アブセンテヨン」の条には、まず「積虫《シヤクムシ》」の図が掲げられ【図8－6】、続いて「此《カク》ノ如《ゴト》クノ積虫《シヤクムシ》アリテ患《カヽ》ル時、此ノ油二三滴《テキ》用ル」とあり、またこの薬草を煎じたものは「腫物《シユモツ》」、「金瘡《キンサウ》」（刃傷、外傷のこと）、「癩毒《ライドク》」、「楊梅瘡《ヤウバイサウ》」（梅毒による皮疹）などに有効と記されている。

「積虫」の行方

「胸虫」から「積虫」への流れについて述べてきたが、医学における「積虫」の寿命はそれほど長くはなかった。その後「積《しゃく》」は、医学において「虫」そのものと見られなくなったばかりか、「虫積」を除いて「虫因」性の病とさえ考えられなくなった。その理由として考えられるのは、中国医学の影響である。すでに述べたように、江戸時代に入ると、次々に多数の漢籍医書が和刻されるようになったが、それらの医書が説く「積」論は、「積虫」にとって分の悪いものであった。というのも、「積」の病因として重視されていたのは、「脾胃」の損傷や「七情」であって、「虫」ではなかったからである。和製の「積虫」は、こうして徐々に消えていった。しかし、だからといってその後の「積」論が中国医学に従順であったかと言えば、そうではなく、さまざまな日本的変容を遂げたことは、すでに第4章二節で検討した通りである。そこで併せて触れたように、市井の人々の間では「癪の虫」が逞しい生命力をもって、生き生きと活躍し続けた。

「積虫」と著しく対照的だったのは、「疳虫」である。「疳虫」が長い寿命を保持しえたのは、これもまた中国医学の影響であった。第5章で詳しく述べたように、中国の「疳因」論は、二次的なものとしてではあれ、「虫」を病因として認めていたからである。わが国の医学は、基本的にこれを受け入れた。単に受け入れたというより、中国以上に「虫」を重視した印象が強い。だからこそ、「疳の虫」は、長期にわたって医師と市井の人々との間で共有された言葉として定着し続けたのである。第6章で扱ったように、「疳の虫」は、言葉だけではなく、「虫封じ」

の民俗としても今日まで生き延びてきた。「癪の虫」はこれと異なり、明治期における近代化の嵐を乗り越えることはできなかった。「癪」それ自体が、近代医学によって解体され、新たな疾病概念に置き換えられていったからであり、その詳細は次の第9章で述べる。

とはいえ、現在でも通用する「癪に障る」という言い回しは、「癪の虫が起こる」、「癪の虫が合点しない」、「癪の虫を納める」という江戸期の日常表現の仲間であり、「虫」の語はないものの、「癪の虫」を潜伏、内在させていると見てよいだろう。そして「癪に障る」という言葉の源流は、戦国期に登場した「積虫」や「胸虫」まで辿ることができるのである。

第9章 「虫」観・「虫」像の解体と近代化

長い時代にわたって、支配的であったわが国の「虫」観は、明治期になって解体され、近代的変容を遂げることになる。それがどのようになされていったのか、その背景で何が起こっていたのかを炙りだすことが本章の目的である。

「虫」観の解体は、それを支えていた「五臓思想」の弱体化を意味している。その「五臓思想」に取って代わろうとしたのは、西洋の「脳・神経」学説であった。「虫」観・解体の序幕を開いたのは、この新たな医学思想を導入した江戸期の蘭方医たちである。彼らが、「脳・神経」学説をどのように受容したのか、また従来の伝統医学に立つ医師たちは、これに対してどのような反応を示したのかについて述べる（一節）。

「虫」観の重要な側面に、体内の「虫」がどのようにして生じてくるのかという「発生」の問題がある。「虫」の「発生」思想も大きく転換して、近代的「虫」観が成立してくるのだが、その過程を、漢方や蘭方の医書、それに明治の翻訳医書などを資料にして明らかにしていきたい（二節）。

「虫」観の変容をもっとも如実に示すものは、寄生虫症を除く「虫因性」疾患の否定である。「虫」病を代表する「疳」、「労」、「癪」の三症を選び、それらが近代医学によってどのように否定され、どのような近代の疾病概念に組み替えられていったかを追っていく（三節）。

一　「脳・神経」学説とその影響

脳・神経系を中枢機関と考える、西洋の新しい医学観をわが国に導入したのは、蘭方の医師たちであった。この脳・神経学説は、「五臓」を心身の中枢と見なす在来の和・漢医学とは、根本的に異なるものである。西洋医学を取り入れることに力を注いだ蘭方医たちにとって、脳・神経学説を理解し、受け入れることは容易ではなかった。それは、言語の問題だけではなく、むしろそれ以上に、「五臓思想」の空気をそれまで吸ってきたことにある。蘭方医たちの著した訳述書を見ると、こうした「五臓思想」との格闘の様相と、また同時に、新しい医学観、人間観を体得しようとする進取の気概とが直接、間接に伝わってくる。

彼らが、とりわけ強い関心を示したのは、精神の「ありか」がどこにあり、精神のはたらきにはどのような身体的基盤があるのかという根本的な問題についてであった。蘭方の医師たちが懸命に理解し受容しようとした「神経液」説こそ、「五臓思想」から近代の脳・神経中枢観へと移行していく、まさにその転換点になったと言えるだろう。本節では、蘭方の代表的医書をいくつか取り上げて、「神経液」および「霊液」という概念を中心に検討していく。

『解体新書』の「神経汁（神経液）」

杉田玄白らの『解体新書』（一七七四年刊、漢文）は、歴史上あまりにも有名であるが、解剖学の翻訳書として最初のものではない[1]。しかし『解体新書』は、脳・神経中枢観をわが国に初めてもたらしたものとして、画期的な意義を持っている。同書は、よく知られているように、クルムス（J. A. Kulmus）の原著 *Anatomische Tabellen* 第三版（一七三二年）の蘭訳版（一七三四年）を重訳したものである。『解体新書』のなかから、本節で注目する「脳髄」、

「神経」、「神経汁」（神経液）の三用語に関する記述を取り出してみよう。

夫レ脳髄ハ、其ノ形稍〻円ニシテ軟。盈《みち》テ頭蓋ノ内ニ在リ。其ノ属スル者、微細ノ脈管及ビ機里爾《キリイル》也。意識ヲ此ニ蔵ス。故ニ一身ノ宗トスル所ロ也。蓋シ之ヲ裹《つつ》ム者、二脳膜也。之ヲ以テ神経液ヲ漏サザラシム。（巻之二「脳髄并神経篇」）

このように「脳髄」は、「意識」を「蔵」し、「一身ノ宗」であると明言されている。「機里爾《キリイル》」（klier）とは分泌液を産出する腺のことであり、当時脳（大脳皮質）は多くの腺組織から成り立っていると考えられており、その脳髄から分泌されるのが、「神経液」とされていた。「神経液」については別の箇所でも述べられているが、これに触れる前に、「神経」の記述を見ておこう。

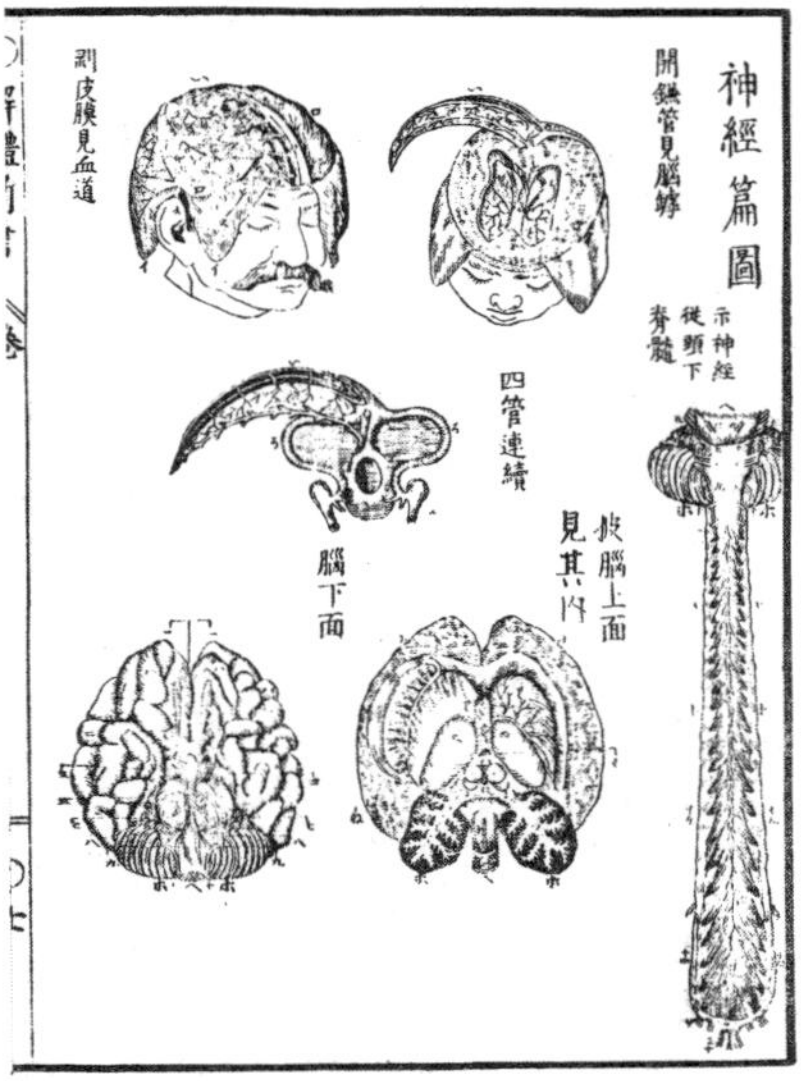

図9－1　杉田玄白らの『解体新書』（1774）に載る脳および脊髄の解剖図。［『解体新書』医学古典刊行会，無刊記（影印版）］

世奴《セイニー》〔此ニ神経ト翻ス〕。其ノ色、白《しろく》シテ強ク、其ノ原《もと》、脳ト脊トヨリ出ヅ。蓋シ視聴、言動ヲ主《つかさど》リ、且ツ痛痒、寒熱ヲ知ル。諸〻動《うごく》コト能ハザル者ヲシテ、能ク自在ナラシムル者ハ、此ノ経有ルヲ以テノ故ナリ。（巻之一「格致篇」）

「神経」は脳と脊髄から出るもので、知覚および運動機能を司る、と説明されている【図9－1】。「神経」という語は、『解体新書』において、蘭語 zenuw の訳語として創案されたものである。玄白と建部清庵との間に交わされた往復書簡集である『和蘭医事問答《おらんだいじもんどう》』（一七七〇—七三年成立、一七九四年刊）に、「形の御座候物に候得共、其妙用御座候事、唐にていふ神気などゝ申ス可キ物故、神経と義訳仕《（つかまつり）》候」（安永二年〈一七七三〉十月十五日）と書かれているように、「神経」の「神」は「神気」から採られたことがわかる（ちなみに「神経」の「経」は経脈から採られている）。このように、「神経」は形のあるものでありながら、その「妙用」が、形のない「神気」に類似していると捉えられている。

さて、『解体新書』には、この「神経」と関わりの深い「神経汁」（神経液）について、こう書かれている。

世奴和孤都《セイニユホクト》〔此ニ神経汁ト翻ス〕。脳内ニ成ル也。蓋シ四支百骸、神経ノ行ク所ロ、皆ナ之ヲ得テ能ク全シ。故ニ名ヲ地爾礼其牙私天《ジイルレイキゲーステン》〔此ノ語翻シテ生気《イキルキ》ト曰フ〕ト云フ。（巻之一「格致篇」）

「脳内」で産出される「神経汁」は、「神経」があまねく張りめぐらされている全身の筋骨に、自在な動きをさせる働きをしている、と記されている。「地爾礼其牙私天《ジイルレイキゲーステン》」（dierlyke geesten）は、ラテン語 spiritus animales（動物精気）に相当する語であり、「生気《イキルキ》」と訳されている。ここで気になるのが、「神経」と「神経汁」との関係であり、有形の「神気」とも言える「神経」と、「生気《イキルキ》」とも呼べる「神経汁」との異同である。このことを知るには、やはり『和蘭医事問答』が役に立つ。そこには、『解体新書』の「神経汁」に関する前掲文がそのまま引用された後、以下のような補足説明がされている。

此レ神経汁也。右に申候痛果機里児は、精血を漉し、此汁を生申候。是即脳髄液ニ而[3]、其液、神経に伝送し、八十の大経に伝へ、右の如く一身の働をいたし申候。（安永二年〈一七七三〉十月十五日　玄白による「答書」）

「痛果機里児《（つうかきりいる）》」（松果体のこと）で血液から漉過された「神経汁」が、各「神経」に送られ、そのことによって「一身の働」を行なっていると記されている。ということは、「神経汁」こそ「一身の働」をする主役ということになるだろう。であれば、「神経」の「神気」は、「神経汁」がもたらしていることになる。

デカルト（R. Descartes）も主張した、松果体で「神経液」がつくられるという説[2]は、その後否定されるのだが、玄白は『和蘭医事問答』の別の箇所で、この松果体が「右申候セイニュウホクトと申候霊液を分利いたし申候」と述べ、「セイニュウホクト」（神経汁）を、『解体新書』にはない「霊液」という語に言い換えている点が注目される。後に玄白の意を継いだ蘭方医たちは、この「霊液」という語を多用することになるが、そのことは後述する。

後年玄白は、『養生七不可』（一八〇一年成立、刊年不詳）という養生書を著しているが、そのなかで「阿蘭陀にてセイニユーホクトと名づくる物を製し出す。漢人乃気と名づくるもの是なり」と述べ、割注に「余が解体新書に訳する神経汁亦是なり。漢説ハ形なきに似、蘭説ハ形あるに似たり。其説《とく》ところ異といへども、校訂すればバ一理なり」と記している。和・漢医学の重要概念である「気」と、蘭説の「神経汁」とは、形のあるなしで異なるものの、両者は「一理」であると言っている。そして玄白は「脳髄」以上に、「気」と等質と見る「神経汁」の方を重視しているのである。

以上、玄白の記した「神経」と「神経汁」について整理すると、「神経」は、知覚・運動機能を司り、「神気」と言ってよい働きをするものであり、「神経」にこのような働きを起こす「神経汁」は、「生気《イキルキ》」（動物精気）と呼ぶべきもの、「霊液」と言い換えられるもの、「気」に等しいもの、ということになろう。それにしても、『和蘭医事問答』で玄白が述べている次の言明は、『解体新書』の重大な意義を端的に表している。

心《しん》は神ヲ蔵シ候様に漢説ニ之有《あり》候得共、蘭説ニ而《て》は心と申候は、配血の元にて、脳ハ神気之源と被存《ぞんじられ》候。

（安永二年〈一七七三〉十月十五日　玄白による「答書」）

心の臓は「神」を蔵すという「五臓思想」から、「脳」が「神気之源」であるという「脳・神経中枢観」への転換の幕開けが、ここに明瞭な表現で示されている。

『重訂解体新書』の「霊液」

『解体新書』に半世紀以上遅れて出版された、大槻玄沢の『重訂解体新書』（一八〇四年序、一八二六年刊、漢文）は、全十二巻の労作であるが、改訳の翻訳本編は四巻にすぎず、残りは、訳語について詳細に補注・解説した「翻訳新定名義解」六巻と「附録」二巻から成っている。この「翻訳新定名義解」（以下「名義解」と略す）と「附録」には、玄沢自身の考えがよく現れているので、このなかから「霊液」や「神経」に関する記述を取り出してみよう。「巻之一　名義解・上」（全体の巻之五）の「神経」の項に、「神経　涅盧虚《ネルヒ》〔羅〕泄奴《セーニユー》〔蘭〕按ズルニ是レ霊液〔霊液、原名泄奴訶古多《セーニユホクト》〕」と記されており、「神経」と「霊液」とを同一のものと解している。そのうえでこの「神経」の働きを「神識之妙用、生活之玄機ヲ発ス」とし、「五知」すなわち、視、聴、嗅、味、触の知覚機能、および「三識」すなわち「喜怒、愛悪、悲羞ノ類」といった精神機能をも担っているとしている。これは「神経」の説明ではあるが、「霊液」と同じだとしている以上、これらは「霊液」の機能ということになる。

一方、「巻之一　名義解・下」（全体の巻之六）に「神経液」の項があり、そこには、「常ニ神経ノ中ニ在ッテ、全身ヲ流行シ、以テ一切ノ知覚運動之神機ヲ主ルナリ。故ニ訳シテ神経液ト曰フ。又義訳シテ霊液ト称ス」と記載されている。やはり、「霊液」自体に、知覚・運動機能があると明記されている（しかし、「三識」については何も述べられていない）。そのことよりも目を引くのは、「霊液」の持つ特異な性質に関する以下の説明である。

其ノ性、火徳ヲ備フ。故ニ周流暢達シ、神速電急、光輝閃発ス。以テ凝流ノ二体ニ宣化シ、器トシテ循ラザルコト無ク、処トシテ通ゼザル無シ。（巻之一　名義解・下「神経液」）

「霊液」は「火徳」を持ち、電光石火の如く瞬時にして全身に達し、凝体・流体の二体に変化し、あらゆる「器」をめぐり、あらゆる所に通じていると言っている。今日からすると異様な考えに思えるが、かつて西洋ではこのような「神経液流動説」が有力であった。続いて玄沢は、「霊液」が「常度」を失ったり、その流走に停滞が起こった場合についても論じており、その時には、「心思迷乱、神意昏懵、皮膚頑麻、身体不遂」などの状態、すなわち精神・神経症状をきたすと言っている。

以上のように、「霊液」自体が「一切ノ知覚運動之神機ヲ主ル」機能と「三識」の働きを持ち、またその伝達に障害が起こると、精神・神経症状をきたすというのであれば、「霊液」こそが中枢機能を持つということになるであろう。だとすれば、「脳」は一体どのような働きをしているのか。玄沢が、「巻之二　名義解」（全体の巻之七）の「内識外知蔵神之府」と題された項において、「脳」の働きを論じているので、それを引いてみよう。

> 西書ヲ参閲スルニ、彼方、古来、頭脳ヲ以テ神ヲ蔵スルノ府ト為ス。蓋シ実測ノ究理ニ出ヅル所ト云フ。凡ソ人ノ知識ヲ為ス所ノ者ハ、頭脳中ニ在リ。其ノ機、之ヲ分チテ外内ト為ス。其ノ外ナル者ハ五知、一ニ曰ク聴聞、二ニ曰ク視瞻《せん》、三ニ曰ク香嗅、四ニ曰ク口嘗、五ニ曰ク肢体触覚。其ノ内ナル者ハ三識、一ニ曰ク総意、二ニ曰ク思想、三ニ曰ク記性。之ヲ神機ノ五知・三識ト称ス。是レ皆西哲ノ論定スル所ニシテ、今新タニ訳名ヲ製スル者也。（巻之二　名義解「内識外知蔵神之府」）

「頭脳」は、「五知・三識」の働きを持つと明記されており、「脳」を精神の座としていると読み取れる記述である。しかし、前掲の「神経」の項（「巻之一　名義解・上」）において、「五知」、「三識」という語を用いて「神経」（すなわち「霊液」）の働きを説明しているのであり（ただし「三識」の内容は変更されている）、「頭脳」の説明は、「神経」すなわち「霊液」の説明とほとんど変わらないのである。つまり、「働き」という点から見ると、「頭脳」、「神経」、「霊液」の三者に関する玄沢の記述には、違いが認められないのである。もっとも、明らかに玄沢は「霊液」を最重視しており、このことは、「巻之二　名義解」の別の箇所で、「蓋シ脳ハ霊液之宗源也。常ニ其ノ中ニ充盈ス。神明不測之妙用ヲ致シテ、以テ万物ニ感応シ、衆務ヲ総理シ、百骸ヲ主宰スル也」と述べていることからも知れる。「脳」は「霊液」を産出し、その「霊液」に満たされているがために、重要な機能を発揮することができるとしているからである。

また玄沢は、和・漢の医学で用いられてきた伝統的な概念と「霊液」とを比較して論じているので、それを抽出しておこう。

『重訂解体新書』の「附録　上」（全体の巻之十二）では、「按ズルニ神経液ハ、漢ニ、生身ヲ営養スル所ノ、気血ノ気、或ハ元気、真気、陽気、或ハ営衛ハ精気也ト謂フ所ノ気ト相似タリ」と述べ、「神経液」（霊液）と「気」との類似性を指摘する。しかし、理を究めないと断定的なことは言えない、と慎重な態度をとる。そして『黄帝内経』（『素問』や『霊枢』）に記載されている「液」や「液道」を取り上げ、「霊液」との異同について論じている。「脳髄ヲ補益シ、皮膚潤沢ス。是ヲ液ト謂フ。又宗脈感ズレバ則チ、液道開ク。液道開クガ故ニ、泣涕出ヅ。液ハ精ヲ灌《そそ》ギ、空竅ヲ濡《うるお》ス所以ノ者也」と漢説を引用し、考慮すべき所もあるが、「未ダ其ノ実ヲ知ラザル也」と結語を述べ、「霊液」との等質性を見ることに積極的な姿勢を示してはいない。

宇田川玄真の『医範提綱』

江戸時代には多く蘭学の書が出版されたが、そのなかで最もよく読まれたのは、おそらく宇田川玄真の『医範提綱』（一八〇五年刊）であろう。蘭方医だけではなく、漢方の医師たちにも多く読まれたと言われている。

この書は、種々のオランダ医書をもとに玄真が編んだ解剖学、生理学の教科書である。このなかから「脳髄」、「神経」、「霊液」に関する部分を拾い上げてみよう。「脳髄ハ精神ノ府、霊液ヲ造リ、神経ヲ起ス。以テ痦寐《こび》、動静、運化、生養ノ機ヲ発ス」（巻之一「三腔提綱篇」）とあるように、「脳髄」が「精神ノ府」であると明言されている。その「脳髄」の機能の第一番目に「霊液」の産出が挙げられていることから、これが重視されていることは明らかである。その「霊液」について、こう書かれている。

霊液ハ、（中略）其中自然ニ神気《タマシイ》ヲ含ミ、神経ニ流通シテ全身ニ彌満《(びまん)》ス。然ドモ脳ハ霊液ノ宗源ナレバ、常ニ脳中ニ充盈統会シテ、神明不測ノ妙用ヲ致シ、万物ニ応感シ、衆務ヲ総理シ、百骸ヲ主宰ス。

「霊液」は、そのなかに「神気《タマシイ》」を含んでおり、「脳」には「霊液」が充満し、そこに集まっているが故に諸機能を果たしていると、『重訂解体新書』と似たようなことが書かれている。ということは、やはり「霊液」を主役と見なしていると言えるだろう。「神気《タマシイ》」があれば、そこが「精神ノ府」であるはずだが、玄真は、「脳髄」が「精神ノ府」であると言っている。「脳髄」が「精神ノ府」であるのは、「霊液ノ宗源」であるという理由のみによっていると受け取れるのである。これと似たことは、「霊液」と「神経」との関係においても認められる。「神経ハ霊液ノ道路」であると明瞭に述べている。と同時に、「神経ハ寒熱、痛痒ヲ知覚シ、運化活動ヲ司リ、……」と「神経」の機能を述べている。しかし「神経」は「道路」であって、「知覚」や「運化」の働きをしているのは「霊液」のはずである。

こうした「精神」と「霊液」との関係について、一層明瞭な記述が見られるのは、玄真の『増補重訂　内科撰要』（一八二二年刊）である。この書は蘭医デ・ゴルテル（J. de Gorter）の原著（一七四四年）を宇田川玄随（玄真の義父）が訳述した『西説内科撰要』（一七九三年刊）の改訳・改注版であるが、この『増補重訂　内科撰要』の「巻三」に「第四十六章　神経液ヲ論ズ」がある。そこに「夫レ神経ノ中ニハ二種ノ液アリ。其一ヲ精神ト名《(なづ)》ク」という注目すべき記述が見られる。「精神」は「液」であるとする大胆な規定である。そして、もう一種の「液」は「神経液」だと言っているのだが、玄真の注を見ると、この意味が了解できる。「是レ知覚活動ノ用ヲ以テ言フトキハ、是ヲ精神ト称ス。栄養滋潤ノ用ヲ以テ言フトキハ、是ヲ神経液と名ク。故ニ此章ニ分チ称シテ二液トス。是レ皆一霊液ナリ」。つまり「二種ノ液」というのは、二様の捉え方があるという意味であり、要するに「霊液」のことを言っているのである[3]。

玄真による「脳・神経中枢説」は、杉田玄白や大槻玄沢と同様、精神のありかが「脳」にあるのか、「霊液」にあるのかについて不明瞭なのである。そもそも「霊液」という義訳ないし解釈が、西洋の学説を正確に捉えていたか否かの問題がある。この点については、クレインス・フレデリック（C. Frederik）氏の研究[4]が、明確に答えを出しているので、要約しておこう。玄真が『医範提綱』に用いた各種オランダ語の医書のうち、「神経液」説を提唱しているのは、ブランカールト（S. Blankaart）の解剖書のみであり、しかも当時のヨーロッパにおいて、「神経液」説はすでに衰退し、他の説に取って代わられる時期に当たっていた。にもかかわらず、玄真はブランカールトの「神経液」説を重視したのである。そのうえ「霊液」という訳語は、ブランカールトの言う zenuw vogt（神経液）から意味的にかけ離れている。ブランカールトは、デカルトの影響を受け、心身二元論の立場から、身体を自動的に機能する機械と捉える考えによって「神経液」を説明しているのであり、これを玄真が「霊液」と解したのは、「気」（神気）が全身の経脈を介して運行されるという伝統的な「内経医学」に縛られていたからだという。

西洋の機械論的な概念である「神経液」が、「内経医学」的に解釈され「霊液」として捉えられたというフレデリック氏の指摘は重要である。このことは、「内経医学」すなわち「五臓医学」という心身一元的医学に馴染んできた蘭方医にとって、西洋の心身二元論を受容することがいかに困難であったかを、如実に物語っている。「霊液」は、「五臓医学」的解釈がなされたという意味で「折衷的」概念であったと言える。しかし、「折衷的」概念であったがゆえに、「霊液」という語は蘭学における脳・神経学説のキーワードとして受け入れられ、しだいに広まっていったとも言えるのである。いずれにせよ、わが国における脳・神経学説の導入は、心身一元的解釈によってなされたことが一大特徴である。

伝統医学側からの反応

蘭方医たちが脳・神経中枢観を導入したと言っても、それが直ちに受け入れられたわけではなかった。和・漢の在来医学の枠内でしか考えようがなかった医師たちのなかには、「五臓思想」とまったく異なるこの新医学思想を受けつけなかったり、頭から拒否したりする者も少なくなかったであろう。なかには、蘭方を学びながらその後考えを変え、一転して蘭方を全面的に拒否するという変転ぶりを示した医家たちもいる。河津省庵や花野井有年などがその例である。河津省庵は、西洋の学を修め、人体解剖まで行なったが、蘭方を否定する考えに変わり、その著『医則発揮』(一八五二年刊)のなかで「蘭説の妄誕を攻む」として、脳・神経学説を含め蘭方を全面的に否定している。ただし、「神経」に「神舎」があることは否定するものの、組織として存在することは認め、単に「経」と言えばよいと主張している。花野井有年は、漢医方を学んだ後、藤林普山や橋本宗吉に蘭方医学を学んだが、後に漢・蘭二方のいずれも、わが国に適していないと考えるようになり、国史・国典に基づく皇国医学(和方)の方向に転向した。主著『医方正伝』(一八五二年刊)に、「蛮国《オランダ》にては、(中略)人身解剖、諸蔵脈絡の官能、繊維の強弱、運化・意識の神経など、そのほかくさ〴〵ありぬべし。これみな臆説なれば、論《アゲツラフ》までのことにはあらざるなり」(下巻)と、脳・神経思想を含めて、蘭説を全面的に否定している。

脳・神経思想に対するさまざまな反応が見られるなかで、以下に取り上げるのは、少なくともこの新医学思想を真剣に理解しようとし、「五臓思想」と付き合わせて熟考した医師たちによる著書である。しかし、それらの内容は一様ではない。漢蘭折衷説と一括りにしてしまうには、違いが目立つのである。「こころ」のありかと働きをめぐって、何を取り入れ、何を譲らなかったか、またその基準をどこに置くかの違いがある。今日からすると、奇妙に思えるものであっても、思索的格闘のなかから生まれた独自の判断がある。このことは、医師たちのそれぞれの個性の反映であると同時に、相異なる医学思想がぶつかり合った時に避けがたく生じるマクロ的現象の表れでもある。以下に、三浦梅園、平田篤胤、三谷公器、小出君徳、石坂宗哲の著作を取り上げ、それぞれの特徴について述べる。

①三浦梅園の『贅語《ぜいご》』

独創的な思想をもって知られ、また医師としても活躍した三浦梅園は、その代表的著作の一つである『贅語』（一七八九年成立、漢文）のなかで、西洋の脳・神経思想と「五臓思想」とを比較して論じている箇所があるので、それを取り上げてみよう。

近訳ノ解体新書ヲ読ニ、頭ヲ以テ神舎ト為シ、曰ク、頭ハ円ニシテ一身之上ニ居シ、意識ノ府也ト。（中略）其レ脳ヲ謂ヒテ動覚ノ気ト曰ヒ、顱《ろ》ヲ指シテ意識ノ府ト為ス。皆猶ホ神舎ト言フガゴトシ。和漢梵、之ヲ胸中ニ帰ス。（『贅語三・身生帙　上之末』）

東洋では「胸中」に「神舎」があるとされてきたのに対して、『解体新書』ではそれが「脳」にあると言っていることを述べたうえで、以下のように自らの見解を表明している。まず、「我ノ見ル所ヲ以テ之ヲ言ハバ、神ハ令ヲ出ダス之主、精ハ命ニ奔《はし》ル之臣也」と言い、精神の働きを「神」と「精」とに区分し、「神ノ本《もと》ハ気也」として精神活動の根底には「気」のはたらきがあることを指摘する。また、「心《しん》ヲ以テ統血之臓ト為シ、曰ク、心ハ血ヲ運行スルヲ主ル也」という『解体新書』における心臓の記載をも視野に入れている。そのうえで「脳」と「心《しん》」のいずれが優位性を持つかについて、こう論じている。

今之ヲ試ルニ、視聴聞味之用、全テ顱ニ在リ。而シテ手足陰乳、又視聴聞味之役ヲ受ク。首ヲ以テ意識之府ト為ス、亦似ル。然レドモ其ノ思、未ダシ也。蓋シ心ハ天真ヲ得ル。其ノ気ヲ為スコト最モ精ニシテ、頭顱ノ文、耳目鼻舌、各各門ヲ開キ、各各ノ気ヲ通ズ。（同右）

「脳」が司令を出すことによって、「耳目鼻舌」はそれぞれの役割を果たすのだが、そうなるのは「気」が全身にくまなく通っているためであり、その「気」を通わせているのが「天真」を得ている「心《しん》」なのだと主張し、「故ニ心ハ神明之本府、首ハ神明之外庁」であると結論している。

梅園は『解体新書』のほかにも、西洋の脳・神経学説が紹介されている中国の方以智（明代）による『物理小識』（一六六四年）をも読んでおり、[5] これらの新説に接し、侮れないものを強く感じて、自ら拠って立つ「五臓思想」との接点を探り求めたのであろう。その思索検討の末に、「脳」の重要性を認めながらも、「心《しん》」がその上位にあること、すなわち「五臓思想」の優位性を主張するという結論を下している。「漢蘭折衷的五臓優位論」とでも言ったらよいかもしれない。

梅園が、「脳」の働きを認めることに比較的寛大な態度をとることになったその背景として、東洋にも「脳」を重視する考え方が存在していたことを指摘することができるだろう。その一つに、道教で言う「泥丸」がある。[6]「脳」のなかに、「泥丸」と呼ばれる場所があり、この「泥丸」が身体中の百神の主として統率しているとされるものである。梅園が、道教の経典を引用して、こう述べている。「然レドモ黄帝経ニ、脳神精根ヲ泥丸ニ字スト曰フ。一面之神、泥丸ヲ宗トスト曰ヘバ、則チ道家既ニ之ガ兆ヲ為ス」。すなわち、「泥丸」に「脳神」が宿っていると説かれているから、道家は「脳」に精神の座があることをすでに知っていたと述べている。[7] この道教版の「脳」重視説は、和・漢の医書にも引かれており、また杉田玄白をはじめ、大槻玄沢や高野長英らの蘭方医たちも、この「泥丸」に関心を向けていることは興味深い。[8]

梅園は「泥丸」だけではなく、『素問』や『霊枢』の「脳」に関する記載をも取り上げている。中国医学においては、古くから「脳」の存在は知られていたが、「脳」は骨や脈などとともに「奇恒ノ府」と呼ばれ（『素問』「五蔵別論篇」）、「五臓六腑」の枠外に位置づけられていた。しかし、一方で「脳」を重視する考えもあったのであり、たとえば、「脳ハ髄之海為リ」（『霊枢』「海論篇」）とか、「人始テ生ルトキニ、先ヅ精ヲ成ス。精成テ脳髄生ズ」（『霊枢』「経脈篇」）、「髄ハ脳ヲ以テ主ト為ス」（『素問』「奇病論篇」）などの記載がある。この他、『素問』（「五蔵生成篇」、「解精微論篇」）や『霊枢』（「決気篇」、「五癃津液別篇」、「衛気篇」など）に、「脳」の重要性を指摘している記載がある。これらは、蘭方家や漢蘭折衷派がしばしば引用する有力資料であるが、梅園もこれらによく目を通していたようであり、実際、これらのうちのいくつかを引いて検討している。博覧強記の梅園らしく、医経や道教の東洋的「脳」論にも、また『物理小識』や『解体新書』の脳・神経思想にも理解を示しながら、ついに最後まで譲れなかった梅園の拠り所は「五臓思想」だったのである。

②平田篤胤の『志都能石屋《しずのいわや》』

国学者、神道学者として著名な平田篤胤は、医業を行なっていた人でもある。(9) 篤胤は文化八年（一八一一）に、医道・医学の講演を行なっており、門人によるその筆録が『志都能石屋』（『静乃石屋』とも、刊年不詳）と題されて出版されている。その「下巻」に、「魂《タマシヒ》」のありかに関する医学的な考えを語っている箇所があり、そこで篤胤は、『解体新書』や『医範提綱』などの蘭方医書と中国の医書の双方を引きながら、自身の考えを述べている。「其レハマヅ第一ニ魂《タマシヒ》ト云モノハ、ドコニドウシテ居ル物ジヤト申スニ、……」と語り始め、塩や顔料といった形のあるものを水の中に溶かせば、形が見えなくなることに「魂」を譬えながら、次のように言っている。

人ノ魂ノカラダニ在ルモ、丁《チヤウ》ドソンナ物デ、捕《ツラ》マヘントスルニ形モナク、又見ヤウト欲《シ》テモ見エハセズ、人ノ体《カラダ》ニ弥綸《ミリン》シテ居ル物ナガラ、其ウチ頭首《ツムリ》ノ脳髄ガ本デ、（中略）ソレカラ脊《セキ》髄ト云テ、脊《セ》骨ノ中ニモ充《ミチ》テヲル物デ、此レニ霊液《レイエキ》ト云物ガアッテ、其中ニ自然ニ魂《タマシヒ》ヲ含《フク》ンデ居ルデゴザル。（下巻）

このように、「脳髄」と「脊《セキ》髄」のなかに「霊液《レイエキ》」があり、この「霊液《レイエキ》」が「魂《タマシヒ》」を含んでいると言っている。これに続いて「神経」の解説をした後に、「此ノ神経ニ含《フク》ンデ居ル、霊液《レイエキ》ノ発明ニ依テ、事ヲ分チ、物ヲ弁《ワキマ》ヘラル、コトデゴザル」と、「霊液」の働きを説明している。また、「神経ト云物ハ、右ノ如ク奇〻妙〻ナル物デ、体《カラダ》中《ヂユウ》至ラヌ処ナク、充《ミチ》テハ居ルケレドモ、其大本ハ、ツムリノ脳ミソガ魂ノ居処デ、夫故ニ、人ノ体《カラダ》ニ取テハ、頭首《ツムリ》ホド大切ナ物ハナイジヤニ依テ、……」とも語っている。

「脳」や「神経」の学説について篤胤は、「西洋ノ人ガ千数百年来、イク百人ノ人ヲ解躰シテ、事実ト実物トニ徴シテ、精密ニ考ヘ、其理ヲ極メテ書ニ記シ伝《ツタ》ヘ、（中略）ギンミニ吟味ヲ重ネテ、トックト穿鑿《センサク》シツメタル処ガ、相違ナイコトデゴザル」と言い、西洋の脳・神経思想を受容する姿勢を見せている。また、中国の古典医書にも言及し、「委ク人体を披《ヒラ》キ見テ、其理ヲ究《キハ》メテ云タデハ無レドモ、闇推《アンスヰ》ナガラ、……」と、精密さの差はあるものの、「脳」の重要性を指摘したものもあるとして『素問』や『金匱玉函経』を挙げている。さらに、西洋医学の内容や考え方を取り入れた清代の医書である、汪昂の『本草備要』（一六九四年）や王宏翰の『医学原始』（一六八八年）を取り上げ、後者を引用して、「コレハ実ニヨク云ヒアテタコトバデゴザル」と賞賛している。以下にその引用部分（漢文）を示しておこう。

人之一身、五臓ヲ身内ニ蔵メテ、生長之具ト為シ、五官身上ニ居テ、知覚之具ト為ル。耳目口鼻、首ニ聚ル。最モ顕ハレ最モ高シ。便チ物ト接ル、耳目口鼻之導キ入ル所、最モ脳ニ近シ。必、脳ヲ以テ先ヅ其象ヲ受テ、之ヲ覚ユ。而シテ之ヲ寄セ、而シテ之ヲ剖チ、而シテ之ヲ存ス。故ニ云、心之記ト。正ニ脳ニ記スル耳《のみ》。（下巻）

篤胤が、この『医学原始』の記述に共感を示したのは、何よりも『医学原始』が上記の蘭方医書と異なり、「五臓」を軽視せず、「五臓」と「脳」双方の重要性を説いていることに拠るのだろう。このことは、篤胤の語る次の言葉で明瞭となる。「記性《オボエ》ハ脳バカリデナク、胸《ムネ》トツリ合テナルコトハ勿論デゴザル」。「胸《ムネ》」も関与していると主張し、その例証として、明代の随筆『五雑俎』（謝肇淛、一六一九年）に載る話を挙げている。「又稀《マレ》ニハ不測《フシギ》ナコトモ有モノデ、夫ハ五雑俎ト云モノニ、首ヲ切《キ》ラレテモ死《シ》ナヌ人ノコトヲ記シテ、水ヲ呑《ノマ》ウト為《シ》タレバ、首ガ無《ナ》カツタト云コトガ有ル」。

しかし、論はこれで終わらない。篤胤の考えが、単に蘭方と漢方を合わせたものではないことは、以下の発言からも明らかである。睡眠・覚醒のリズムは、「霊液」の増減によって起こるという蘭説を取り上げ、こう論じている。「霊液」が「神経ニ注《ソヽ》ギ流レテ」、種々の妙用をなすのは、「日輪ノ御光輝《ミヒカリ》ガアマネク大地ヲ御照《テラ》シナサレテ、万物ヲ育《ソダ》ツルニ似《ニ》テ居リ、又ソノ霊液神気ノ盈《ミチ》ルト欠《カケ》ルトニ依テ、覚《サメ》ルト睡《ネム》リノ有コトハ、丁ド日輪ノ出ルト没《イル》トニ依テ、昼夜ノ有ルヤウナ状《カタ》チデゴザル」と言い、さらに、「人間ノデキル訣カラ、凡テ体中ノ工合《グアヒ》、諸事悉《コトゞ》クアヤシキマデニ、天地ノ成リ始メ、マタ天地ノ状《サマ》トヨク似テ、其理《コトワ》リガトントト同ジコトニマヰル、甚ダ妙ナルコトデゴザル。（中略）サウイカネバナラヌ訣ハ、神代ノ古伝デヨク知レルデゴザル」と語っている。「霊液」の作用だけでなく、人身の始原や営みなどすべては、「天地」の「理《コトワ》リ」と一致しているとし、その根拠を「神代ノ古伝」においている。

篤胤の医学観には、その基底に神道思想が認められることは、たとえば別著『医宗仲景考』（一八二七年刊）を見ても明らかである。そこで篤胤は、日本神話のオオナムチノミコト（オオクニヌシノミコトの別名）とスクナビコナノミコトとの二神から医学は始まったのであり、中国医学の源泉もこの「我が神の道」にある、とまで言い放っているほどである。[10] そもそも『志都能石屋』という題名は、同書「奥がき」（跋）で奥山正胤が述べているように、「大穴牟遅、少彦名二柱大神」が「其静の石屋におハしつゝ治め給ひ弘め玉へる」という神話に拠っている。『医宗仲景考』のなかで篤胤は、「志都能石屋《シヅノイハヤ》とは、予が殊に神医道の淵源を論《アゲツラ》へる書《フミ》の名なり」と述べている。しかし『志都能石屋』には、蘭方の脳・神経思想が大幅に取り入れられているのであり、これを「神医道の淵源」を論じたものと称するのは、いささか奇妙なことと言わねばならない。

いずれにしても『志都能石屋』は、西洋の脳・神経思想をかなりの程度において受け入れていると同時に、「五臓思想」をも取り込み、さらに「神医道」を基盤に置くという、三者の不思議な同居が見られるのである。このようなスタンスは、他の漢蘭折衷派とも異なり、またいわゆる「和方家」とも異なるものであり、まことにユニークな資料と言わねばならない。

③三谷公器の『解体発蒙』と小出君徳の『導窾《どうかん》私録』

ここでは、漢方医による二編の解剖書を取り上げる。一つは、三谷公器の『解体発蒙』であり、いま一つは、小出君徳の『導窾私録』である。まず前者について述べよう。

三谷公器は、小野蘭山の門人で本草学に長け、また一度だけとはいえ「解屍」の経験もある医師であった。その著『解体発蒙』（一八一三年刊）の「巻之四」には、西洋の脳・神経思想を「五臓思想」に引きつけて理解しようとした漢蘭折衷論が説かれている。『素問』の「五蔵別論篇」にある「黄帝問ヒテ曰ク、余、方士ニ聞クニ、或イハ脳髄ヲ以テ蔵トナシ、……」という箇所を引きながら、「蛮説ニ頭脳ノ神気ヲ蔵スト云モノ、漢人、道家ノ言ト致一シテ是レ確論ナラン」として、「蛮説」を受け入れる姿勢を示している。ただし、用語を和・漢医学風に改め、たとえば「神経」を「液道」（「ノリミチ」あるいは「アブラミヤク」と訓じてもいる）、「霊液」を「ノリシル」と訓じたり、「真液」（「タヘナルシル」とも訓じている）という造語に変えたりして、「神経液流動説」に沿った説明をしている。そして動物の死をめぐる観察を基に、脳と心臓の働きについてこう述べている。

鯉や鰻などの魚の「頭脳《アタマ》」を打ち砕けば「速死」するが、その「蔵府《ハラワタ》」をえぐり出しても泳いでいる。よって、脳は「神《シンキ》」を蔵し、心臓は「神《シンキ》」を蔵していないと言える。しかし、スッポンの場合は、首を切断し、「頭骨《アタマノホネ》、肉脳《ニクノリ》」を鍋焼きにして食べ終わっても、なおその体は動いている。このように、動物の種類によって不同なのである。「脳《ヅノウ》ノ神《シンキ》ヲ蔵《イレオキ》スト云モノ其《ソノ》謂《イハレ》ナキニシモアラズ。心《シンザウ》ノ神《シンキ》ヲ蔵《イレオキ》スト云モノ固《モト》ヨリ虚妄《フザン》ニアラズ」と言い、「神」の舎る場は脳と心臓の双方を考えねばならないとしている。「精《セイ》」は「脳液《ノウエキ》」（「真液」のこと）に舎り、「神《シン》」は「心脈《シンミヤク》」に舎るとして、脳のみが「精神《タマシヒ》」を蔵すると言うのは、「蛮説」の不完全なところだと結論している。

小出君徳の『導窾私録』（一八三九年刊）も、『解体発蒙』と同様に漢方医による解剖書である。『導窾私録』には、『解体発蒙』の欠けているところを補うものだと書かれているが、内容はともに漢蘭折衷論で、重なるところが多い。したがって、ここでは同書の特徴ある点に絞って述べることにする。君徳は十数回にわたって「解屍」を行なったと自序で述べているように、自らの解屍体験に基づく観察結果を多く記載している。その一つとして、屍体は死亡後しばらく経っていたので、五臓六腑は氷のように冷たかったが、しかし「独り心の臓」だけは半日をすぎても、「温暖の気あつて、心の耳は蠢動」していたという経験例を記している。心臓が最後まで駆動する部分は、確かにこの心耳（右心耳）であり、このことを観察・記載している解剖書は珍しい。君徳は、この時の印象をこう表現している。「古経に謂ふ所の心は、五臓六腑の大王、精神の舎るところ也とあるは、誠に聖経の我を欺かざるところ、豈に感嘆に堪えんや」。心《しん》こそが精神の舎るところとする伝統医学の説を、直接自分の目で確かめることができたという喜びを表明している。君徳は、臓器が最後まで動いていることと、精神の座があることとを等質視しており、『解体発蒙』もその点で同じである。それはともかく、この心臓の観察は、解剖によって「五臓思想」が否定される通例とは異なり、逆に確信を深めるという稀な例として注目される。

「五臓思想」に関して、『導窾私録』には別の特徴も見られる。それは、「胆」に関心を向けていることである。「胆ノ府」は「勇怯」の情を司っているはずなのに、そのようなことが記されている解剖書を見たことがない。自分は「蟹行字《オランダノジ》」を学んでいないので、蘭書を読むことはできないが、おそらくそこには「勇怯、思慮、七情」と「胆ノ府」との関係についての記述が見られないはずはないだろう、と言っている。面白い想像である。漢蘭折衷派を含めた解剖書のなかで、「胆」を「勇怯、思慮、七情」の腑として重視する例は珍しく、『導窾私録』には、心臓の観察と併せて、独特の「五臓思想」的主張がなされている。

④石坂宗哲の『医源』と『内景備覧』

石坂宗哲は、鍼灸医として名高く、シーボルト（P. F. v. Siebold）に鍼灸を教え伝えたことでも知られる伝統医学の実践家であった。その宗哲が、脳・神経思想を含む西洋医学と対峙して生み出した独自の論考を、『医源』（一八二六年刊、漢文）と題して出版している。

その『医源』の冒頭は、「脳髄、精神ヲ出《いだ》ス。之ヲ宗気《そうき》ト謂フ」という文で始まり、宗哲独特の漢蘭折衷的概念である「宗気」というキーワードがいきなり登場してくる。『内経』(『黄帝内経』)に言うところの、元気、真気、精気、神気、陽気などは、皆「宗気」の別称だと言い、同時にまた「頭脳、脊髄ハ宗気ノ源也。脳ト髄トニ出テ、胸中ニ積ミ、一身ニ周《あまね》シ」とも言っている。つまり、「宗気」というのは伝統医学的名称でありながら、その内容は「神経」あるいは「霊液」(神経液)を思わせるものである。ただし、「胸中ニ積ミ」という箇所は、蘭方の考えと異なる。宗哲によれば、「宗気」は「胸」に集められ、そこから全身に行き渡るのだが、頭、胸、腹、手、脛などはとくに「宗気」が集まる箇所であって、これを「街」と呼ぶ。先の冒頭文で、「宗気」は「精神」に等しいと言っているが、その「精神ノ道スル所」を「宗脈」と呼んでいる。そして、「精神」を「精」と「神」とに区分して次のように論じている。

医経に書かれているように、「精」は「身ノ本《もと》」であり、「身」に先んじて生ずるものである。「神」は、「精」が熟して初めて生じるものであり、「精」が「神」を養うのである。「精」が「内ノ守リ」であるのに対して、「神」は「外ノ守リ」である。「精」と「神」が合することによって、「心志」が「治ル」のである。「心」(こころ)とは、「精・神・魂・魄」の和合したものと言うことができる。「魂」とは、「神」に随って往来するものを言い、「魄」とは「精」に並んで出入りするものを言う。「魂」、「魄」、「心」の三者は、形のないものであるのに対して、「精」と「神」は形のあるものなのである。「精」は、解剖家が言う「意識神経」(知覚・運動神経)であり、「神」は、解剖家の言う「運化神経」(自律神経)である。

次に宗哲は、「宗気」が集まるという「胸」について述べている。「宗気」が集まる「胸」とは、心臓のことを指してはいない。心臓は、「栄」すなわち動脈と、「衛」すなわち静脈(ここにおいても、「栄・衛」という「五臓医学」用語に、蘭方的意味内容を持たせている)と繋がって循環の働きをする臓器であると言い、西洋医学の血液循環説を取り入れている。宗哲は、三浦梅園や三谷公器らと異なり、「こころ」のありかを心臓とは考えない。心臓ではないとすれば、それは一体どこか。宗哲は、それを「膻中《だんちゅう》」だと言っている。「膻中」は普通「心胞」と同義で使われる用語だが、宗哲は「心胞」と「膈膜」（横隔膜）とを合わせたものだとしている。第3章で触れたように、「心胞」は、心臓を外囲する臓器と考えられていたもので、これに相当するものは西洋医学になく、伝統医学の内部においてさえ、その存在を疑問視する医家たちが少なくなかった。しかし宗哲は、五臓六腑の計十一臓腑に「膻中」を加えた「十二臓」説を採用して、「膻中」を重視する姿勢を取り、以下のように説明している。

「脳」は「髄ノ海」であり、これすなわち「宗気ノ原」である。これに対して「膻中」は「宗気ノ海」であって、「精・神」が輻湊する（集まる）場所である。「秘典論」（『素問』の「霊蘭秘典論」のこと）に記されているように、「膻中ハ臣使ノ官」であり、「喜・楽」の情はそこで発出されることになる。「心」（こころの意。前出の通り、「精・神・魂・魄」の和合したもの）は、「意・志・思・慮・智」が生ずるところである。「精・神」が「離睽」（左右の眼が同じ物を見ないことをいう）すれば、「狂」を発する。「精・神」は「脳髄」から出るものであり、「膻中」はその「脳髄」の「臣」なのである（「脳髄、精神ヲ出ス。膻中之ガ臣タリ」）。

宗哲は、かなり込み入った論述をしており、わかりにくい点もあるが、論旨を要約すると以上のようになろう。『医源』は、蘭方書の脳・神経思想と『内経』の医学とを付き合わせて論じたものだが、「宗気」とか「宗脈」という用語は、表現こそ「五臓思想」的であるものの、内容は蘭方の医学概念の言い換えである。このことから『医源』が、脳・神経思想を受け入れていることは明白である。また心臓を循環器と見なし、「こころ」のありかとは無縁のものとしている点でも、蘭方医学を受容している。ところが、「脳髄」を補助する器官として「膻中」を措定し、そこで「喜・楽」が生じるという考えは、「五臓思想」による付加である。『医源』は「五臓医学」の用語や引用に満ちているが、内容からすると、蘭方の脳・神経思想の方が勝っている。こうしたところに『医源』のユニークさがあると思われる。

ただ、同書には中核概念である「宗気」と他の用語との関連において、論旨展開上での齟齬が見られることも否めない。「宗気」のことを「精神」に等しいと言い、「精」・「神」は形のあるものと言っている。そうであるなら、「宗気」は有形のものであり、「神経」のことを指すことになる。しかし、「宗気」を『内経』の「元気・真気・精気・神気」などの別称とも言っているから、有形のものとは考えられない。「宗気」が形のないものであるなら、それは「神経」ではなく、「霊液」を指すことになるだろう。これらの点が不明瞭なのである。

石坂宗哲は『医源』出版の十四年後に、『内景備覧』（一八四〇年刊）を上梓しており、この書の「巻上　宗気篇」は、『医源』に加筆・改訂がなされたものである。上記の不明瞭な点に関して、両書を比較してみよう。『内景備覧』には、「脳髄生ずる所乃純白の水液を宗気といふ」（巻上）と明記されており、「宗気」は紛れもなく「霊液」のことを指している。そして「宗気」には二つの働きがあるとし、一つは、知覚、思考、それに「喜怒羞悪、悲恐歓娯」の感情など「己、自由をなすもの」という機能であり、これを「神」と呼ぶ。いま一つは、呼吸、血液循環、消化機能など「己に具て己おぼえず」というもので、これを「精」と呼んでいる。明らかに、前者は「意識神経」に、後者は「運化神経」に当たるものだが、両「神経」と「精」・「神」との対応は、『医源』と逆になっている。しかしそれ以上の大きな変更は、思考機能と感情機能に関してである。『医源』には、「意・志・思・慮・智」が生ずるのは、「精・神・魂・魄」の和合した「心」（こころ）だとしていたものを、「神」のみのはたらきであると変更している。また情動については「膻中」で「喜・楽」が生ずるという『素問』の説を採用していたのを、やはり「神」の機能だと改めている。このような「精」と「神」との概念変更は、「精」も「神」も有形のものとする『医源』の考えと矛盾するが、『内景備覧』ではさすがに削除されている。

また、「神経」についても『内景備覧』では明確になっている。自序（漢文）に、「我已ニ宗脈ト曰フ、彼レ訳シテ神経ト曰フ」とあり、「神経」に相当する語は「宗脈」であることを明言している。本文にも「宗気の頭脳脊髄より生じ、一身内外に周く流るゝ道路あり。是を宗脈と云ふ。（中略）其脳より出るもの十脈あり〔左右合して二十脈〕」と書かれている。加えて、各「宗脈」について詳しく説明されており、その内容は蘭方の解剖書に基づいている。このように『内景備覧』では、『医源』に見られた論旨上の不備が改められ、また記述内容も『医源』よりさらに蘭方の脳・神経思想を取り込んだものになっている。

　にもかかわらず、『内景備覧』の「序」で、宗哲は意外なことを言っている。中国上古の医学は、実際の検証に基づいたものであり、憶測の説では全くない。死体解剖も行なっており、十分に人体の構造についても詳らかにしているのである。それに対して蘭方家は、新を装い奇を衒って、人々を驚かせているだけである。すでに古医経に尽くされていることを、彼らは異なる名で呼んでいるのであり、たとえば、「宗脈」および「栄・衛」という語で事足りるところを、「神経」とか「動脈・静脈」という訳語を用いて、混乱させているに過ぎない。このように、宗哲は蘭方を非難する態度を露にしている。このことは『内景備覧』が出版された一八四〇年頃が、幕府による蘭学への圧迫が激しかった時期に当たることと無関係ではないだろう。天保十年（一八三九）には、「蛮社の獄」が起こっており、以後蘭書の取り扱いや翻訳書の出版に対する制限が厳しさを増していった時代であったからである。それはともかく、『医源』や『内景備覧』は、脳・神経思想に沿った内容を「五臓思想」の概念と用語を駆使して論じたものとして、漢蘭折衷論のなかでも特異な性格を持つものと言える。

　以上のように、漢蘭折衷説をいくつか取り上げ、各々の特徴について述べてきた[11]。そこには、西洋の脳・神経学説に刺激を受けて、「五臓思想」の弱点を補充しようと試み、あるいは危機的意識によって統合的医学思想の構築を図ろうとした医家たちによる思考実験の足跡がある。彼らの考えた折衷論が、今日の医学からいかにかけ離れたものに見えるからといって、その意義まで否とすることはできない。というのは、蘭方家が重視した「霊液」や「神経液流動説」も、現代医学からかけ離れたものである点では同じだからである。折衷派も蘭方家とともに、まぎれもなくわが国の近代医学樹立のための準備的前段階を形成したのであり、その意義はけっして少なくない。漢方（古方派、後世《ごせい》派、考証学派など）、蘭方、漢蘭折衷派、和方などの各派が競って各々の立場を主張した江戸後半期ほど、根本的に異なる医学思想が乱立・錯綜した時代はほかになかったのであり、こうした事態を招いた一大要因は、「五臓思想」の根強さにあったと言えるだろう。「五臓思想」およびそれを前提に存立しえた「虫」観が、近代化の過程でどのように消えていき、どのように組み替えられていったかについては、次に詳しく見ていくことにする。

二　「虫」の発生思想とその変容

明治の近代化によって、江戸時代の伝統医学が衰退していくなかで、「虫」観も大きな変化を遂げることになる。その重要な変化の一つとして、「虫」そのものが体内でどのようにして生じてくるのかという、「虫」発生に関する見方が挙げられる。本節では、この「虫」発生思想が、伝統的な考えから、どのように組み替えられていったのかという問題を扱う。まず、近世の伝統医学の医家たちが、「虫」の発生についてどのように論じていたかについて概観し、続いて、西洋の発生論を紹介した蘭方医が、それをどのように理解し受容したかについて述べる。さらに、明治期の翻訳医書に説かれた「虫」の発生論を検討することによって、近代的「虫」観が成立していく過程を探っていきたい。

はじめに江戸期の「虫」発生論がどのようなものであったのかについて述べる。まず伝統医学（漢方）の医師たちが「虫」の発生をどう考えていたかについて検討するが、諸家によって論述の内容が異なっているため、便宜上各説を、㈠「四生」説に拠るもの、㈡「湿熱」説に基づくもの、㈢いわば「二段階式発生論」を唱えるものとに区分・整理して述べることにする。

「四生」説

生物がどのように生まれてくるかについて、東洋では古くからそれを四種に分ける考えがある。すなわち、「胎生」、「卵生」、「湿生」、「化生」の「四生」である。この「四生」は元来仏教の説くところであるが、「虫」の発生について論ずる医師や本草家たちも、しばしばこの「四生」説を採用している。

李時珍（明代）の大著『本草綱目』（一五七八年）には、虫類の発生に関して、「胎・卵・風・湿・化生ノ異」があると記されている（第三十九巻）。しかし、個々の虫類は、「卵生類」、「化生類」、「湿生類」の三類のいずれかに分類されており、「虫部」において「胎」および「風」の項目は設けられていない。「蚘虫（蛕）」は、人身中に巣喰う「虫」の総称として用いられ、単に蛔虫のみならず、「九虫」や「尸虫」をも含むものであるが、分類上、「四生」のうち「湿生類」として扱われている点に注意したい。

寺島良安の『和漢三才図会』（一七一三年序、漢文）を見ると、その「虫部」に、「虫ノ部、分テ三類ト為ス。卵生、化生、湿生」（巻五十二）とあり、「蚘《ひとのむし》」は、「蝦蟇《かへる》」「蚯蚓《みゝず》」「蛞蝓《なめくぢ》」などとともに、やはり「湿生類」に組み入れられている。

本草書としてよく知られる、貝原益軒の『大和《やまと》本草』（一七〇九年刊）には、「虫ニ卵生、化生、湿生之三類有テ、胎生無シ。唯ダ蝮蛇、胎生ス」（巻之十四「虫之上」）と記されている。「蝮蛇」が「胎生」であることは、『本草綱目』の「鱗部・蝮蛇」の条（第四十三巻）に記されており、益軒はそれを取り入れていると思われるが、これに従えば、「虫」の発生には「卵生」、「化生」、「湿生」、「胎生」の「四生」すべてがあることになる（ただし、この『大和本草』には人身中の「虫」についての項も記載もない）。

「湿熱」説

「虫」の発生について触れている医書のなかには、「四生」とは別の観点から論じるものもある。数から言えば、この方が多いだろう。たとえば、多紀元堅《もとかた》による大著『雑病広要』（一八五六年刊、漢文）の「巻第二十七　蚘虫」の条には、まず元堅自身の論述があり、そのなかに「蚘虫」は「湿熱ヨリ為リテ生ズ」と記されている。続いて多数の中国医書から「蚘虫」に関する医論が引用されており、それらは「湿熱」を論ずるものが多い。例を挙げると、「湿熱鬱スルコト久シケレバ、則チ虫ヲ生ズ」（張三錫〈明代〉『医学六要』一五八五年）、「飲食ノ胃ニ入ルヤ、湿ト熱トニ非ザレバ則チ腐化スルコト能ハズ。化スレバ則チ虫ノ随ヒテ、以テ其ノ形ヲ有ス」（徐春甫〈明代〉『古今医統』一五五六年）、「蛔ハ陰類ナリ。胃中ノ湿熱変蒸シ、頃刻ニシテ生ズ」（張錫駒〈清代〉『胃気論』成立年不詳）、「経ニ、湿熱虫ヲ生ズト曰フハ是レナリ。故ニ、痨虫、寸白虫、皆内ニ湿熱蒸欝ニ由テ生ズ」（汪石山〈明代〉『石山医案』一五三三年）などである。

『雑病広要』に収められている、張介賓（明代）の『景岳全書』（一六二四年）からの引用箇所には、「湿熱」説とは一見正反対の「生冷」説が唱えられている。それによれば、臓が強くまた「気」の働きが盛んな状態であれば「虫」が生じることはない、しかし「臓気」の働きが弱くなり、消化機能が低下すれば、「生冷」となって「虫」が発生するようになると論じている。しかし「湿熱」説を斥けているのではなく、「湿熱」によって「虫」が生じてくることを十分認めたうえで、「生冷」による場合もあることを主張しているのである。「生冷」説は、「湿熱」説を否定しているのではなく、むしろ補強しているのである。

『雑病広要』に引用されていない中国医書にも、「湿熱」説を唱えるものは多い。たとえば、張介賓（明代）の『類経《るいけい》』（一六二四年）に、「虫ハ湿熱ノ為ニ化スル所、常ニ腸中ニ居リ、胃熱スルトキハ則チ穀ヲ消シテ中空《（あ）》ク。虫行テ食ヲ求ム。故ニ或ハ上リ、或ハ下テ腸胃ノ間ニ動作ス」（巻十六「疾病類　五癃津液別」）とあり、「湿熱」が「虫」の発生だけでなく、その後「腸胃」の間を行き来する要因にもなると指摘している。

中国の「湿熱」論は、わが国の医家たちも受け入れていた。江戸前期の医書である、上田山沢の『切要方義』（一六五九年刊、漢文）に、こう記されている。「飲食ノ、胃ニ入リテ湿ト熱トニ非ザレバ、則チ腐化スルコト能ハズ。若シ酷《（はなは）》ダ肥甘ヲ嗜ムトキハ、則チ湿熱　愈《（いよいよ）》　甚ダ積ルコト久シテ虫ヲ生ズ」（巻之五「化虫丸」）。前半は『古今医統』の前掲引用文と同一である（『切要方義』の訓みは同書の訓点による）。後半では、美食をすると「湿熱」がひどく積り、やがて「虫」が発生すると述べている。長沢道寿・原著、中山三柳・増訂、北山友松子・補注による『増広　医方口訣集』（一六八一年刊、漢文）にも、「湿熱」が説かれている。「諸虫ヲ生化スル所以ハ、猶ホ腐草蛍ト為ルノ意ノゴトシ。乃チ湿熱ノ生ズル所也」（下巻「化虫丸」）。

一般に「虫」は、大人よりも小児に多く見られるため、小児科の本には「虫」に関する記述が目立つが、たとえば岡了允《りょういん》の『小児戒草《しょうにいましめぐさ》』（一八二〇年刊）には、やはり「湿熱」が重視されている。「脾胃《ひゐ》虚弱《きよぢやく》なるに、このんで甘《あま》きものを食《く》ひ、脾胃《ひゐ》に鬱《うつ》し湿熱《しつねつ》を生じ、腹中《ふくちふ》にあやしき虫《むし》を生じ、種々《いろく》乃病《やまい》をなす。これ蛔虫《くわひちう》なり」（「蛔虫《くわひちう》」）。このほかにも、「湿熱」によって「虫」が生じると記す医書は多い。

「二段階式発生論」

江戸時代には、「蚘」すなわち人身中の「虫」に関する専門医書が出版されているが、それらには、「二段階式発生論」とも言うべき特異な主張をしているものが多い。ただ、医家によって論点の違いもあるので、以下に諸論を取り上げ、その点について検討していきたい。

高玄竜は『虫鑑』（一八〇九年刊、漢文）のなかで、「所謂蚘虫ハ、胃腸ノ欝蒸ニ因テ化生シ、化生ニ従ヒテ胎生ニ致ル。其ノ妊虫ハ則チ短クシテ太シ。試ニ其ノ腹ヲ裂ケバ、細虫数条有リ」（巻之一「傷寒挾虫論」）と主張している。「胃腸ノ欝蒸」という条件下で、「蚘虫」はまず「化生」によって発生するが、後には「胎生」に変化する。すなわち、腹に「細虫」を持つ「妊虫」になると言っており、その「妊虫」および「胎虫」の図をも載せている【図9－2】。この玄竜の説は、第一世代こそ「化生」によって発生するが、第二世代は「胎生」によって生まれるという、「二段階式発生論」と呼ぶべきものである。「四生」のうちの「化生」と「胎生」との両者が、ともに「蚘虫」の発生に関わるとするユニークな論である。

喜多村槐園《かいえん》は、その著『蛕志《かいし》』（一八二〇年自序、一八四九年刊、漢文）において、「蛕《かい》」（「蚘」や「蛔」に同じ）の発生を、次のように論じている。生後間もない嬰児に駆虫薬を与えると、たちまち無数の「小蛕」が排出されてくる。ということは、人身中にはすでに「蛕」がいるのであって、「虫」は人身とともに生じるのである。すなわち、いわゆる「気化」によって発生する。また人身から排出された「蛕」を解剖すると、その腹中は群生した「小蛕」に満ちている。これらのことから、「蛕」は当初「気化」によって発生するが、やがて成長し繁殖力を持つようになって、群れを成すのであり、これは「胎生」である、と結論づけている。そして「古人」は、「湿熱」や「化生」の説を唱えるばかりで、実態を明らかにしてこなかった、と批判している（巻一「生原」）。著者は「化生」説を批判し、「気化」という語を用いているが、「気化」が「化生」とどう異なるかについては説明していない。それはともかく、この『蛕志』には、「気化」を第一段階とする「二段階式発生論」が説かれているのである。

「二段階式発生論」の考えは、本井子承の『秘伝衛生論　後編』（一七九七年序、一八三七年刊）においても認めることができる。まず、「むしをわりて見しに、虫《むし》の内にこまか成虫《なるむし》ありし」と、やはり仔虫は胎生で生じると述べ、図示しながら【図9-3】以下のように記している。

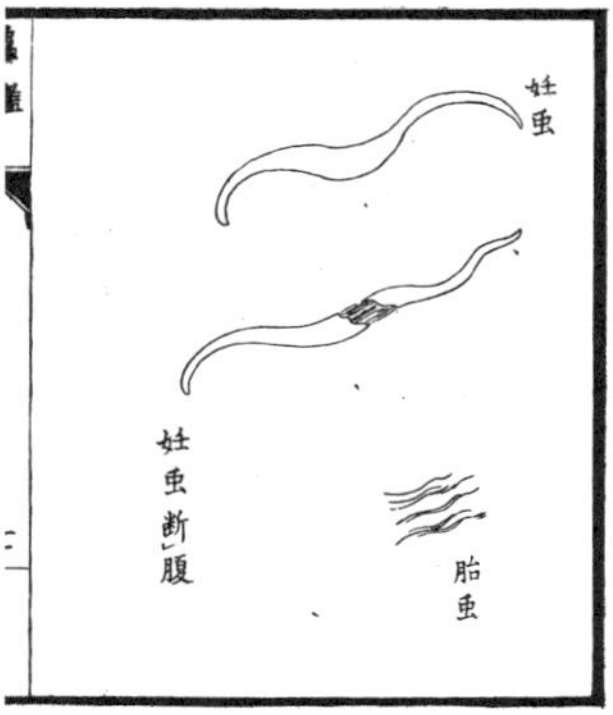

図9-2　高玄竜『虫鑑』（1809）に載る「妊虫」と「胎虫」の図。［『虫鑑』文化6年（1809）刊，京都大学附属図書館（富士川文庫）蔵］

> 世上の子に蚘虫《はらむし》ハ有ものと心得たる人有《あり》。又もつて生《うま》れたる虫などゝいふ、大《おゝひ》なる心得違《ちがひ》なり。蚘虫ハ湧《わく》ものにして、元《もと》ハなきもの也。食《しょく》、脾胃《ひい》に滞《とゞこほ》り、熱《ねつ》のわざにて湧《わく》ものなり。何時《なんどき》湧事のあるやはかりがたし。（巻之上）

同書では『蛕志』の主張と異なり、「虫」は人が生まれた時からすでにいるのではなく、食べ物の停滞と熱の作用によって

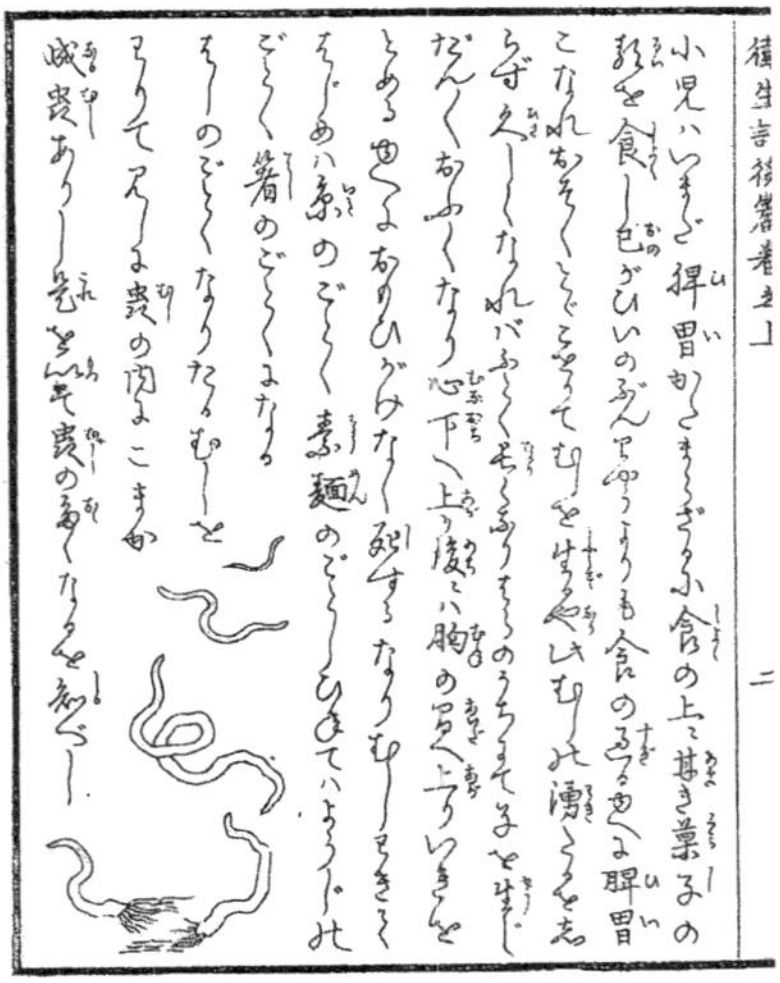

図9－3　本井子承の『秘伝衛生論　後編』（1797 序，1837 刊）に載る「蚘《くわい》虫《ちう》」の図。文中の「虫《むし》の内にこまか成《なる》虫《むし》ありし」という「観察」を図示したもの（図の下方）。［『秘伝衛生論　後編』寛政9年（1797）序，天保8年（1837）刊，内藤記念くすり博物館蔵］

「湧《わく》もの」であると言っている。まず始めに「蚘虫」は、自然発生的に「湧《わく》」のであり、そうして生じた「虫」はやがて体内に仔虫を孕むようになるという「二段階式発生論」である。

糟谷駿の『蚘病発薀《かいびょうはつうん》』（一八三六年刊、漢文）は、上記の諸説と大きく異なる特徴を持っている。それは、「母蚘」を積極的に認めながら、「二段階式発生」を否定しているからである。著者は、「母蚘」について大きな関心を寄せており、「母蚘」という条を設けて詳述している。「母蚘」にはキセルほど長く大きなものから小型のものまであるが、大きなものはその腹中に「小虫」を「数百」も孕んでいる。「小虫」を多く持っている「母蚘」ほど、その腹部は脹っている。「小虫」を孕んでいる「母蚘」は、多くの場合「灰白」色であるが、とくに「微紅」色で「光沢」のないものは、「母蚘」であることの明らかな証しであると言い、「母蚘」が「小虫」を産出することに関して、こう論じている。「果シテ交ル所有テ、而シテ胎ヲ為スニ非ラズ。蓋シ湿熱薫蒸ノ致ス所耳《のみ》。人、湿熱ヲ得レバ則チ蚘ヲ生ズ。故ニ蚘、湿熱ヲ得レバ亦蚘ヲ生ズ。理リ怪シム可キ無シ」。「蚘」は、雌雄の交合によって発生するのではない、すなわち「胎」をなすのではなく、「湿熱薫蒸」によって「蚘」は「蚘」を孕むのだと主張している。

『蚘病発薀』に見られるのは、このように一貫した「湿熱」論であり、「母蚘」が「小虫」を孕むのも、「湿熱」によるとする一元論である。現象的に見れば、「湿熱」から生じる第一世代と、「母蚘」から生まれてくる第二世代とを認めていることから言えば、明らかに「二段階式発生論」なのであるが、著者は「小虫」が「母蚘」から生じるのを「胎生」と見なさず、あくまで「湿熱」と見なすという特異な考えなのである。

全五巻からなる長編の「虫」専門書である、柘植竜州の『蔓難録《まんなんろく》』(一八〇二年刊)は、母虫が仔虫を孕むことを述べていながら、「胎生」とは言っていない点で、『蚘病発濫』の考えを先取りしていると言ってよい。著者は、仔虫のことを「未生ノ蚘」と呼び、こう述べている。「彼ノ未生ノ蚘ハ、母ノ腹中ヲ割キ視ルニ、ソノ形状宛モ白鬚ノ如ク縷緒ニ類シテ、二、三條若クハ六、七條ヅヽモ依リ聚リテ蠢動スルゾ」(巻之一「病論・実」)。「未生ノ蚘」が「蠢動」するとまで言いながら、「胎生」か否かについてはまったく言及していない。著者の関心は、専ら「蚘」自体、すなわち母虫の発生に向けられており、中国医学の「蚘」発生に関する諸論を詳細に検討したうえで、こう論じている。「虫」を発生させると言われている「湿熱」、「生冷」、「甘肥滞膩」といった諸因は、いずれも二次的なものにすぎず、「人身ノ陽気」が不足することにこそ、その根源があると結論づけている。この『蔓難録』は、前掲の諸論に先行するものであり、後に明瞭な形となる「二段階式発生論」の端緒になったものと推定される。

諸説混沌の意義

以上見てきたように、近世の伝統医学における「虫」の発生論は、諸説入り乱れて混沌としている。この混沌は「四生」説に限ってみても当てはまるのであり、「湿生」、「化生」、「胎生」の各説があって、まちまちである。「四生」のうち採用されていないのは、「卵生」説だけであり、これは後述するように、寄生虫の発生を「卵生」によるとする近代医学の結論とはまったく逆になっている。これに加えて『虫鑑』のように、「四生」のうち「化生」と「胎生」との両者を組み合わせた「二段階式発生論」までもが見られるのである。「二段階式発生論」においても、論者によってその組み合わせは異なっている。さらに「湿熱」説も多く見られるのであり、この時代の発生論は、繚乱たる様相を呈している。なぜこのように諸説が混沌としているのかについて、以下に私見を述べたい。

考えられることの一つは、もともと「四生」のそれぞれは必ずしも排他的ではないことに拠っていよう。たとえば『本草綱目』には、「卵生」類の一つに「人虱」(シラミ)があるが、その項を見ると、「始メ気化ニ由リ、後ハ乃チ卵ヲ遺シ、蟣ヲ出ダス也」(第三十九巻「虫之一　卵生類　人虱」)と書かれている。また『和漢三才図会』の「虱」の項にも、『本草綱目』の同文を引いた後に、著者の考えとして「初メ人身ノ垢ヨリ生ジテ卵ヲ遺ス」(巻第五十二「虫部　卵生類　虱」)と付け加えている。「気化」によって、あるいは「人身ノ垢」から発生した「虱」が、後に産卵するようになるという、「二段階式発生論」が見られるのである。したがって、人身中の「虫」の発生を「二段階式」に捉える見方は、格別奇異なものではなかったと考えられる。

「四生」のうち「湿生」と「化生」は、卵や母体がない(としか思えない)のに、生き物が発生してくる現象を言う点で共通している。このことは、形のないものから形のあるものに、あるいは命のないものから命あるものに変化するという観念が強くあったことを意味している。したがって、ことに人体中の「虫」の謎めいた発生に関して、「湿生」説と「化生」説の双方が唱えられたことは了解できよう。「胎生」を論じた『虫鑑』や『蛕志』でも、仔虫を腹中に孕む「妊虫」が発生してくるその起源は、「化生」あるいは「気化」としているのである。「二段階式発生論」を含めた諸説に共通するのは、人身中の「虫」発生の起源を、形のないものに求めているという点である。

「気化」というのは、『素問』の「天元紀大論篇」に、「化」を論じて「物ノ生ズル、之ヲ化ト謂フ」と言っているように、「気」の働きにより、あるいは「気」のあり方が変化して物が生じることを指していると考えられる。

次に、「湿熱」説について考えてみよう。「湿熱」の「湿」は、「六気」と呼ばれる「風・寒・暑・湿・燥・火」の一つであり、『素問』の「気交変大論篇」に、「湿気、物ヲ変ズ」と記されている。[12]「熱」は、『素問』の「五運行大論篇」に「其ノ天ニ在リテハ熱ト為シ、地ニ在リテハ火ト為シ、(中略)其ノ性ハ暑ト為ス」とあるように、「六気」の「暑」や「火」と重なる。つまり「湿熱」は物や人体に変化や病を起こすものということになる。この『素問』を含む『黄帝内経』は、「気」の医学と言ってよいほど、「気」を中核的な概念としている。丸山敏秋氏が論じているように、「気」は万物を構成する極微の究極的な要素（すなわち物質的性格を持つ）であるだけではなく、あらゆる自然界の現象および生き物が生命活動を営む（人の場合は精神活動をも含む）一切の根源と見なされたのである[13]。『黄帝内経』以後の中国医学も、わが国の医学も、基本的にこの「気」の思想を受け継いできた。したがって、両国の医家たちは、卵・胎・化・湿の「四生」を、すべて「気」の働きによるものと見なしたのである。「湿熱」も、右に述べたように「気」の働きであることは言うまでもない。要するに、「四生」説も「湿熱」説も、「気」の思想がその基底にある点で違いはないのである。このことは、「四生」説と「湿熱」説とが、相互排他的関係にあるのではなく、共存しうる関係にあることを意味している。曲直瀬道三の『啓迪集』（一五七四年自序、一六四九年刊、漢文）に、中国の医書『医学正伝』（虞摶〈明代〉、一五一五年）から引用されている以下の記載は、このことをよく示している。

　夫レ飲食、謹節スルコト能ハザル則《とき》ハ、朝ニ損ジ、暮ニ傷レ、傷ヨリ積ヲ成シ、積久シクシテ熱ヲ成シ、湿熱相生ジテ諸般奇形ノ虫、各五行ノ気ニ従テ化生ス。（巻五「諸虫門　諸虫之生由」）

「湿熱相生ジテ諸般奇形ノ虫、各五行ノ気ニ従テ化生ス」とあるように、「湿熱」、「五行ノ気」および「化生」の語が併記されているのを見ても明らかであろう。「湿熱」は「六気」の「気」と深く関わるし、「五行ノ気」は言うまでもなく「木・火・土・金・水」の「気」である。「虫」を発生させるところの「気」を、分節的に説明したものと言えよう。

「気」と「五行」をセットにして「虫」の発生を説く論法は、尾張藩医であった浅井貞庵（一七七〇―一八二九年）による口訣書『静観堂方考』（成立年不詳）にも見ることができる。

　虫の理、大略左の如し。風木の気を父とし、湿土を母として、交結して虫を孕ます。人に於ても同じ。気凝《こ》れば神生じ、神積れば形を化す。故に蚘虫、寸白虫、蟯虫の外に尸虫あり。人の精神の分に奇寓して、生気と倶に生じ、変化測り難きものなり〔老木に物の精、憑《よ》るが如し〕。（各論「烏梅丸」）

ここで言う「湿土」は、「六気」の「湿」が「五行」の「土」に配当されて結合したものであり、「風木」は、「六気」の一つである「風」が「五行」の「木」に配当され、結びついたものである。すなわち、両者は「湿」、「熱」それぞれの「五行」的根拠として示されている。そのうえで、「気」が「凝《こ》」ることによって「神」が生じ、「虫」が発生するという機序が説かれている。このように「気」と「湿熱」とは分かち難い関係にあり、「気」と「四生」との関係についても同様である。繰り返し述べるが、「湿熱」説も「四生」説もともに、「気」の思想がその基底にあるのであり、「湿熱」説、「四生」説、「気化」説の三者は根本において矛盾するものではなく、併存可能なのである。「虫」はなぜ発生するのか、という一つの命題に対して、いくつもの解があり、その解が一つでも複数でも可とするようなものである。言い換えるなら、いくつもの解は、命のないものから命が生まれてくると見る根源的な生命観と「五臓思想」とが結びついて生まれた、複眼的思想土壌を母体としている。

蘭方の発生論

伝統医学におけるこのような「諸虫」の発生論に対して、西洋の学説を紹介したのは、蘭方医たちであった。緒方洪庵・訳述の『扶氏経験遺訓』（一八四二年成立、一八五七年刊）によると、「腸内ノ虫」は「活体生機ノ作用ニ由テ、初〆テ生ジタル者ナリ」（巻之二十三「器質変性病　虫病」）と記されている。「活体生機ノ作用」が、どういうものか詳しい説明がなく、漠然とした説明に止まっている感が否めない。実は、当時西洋においても体内の「虫」がどのように発生してくるかについては解決されておらず、異なる見解が主張されていたのであり、蘭方医が活躍した頃は、ちょうどその時期に重なっていた。

宇田川玄真の『増補重訂　内科撰要』（一八二二年刊）には、そのことがとくに興味深い形で表れている。まず、「諸虫」の発生に関する西洋医学の知見が、どのように述べられているかを見てみよう。顕微鏡で観察することによって、いかに微小な「無血ノ虫類」であっても、必ず「媾精シテ小卵ヲ生ジ、漸ク孚化シテ生成スル」のであり、「一切動物、卵生ニ非ルハナキコトヲ明知スル故ニ古説ノ胎生、湿生、化生ノ謬妄、更ニ復タ弁ズルニ足ザルヲ云」と明記されている。このように、西洋の学説では、「諸虫」はすべて「卵生」とされていることを明らかにしているのであり、従来の「胎生、湿生、化生」といった考えは誤りであると強調している。しかしながら、玄真はこの記述のすぐ後に、以下の注目すべき自説を書き加えている。

予、諸虫ノ生ズル所以ヲ研究スルニ、凡ッ胃腸ニ於テ虫ヲ生ジ、且ッ資《タスケ》養テ、生活セシムル一箇ノ液ト、是レニ相応ナル温煖気トナリ。此二ノ者相須《マッ》テ、其液終ニ変化シ、虫ヲ生ズ。此変化ハ即チ虫類ヲ孚化蠢生スル所ノ妙用タリト雖モ、吾輩唯是ヲ腐壊ト名ヅクルヨリ他ナシトス。（巻十五「諸虫篇　諸虫ノ因ヲ論ズ」）

このように、体内の「一箇ノ液」が「温煖気」によって「虫」に変化すると論じ、またこの現象を「腐壊」という独自の用語で表している。「一切ノ動物」は「卵生」であると書かれた直後に、この自説が主張されているだけに、その落差に驚かされるのである。といっても、玄真はあからさまに「卵生」説を否定しているのではなく、「虫類ヲ孚化蠢生スル所ノ妙用」と慎重に言い、「孚化」（孵化に同じ）すなわち「卵生」を一応認める言い方はしている。しかし玄真の言う「腐壊」は、記載内容を見る限り、「化生」あるいは「湿生」と近似している。「湿生」や「化生」は「謬妄」であるとすでに述べているわけであり、苦しい論述と言わねばならない。蘭学の先端を走っていた玄真が、西洋の「卵生」説を容易に受容できず、苦渋に満ちた論述をせざるをえなかったのは、なぜなのだろうか。

推察されることは、いくつかあろう。一つは、「卵生」説が寄生虫の発生を説明するのに十分な説得性を持っていなかったことを挙げることができる。当時のヨーロッパにおいては、虫卵が経口的に体内に取り込まれるという感染経路が、まだ明らかにされていなかったからである。卵から孵化して「虫」になるといっても、その卵を生む母虫はそもそもどのように生じてくるのかという根本的な疑問に、「卵生」説は明確に応えることができなかった。後で述べるように、西洋においても、寄生虫症の解明はかなり後まで持ち越されることになる。

いま一つは、当時の西洋において「卵生」説が唯一の発生論ではなく、ことに微小な生物に関しては、ある種の液体から「虫」が発生するとの考え（原始生殖）も根強く残っていた（これについては後に触れる）。玄真自身の別著『医範提綱』（一八〇五年刊）の「巻之二　胆」に、「胆液」には「虫」を「制伏」する働きがあり、もしこの液が不足すると、「諸腸健運セズシテ、多ク粘液ヲ生ジ、或ハ虫ヲ生ズ」とあるのは、この説に基づいた考えであろう。この点からすると、玄真が『増補重訂　内科撰要』でも液体説を主張したのは一見自然な態度にうつる。しかし、はたしてそうだろうか。

玄真は、西洋の液体説と「卵生」説との両説を挙げてその優劣を論じるという、論の立て方をしているのではない。「卵生」説の普遍性、正当性を述べた後で、それと矛盾するかのような考えを、自説として表明しているのである。しかしその自説では、「卵生」説の欠陥を指摘し、批判を加えているのでもない。それどころか「卵生」説を容認するような姿勢すら見せている。だとすれば、液体説のなかに「卵生」説を取り込もうとする意図を読み取ることもできるだろう。あるいは、液体と「温煖気」によって、まず「虫」が発生するという第一段階を経て、その後に「虫」が産卵するという「二段階式発生論」を考えていたということになる。玄真の言う「一箇ノ液」と「温煖気」の両者は、先述した和・漢の伝統的な「湿熱」説の考えと違っているとは思えない。これに加えて、「二段階式発生論」も、まさしく東洋の考え方である。

おそらく玄真は、「卵生」説という西洋の発生論に接した時、胸の内にある種の動かし難い信念のようなものがあったのではないだろうか。それは、形や命のないものから生命が生まれるという和・漢の伝統的な生命観である。

このことから、東洋にはない「卵生」説を容易には受け入れられず、「湿熱」と「二段階式発生論」を内実とする「腐壊」という自説を主張する姿勢を取った、と考えられるのである。西洋での発生論がまだ決着を見る前のあいまいさがあった時期ゆえに、玄真の東洋的な思考が強く反映されたとも言えよう。このことは、前節で述べたように、玄真を含む蘭方医が、西洋の機械論的な脳・神経思想を理解する際に、ぬぐい難い「五臓思想」の影響下で「霊液」という解釈を下したことと、軌を一にしている。

当時、西洋の「卵生」説が、体内の「虫」発生の起源を解くことができなかったのに対して、「虫」発生の始原を説く思想が、東洋の「四生」説や「気」の思想にあったということである。一見何もない（としか思えない）ところから生き物が発生してくるという考えは、実証を越えた、ある種の信仰に類する観念として、強い拘束力を持っていたに違いない。このような生命観に基づく「虫」観は、医師たちだけが抱いていたのではなく、広く知識層にも浸透していたことは想像に難くない。その一例として、曲亭馬琴の随筆『燕石雑志』（一八一一年刊）を引いておこう。

陰陽相別《いんようあひわか》れ、剛柔相成《ごうじうあひなり》て、万物形《ばんもつかたち》をなすときに、煩気《はんき》は虫《むし》となり、精気《せいき》は人《ひと》となれり。かゝるゆゑに人のはじめて形《かたち》をなすときに、煩気《はんき》は、蚘《はらのむし》、蟯《はのむし》、虱《しらみ》等《とう》の諸虫《しよちう》となり、精気《せいき》は乃《すなは》ち血肉《けつにく》となる。（巻之五　下冊「造化ノ功」）

人も「虫」も、世界の万物が生じるのと同じ原理で発生してくるのであり、その際人は「精気《せいき》」から生じ、「虫」は「煩気《はんき》」から生じると述べている。馬琴はこの箇所の典拠を示してはいないが、実は古く漢代に成った『淮南《えなん》子《じ》』の「精神訓」に記されている一節である。馬琴は、これに「蚘《はらのむし》」や「蟯《はのむし》」などの「諸虫」を例に挙げて補充している。この『燕石雑志』の記述から知れるように、謎めいた「虫」の発生について考えるということは、生命や人間存在という根本的な問題を追及することに繋がる。従って古い時代から、思想や宗教を含めた知の領域で、このことが考察されてきたのであり、近世の医家や知識人にも受け継がれてきたということなのであろう。

明治期の「虫」発生論

時代が明治になると、政府の近代化政策の一環として、西洋医学の移入が積極的に行なわれるようになり、蘭学時代以上に医学の翻訳書が多く世に出るようになった。明治七年に出版された『原病学通論』は、オランダ人医師である亜爾蔑聯斯（エルメレンス Chr. J. Ermerins）が大阪医学校で行なった病理学の講義を、村治重厚ら三名が筆録・翻訳したものである。その「巻之三」に「体内動物」（寄生虫のこと）の項がある。そこには、「條虫」、「トレマトーダ」、「ネマテルミア（円虫）」の三類に大別され、それぞれに配分された個々の寄生虫について、詳述されている。ここでは「蛔虫」に絞って取り上げるが、その「蛔虫」は「ネマテルミア（円虫）」の一種として論じられており、ここにその発生と感染経路に関する記述が見られる。

> 雌ハ白色星形ノ卵巣ヲ充《そなえ》テ、其中ニ無数ノ卵ヲ含有ス。実ニ動物中、卵ヲ含ムノ多キ此虫ニ優ル者ナシ。（中略）其人ノ腸中ニ入ル所以ハ、卵ヲ含メル水ヲ飲ミ、或ハ卵ヲ食セル魚ヲ食ヒ、其調理ノ全カラザルニ由ル。（巻之三「外因・下　寄生体内動物」）

蘭学時代と異なり、同書では新たな知見として、水や食品に含まれた虫卵が体内に取り込まれるという感染経路が明記されている。人身中の「虫」がなぜ発生するのかという、旧来からの謎に対する答えがここに示されているわけである。

オランダの医師であり、大阪病院教師でもあった満斯歇児篤（ファン・マンスフェルト C. G. van Mansvelt）の原著を佐藤方朔が訳した『病理各論』（明治十一―十三年刊）にも類似の記載がされている。

> 抑、虫類ノ吾人ノ腸内ニ入ルヤ、必ズ飲食ニ由テ輸来セラル、者ナリ。然レドモ其虫卵ハ体内ニ在リテ、新虫ヲ発育スルコトナシ。必ズ先ヅ他ノ動物内ニ入リテ茲《（ここ）》ニ始メテ発生セラル、者ナリ。（巻之四「虫病」）

必ずしも丁寧な説明とは言えないが、寄生虫の感染経路を示して、体内で「新虫」が生じるのではないと言っており、近代的な発生論の骨子が、このように紹介されている。

しかし、西洋における寄生虫の発生をめぐる問題は、諸説あって簡単には決着がつかなかったのが実態である。このことについては、イギリスの戎遜《ウイルソン》原著、志賀雷山・訳による『人身生理解剖　続編』（明治十年刊）に記述されているので、それを要約しておこう。

往古においては、動物はみな「塵土《ダンド》」から生じると考えられていたが、血液循環論を唱えた覇兒駢《ハルベイ》氏（ウィリアム・ハーヴェー W. Harvey）が初めて、動物はことごとく卵より生じるという説を主張した。しかし当時の人々はそれを受け入れず、「黴《カビ》草」や「滴虫」（繊毛虫類のこと）などの「下等ノ動植物」は、「尋常一様ノ物質〔粘液、蛋白質、粘土ノ類〕ニシテ空気、水、温或ハ電気ノ為メニ、感化煦育《カンクハクイク》ヲ得テ生ズル」という「原始生殖《ゲンシセイショク》」の説を固守したのである。そして「腸虫《チヤウチウ》《ハラノムシ》」についてもこの説を当てはめ、「皆栄養液ノ変化ヨリ生ズル」と考えた。たとえば、草根の搾り汁などの有機性の液を放置すれば、いずれ液の全面に黴が生え、蛆も発生してくるが、その液を入れた容器に、硫酸を通過させた空気だけを通わせて観察すれば、けっして黴や蛆が生じてくることはない。このように方今に至っては、「原始生殖」の説が否定されて、「父母生殖《フボセイショク》」の説に帰結したのである。以上のように、「虫」の発生に関する論説は、ヨーロッパにおいても紆余曲折を経てきたのであり、「内臓虫《ナイゾウチウ》《ハラノムシ》」はその卵が体外から体内に取り入れられることによって生じるというのが、今日の定説であると述べている。

とはいえ、これですべてが明らかにされたのではなかった。この時点ではまだ、虫卵（幼虫包蔵卵）が食物とともに経口摂取されてから腸内で成虫になるまでの、体内移行経路については未解明だったからである。[14] それを明らかにした二人の人物がいる。その一人であるスチュワート（F. Stewart）は、虫卵が直接腸に達して成虫になるのではなく、その前に幼虫が肺に移行することを見出し、そのことを初めて記載した（一九一六年）。それとは独立に、わが国の吉田貞雄も同様の発見をし、その成果は大正六年（一九一七）に発表された。寄生虫病学に貢献した日本の研究者は、吉田貞雄だけではない。吉田の研究より前の明治三十五年（一九〇二）に、三浦謹之助は蛔虫の不受精卵を発見している。不受精卵は雌虫のみが人体内に寄生しているか、地域の感染率が下がってくると検出されるものである。また濃野垂《しめす》は、蛔虫によって肺炎が生じることを、弟とともに自ら虫卵を嚥下するという人体実験によって実証した（大正十一年）。

他の寄生虫についても、桂田富士郎による日本住血吸虫の発見（明治三十七年）や横川定の横川吸虫の発見（明治四十四年）など多くの業績があることは、よく知られていよう。明治維新よりわずか数十年の間に、西洋に肩を並べるほどの研究成果をあげてきたことは驚きである。しかしそのスタートは、明治になってから突然始まったのではない。すでに第2章の四節で述べたように、江戸時代における強い「虫」への関心が、近代の寄生虫学や細菌学のめざましい進展を準備していた意義を認めねばならないだろう。

三　近代医学と「虫」病の解体

明治期の急速な医学改革によって、「虫」観は、一大転換期を迎えることになる。なかでも目立つのは、種々の「虫」病がことごとく解体されていったことである。ただし、どのようにその解体がなされ、どのように組み替えられていったのかを掴もうとすることは、実のところ容易ではない。というのも、原理的に全く異なる医学によって旧来の伝統医学が否定され、ほとんど無視される形で、丸ごと置き換わってしまったと言ってよいからである。しかし、「虫」病が近代医学にどのように吸い込まれていったかを丹念に探ることによって、「虫」観が変容していった、その具体的な姿が浮かび上がってくるはずである。「虫」によって生じると考えられていた病症は数えきれないほどあるので、そのすべてを扱うことはできない。いくつかに絞って取り上げることにする。「虫」病の解体過程を探るのに、それで不足はないと考えるからである。扱う病症は、「疳」(疳の虫)、「労」(労瘵)、「癪」(積聚)の三病である。

疳（疳の虫）

近代医学の時代になったからといっても、「疳」の状態や症状までもなくなったわけでは、無論ない。見方が変わったのである。近代医学は、「疳」の状態や症状をどう見なしたのだろうか。

栗原順庵の『洋漢病名一覧』(明治十一年刊)は、書名の通り、漢方と近代医学における病名がどう対応しているかについて述べたものであるが、小児の病である「撮口」や「小児霍乱」などは取り上げているのに、「疳」の項は見られない。ただし「疳労」の項はあり、そこにはこう書かれている。「洋名アトロビア・メセンテリカ・インファンチュム〔旬〕。訳シテ疳労ト謂ノ此病、頻リニ食シテ愈々削痩スルヲ以テ、西洋ニテモ往古ハ之ヲ魔力ノ所為ト為セリ」。「疳労」とは元来、「肺疳」の重いものを言い、成人の「労症」に似た状態になるものである。したがって、同書の言う「疳労」は、本来の意味から隔たっている[15]。しかしそのことよりも、「疳」を採らずに、「疳労」のみを取り上げたことの方に、注意を向けるべきであろう。おそらく著者は、「疳労」に近いものらしい近代病名を見つけても、「疳」そのものに該当する病名を探すことができなかったに違いないからである。

同様のことは、類書である落合泰蔵の『漢洋病名対照録』(明治十六年刊)にも当てはまる。この書にも、やはり「疳」が扱われていない。しかし、「脾疳」の項はあって、その対応病名(訳名)を「腸及腸間膜腺ノ瘰癧及結核」

としている。「脾疳」をこう置き換えるのは、江戸期の医書に書かれた「脾疳」の記載と照らし合わせても、十分にカヴァーしているとは言い難い。「疳労」や「脾疳」といったごく一部の「疳」でさえ、ぴったりと対応する西洋病名がないほどなので、「疳」についてはなおさらのことであろう。

「疳」と西洋病名との対応関係については、医学の専門書よりもむしろ一般向けの養育書や健康書に見ることができる。その二、三を取り上げてみよう。

坂部広貫の『通俗家庭教育論』（明治二十一年刊）は、「家庭教育」について述べた啓蒙書であるが、その「第二編　身体《からだ》の教育《けういく》」のなかに「第十章　小児《こども》の病気《びやうき》の事《こと》」があり、その小児病の一つに「ひかん」（脾疳）が挙げられており、こう書かれている。この病気は「腸胃《ちやうゐ》かたーる」の慢性化したもので、「腸胃《ちやうゐ》が弱《よわ》くなるに連《つ》れて其感《そのかん》覚尤《かくもつとも》鋭敏《えいびん》となり、頻《しき》りに飲食物《ゐんしよくぶつ》を貪《むさ》ぼるにも拘《かゝ》ハらず、其身体《そのからだ》ハ益《ます〱》衰弱《すいじやく》して痩《や》せ果《は》つる者《もの》なり」と、「脾疳」の説明としてはやや限定的である。しかし、これに続く次の記載は、注目すべきものがある。「小児《こども》の知識《ちしき》を得《う》る上《うへ》に甚《はなは》だ必要《ひつえう》なる神経《しんけい》の鋭敏《えいびん》なる所《ところ》より神経《しんけい》に関《くわん》する即《すなは》ち俗《ぞく》に虫気《むしけ》といへる者頗《ものすこぶ》る多《をほ》きものなり」。すっきりとした説明ではないが、小児にきわめて多く見られる「虫気《むしけ》」は、「神経《しんけい》」の「鋭敏《えいびん》」さから起こるものだと指摘している。「虫気《むしけ》」は、「疳の虫」とほとんど同義の俗語であり、「疳」のことを言っていると受け取ってよいだろう。

この「虫気《むしけ》」の記載について、目を向けておきたいことがほかにもある。著者は、「驚風」（熱性痙攣など、引きつけを起こす小児病）について、「俗《ぞく》に驚風《きやうふう》の虫《むし》といへるは一つの神経病《しんけいびやう》にて、吾心《わがこゝろ》の住居《すまゐ》する脳《のう》に一《ひと》種《いろ》の痙攣《ひきつけ》を起《おこ》し、其甚《そのはなは》だしきは一時気絶《じきぜつ》することある者《もの》なり」と述べている。「驚風」は「神経病《しんけいびやう》」だと言っているのに、「虫《むし》気《け》」は「神経《しんけい》」の「鋭敏《えいびん》」さから起こるものであって、「神経病」だとは言っていない点に留意したい。

松本順の『通俗衛生小言』（明治二十七年刊）には、その巻末の「付録」に、「疳」に関する言及がある。著者は、まず「付録」を加える理由についてこう述べる。長年にわたって医業を続けてきたが、患者は病名を質問することなく、「皆従来漢医者ノ云フ所、或ハ疳、或ハ癪、婦人ハ血の道、小児ハ虫と云ふ」のが常であり、患者に病気の患部を伝えると、それを病名と受け取り、「我病は肺なり、我ハ胃なり」と言ったりする。病気について詳しく説明すると、患者は誤診されたと思いこんだりする状態なので、ここに「付録」を設けて述べておきたいとしている。続いて「脳髄」および「神経」に関する基本的な事柄を概説した後に、「癇しやくハ一時の脳病、疳症ハくせとなりたる神経病」であると論じている。「疳症」を「くせとなりたる神経病」と言っているが、「くせ」であるのだから、この「神経病」というのは軽い意味で用いているのだろう。

瀬川昌耆《まさとし》の『増補訂正　実験上の育児』（明治三十九―四十年刊）は、「疳」を近代医学の概念を用いて詳細に論じている点で、興味深い資料である。著者は次のように言っている。

温順《おとな》しい小児《こども》であったものが急《きふ》に自烈《じれ》だして、何《な》んのと云《い》つて慰《な》ぐさめても静止《おちつ》かなかつたり、是迄《これまで》良《よ》く安《あん》眠《みん》した小児《こども》がドウも落付《おちつ》いて眠《ねむ》らず、折々《をり〱》目《め》が醒《さ》めて不機嫌《むづ》がつたり、急《きふ》に食事《しよくじ》が進《すゝ》んで俄《には》かに大食《たいしよく》になるとか、急《きふ》に食欲《しよくよく》が減《げん》じて少食《せうしよく》になるとか、大食《たいしよく》かと思《おも》ふと少食《せうしよく》になつて、俗《ぞく》に云《い》ふ非常《ひじやう》な不規則食《むらぐひ》になつたり、ポキポキ爪《つめ》を噛《か》んで見《み》たり、鼻《はな》へ指《ゆび》を入《い》れて掘《ほ》つて見《み》たりする、総《すべ》て小児《こども》に斯《こ》んな変《かは》つた様子《やうす》のあるときは必《かなら》ず親達《おやたち》は虫《むし》が起《おこ》つたとか、疳《かん》が起《おこ》つたとか云《い》ひ、……。（下巻「小児《こども》の虫又《むしまた》は疳《かん》」）

この記載から知れることは、明治の後半期になっても、一般の人々の間では「疳」とか「虫」という言い方が根強く残っており、しかも江戸時代の「疳」とは異なる面が生じている点である。すなわち、死に至るような重症の状態は除去され、重病ではないにしても親を心配させたり困らせたりする、小児の示す異変を総称する語へと変化しているのである。著者は、旧来の「五疳」にも言及している。「肺疳《はいかん》とか心疳《しんかん》とか脾疳《ひかん》とか云《い》つて、孰《いづ》れも夫《そ》れ夫《ぞ》れ大小《だいせう》の虫《むし》が居《ゐ》て其《そ》の虫《むし》が狂《くる》つて病《やまひ》を起《おこ》す」というように考えられてきたが、これは「抱腹絶倒《はうふくぜつたう》」すべき誤った見方であると批判し、それでも「五疳《ごかん》の中《うち》で脾疳《ひかん》と云《い》ふの丈《だけ》は今日《こんにち》で云《い》ふ慢性腸加多留《まんせいちやうかたる》とか慢性腸結核《まんせいちやうけつかくとう》等は稍《やゝ》夫《そ》れに当嵌《あてはま》つて居《ゐ》る」として、一部の対応関係は見られると言っている。また著者は、「文明《ぶんめい》の医術《いじゆつ》の行《おこな》はれて居《を》る」今日でもなお、「虫封じ《むしふう》」や「疳《かん》ほりに頼《たの》んで疳《かん》の虫《むし》を掘《ほ》つて貰《もら》ふ」などの「迷信《めいしん》」的行為がなされていることを指摘したうえで、「疳」とは結局何であるのかについて、自身の考えを述べている。「疳《かん》」も「虫《むし》」も、「其《そ》の病源《びやうげん》は、第《だい》一が神経過敏《しんけいかびん》のためです。第《だい》二は小児《こども》の悪《わる》い習慣《しふくわん》からも来《く》るのです」と言い、「神経系統《しんけいけいとう》の興奮《こうふん》する状態《じやうたい》」と「悪《わ》るい癖《くせ》」とが「疳の虫」の本態だと結論づけている。

以上のように瀬川は、旧来の「五疳」のうち西洋病名に対応しうるのは、ごく一部であり、今日親たちの言う「疳」は、すべて「神経過敏」と「悪い癖」とによって起こると断じている。「神経過敏」も「癖」も病名ではない。ということは、「腸加多留《ちやうかたる》」や「腸結核《ちやうけつかく》」と異なり、医学・医療の対象にはならないということを意味する。つまり明治の近代医学は、「疳」の大部分を医学・医療対象から外してしまったのである。著者が述べているように、「虫封じ《むしふう》」ばかりか「疳《かん》ほりに頼《たの》んで疳《かん》の虫《むし》を掘《ほ》つて貰《もら》ふ」という風習までもが、明治後期になっても続いていたのであり、このことは人々が正規の医療よりも民間療法に頼っていたことを示している。「疳の虫」という言葉が今日も残っているという事実は、このような民間におけるいわば「社会装置」が長期にわたって機能したこと、および明治期の近代医学がその枠内にうまく取り込めず、有効な対処方をも提供できなかったことが大きく関係しているものと思われる。「疳」の少なくとも一部が、今日のＤＳＭ－Ⅳ－ＴＲ（アメリカ精神医学会による診断・統計マニュアル）に言う、「分離不安障害」、「反応性愛着障害」あるいは「異食症」、「哺育障害」などに形を変え、児童精神科医や臨床心理士が対応・援助を行なうようになるまでには、その後かなりの年月を要したのである。

労（労瘵）

明治初期の、わが国における近代医学の拠点になった「大学東校」（後の東京大学医学部）は、早くも実際の臨床活動に基づいた本格的な症例集を次々に出版している。その一冊である『治験録　第七』（明治六年刊）には、「肺腸結核症治験」と題する詳細な症例記載があり、その末尾にこう書かれている。

夫レ結核ノ病タル世間尤モ夥シ。而シテ治術ノ以テ救フ可キ者、十ニ二、三ナシ。（中略）世ノ医者、或ハ結核ノ本性ヲ弁明セズシテ、慢ニ肺労ヲ唱フルモノアリ。（中略）依テ忽氏、曾テ病床ニ臨ミ、講述セル結核症論ヲ爰ニ附録ス。

「忽氏」というのは、いわゆる「お雇い外国人」であるドイツ人医師ホフマン（T. Hoffmann）のことであり、大学東校で指導に当たっていた人物である。同書の「忽氏臨床講義附録・結核論」に、「一種ノ結節アリテ、結核ト称ス可キ者ヲ発明セザル前ハ、肺ノ一部膿潰シテ吐膿シ、身体羸痩スル者、概シテ之ヲ肺労ト云ヘリ。（中略）真ノ肺労ト云フ可キ者ハ、結核ニシテ肺患中最モ恐ル可キ病ナリ」と記されている。

同書の本文にも、附録の「結核論」にも、「結核」と比較対照されているのは「肺労」である。ここに注意すべきことが二点ある。一つは、「肺労」が取り上げられているのであって、「労」ではないという点である。「肺労」は、漢方でいう「五労」すなわち肺労、心労、脾労、肝労、腎労の一つで、「労」の一部にすぎない。つまり「結核」と比較すべきものとして、「労症」の全体はふさわしくなく、そのなかの一部を選び取らねばならなかったということである。いま一つは、抜き出されたその「肺労」でさえ、結核と等質視することはできないと指摘されているのである。詳細は省くが、同書には、「結核」の臨床ばかりでなく、その病理学に関しても当時最新の西洋医学（とくにドイツ医学）の知見が取り入れられており、十分に説得性をもって書かれている。ただ、結核菌がコッホ（R. Koch）によって発見されるのは一八八二年（明治十五年にあたる）のことであり、当然のことながら同書には病原菌への言及が見られない。しかし、「結核」は以前、遺伝病と言われたけれども、伝染はするものの遺伝ではないという知見が紹介されている。

アメリカのハルツホールン（H. Hartshorne）原著、桑田衡平・訳述による『華氏内科摘要（増訂版）』（明治八年刊）を見ると、「肺労　フチシス・ポルモナリス［旬］」の項（巻之二）があり、そこには「肺労トハ、肺ノ結核病ヲ謂フナリ。是病ヲ区別スレバ、曰、急性、曰、慢性、曰、未発症、是ナリ」と説明されており、上の『治験録　第七』とは違って、「結核」と「肺労」とを置き換え可能なものと見ている。遺伝の問題については、「肺労ハ通例、遺伝ノ病ニシテ、自然此病ヲ独発スルコト罕《まれ》ナリ」と述べ、これも『治験録　第七』とは異なった見解をとっている。しかし、「コプランド先生ノ説ニ據レバ、肺労ハ患者ノ肺及ビ皮膚ノ蒸発ニ由テ伝染スルガ故ニ、若シ之ヲ病ム所ノ母ハ、決シテ其児ニ授乳スベカラズ」という伝染説も取り上げている。

ドイツのコルネット（G. Cornet）原著、柴田承桂・訳述の『肺労伝染予防論』（明治二十四年刊）には、コッホによってなされた結核菌発見の記載が見られる。「ロベルト古弗氏は、肺労（結核病）の原因として、特に最強力の顕微鏡に非ざれバ、視る可からざる至幺《よう》至微細箸状の〈バクテリア〉即ち所謂結核〈バチル、ス〉を十年前ニ発見し、確乎不抜の方法に由て、之を証明するの殊勲を建てたり」（「肺労の原因」）。

このように、明治前期には「肺結核」に相当する用語として「肺労」という語が用いられたが、やがては消えていくことになる。いずれにしても「労症」から「肺結核」が受け継いだものは、ほんの一部にすぎない。ことに「労症」の持っていた多彩な精神症状は、積み残されてしまったのである。ではこれらの多彩な精神症状を呈する病者はどのように診断されたのであろうか。そのことを明確に記述した文献を私たちはまだ見出していないので、間接的な資料から類推することにしよう。身体症状と精神症状とを包括した疾患概念は西洋医学にはないので、「労症」の精神症状は、身体症状（「肺結核」）から切り離されることになる。したがって、「肺結核」に何らかの精神病症が合併したものと見なさねばならなかったはずである。その場合、先述した「労症」の精神症状を当時の医師たちがいかなる精神病症と判断したかを想像するためには、当時どのような精神病症が考えられていたかを、まず知っておかねばならない。

「労症」が、うつ状態と多く重なることは、すでに第5章で述べたが、当時（明治前期）におけるうつ状態を示す病症として用いられたのは、「依剥昆垤兒（ヒポコンデル）」（「依剥昆的兒」、「依ト昆垤里」、「毘剥昆的兒」などさまざまな表記がある）と、「幣私的里亜（ヘイステリア）」（「歇乙斯的兒」、「依私的里」、「喜斯底里」、「歇以私的里」、「歇私的里」などやはりさまざまな表記がある）が代表的なものである。この両者については、すでに江戸時代、蘭方医によって紹介されており、たとえば緒方洪庵の『扶氏経験遺訓』に、「依卜昆垤兒《ヒポコンデル》卜歇以私的里《ヘイステリ》卜ニ分ツハ、唯男女ニ就テ其称ヲ異ニスルノミ。決シテ二病タルニ非ズ」（巻之八「依卜昆垤兒《ヒポコンデル》」）とあるように、「依卜昆垤兒《ヒポコンデル》」は男子に、「歇以私的里《ヘイステリ》」は女子に特有の精神病症であり、症状に違いはないとされていた。この考えは、明治になっても続いており、前掲の『治験録　第七』に、ホフマンが臨床指導教育の際、次のように語ったと書かれている。

　夫レ精神霊機ノ変ニ二大別アリ。一ハ精神ノ沈鬱ヨリシ、一ハ精神ノ浮越ヨリス。其沈鬱ヨリスル者ハ、譬バ幣私的里亜、依卜昆垤兒等ノ類ニ属シ、其浮越ヨリスル者ハ意気発揚、多言罵詈、譫狂病ノ類之ニ属ス。

（「狂病治験」）

　このように「幣私的里亜」も「依卜昆垤兒」もうつ状態を示す病症とされていたことが知れる。大阪公立病院・編の『病名類聚』（明治十二年刊）に「依卜昆垤兒　○精神過敏　○鬱憂病　○鬱症……」とあり、落合泰蔵の『漢洋病名対照録』（明治十六年刊）にも、「依卜昆垤里」と「きふさぎ　又　気病《きやみ》」を対応させ、「歇似私的里《ヘイステリ》」と「気《き》鬱《ふさぎ》、或ハ鬱症《うつしょう》、或ハ癇症《かんしょう》、或ハ因循病《ぶら〱やまひ》」などを対応させている[16]。

　この「幣私的里亜」および「依卜昆垤兒」という医語は、文学作品にも散見される。以下に例を示そう。

　内田魯庵が英訳から重訳した、ドストエフスキーの『罪と罰』（明治二十五―二十六年）に、興味深い例が見られる。「斯《か》くばかり少年に畏気《おぢけ》が附いたは、不幸が重《かさな》ツた故《せい》でなく、此頃中《このごろちう》依剥昆垤里亜《ヒポコンデリヤ》に均《ひと》しき神経症的沈鬱《ナーバス・デプレッション》に罹《かゝ》ツたからだ。全く社会から隔絶《かけはな》れ、一室《ひとま》に籠ツて、単《ひと》り此家《このや》の主婦《あるじ》のみならず、誰《たれ》とも顔を合せるも嫌《いや》で嫌でたまらぬ」（上篇　第一回）。不安が高まり、対人回避的となって引きこもる状態を「依剥昆垤里亜《ヒポコンデリヤ》」、すなわち「神経症的沈鬱《ナーバス・デプレッション》」と言っている。

「ヒステリィ」という語がうつ状態の意味で使われている尾崎紅葉の『金色夜叉』（明治三十――三十五年）には、女主人公であるお宮が、自分の苦しい精神状態を書簡にこう綴っている。「昼の中《うち》は頭重《つむり》く、胸閉じ、気疲《きづか》れ劇《はげ》しく、何を致候も太儀《たいぎ》にて、別《わ》けて人に会い候が懲《うるさ》く、誰にも一切口を利き不申《もうさず》、ただ独り引籠《ひきこも》りおり候て、空しく時の経ち候中《うち》に、この命の絶えずちとずつ弱り候て、最期に近く相成候が自から知れ候ようにも覚え申候」。この状態を医師は「ヒステリィ」と診断するのだが、そのことについて文面にこう書かれている。「この疾《わずらい》は決して書物の中《うち》には載せて在《あ》るまじく存候を、医者は訳なくヒステリィと申候。これもヒステリィと申候外《ほか》はなきかは不存申《ぞんじもうさず》候えども、自分には広き世間に比《たぐい》なき病《やまい》の外の病《やまい》とも思居り候ものを、さように有触《ありふ》れたる名を附けられ候は、身に取りて誠に無念に御座候」。

　これほどつらく苦しい思いをしているのは、世の中に自分しかいないと思っていたのに、医師から簡単に「ヒステリィ」と診断されたことを、落胆と悔しさをにじませて「誠に無念」と書いている。このように、医書には記されていない、診断をめぐる病者側からの感情体験が叙述されている。また、「ヒステリィ」が「有触《ありふ》れたる」病名と書かれていることは、この時代に「ヒステリィ」という言葉が、すでにかなり世間に広まっていたことを示している。北原白秋の『邪宗門』（明治四十二年刊）に、そのことを思わせる例がある。『邪宗門』に収められた詩「噴水の印象」に、「濡れ黄ばむ憂鬱症《ヒステリイ》のゆめ／青む、あな／しとしとと夢はしたたる」という詩句がある。「憂鬱症」に「ヒステリィ」とルビが振られ、両者は等質視されている。

「ヒステリー」（Hysterie）および「ヒポコンデリー」（Hypochondrie）は、西洋においても概念変遷し、その意味する内容が大きく変わっていく。「ヒステリー」はシャルコー（J. M. Charcot）の催眠療法やフロイト（S. Freud）の精神分析をはじめとする、治療および精神病理の探求を通じて、概念検討が繰り返されていくが、すでに明治期の医学もその影響を受け始めている。俗語としての「ヒステリー」も一般化し、明治期の文学作品に多く登場している。一方、「ヒポコンデリー」は、医学領域で「心気症」を指す語へと変遷していくのであるが、「ヒステリー」ほどには俗語化していくことはなかった。

実は、「ヒステリー」および「ヒポコンデリー」以上に、精神病症名として一般市民に浸透した用語があった。それは「脳病」および「神経病」という語である。明治期には「脳」および「神経」という言葉が流行語のごとくに広まり、文学作品にも多用されることは、第10章で取り上げるが、それに伴って「脳病」および「神経病」という言葉も流行した。また、「脳病」あるいは「神経病」に効用があるという売薬が多く発売され、その売薬の広告が競って新聞や雑誌などに掲載されたのである。その一つである「神経脳病長寿丸《しんけいなうびやうちやうじゆぐわん》」のコピーを取り上げてみよう。これは、『年中重宝記』（千葉胤矩、明治二十七年刊）に掲載されたものである。「本剤《このくすり》は、緒方大先生《をがたゞいせんせい》多年《たねん》の経《けい》験《けん》に依《よ》りて、神経及《しんけいおよ》び脳病《のうびやう》に著効《ちよかう》あることを看認《みと》められたる霊薬《れいやく》にして、左《さ》に其主治《そのしゆち》の概略《あらまし》を掲《かゝ》ぐ。依卜昆的兒《ヒポコンデル》（俗《ぞく》に疳癪《かんしやく》と称《しよう》し、頻《しきり》に悲憤《かなしみいきどほり》を発《はつ》するの神経病《しんけいびやう》）〇歇依私的里《ヘイステリ》（俗《ぞく》に血《ち》の道《みち》と称《しよう》し、些少《いさゝか》の事《こと》を頻《しきり》に気《き》に懸《かけ》、人《ひと》に面《めん》談《だん》するを嫌《きら》ひ、太甚《はなはだし》きは日夜暗処《よるひるくらがり》に蟄居《ちつきよ》し、遂《つひ》に自殺抔《じさつなど》を為《な》すに至《いた》る処《ところ》の神経病《しんけいびやう》）」（（　）内は原注）とあり、この他の適応症として「癲癇《てんかん》」、「脳充血《のうじうけつ》」、「鬱憂病《ものふさぎぶら〱やまひ》」など種々のものが挙げられている。つまり、「脳病」あるいは「神経病」という呼称は、精神病症（今日の神経疾患を含む）の総称であり、それを代表するものとして「依卜昆的兒《ヒポコンデル》」と「歇依私的里《ヘイステリ》」とが最初に掲げられているのである。

この「脳病」ないし「神経病」が、「労症」の持っていた多彩な精神症状を引き継いだ可能性は、十分に考えられる。そのことを示唆するものとして、坪内逍遙の『当世書生気質』（明治十八―十九年刊）から次の箇所を取り出してみたい。

いかなる故にや小町田粲爾は、その頃よりして顔色おとろへ、とかく鬱閉勝《ふさぎがち》の様子あるを、倉瀬その外《ほか》の信友ばらが、こは脳病の再発ならずば、肺を病みそめしにあらざるかと、いろいろさまざまに心配して、頻《しきり》に療養をすすむれども、小町田は敢てこれをきかず、別に替りたる事なしとて、そのままにして打過《うちす》ぎけり。（第

十一回）

ここで注目されるのは、「顔色おとろへ、とかく鬱閉勝《ふさぎがち》」の状態を、「脳病」かそれとも「肺」の病かと見ている点である。「肺」の病とは肺結核を指している。この二者を並べてそのいずれかと問うことは、今日からすると違和感があろう。しかし、ここにこそ「労症」が近代医学によって解体された姿を見ることができる。心身分離の医学である近代医学には、心身不分離の医学概念である「労症」に相当する疾患概念がなく、敢えて対応させようとすれば、「肺結核」という身体病と、「ヒステリー」、「ヒポコンデリー」、「脳病」、「神経病」などの精神病症を当てはめねばならなかったのである。

癪（積聚）

すでに詳しく述べたように、「癪」が広範な病状を示すものである以上、近代医学の枠組みでそれを単一の疾患に置き換えることは、当然のごとくにできなかった。明治の近代医学の病症概念と「癪」との対応関係がどの程度見られるのかを、当時の医書やその他の資料を用いながら検討するが、「癪」の諸病状のうち、胸腹部の疼痛発作（俗に「癪のさしこみ」と呼ばれた）と、失神発作およびそれにともなう「後弓反張」を中心に見ていくことにしよう。

『文部省雑誌』の「第四号」（明治七年刊）には、興味深いデータとして、第五大学区・長崎医学校における外来および入院の患者数とその病名とが記録されている。それによれば、明治六年十月に外来受診した患者は計九十八人あり、このうち最も多いのが「胃加答児　七人」であり、そのほか「消化不宜　六人」、「胃神経痛　三人」、「メランコリー　三人」、「常習便秘　二人」、「酸敗　二人」（「酸敗」は胸やけのこと）、「胃炎　一人」、「條虫　一人」など、消化器系の病症が目立つ。このうち、かつてなら「癪」とされていたと思われるものは、「胃神経痛」が間違いなくそうであり、「胃加答児」、「酸敗」それに「胃炎」もその可能性がある。「胃神経痛」は、「胃痙」または「胃痙攣」とも呼ばれ、当時はこちらの病名の方が多く用いられていた。

「胃痙」や「胃痙攣」という訳語は、早くも蘭方医書に登場しており、たとえばオーストリアのビショッフ（I. R. Bischoff）による内科書の蘭訳本を重訳した伊東玄朴（実質的な訳者は箕作阮甫《みつくりげんぽ》）の『医療正始』（一八三五―五八年刊）に、「胃痙攣」の記載がある。それによれば、「胃痙攣」は「胃痛・心下痞鞕等」に当たるとし、「胃痙攣ハ熱ナク、疼痛一向ニ稽留セズ、且一処ニ牢著スルコトナク、其発作短カフシテ即チ止ミ、食スル所ノ物、能ク忍ンデ吐出セズ。或ハ食スルコト無シト雖ドモ嘔吐ヲ発ス」（巻之十八「胃焮衝」）と記されている。

明治になっても「胃痙」や「胃痙攣」という訳語は引き続き使われている。オランダの満斯歇兒篤《マンスフェルト》（C. G. van Mansvelt）（佐藤方朔・訳）の『病理各論』（明治十一―十三年刊）によれば、「胃痙トハ胃ノ疼痛性疾患ニシテ、一ツモ其実質ノ変化ヲ有セザル者ナリ」とあり、その症候については、「胃痙モ亦タ諸他ノ神経疾患ニ於ケルガ如ク、間歇発作ヲ以テ来リ。（中略）先ヅ胃部ニ圧迫ヲ覚ヘ、次デ劇痛ヲ起シ、其疼痛必ラズ背部ニ射出シ、之ヲ按圧スレバ稍軽快ヲ覚フ」と書かれており、この記載はまさに「癪のさしこみ」を説明していると思えるほどである。また診断に当たっては、「又同時ニ他ノ神経症ヲ有シテ、毫モ確然タル原因ヲ見出スルコトナキ者ハ、則チ以テ此胃痙タルヲ診定スルニ足ルベシ」（巻之三「消化器諸患第一篇　胃痙」）と明言されている。

フランスの謨亜納屈《モアナック》（高松凌雲・訳）による『内科枢要』（明治十三年―十六年刊）では、こう説明されている。「胃痙」は、「胃ノ神経痛ニシテ、此腑ニ著シキ損傷ヲ誘発セザル者トス」と定義され、病因としては、「萎黄病、貧血病、中毒病（鉛毒及ビ間歇熱）依斯的児及ビ依卜昆埵児、子宮ノ諸病等ハ、皆ナ此原因トナルコト多シ」（（　）内は原注）と述べ、身体因のほかにヒステリーやヒポコンデリーを含ませている。「徴候」については、「稀ニハ劇痛ノ為メニ、窒息及ビ卒倒スルコトアリ。又疼痛劇烈ナルニ際シ、手掌ヲ以テ漸々強圧スレバ、全ク鎮痛スルコト屡〻之レアリ」とあり、「卒倒」する場合があることや、応急手当てとして指手による圧迫が有効であることなど、まさに「癪」を思い起こさせる記述である（巻之八「消化器病第三　胃病」）。

栗原順庵の『洋漢病名一覧』（明治十一年刊）の「胃痙」の項を見ると、「漢人之ヲ気積〔金匱翼〕、虫積〔医統〕ナド謂フ。臆断ト謂フベシ」とあり、「胃痙」を漢方の「気積」や「虫積」と対応させ、これを「臆断」であると言っている。落合泰蔵の『漢洋病名対照録』には、「胃痙」の和名を「さしこミ　又癪《しやく》のさしこみ」、漢名を「気痛、或伏粱、或癥疝、或心下咬痛等之症」とそれぞれ対応させている。「伏粱」は「五積」のなかの「心積」の別名であり、他の漢名のものも「癪」に類する病症名である。

「胃痙攣」という医語は、一般にも浸透していく。夏目漱石が胃潰瘍の吐血によって入院を余儀なくされたことはよく知られているが、その頃書かれたいわゆる『修善寺大患日記』（明治四十三年記）の「八月八日」には、こう記されている。「雨。五時起。上厠便通なし。入浴。浴後胃痙攣を起す。不快堪がたし。（中略）又ケイレン。（中略）入浴。帰りてまた服薬。忽ち胃ケイレンに罹る。どうしても湯がわるい様に思ふ」。

「胃痙攣」という言葉が民間に広まっていく一方で、「さしこみ」とか「癪」という旧来の言葉も大正、昭和の時代にいたるまで「俗語」として残ったことは以下の資料からも知れる。野田太市の『胃腸の衛生』（大正四年刊）という一般向けの健康書に、胃腸の疾患から「胸部の痛む」場合の一つとして「胃痙攣」を挙げ、「俗《ぞく》にいふさしこみで、主《しゆ》として鳩尾《みづおち》の処《ところ》が痛《いた》む。これは物《もの》を食《た》べたと否《いな》とに拘《かゝ》はらず痛《いた》むのである」と説明し、別の箇所で「胃痙《ゐけい》攣《れん》にかゝる人《ひと》は、果《はた》して無害《むがい》の神経性《しんけいせい》のものか、或《あるひ》は胃潰瘍《ゐくわいやう》のために来《く》るものかを区別《くべつ》するため、精密《せいみつ》なる診察《しんさつ》を受《う》けることが肝要《かんえう》である」と述べている。[17]

昭和七年に刊行された『夏の生活重宝記』（雑誌『婦女界』附録本）には、「夏の病気の応急手当」の一つとして「胃痙攣《ゐけいれん》」が取り上げられており、そこには「これは癪《しやく》、さしこみともいって、嘔《は》くことがあり、胃《ゐ》の強《つよ》い痛《いた》みのために、苦《くる》しんで、強《つよ》い力《ちから》で反《そ》り返《かへ》りますから、背後《はいご》から確《しつか》り圧《おさ》へて、心窩《みぞおち》の後《うしろ》に当《あた》る辺《へん》を、強《つよ》く圧《お》します。胃部《ゐぶ》には芥子泥《からしでい》を貼《は》つて温《あたゝ》めます」と対処法が示され、俯せになって「胃痙攣」で苦しむ女性の背部を男性が両手で圧迫している図も載せられている【図9－4】[18]。

昭和八年に刊行された家庭医学書である『実験奇効　諸病家庭新療法』では、「胃痙攣《ゐけいれん》」について、「原因《げんいん》は胃《ゐ》弱《じやく》の婦人《ふじん》に多《おほ》い病《やまひ》で、俗《ぞく》に〈シヤク〉若《もし》くは〈さし込《こ》み〉と称《しよう》し、脊髄病《せきずゐびやう》、ヒステリー、婦人病《ふじんびやう》、腎臓病《じんざうびやう》、神経《しんけい》衰弱《すゐじやく》等《とう》から起《おこ》ります」と書かれている[19]。このように、「癪」や「さしこみ」という言葉は、「胃痙攣」の俗語として昭和の時代まで生き残ったのである。その後「胃痙攣」は、医学領域で否定され、医語としては消えていくのだが、俗語としては生き残るという経緯をたどり、今日では消えつつあることは周知の通りである。

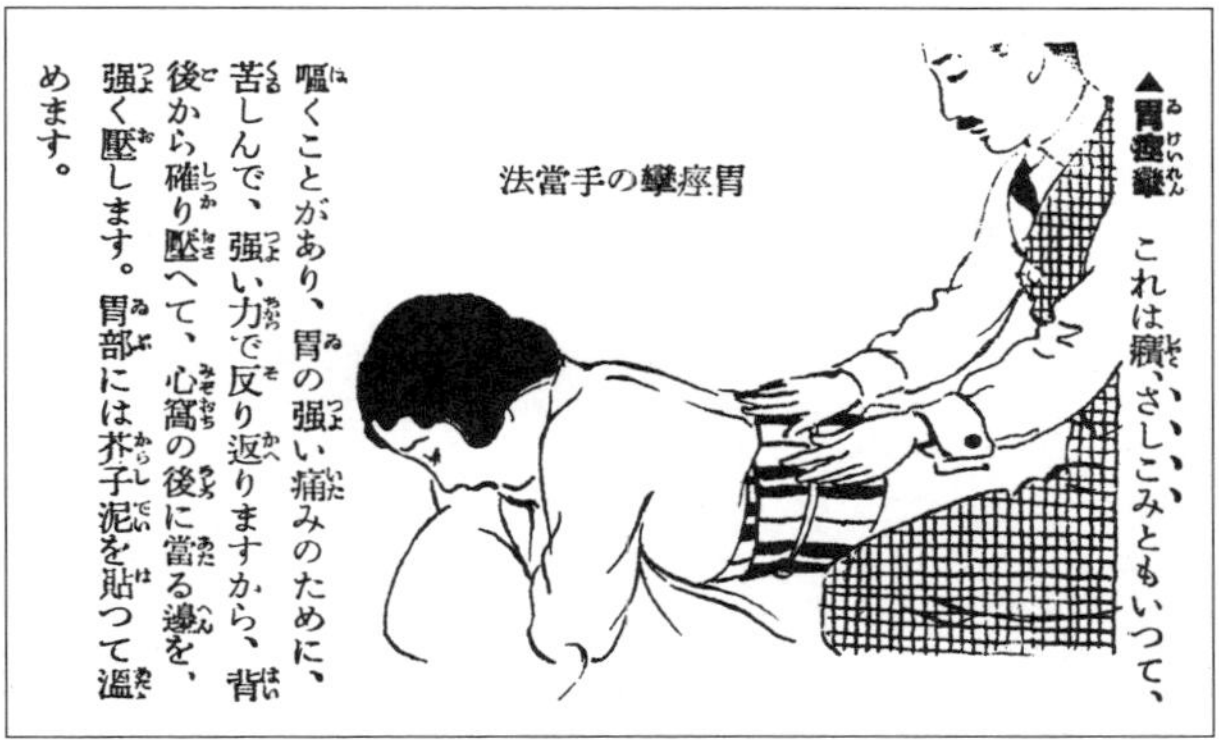

図9－4　『夏の生活重宝記』（昭和7年刊）に載る「胃痙攣の手当法」の図。［『重宝記資料集成　第44巻　明治以降6』臨川書店，2007年］

さて、「癪」には胸腹部の疼痛発作である「さしこみ」だけでなく、意識が遠のく現象や朦朧状態などの意識変容、また失神発作や四肢の痙攣、後弓反張などもしばしば見られたのである。これらも「癪」の重要な一面であるので、西洋医学の概念とどう対応するかを検討する。これについてもすでに蘭方書に言及があり、宇田川玄真は『増補重訂　内科撰要』において、「子宮衝逆」と「婦人積聚」との関連を指摘している。「子宮衝逆」とは、「殊ニ禀賦脆弱ナル婦人ハ、其始メ腹中ノ諸蔵、紊乱攪擾シテ、失常ノ運動ヲ発シ、夫《ソ》レヨリ漸ク増劇シテ上部ニ衝逆シ、咽喉ニ迫テ嚥下ヲ妨碍シ、呼吸ヲ障遏スルニ至ル。是ヲ名ヶテ子宮衝逆ト云」（巻九「痙攣搐掣篇」）と説明されている。そして玄真自身による注として「是レ世ニ云フ婦人積聚衝逆ノ症ナリ」と明言されている。また「子宮衝逆」の追加説明として、四肢の痙攣や人事不省に至ることもあるとしている。

明治になると、この「子宮衝逆」は「ヒステリー」の概念に徐々に置き換えられていく。落合泰蔵の『漢洋病名対照録』には、その移行期における関連概念の対応が示されている。「子宮痙攣」（子宮衝逆）の項に、「此病ハ子宮ニ発スル痙攣病ニシテ、多ク歇似私的里《ヘイステリ》家ニ在テ発顕スル者ナリ」と説かれ、これに対応する漢名として「奔豚気、或ハ蔵躁、或ハ血積、或ハ気積、或ハ積聚衝逆之類」が挙げられている。これらの漢名のうち「奔豚気」のことは、第4章二節ですでに詳しく述べたので、ここでは「蔵躁」について説明しておこう。

「蔵躁」は張仲景（後漢代）の『金匱要略』に、最も古い記載があり、「婦人蔵躁、喜《しばしば》悲傷シテ哭セント欲シ、象《かたち》、神零ノ作ス所ノ如ク、数《しばしば》欠伸スルハ、甘麦大棗湯之ヲ主ル」と短く説かれている。後の時代にも「蔵躁」と言えば、『金匱要略』のこの箇所がよく引用されており、許叔微（南宋代）の『普済本事方』（一一三二年）をはじめ、斉仲甫（南宋代）の『女科《じょか》百問』（一二二〇年）や、陳自明（南宋代）の『婦人大全良方』（一二三七年）といった女科の医書などに見られる。わが国でも「蔵躁」に言及する医家もあり、たとえば平野重誠は『一夕医話』（一八六六年刊）のなかで、こう述べている。「蔵躁」の「蔵」は、「子蔵」すなわち「子宮」のことであり、「西戎医」は「蔵躁」のことを「子宮衝逆病」と言うけれども、これは「衝逆」ではなく「掣攣」なのであり、「此証ハ子宮ノ躁擾ノ攣掣ニヨリテ、種々ノ怪状ヲ発スルモノニテ、痙痓病ニ類似シタル証ヲ発スルモアリ。手足ヲ顛動シ、或ハ胸腹ヨリ手足ヘ拘攣スルモアリ。上衝シテ昏冒失気スルモアリ」と述べ、さらに『金匱要略』の上掲文を引いて、「泣カト思ヘバ笑ヒ、欝悒スルカトオモヘバ忻躍シ、深黙シタリ、啍囈シタリ、甚キニ至テハ、其状幾《ほとんど》狂ニ似タルモノアリ。或ハ直ニ狂気トナルモ亦有テ、変化預言ガタキ者アリ。サレド其証ハ、悉皆子宮ノ躁擾ノ、諸部ヘ感重攣引スル者ナルヲ、呼テ衝逆ト言バ、子宮ガ其部分ヲ離テ衝逆スルヤウニ聴エテ、名実相背ケリトス」。このように重誠は、『金匱要略』の言う、感情の起伏が激しい状態だけでなく、「積聚衝逆」あるいは「奔豚」に相当する病態までをも含めており、中国医書における「蔵躁」の記載を踏み越えて、概念拡大した主張がなされている。おそらくこれは、「蔵躁」の「蔵」が子宮であるという解釈から、これを西洋医学の「子宮衝逆」と同一の病態と見なす理解によって、「子宮衝逆」の病状を「蔵躁」に組み入れたものと思われる。

明治には、精神医学の専門書も翻訳されているが、その一つである、江口襄《のぼる》・訳の『精神病学（増補版）』（明治二十一年刊）は、ドイツのシュウレ（H. Schüle）の *Klinische Psychiatrie*（一八七八年）を抄訳したものである。その「後編第四章　精神病各論」に、「歇私的里狂」の記載がある。「歇私的里狂トハ、尋常歇私的里ノ最重症ニシテ、精神衰弱シテ知覚過敏トナリ、脊髄ノ反射機能ハ、脳ノ制止機能ニ超勝シタル者ヲ云フナリ」とあり、ヒステリーを「尋常歇私的里」と「歇私的里狂」とに区分し、「知覚過敏」を重視している。この「知覚機障害」は「終ニ一種異常ノ知覚ヲ誤認シテ、一定ノ錯知ヲ生ズルニ至ル」と述べ、たとえば、「子宮慢性加荅児ノ刺戟ヲ誤認シテ、妊娠ト思想」する「妊娠狂」の場合や、「腸ノ蠕動機ヲ誤認シテ、腹中ニ蝮蛇ヲ蔵スト云」ったり、あるいは「心動ヲ誤認シテ、心窩或ハ胸腔ニ狐狸占居スト云」うといった例を挙げている。また、訳者自身による見解と思われるが、「日本ノ狐憑病及ビ犬神病ハ即チ其ノ一症ナリ」と述べ、憑依状態もヒステリーに含めている。

わが国における精神医学の樹立に大きな貢献をなした呉秀三は、明治二十五年の『中外医事新報』（第二八九号）において、「〈ひすてりい〉ヲ臓躁ト訳シ〈ひすてりい〉狂ヲ臓躁狂ト訳スベシ」と題する論文[20]を発表している。それによれば「西洋文字ハ邦人ノ目ニ慣レズ、心ニ慊《あきた》ラザルノ嫌アルモノナリ」として、「臓躁（蔵躁）」を「ひすてりい」の訳語として提案している。呉は、「臓躁」の記載がある和漢の医書を検討し、わが国の医書の方が「其症状ヲ説クコトハ漢土ヨリモ一層詳密トナレリ」として、鎌田碩庵の医論（書名不記）や前掲の『一夕医話』などを引用し、「ひすてりい」の訳語として「臓躁」という語がふさわしいと論じている。

呉は、この論考の前年（明治二十四年）に、「精神病患者実験記事　第十五例―歇斯帝里亜（Hysteria）」[21]を『東京医学会雑誌』（第五巻第八号）に発表しており、そこには三十一歳女性のヒステリー例が取り上げられている（この論では「臓躁」という語は使われていない）。「喉中縛セラル、感」、「歇斯帝里痙攣」、「下肢ノ知覚脱失及ビ麻痺」などの症状をはじめ、不安定な対人関係や感情制御の脆弱さなどもあり、さらに「歇斯帝里顔貌」や「右方卵巣痛」

を認めるなど多様な病状を示したが、入院治療によって「全治退院」した事例である。これは、その時期におけるヒステリーの具体的な事例記述として、今日の臨床精神医学から検討すべき内容を持つ興味深い資料であるが、それは省略することにして、ここで目を向けておきたいのは、「既往症」に記載されている「癪起リテ展転、終夜眠ル能ハズ、医ニ就キ治ヲ求ム」（傍点原著者）という箇所である。この「癪」がどのようなものであったのかについて全く説明がないので、想像するほかはないのだが、この論文に書かれたヒステリー症状を表す上記の用語とは異なる内容を持つものと解するのが自然であろう。そうだとすれば、「癪のさしこみ」である可能性が高い。「さしこみ」が起こり、その苦しみのために、「展転」すなわち寝返りを繰り返し、不眠となって受診した、ということであろう。ここで留意すべきことは、西洋医学の論文形式によって書かれた近代精神病学の論考において、「さしこみ」に対応する「胃痙攣」という用語を使わず、避けたいはずの「癪」という旧来の語が使われている点である。呉の考えるヒステリー概念に含まれないものが「癪」にあるということであり、同時に「癪」という語が当時もまだ一般に生きた言葉として使われていたということであろう。

呉は、その後『東京医学会雑誌』に、計九回にわたって掲載された長編論文「精神病者ノ自殺症ニ就キテ」（明治二十七―二十八年）[22]において、巣鴨病院の入院患者のなかで自殺企図の見られた一四七事例の臨床的検討と考察とを行なっている。この論文では、ヒステリーがすべて「臓躁」という語に置き換えられており、「臓躁」は自殺企図が見られた疾患のうち上位に挙げられている。呉の提唱した精神医学の訳語は、長期にわたって用いられたものが多いが、しかし「臓躁」は定着することがなく、ただ戦時中の陸軍病院で一時使われたにすぎなかった。昭和十年に刊行された『家庭医学全書』の「精神病科」を担当執筆したのは、斎藤茂吉であるが、その「第七章　ヒステリー」には、恩師への敬意を示してか、「ヒステリー（東洋医学《とうやういがく》では臓躁《ざうさう》又《また》は蔵躁《ざうさう》といふ）」と記されている。[23]

以上、和・漢の伝統医学が西洋医学に取って代わるなかで、「癪」が主に「胃痙攣」と「ヒステリー」の二疾患に担われていったことを述べてきた。しかし、「癪」と呼ばれた病症には、「胃痙攣」や「ヒステリー」の他にも、たとえば胃および十二指腸潰瘍や胆石症をはじめ、上腹部の疼痛発作をきたす種々の身体疾患も含まれていたはずであり、これらのものは、純然たる身体病として扱われることになったのである。このように、心身二元論に立脚する近代医学では、「癪」に該当する単一の疾病概念はなく、多くの体因性および心因性の諸病に分割されることになった。同様のことは、すでに「疳」や「労」についても見てきた通りである。

「虫因」性という病因観が、「五臓思想」という心身一元的医学のもとでのみ成立しえたのだから、心身二元的な近代医学のもとで、「虫」病が解体されていったのは、当然の成り行きであった。この大変革は、「虫」を否定しただけではない。人々の心身観を根底から揺さぶるという甚大な影響を及ぼしたのである。といっても、一元的な心身観から二元的な心身観へと一挙に転換したのではなかった。両者が入り交じり、格闘し、せめぎあったというべきである。医学に端を発した心身観の大変動は、自ずと文化の全域に波及していくことになるだろう。次の最終章では、教育と文学の領域におけるその様相がどのようなものであったかを具に見ていくことにしたい。

第10章　教科書と近代文学に見る「五臓」用語と「脳・神経」表現

明治の近代化という「嵐」のなかで起こった、「五臓思想」から脳・神経学説への大転換は、心身観の根本的な変容をもたらした。医学を震源とするこの新たな心身観は、明治の社会全体に勢いのある速度で浸透していく。本章では、教育および近代文学の世界に焦点を絞り、「脳・神経思想」が、いかに重大な影響を及ぼしたかについて述べる。

近代教育における脳・神経学説の導入が、医学領域を凌ぐほどに一律かつ急激になされたことは注目に値する。このことを、江戸期と明治時代に用いられた教科書類を比較することによって詳らかにしたい。寺子屋時代の「往来もの」と呼ばれる教科書類は多種のものが出版されており、そのなかに心身に関する用語や表現が少なからず見出されるが、これらはあくまで「五臓思想」によって貫かれている。

一方、明治初期の初等教育（下等小学校）では、入学一年目の教科として「人体問答」や「養生」の授業が設けられ、そのための教科書が多く出版されている。これらの「人体問答」や「養生」の教科書には、心身に関する説明や用語において、「往来もの」と比べ劇的な変容が認められる。脳・神経学説一色となり、「五臓思想」の痕跡すら見られない。しかも、初等教育のなかで脳・神経学説の知識普及にかけられた比重の大きさは、今日から見ても驚くべきものである。これらのことについて、資料を詳しく検討しながら、心身観の変貌の意義を探っていく（一節）。

脳・神経学説の普及は、文学の世界にも強い影響を与え、内面の描写のため、脳・神経学説に基づいた言葉を用いることが広まった。その使用例は現代の用法よりも幅広く、脳・神経学説が知識人にどれほど濃密に受け入れられたかがよくわかる。しかし一方で、「五臓思想」に基づいた心理表現も強固に残っており、両者を併用して書かれた作品も少なからず見出すことができる。脳・神経用語による内面の描写は、「五臓思想」用語による内面の描写と、どのような違いがあったかについて検討し、明治の二人の作家、田山花袋と夏目漱石の作品を材料に考察を試みる（二節）。

漱石は、脳・神経表現を用いてすぐれた内面描写を行なうことに成功した。脳・神経表現を用いて、清新な映像的比喩を創り上げたところに漱石の特徴が見られるが、漱石の作品のように、内面が比喩でしか描写できないのだとすると、「五臓」表現を使って巧みな内面描写をすることも可能なはずである。

実際に、脳・神経表現が主流になってからも、「五臓」表現は根強く用いられている。「腹の虫」という言葉は現在でも通用する言葉である。小説中では脳・神経表現を多用する花袋が、エッセーのなかで「腹の虫」を使っている例や、谷崎潤一郎の作品に見られる「腹の虫」を使った内面描写の例を取り上げ、「虫」を使った言い回しの、豊かな表現性について言及する。「脳・神経」表現と、「五臓」表現は、重層的に用いられ続けたのである（三節）。

一　初等教育用教科書に見る心身観

本節では、対象を初等教育の教科書に絞り、明治の近代化によって心身観の変容がいかに急速に促進されたかを、資料をもとに具体的に探っていきたいと思う。比較のために、まず江戸時代に寺子屋で用いられた教材のなかから、身体部位や心身の病症に関する記載を取り上げ、そこに見られる特徴を浮き彫りにする。その上で、明治の近代教育の出発点となった、明治五年の「学制」以後、次々とつくられた小学校で用いられることになる多種の初等教育用教科書のなかから、やはり心身観に関した記述のあるものを選んで検討する。

寺子屋用教材

寺子屋で使われた教科書類は、総称して「往来もの」と呼ばれるが、その種類はきわめて多い。その代表的なものの一つである『庭訓往来』をまず取り上げたい。これは一月から十二月に至る、毎月往復一双ずつの書状文（これに一通を加えた計二十五通）が収められたものであり、このうち十一月の書状に、病や療治に関した文章がある。以下は、慶安二年（一六四九）版『庭訓往来』（編注者不詳）の「十一月状」の一部であるが、本文だけでなく、注も付せられており、それを〔 〕内で示す。

此ノ間持病〔トハ、イツモノ病也〕再発〔ハ二度ヲコルナリ〕、又心気〔トハ心ヲ尽ス病也〕、腹病〔トハ、五臓ノ煩ヒ也〕、虚労等〔ハ、脉迷テ寒熱ヲ痛ムナリ〕　更発《カハルカハルヲコリ》、旁《カタカタ》以テ〔トハキヲイ起事也〕療治灸治ノ為ニ、医骨之仁ンヲ相尋ネ候ト雖ドモ、藪薬師《クスシ》等者間見《ハママミエ》来リ候歟〔療治トハナヲシ愈ス事ナリ〕（中略）脚気、中風〔トハ臑膝膕《アシ》ノ病也。中風ノワザナリ〕、上気、頭風、荒痢《クワウリ》、赤痢《シャクリ》〔上気ハ風ノ心地ニテ目マフナリ〕、内痔〔ハ、尻ノ煩ラヒナリ〕、内癰《ナイヨウ》、丁《チャウ》、腫物〔内癰ハ、腹中ノ煩ラヒナリ〕、瘧病《ギャクヘイ》、咳病、疾歯《ヤミハ》、膜《マケ》等者形《カタ》ノ如ク見知候歟〔瘧病ハオコリ、日マゼニ混《ヲコ》リテフルウ事也〕。

このように、種々の病名が挙げられており、上記引用文のあとにも、「癲《テン》狂」、「虚労」、「癩病」、「傷寒」、「傷風」などの疾患名が記されている。『庭訓往来諺解《げんかい》大成』（永井如瓶・編注、一七〇二年刊）には、「医骨　医術に骨ある仁也」、「赤痢《シャクリ》　痢《リ》は和名クソヒリノヤマヒ」など上掲書にはない注があり、一方「腹病」の注は見られないというように、注がどの語句に付せられるかの違いが見られる。『庭訓往来具注鈔』（蔀關牛・注、一八三四年刊）では、注の表現にいくらか違いが見られ、たとえば、「心気」は「心づかひの積りより発る病」、「腹病」は「積承《しやくじゆ》（ママ）の類、すべて腹中のわづらひ也」などと注されている。

『庭訓往来』以外の「往来もの」も多種出版されているが、その一つである『童訓名数往来』（著者不詳、一七六〇年刊か）には、「人の五体《ごたい》は、頭頸《かしら》、両肘《りやうい》、両膝《りやうひざ》。五臓《ござう》は、心《しん》、肝《かん》、腎《じん》、肺《はい》、脾《ひ》。六腑《ろくふ》は大腸《だいちやう》、小腸《せうちやう》、胃《い》、胆《たん》、膀胱《ぼうくわう》、三焦《さんせう》也」とあり、五臓六腑のそれぞれには左訓が付されており、「腎《じん》」には「むらと」、「肺《はい》」には「ふくふくし」、「脾《ひ》」には「よこし」など、平安時代の古称も併記されている。

『金平《きんぴら》往来』（狭山周暁、一八二〇年刊）は、坂田金平が生来強健でありながら、学問を怠ったために、死後地獄を巡らねばならなかったことを述べ、勉学の大切さを説いたものである。ここにも、「五臓」の語と病名が書かれている。「坂田金平《さかたのきんひら》、謹言《つつしんでまうす》。抑《そもそも》拙者《せつしや》、（中略）元来《ぐわんらい》、生質《むまれつき》、丈夫而《じやうぶにして》、百病五臓不害《ひやくびやうごぞうをがいせず》、鉄霹而《てつぺきにして》、（中略）机靠者《つくへにもたれては》、睡生《ねぶりをしやうじ》、書向者《しよにむかつては》、欠生《あくびをしやうず》。夫学問者《それがくもんは》、労瘵気鬱種歟《ろうがいきうつのたねか》。……」。このほか『謹身往来』（吉田其幸、一七九〇年刊）や『身体往来』（藤村秀賀、一八六〇年刊）などにも身体部位や疾患の名称が多く記されている。

寺子たちは、これらの教科書を通じて、身体部位や臓腑の呼称、および代表的な疾患の名称に、幼い頃から接していたことになる。そして、これらはすべて「五蔵思想」の用語で占められている。私たちの調べえた範囲では、「往来もの」のなかに蘭方の脳・神経思想が明瞭な形で書かれているものを見出していない。

「往来もの」には、身体部位や疾患名称だけではなく、「養生」に関する記載が見られるものもある。上に挙げた『身体往来』は、その数少ないものの一つだが、それには「故《ゆへ》に人《ひと》は、質疎《しつそ》、綸約《けんやく》を守《まも》り、大酒大食《たいしゆたいしよく》を慎《つつし》み、喜怒《きど》哀楽《あいらく》を去《さ》り、房事《ぼうじ》を薄《うす》く做《な》す時《とき》は、天然《てんねん》の長寿《ちようじゆ》疑《うたがい》なし」と書かれている。江戸時代には、医家による数多くの養生書が出版されているが、それらには大抵「大酒大食」や「七情」、それに「房事」を慎むべきことが説かれている。したがって同書は、一般の養生書と比べて何ら特異な点は見られない。しかし、同書が初等用の教科書であることからすれば、「大酒」や「房事」という語には驚かされるのである。

この点に関して、興味深い資料がある。それは、寺子たちが守るべきこと、およびしてはならないことを記した一種の訓戒書で、「校則」に近いものであるが、その一つである笹山梅庵の『寺子制誨之式目《てらこせいかいのしきもく》』（一六九五年刊）には、以下のように書かれている。「机《つくへ》に懸リて無益《むやく》之雑談《ぞうたん》、或は欠気《あくび》し延《のび》し、或ハ居《ゐ》眠《ねむり》鼻《はな》を啜《すすり》、紙を噛《かみ》、筆之管《ぢく》を嚏《くわへ》、習ハ不ル人を手本とする事、極悪《ごくあく》人の所業《しよぎやう》也」、「子共の莨菪《たばこ》を呑《のみ》、酒ヲ飲好而《のみこのんで》、湯水を細々《さいさい》呑ミ候者を可愛《かわゆ》がる人無之《(これなく)》候」とあり、また「諸勝負、宝曳《ほうびき》、穴一《あないち》」などの賭け事を禁じている。『手習教訓壁書《てならいきょうくんかべがき》』（著者不詳、一八〇三年刊）には、「博奕諸勝負《ばくえきしよせうぶ》、色《いろ》あそび又は夜遊《よあそび》せぬ事」、「身《み》の養生《やうじやう》を能《よく》し、大食《たいしょく》大酒《しゅ》をせず、房事《ぼうじ》を慎《つつ》しみ、灸《きう》など少《すこ》しづつにても怠《おこたり》なく毎月《まいつき》すえる事」などと書かれている。これらの訓戒記事は、子どもらしい「いたずら」だけではなく、「莨菪《たばこ》」、「大酒《しゅ》」、「博奕《ばくえき》」、「色《いろ》あそび」、「房事《ぼうじ》」といった逸脱行動を見せる寺子たちが稀ではなかったことを物語っていよう。寺子には児童ばかりではなく、思春期、青年期に当たる年長者も含まれていたことによるのであろうが、それにしても唖然とさせられることではある。

寺小屋教育の教材における「養生」の比重は小さいが、後に詳述するように、明治前期の初等教育においては、「養生」が重視され、「養生」の授業があり、そのための「養生」の教科書も多数出版されている。しかも、その内容まで「五臓思想」から大きな転換がなされるのである。

明治期の初等教科書

明治五年に「学制」が公布され、ここにわが国の近代教育がスタートした。これによって小学校が作られることになり、近代的な初等教育が始まったのである。初等教育はまず「下等小学校」から行なわれることとなったが、その教科のなかに、「人体問答」ないし「養生」の授業が組み込まれていたことが注目される（「口授科」として）。しかもこれらは、入学一年目の第二学期という早期に行なわれていたのである。その授業用に出版された多種の教科書から、当時の小学校低学年の児童たちが、人体の構造や働きについて何を学んだかを知ることができる。まず「人体問答」の教科書から見ていくことにしよう。

上田文斎の『校正　小学人体問答』（明治八年刊）には、「脳」および「神経」について問答形式により、こう説かれている。「○脳《ナフ》ハ如何《イカ》ナル作用《ハタラキ》ヲ成《ナ》スヤ　□脳《ナフ》《ナヅキ》ハ霊液《レイエキ》《シル》ヲ製造《セイゾウ》《ツクル》シテ神経《シンケイ》《タマシヒ》ヲ養《ヤシナ》フ処《トコロ》ナリ」（第二章）、「○神経《シンケイ》トハ何《ナニ》ノ作用《サヨウ》《ハタラキ》ヲ成《ナ》スヤ　□五官《ゴクワン》作用ノ起源《キゲン》《オホモト》ニシテ精神《セイシン》《タマシヒ》ノコトナリ」（第三章）。「脳」や「神経」という言葉とその働きについての簡潔な説明がなされているが、初学者にとって馴染みやすい文章とは言えないだろう。脳は「霊液」を造るとか、神経と精神とを同一視する考えは、例の「霊液」説に従っている。[1]しかし、当時、「霊液」説は医学界においても、すでに否定されていた。そのこともあってか、同書の改訂版である『校正　小学人体問答　二篇』（明治九年刊）では、次のように書き改められている。

「○神経《シンケイ》ハ幾部《イクブ》ニ大区別《ダイクベツ》シテ云フヤ。□分《ワケ》テ甲乙《コウオツ》二種《ニシュ》トス。○甲乙《コウオツ》二種トハ何《ナニ》ヲサシテ云フヤ。□甲種《コウシュ》トハ脳神《ナフシン》経《ケイ》、一名《イチメイ》五官神経《ゴクワンシンケイ》ト云フ。乙種《オツシュ》トハ脊髄神経《セキズヰシンケイ》、一名運化神経《イチメイウンクワシンケイ》ト云《イ》フ」という記述がなされ、この後十二の脳神経の名称、脊髄神経（三十一対）、大脳、小脳、延髄などの説明が続く。中枢神経系だけでなく、泌尿器や生殖器についても触れられており、「睾丸《コウグワン》」、「輸精管《ユセイクワン》」、「精嚢《セイナウ》」、「子宮《シキウ》」、「喇叭管《ラッパクワン》」などの名称が挙げられている。小学校低学年用のテキストに、このような医学用語が次々と現れることに驚かされる。

数々の人体問答書では、いずれも脳や神経が重視され、精神の座が中枢神経系に存することが強調されている。明治九年から翌十年にかけて刊行された人体問答書から、これに関する記述を取り出してみよう。中里亮（東京府師範学校）の『小学人体問答』（明治九年刊）は、以下のQ&Aになっている。「【問】神経ハ如何ナル物ナルヤ。【答】神経ハ白色ノ線《セン》《スジ》ニシテ、脳髄《ノウズヰ》及脊髄《セキズヰ》ヨリ起《オコ》リ、漸《ゼン》々枝《エダ》ヲ分ツテ繊微《センビ》トナリ、全体ノ諸部《ショブ》ニ偏布《ヘンフ》《アマネクシク》スルモノナリ」、「【問】脳ハ如何ナルモノナルヤ。【答】脳ハ神経ノ根本《コンホン》《ネモト》ニシテ霊魂《レイコンマ》《タマシヒ》ノ舎《カヤド》ル処ナリ」。

竹内泰信の『小学人体問答』（明治九年刊）【図10－1】には、冒頭の「附言」があり、ここに著者の意図が以下のように述べられている。「此編西洋理学家の諸説を拾ひ、学齢六歳の童子の為に著すものなれバ、素より九牛が一毛と雖も、また纔《(わずか)》に五官妙用の一端を窺ふにたらん。請ふ、世の学児輩、熟視暗誦して教師の問ひに答給むことを」。本文を見ると、「九牛が一毛」といっても、「熟視暗誦」するには「六歳の童子」にとってなかなか厳しい内容である。「神経」と「精神」に関する箇所を取り出してみよう。「問ふ、神経《シンケイ》ハ如何なるものなりや。答ふ、白《シロ》き細糸《ホソイト》の如《ヤウ》なるものにて、一《ヒトツ》は脳髄《ノウズイ》より出で、一《ヒトツ》は脊髄《セキズイ》より出《イ》で、全体《カラダヂウ》を網《アミ》の如《ヤウ》に蔓延《マキマハシ》て、二《フタツ》の用《ヤウ》をなします」とあり、この二種の「神経」に関する説明が続く。また「精神」については、こう書かれている。「問ふ、精神《セイシン》は如何《イカ》なる物なりや。答ふ、精神《セイシン》は則《ヤハリ》、たましひの事《コト》にて、頭《アタマ》の脳《ナウ》に在《アリ》て身体《カラダ》を主宰《シュザイ》す。人《ヒト》の智《リコウ》、愚《バカ》、記憶《モノオボエ》、或《アルヒ》は

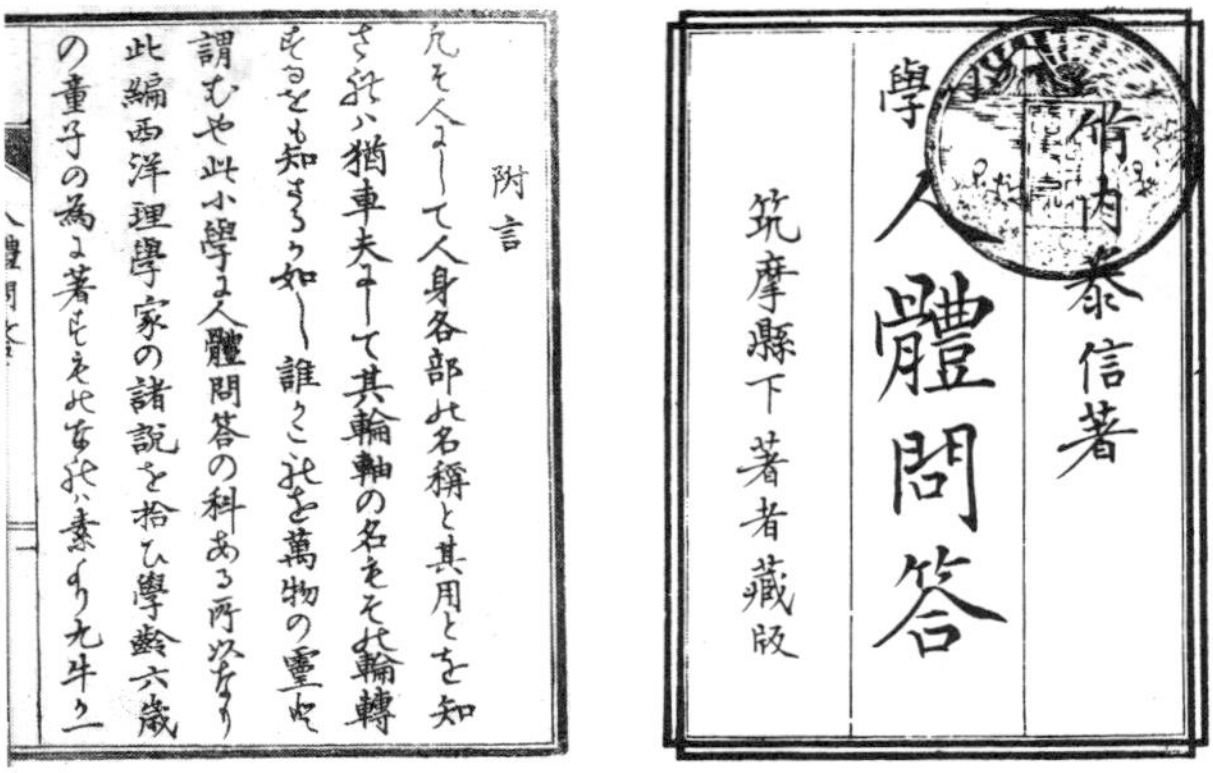
小學人體問答
竹内泰信著
筑摩縣下　著者藏版

附言
凡そ人として人身各部の名稱と其用とを知
らさるハ猶車夫にして其輪軸の名をそれ輪轉
するをも知らさるか如し誰かこれを萬物の靈と
謂むや此小學に人體問答の科ある所以なり
此編西洋理學家の諸説を拾ひ學齢六歳
の童子の為に著したれハ素より九牛の一

図10－1　竹内泰信の『小学人体問答』（明治9年刊）。［架蔵］

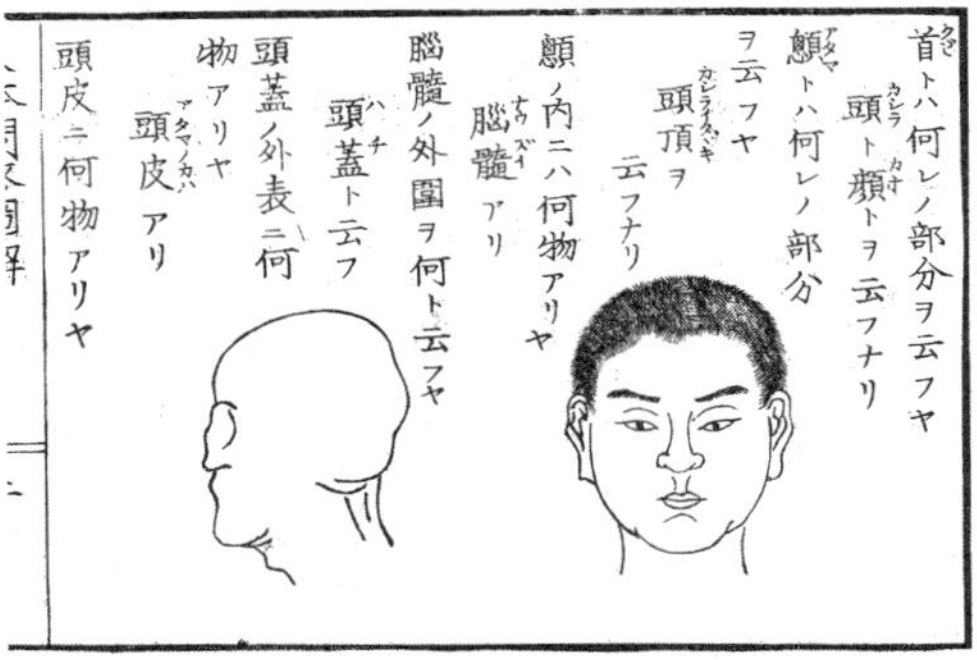

図10－2　生駒東太の『人体問答図解』（明治10年刊）。［架蔵］

喜《ウレシイ》、怒《イカル》、哀《カナシイ》、楽《タノシム》も皆此《ミナコノ》精神の致《イタ》すことにて、心《コヽロ》と云《イ》ふも此事《コノコト》にて、身体《カラダ》中《ヂウ》の主君《アルジ》であります」。

人体問答書には、もっと簡略に書かれたものもあり、たとえば生駒東太・編『人体問答図解』（明治十年刊）では、「首《クビ》トハ何レノ部分ヲ云フヤ。頭《カシラ》と顔《カホ》トヲ云フナリ。（中略）顖《(アタマ)》ノ内ニハ何物アリヤ。脳髄《ナウズイ》アリ。脳髄ノ外囲ヲ何ト云フヤ。頭蓋《ハチ》ト云フ」というように、短文で平易に記されているが、部位名のみで、「脳髄」の働きについては説明がない【図10－2】。山梨県師範学校の金子尚政による『小学人体問答』（明治十年刊）は、問答形式を取らず、教師用の指導書としての性格を持つものである。「我身体ハ、精神ノ占居スル一家ト謂フベキ事ヲ、会得セシムベシ」、「頭ノ上部ヲ何ト名ヅクルヤ、及ビ鼻、口等ハ、何ノ部分ニアルヤヲ説明シ、生徒ヲシテ其部分ニ触レシムベシ」などの如くである。「脳」や「神経」の系統だった説明はされていないものの、「鼓膜ノ裏面ニ聴神経アリテ、之ヲ脳ニ感受スルコトヲ知ラシムベシ」とか、「真皮ハ、網状作《アミサイク》用ノ如ク甚ダ細キ脈管ト神経ニヨリテ組成セルモノナレバ、……」といった具合に、「聴神経」、「脳」、「神経」という語が説明概念として用いられており、同書を用いた教師は、おそらく「脳」や「神経」の基本的な機能について、自身で補足して説明したのであろうと想像される。

「養生」の教科書

明治前期には「養生」の授業が小学校でなされており、そのための教科書も出版されている。文部省印行の「養生」の教科書である、錦織精之進・訳（原著者不詳）の『百科全書　養生編』（明治七年刊）には、「精霊」（精神のこと）、「脳」、「神経」についてこう記されている【図10－3】。

精霊ハ無形ナレドモ、脳ト接合シテ一体タリ。脳ハ人体造構ノ一部ニシテ之ヲ滋養スル者ハ、筋、骨、神経ヲ滋養スル者ト同ジク、其法則モ亦異ナラズ。人、廃疾ヲ受ケテ、筋、骨衰弱シ、血管減耗シ、神経、従前ノ造構ヲ失

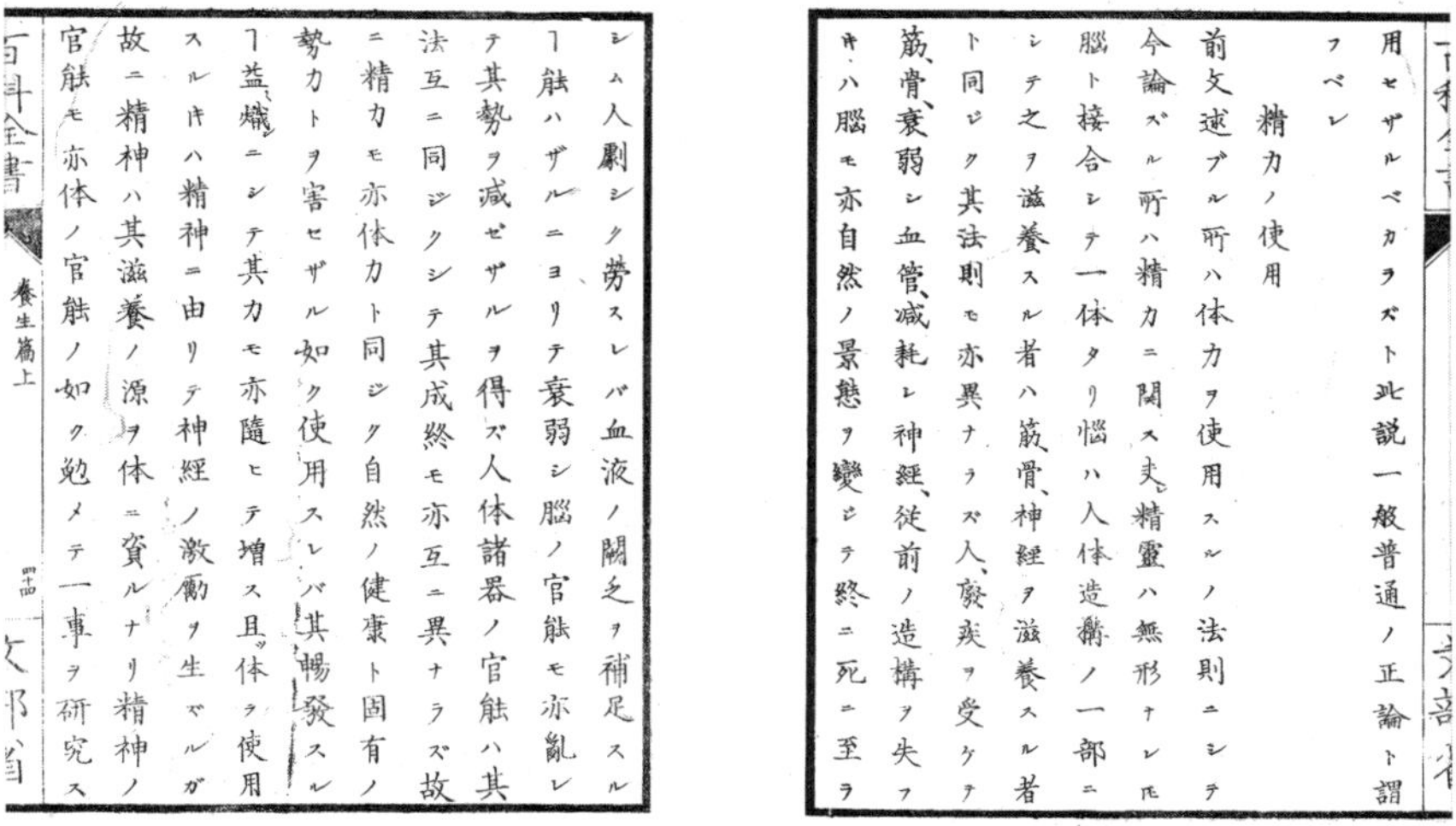

用セザルベカラズト此説一般普通ノ正論ト謂
フベシ
精力ノ使用
前文述ブル所ハ体力ヲ使用スルノ法則ニシテ
今論ズル所ハ精力ニ関ス夫レ精靈ハ無形ナレ𪜈
脳ト接合シテ一体タリ悩ハ人体造構ノ一部ニ
シテ之ヲ滋養スル者ハ筋、骨、神經ヲ滋養スル者
ト同ジク其法則モ亦異ナラズ人、癈疾ヲ受ケテ
筋、骨、衰弱シ血管、減耗シ神經、従前ノ造構ヲ失フ
トキハ脳モ亦自然ノ景態ヲ變ジテ終ニ死ニ至ラ
シム人劇シク労スレバ血液ノ闕乏ヲ補足スル
ヿ能ハザルニヨリテ衰弱シ脳ノ官能モ亦亂レ
テ其勢ヲ減ゼザルヲ得ズ人体諸器ノ官能ハ其
法互ニ同ジクシテ其成終モ亦互ニ異ナラズ故
ニ精力モ亦体力ト同ジク自然ノ健康ト固有ノ
勢力トヲ害セザル如ク使用スレバ其暢發スル
ヿ益熾ニシテ其力モ亦随ヒテ増ス且ツ体ヲ使用
スルトキハ精神ニ由リテ神經ノ激勵ヲ生ズルガ
故ニ精神ハ其滋養ノ源ヲ体ニ資ルナリ精神ノ
官能モ亦体ノ官能ノ如ク勉メテ一事ヲ研究ス

百科全書　養生篇上　四二　文部省

図10－3　錦織精之進・訳の『百科全書　養生編』(明治7年刊)。[架蔵]

　フトキハ、脳モ亦自然ノ景態ヲ変ジテ、終ニ死ニ至ラシム。

（巻之上「精力ノ使用」）

このように、精神と「脳」とは「一体」であるとし、「脳」の働きの重要性を指摘している。この考えに基づいた「養生」についても、別の箇所で論じている。

　痛ク心ヲ労シテ欝々楽マザルトキハ、其害、脳ヨリ全身ニ波及シ、其模様ヲ変ズ。甚シキニ至リテハ其健康ヲ傷ナフ。ドクトル・サウスウード・スミッスノ説ニ曰ク、人痛ク其心ヲ労スルトキハ、其害、体ニ及ビテ其自然ノ模様ヲ損ジ、其勢ヲ減ゼザルヲ得ズ。（中略）又曰ク、人ノ自裁スル源因ハ、大概皆ナ死シテ苦心ヲ免レント欲スルニ在ルノミナラズ、苦心ニ因リ脳ニ生ズル焮衝病モ亦之レガ一源トナルナラン。（巻之下「心労ヲ免ル可キ事」）［ドクトル・サウスウード・スミッス（Thomas Southwood Smith）は、英国の公衆衛生史においてよく知られた人物］

脳・神経思想に基づく「養生」は、自ずとメンタル・ヘルスを説くこととなる。しかし、心労が精神的な不調を招くという論ではなく、「体ニ及ビテ其自然ノ模様ヲ損ジ」と言っており、欧米で心身医学が興るはるかに前のことであるだけに、注目される記載である。また、自殺にいたる「源因」として、心労から生じた「脳」の炎症を想定していることも、今日の考えとは異なるものの、心身相関的発想をしている点で興味深い。と同時に、その記述内容はあまりに専門的であり、小学校初学年用の教科書として、ふさわしい内容になっているのかという疑念も否めない。子どもはおろか当時一般の大人にとっても、理解し受容することは容易ではなかったはずだからである。

このことに関して、父母にも読んでほしいと訴える教科書もある。福井孝治の『下等小学　養生談』（明治十二年刊）の「例言」には、こう書かれている。「此書ハ専ラ下等小学口授科ニ用ウルガ為」のものであるが、下等小学校の生徒だけでなく、「世ノ父母姉兄」が、「人体ノ造構及養生ノ法」を知らずして「子弟ヲ教育」することは難しいため、広く読んでほしい、という内容である。そして、本文の「第十章　神経」には、脳や神経についての機能の説明がなされた後、「養生」の教科書らしく、脳や神経に関する「養生」が、七ヶ条にわたって説かれている。その最後の条はこう書かれている。「第七《だいしち》　過度《くわど》に精神《せいしん》を労《らう》すること勿《なか》れ。精神《せいしん》を労《らう》するの甚《はなは》しきときは顛狂《てんきよう》或《あるい》は脳病《のうびやう》等《とう》の難病《なんびやう》を醸《かも》すべし」。

マルチンダル（米国）原著、小林義直・訳による『小学校用　養生浅説』（明治十二年刊）の「下巻　第六節　睡眠」に、精神の健康に関する記述がある。

○神経系ノ中心タル脳ハ、昼ハ絶エズ作用ス。仮令精神ノ動作ナキ時ト雖ドモ、尚ホ身外万物ノ感動ヲ受クルヲ免レズ。故ニ醒人ノ脳ハ毫モ休息ナキ者ナリ。（中略）其補償ハ睡眠ニ由リテ成ルベシ。（中略）○不眠ヲ持続スレバ器質病及ビ精神病ヲ発ス。（中略）其精神病中ニハ発狂ヲ常症トス。精神ヲ労スル職業ノ人ニ存リテハ殊ニ然リ。○過度ノ睡眠モ亦器質病及ビ精神病ヲ生ズ。即チ全神経系及ビ知覚鈍渋シ、精神怠惰シ、記憶減少シ体力振ハズ。

睡眠とメンタル・ヘルスとの関係について論じており、現在でも通用するものもあればそうでないものもあるが、このような内容のものが小学生向けの教科書に書かれていたことは驚きである。

教科書の変遷とその意義

以上述べた「人体問答」や「養生」の授業は、「下等小学校」で行なわれたものであるが、「高等小学校」では「生理」の教科が設けられ、「人体問答」や「養生」よりもさらに専門色の強い「生理」書が教科書として用いられた。文部省の地方学務局による『調査済小学校教科書表』（明治十三―十四年刊）を見ると、たとえば米国のカットル（C. Cutter）原著、松山棟庵・他訳の『初学人身窮理』（明治九年刊）および松山棟庵・編の『初学人身窮理　後篇』（明治十三年刊）は、「生理書ノ部」で「小学校教科書ニ採用シテ苦シカラザル分」と判断されている。本格的な生理学の専門書であり、全七冊という大部の、米国人医師弗知遜《ホユチソン》（J. C. Hutchison）原著、坪井為春ほか・訳の『弗氏《ふつし》生理書』（明治八年刊）は、「小学校口授用書ニ限リニ採用シテ苦シカラザル分」と判断されている。同じく専門書であり、全九冊からなる、米国の達爾頓《ダルトン》（J. C. Dalton）原著、物部誠一郎・訳の『達爾頓《ダルトン》氏生理書』（明治十二年刊）は、「小学校教科書並口授ノ用書ニ採用スベカラザル分」とされている。

明治十九年の学制改革により「小学校令」が公布され、これに基づいた関連法令によって高等小学校の教科の一つに初めて「理科」が設けられた。それまで独立した教科であった「動物」、「植物」、「鉱物」、「物理」、「化学」、「生理」を統合して「理科」という一教科が成立したのである。「理科」は尋常小学校（四年）にはなく、高等小学校（四年）で初めて毎週二時間の授業がなされることになった。「小学校令」以後、教科書の検定制度が実施されるようになり、明治二十年代から三十年代にかけて教科書の検定時代が続いた。その時代の「理科」検定教科書における人体生理の内容は、かつての時代と比べて質量ともにかなり簡素化されている。たとえば『新定理科書』（文学社編輯所・編、明治二十六年刊）を見ると、「巻之三　第五章　人体」には、「骨格」と「筋」のみが取り上げられ、脳・神経の記述は全く見られないのである。

小学校教科書の国定制度が明治三十六年に定められ、翌三十七年から国定教科書が使用されるようになったが、「理科」は国定から除外された。明治四十年に義務教育が六年に延長されたが、それに伴い旧高等小学校の第一・第二学年が、尋常小学校の第五・第六学年に移行することになり、「理科」が尋常小学校の教科となったのである。そして初めて「理科」の国定教科書が作られ、明治四十四年四月から使用されることになった。その『尋常小学理科書　第六学年児童用』（明治四十三年刊）から、「脳・神経」および「衛生」（「養生」という語は使われていない）に関する部分を取り出してみよう。

> 五十二　神経系・感覚器
>
> 身体の諸部は脳・脊髄及び神経の働によりて都合よく其の働をなす。脳は物を感じ、物を覚え、物を考ふる所なり。眼・耳・鼻・舌・皮膚は神経によりて体外の事柄を脳に伝ふ。
>
> 五十三　衛生
>
> 身体を強くするには之を適当に働かしむべし。常に飲食物に注意し、身体・衣服を清潔にするは、健康を保つに利あり。伝染病は人より人に伝はる病にして、微細なる生物が身体内に繁殖するによりて起る。伝染病を予防するには衆人一致して清潔法・消毒法等を行ふを要す。

以上が当該箇所の全文である。簡潔にまとめられており、小学生の教科書として相応な記述であるのかもしれない。しかし、ここで注目すべきは、内容の適否ではなく、過去の教科書とのあまりにも大きな落差である。旧高等小学校時代の「生理」書とは比べようもないし、下等小学校時代の「人体問答」書や「養生」書と比較しても、極端と言ってよいほどの縮小化が認められるのである。もっとも、「国定教科書」を基準点として見るなら、明治前期の初等教育においては、脳・神経を中心とした解剖学・生理学および近代医学に基づいた「養生」に、過剰なほど、あるいは必要以上に力点が置かれていたということになるであろう。たしかに、明治前期の下等小学校時代ほど、医学的内容にこれほど比重がかけられたことはなかったのであり、初等教育の歴史において特殊な時期であったと言ってよい。この特殊な時期に用いられた、下等小学校時代の「人体問答」書や「養生」書が果たした役割と意義について考えてみたい。

寺子屋時代の「往来もの」において、人体の仕組みや構造についての比重はそれほどでもなかったが、すでに述べたように医学的内容も含まれていた。しかし、病名や臓腑の名称は、全面的に「五臓思想」に基づいたものであり、「養生」についても同様であった。それが、「人体問答」書や「養生」書で一挙に変わったのである。これらの教科書類には、「五臓思想」のわずかな残存すら認めることができない。近代教育のスタートと同時に、この大変革がなされたのである。明治初期にはなお寺子屋がつくられ、また「往来もの」も刊行されたが、そのなかには、清原道彦の『啓蒙二十三帖』（明治初年刊）のように、いち早く「脳・神経」という語を取り入れたものもあるほどである。初等教育における医学内容の一挙全面転換は、本家の医学界よりも劇的であった。明治の時代になっても今村良庵や浅田宗伯など、漢方の大御所が活躍し、彼らは伝統医学の立場から医書を多く著している。また数の上で圧倒的に勝っていた漢方医たちは、国家の医療政策、とくに医師免許制度をめぐって激しく抵抗し、明治二十九年の帝国議会で一応の決着を見るまで攻防が続いたのである。

それはともかく、下等小学校で学んだ生徒たちは、六歳という早期から近代医学の脳・神経思想に接したわけであり、彼らがどの程度理解し吸収できたかは不明であるが、たとえ断片的な知識であったとしても、近代医学用語が世に広まっていく一大要因になったことは疑うことができないだろう。「人体問答」書や「養生」書は、教育が近代医学の脳・神経思想を広く人々に伝えていった、その起点に位置するものとしての意義を忘れてはならない。「養生」書には、近代医学的健康観のみならず、メンタル・ヘルスもすでに説かれていたのであり、「人体問答」書の脳・神経思想とともに、新たな心身観や健康観が一般に定着していく礎の一つになったと考えられる。すでに述べたように、このような心身観の転換が急速に進んだことによって、人々が抱いていた旧来の「虫」観・「虫」像にも大きな影響を及ぼしたのである。

二　近代文学に見る「脳・神経」と「虫」

明治前期の小説・論説類における「脳・神経」表現の浸透

本節は、医学の専門家以外の筆になり、読者としても医学と関わらない人々を想定した明治前期の文章の中に、「脳」・「神経」などの語がどのように現れるのか、またそれによって文学表現がどのように変わったのかを見ようとする試みである。「神経衰弱」が明治の青年の一種の流行病であり、それが文学に多大な影響を与えていることも重要な問題であるが、ここでは文章表現の上で「脳」および「神経」がどう用いられるかの検証に留めたい。

脳・神経に関わる語彙の使用例は、明治初年においては、知識人の文章中に多く見出すことができる。脳・神経学説の学問・教育界における急速な浸透により、以下に見るように、さまざまな分野の文章表現の中にもこれらの言葉が急速に取り入れられていった。

たとえば、明治はじめの知識人による「脳」の語法を見るべく、久米邦武『米欧回覧実記』（明治十一年刊）に用例を捜してみよう。

> 自然ト学芸ノ稽古ニ、脳漿《のうしよう》ヲ注ガシムルノ基トナルナリ。（明治五年の記事、二十五巻）

知力を尽くすことを「脳漿を注ぐ」という。「当時ノ艱苦ハ、脳中ニ痕ヲ消タルガ如シ（『米欧回覧実記』例言、明治九年）」のように、「脳」を記憶の場とする表現も見える。「図引ノ肝要ナルコト、人体ニ脳アルガ如ク（『米欧回覧実記』明治五年の記事、二十七巻)」のように、人体における脳の働きを喩えとして使用するほどに当然の知識となっていた。これらの用例中の「脳」あるいは「脳」を含む語は、現代なら「心」か、せいぜい「頭」で言い表す所であろう。「脳」の語の使用は、現代よりも広範に使われている感がある。

英国ノ一等宰相トナルモノハ、(中略)学智博達ナルトモ、脳力人ヲ兼ルモノニアラザレバ其責任ニ堪ル能ハズト謂フ。(明治五年の記事、二十四巻)

単に知識や記憶の場として「脳」を捉えるのではなく、もっと広範囲な知性や精神の働きの場と考えていたことを窺わせるこの用例も面白い。「学智博達」であっても、「脳力」があることとは同義ではないのである。

小学校ニテ、歴史ヲ毎人ニ授クル主意モ、亦先世ノ志ヲツギ、世世修美ニ赴キシ順序ヲ、其脳漿ニ浸漬《しんし》シ、愛国ノ心ヲ養フ所ニテ、……(明治六年の記事、八十五巻)

スイス人の家に、ウィリアム・テルの肖像がかけられていたことに接しての言だが、子どもに歴史を学ばせることを、「脳漿ニ浸漬《しんし》」(ひたしつける)と表現していることが、いかにもこの時代らしい。

別の人物の文章から、やはり教育に関わるものを挙げておこう。蓑作秋坪《みつくりしゅうへい》は、明六社でも活動した啓蒙思想家である。

それ小児の生れて二、三歳より六、七歳に至るまで、その質たる純然無難、白玉《はくぎょく》の瑕《きず》なきがごとく、その脳中清潔にして、いささかの汚点なし。ゆへにその耳目の触るところのもの、善となく悪となく深く脳に印象して、終身消滅することなし。(『明六雑誌』八号、明治七年、蓑作秋坪「教育談」)

教育とは子供の「脳」をよき方に導くこと、しかも知識的な面ではなく、徳育的な面において「脳」の語を使っているのである。このような場合、現代なら「心」を使うことが多いだろう。

このような「脳」の使用例が特殊なものでないことを示すべく、明治初期の他の文献からも例を挙げておく。

作問ス　全国有為ノ人ヨ、脳漿ヲ耗費シテ深ク計画スル処ハ如何ニ在ルヤ（『広益　問答新聞』二十二号　明治九年）

殊ニ脳裏《ノウリ》《ムネ》ノ信仰ヲ許シ皮相乃チ埋葬《マイソウ》ノ一礼ヲ禁ズルハ、抑モ何等ノ理由《リユウ》ニ出ルヤ（『広益　問答新聞』六十五号、明治九年）

いっぽう「神経」という語もまた、明治の流行語であった。それを示す事例と分析は、度会好一氏の著書(2)に詳しい。

河竹黙阿弥『木間星箱根鹿笛《このまのほしはこねのしかぶえ》』（明治十三年初演）は「幽霊が居る様に思はれるのは、何か恨みを受けることの覚えがあって神経病」「幽霊などはないものと開化のお人が言おうとも」と、幽霊を見ることと神（心）経病を結びつけ、都合七回の「神（心）経病」の用例が拾える。また、少し時代は下るけれども、明治二〇年に出た、『牡丹灯籠』を日本の南北朝時代に移し替えた翻案『怪談牡丹燈』（香夢楼先生著、畏三堂版）でも副題に「神経小説」と付けられている。このように、前時代の流れを組む怪談話にも「神経」という語はしばしば利用される語であった。

もっとも、西洋医学の知識の浸透によって、旧来の「五臓思想」によって心情を表現するあり方が滅んだわけではない。「腹」、「胸」、そして「虫」を使った表現を慣用句として利用するような例が普通に拾えることは言うまでもないし、「五臓思想」に基づいた表現により、描写力豊かな心理描写が見られる場合もある。五臓表現によるか、「脳・神経」表現によるかは二者択一ではなかったし、両者の並存状態は今に至るまで続いていると言ってもよい。しかしその二者の並存状態が、現代よりも極端に見えるところが明治期の興味深いところである。二葉亭四迷の

『浮雲』（明治二十年刊）では、「脳ハ乱れ、神経ハ荒れ、心神《しんじん》錯乱[3]して」というような「脳・神経」表現による心理描写が一方ではなされている。しかしそれと同時に、恋心の芽生えを「文三の胸には虫が生《わい》た、なれども其頃はまだ小さく場取《ばど》らず胸に在ツても邪魔に成らぬ而已《のみ》かそのムズ〱と蠢動《うごめ》く時は（中略）虫奴《むしめ》は何時《いつ》の間にか太く逞《たくま》しく成ツて（中略）「添度《そひたい》の蛇《ぢや》」といふ蛇に成ツて這廻《はひまわ》ツてゐた」（第二回）のような「五臓思想」を元にした心理表現もされている。旧来の言い方ではあるが、恋という、近代的自我との関わりが深い心の動きを、「虫」を使って見事に表現しているということができよう。「虫」を自分では制御できない恋心の比喩として使って、主人公の内面の動きをなまなましく読者に伝えることに成功している。

また、一方で「頭」（もしくは「脳」）と「心」（もしくは「胸」）を対置し、理知的な働きに対して、精神的な働き、宗教的なものを「心」もしくは「胸」で表そうという動きが出てくる。

・心は脳に勝る観察者なり。才学の見る能はざる所を愛心は透観す、学は機械なり、情は生命なり（内村鑑三「如何にして大文学を得ん乎」明治二十八年刊『国民之友』二六六号）
・脳に於《おい》て練《ね》り、心《しん》に於《おい》て叩《たゝ》き……。（巖本義治「文章上の理想」明治二十二年刊『女学雑誌』一五二号）
・胸中に釈迦を殺し、釈迦を活かし、脳底にダーウヰンを有し（幸田露伴『硯海水滸伝』明治二十三年刊）
・男子は脳なり。（中略）婦人は心なり。（植木枝盛『男女の同権』明治二十一年刊）

広津柳浪の『女子参政蜃中楼《しんちゅうろう》』（明治二十二年刊）は婦人参政権運動の活動家である山村敏子を主人公とした明治二〇年に新聞に連載された小説で、当時としてはハイカラの最先端である人物たちと、古い感覚の人々との間で、言葉遣いの書き分けがされている。そのような人物設定にもよるのだろうか、作者は意図的に中枢神経に関する近代医学の用語を交えており、「涙神経《るゐしんけい》の刺衝《しゝよう》は尚ほも減ぜざるにや、又《ま》たもハラ〱と降りかゝる涙を」（第三回）のように、涙が堪えられなかったことを書くにも「涙神経《るゐしんけい》」云々と表現している（この他にも「敏子の鼓膜が聴神経に伝へし隣室の人語《ひとごゑ》の」（第九回）のような表現もある）。心理描写についても同様で、たとえば「聊《いさゝ》か恨めしく思ひし念も全く消え失せぬめれど、唯消失せず遣《や》る方《かた》なきは主人操が脳裏にわだかまりて、頭蓋《はち》も裂け破れんばかりの久松と云へる曲者《くせもの》なるべし」（第七回）のように、悩みの種になるものが「脳裏」にわだかまり、それが「頭蓋《はち》」を破るばかりであると、「脳」「頭蓋」という解剖学的装いをもって書き出している。「頭蓋」に振られた「はち」というルビは、旧来からの言い方であるが、ここでは脳の容器という、脳・神経思想的な意味で使われている。

また、敏子が「精神力」という語を演説の中で使っている用法も興味深い。女子は精神力において男子に劣っているという論があるが、それは違うと敏子は反駁する。女子参政権を否定する人の間に、女子では紫式部など、数多くの女性が男に勝る事績を挙げている、ただ女子は被差別的な環境にあり、「女子《をんな》の精神力のあり丈《た》けを働かせませぬから、其儘宝の持腐《もちぐされ》になるのであります」（第四回）と敏子は述べる。ここでいう「精神力」とは、現在云うところのそれではなくて、知力というように近いであろう。「脳力」という語に「ほね」とルビを振り、「嘸《さぞ》お脳力《ほね》が費《を》れませうネエ」（第四回）という用例があるのも見逃せない。「精神力」とは人間に知的働きをさせる能力、「脳力」とは「脳」を働かせて知的活動をすることなのである。

もっともこの作品においても「五臓」的表現は並存している。地の文では「ハット胸迫りグット差込む癪をおさえて」という文例が拾えるが、目を引くのは脇役的な人物の台詞である。小説の冒頭、婦人参政権の運動は、敏子と同じ列車に乗り合わせた紳士から「血の道の所為《しよゐ》」（第一回）と揶揄される。また大阪の横町の「お神さん」は、次のような啖呵を切るのだが、そこで使われるのは「虫」および「五臓思想」的な表現である。

妾《わたし》だつてさうさうは虫が承知しねヱから、一ツ剣呑《けんのみ》を……亭主に剣呑《けんのみ》を喰せるツて事あよくねヱと知らねヱじやねヱが（第十七回）

ハイ……何《どう》も男に疝気《せんき》が……疝気《せんき》（これも女子参政員の演舌を聞き、女子参政を熨斗《のし》三銭と聞違へしと同じく、撰挙権の撰挙をセンキと誤れるなるべし）がある……持て居るからとツて、ヘン何もそんなにおゐばりでない。
（第十七回）［（　）内の注や、「……」は原文の通り］

上流階層の台詞では「脳・神経」表現が使われるものの、庶民の台詞の中では「五臓」・「虫」表現が使われる。後者の例では作者自らが注する通り、男子に選挙権があると聞いた「お神さん」が、「疝気」があると聞き違え、女子にも疝気はあると言い張って滑稽を誘っている。

同じく柳浪が同じ頃に発表した『残菊』（明治二十二年刊）は、肺結核で死に行く若い女性の一人称の語りの形態をとった小説である。主人公（兼語り手）が病人で、医療知識に無関心でいられないという設定もあるのか、「神経」の語が多用される。「神経質とやらで、兎角何かゞ気になつて、左《さ》もない事に迄無益な取越苦労をしたがります」、「普通《なみ》の神経質でさへ、くだらぬ事に迄、あたら心を悩まします。それが病気になれば、目に見る物、耳に聴くもの、舞下《まひさが》る蜘蛛《くも》、戸まどひの蜻蛉《とんぼ》あれもこれも唯無性に気に掛ります。其中《そのうち》にも肺病は別して神経が鋭敏になると云ひます」などがその例である。また、幼年時代に母が教育を付けてくれようとしたけれど、田舎にはよい教師がいなかったことを回想して、「陳皮《ちんぴ》は蜜柑《みかん》の皮と覚へて、傷寒論《しやうかんろん》一冊鵜呑《うのみ》にした顔の竹庵《ちくあん》」のような人物しかいなかったと述べるごとく、旧弊の知識しか持たない人物の例として、漢方医を挙げている。

しかし、そのような主人公も、生活感覚的な部分では、自らの肺病を「虫」因性として捉えているのは注目される[4]。

惜しからぬ命――惜しんで甲斐なき命、此毒虫の餌食《ゑじき》にして除《のけ》うと。覚悟――出来悪《にく》い覚悟極《きは》めても、惜しきは人の命！　未練なは人の心！（中略）如何《どう》しても死《しぬ》まいと云ふ考は、一刹那も私の胸を離れた事はありません。

肺病は「毒虫」により自らが食われているものと認識し、考えが離れないのは「頭」ではなく「胸」である。新旧の知識や感覚が入り混じった形で、主人公は自らの病を捉えている（前引の例で、「肺病は別して神経が鋭敏になる」と言っているのも、前時代の「労」概念を引きずっているのかもしれない）。

花袋、漱石作品における「脳」・「神経」

次に、明治の末年近い二人の作家、田山花袋と夏目漱石の作品に、「脳・神経」表現がどのように展開しているのかを検討したい。この二人の作家を取り上げるのは、両者ともに時代を代表する作家であることに加えて、人間の内面をいかに描き出すかに苦闘した作家であり、「脳」や「神経」の語も多用しているからである。

最初に取り上げるのは、田山花袋の『生』である。『蒲団』発表の翌年、明治四十一年に執筆された自伝的作品で、母の死の前後の子どもたちとその配偶者たちの感情の衝突などを描く。作品がはじまってまもなく、次男銑之助（花袋の分身か）の生活は次のように叙される。

暗《くら》い家庭《かてい》に居《ゐ》て、朝《あさ》から晩《ばん》まで痛《いた》い小《ちひ》さい衝突《しようとつ》に神経《しんけい》を昂《たかぶ》らせて、其揚句《そのあげく》に辛《つら》い辛《つら》い机《つくゑ》の上《うへ》の煩悶《はんもん》、生理《せいり》上《じやう》の烈《はげ》しい圧迫《あつぱく》も愈愈《いよいよ》其頭脳《そのあたま》を不健全《ふけんぜん》にした。憂鬱《いううつ》な我儘《わがまま》な正直《しやうぢき》な臆病《おくびやう》な性質《せいしつ》を渠《かれ》は最《もつと》も多《おほ》く其母親《そのはゝおや》の血《ち》から承《う》け継《つ》いで居《ゐ》たのだ。

心の苛立ちを「神経」を使って表現し、またその結果「頭脳《あたま》を不健全《ふけんぜん》にした」という言い方をしている。また、彼の「性質《せいしつ》」が母からの遺伝であるという考えを、人物造型に採り入れているところも注意したい。「頭脳」の語はこの作品中多用され、二つ目の用例からは「あたま」と振り仮名が打たれる。自分の状況をめぐる彼の苛立ちや、憂鬱はこの後も「神経」と「頭脳」の語を用いて描かれる。

・かれの神経質《しんけいしつ》では、醜《みにく》い其《そ》の光景《ありさま》に堪《た》へ難《がた》いので、……。
・其鏡《そのかゞみ》には鬚《ひげ》の茫々《ばうぐ》と生《は》えた神経性《しんけいせい》の顔《かほ》がよく映《うつ》つた。
・頭脳《あたま》が烈《はげ》しく動揺《どうえう》した。

死に瀕している母の精神状態もまた、同様に「頭脳」や「神経」の語を用いて描かれる。

……夏《なつ》の烈《はげ》しい生育《せいゝく》の気《き》はそれとなく人《ひと》の頭脳《あたま》を圧迫《あつぱく》した。病《や》める者《もの》のかよわい衰《おとろ》へた体《からだ》は、殊《こと》に其強烈《そのきやうれつ》なる圧迫《あつぱく》に堪《た》へ兼《か》ねたといふ風《ふう》で、痩《や》せ果《は》てた蒼白《あをじろ》い顔《かほ》が際立《きはだ》つて滅《ほろ》び行《ゆ》くものゝ哀《あは》れさを語《かた》つた。脇腹《わきばら》の痛《いたみ》を覚《おぼ》える時《とき》には、言《い》ふに言《い》はれぬ侘《わび》しさと苦《くる》しさを感《かん》ずる。気《き》が滅入《めい》つて了《しま》つて、猶且《なほか》つ頭脳《あたま》が苛《いら》く々する。何《ど》うしたら好《い》いだらうといふやうな絶望的《ぜつばうてき》の憂苦《いうく》が漲《みなぎ》つて、思《おも》はず一種《しゆ》の戦慄《みぶるひ》が出《で》る。

ここで花袋は「生育《せいゝく》の気《き》」と書いているが、「気」という言い方、また「気」が精神に影響するという考え方は旧来の医学にあったものであった。それが「頭脳《あたま》を圧迫《あつぱく》した」とあるのは、新旧の折衷的な表現として興味深い。老母の性格もまた、「頭脳」と「神経」の語によって説明されている。

眼《め》がある、物《もの》が見《み》える、するとすぐ其《そ》の鋭敏《えいびん》な頭脳《あたま》が動揺《どうえう》して、不安《ふあん》、不平《ふへい》の念《ねん》が起《おこ》つた。
これが其性質《そのせいしつ》ではあるが、境遇《きやうぐう》もさうするのに与《あづか》つて力《ちから》があつたことは言《い》ふまでもない。女子供《をんなこども》だと思《おも》つて人《ひと》に馬鹿《ばか》にされまいといふ長《なが》い間《あひだ》の不安《ふあん》と努力《どりよく》とは、其神経《そのしんけい》を常《つね》に興奮《こうふん》させたのである。それに、老母《らうぼ》は封建時代《ほうけんじだい》の女子《ぢよし》の絶対《ぜつたい》の服従《ふくじう》といふ境遇《きやうぐう》に、其屈《そのくつ》しない烈《はげ》しい性質《せいしつ》を置《お》いて来《き》たのだ。

「不安《ふあん》と努力《どりよく》」が「神経《しんけい》を常《つね》に興奮《こうふん》させた」と、不安と努力を主語にして、それが慢性的な母の神経の興奮をもたらしたとしている。その前にある「鋭敏《えいびん》な頭脳《あたま》」とは知能がすぐれている意ではなく、「神経過敏」と言い換えてもよさそうである。

病床での彼女の嫁への不満は、やはり「神経」を使って表現される。

・老母《らうぼ》は不愉快《ふゆくわい》でならぬ。興奮《こうふん》した神経《しんけい》が手伝《てつだ》つて、其饒舌《そのおしやべり》が此処《こゝ》まで分明《はつきり》と聞《きこ》えて来《く》るやうに思《おも》はれる。

・子癇《しかん》といふ病気《びやうき》は、妊娠中精神《にんしんちうせいしん》の過労《くわらう》から来《く》ると或人《あるひと》が語《かた》つた。此身《このみ》が酷《いぢ》め殺《ころ》したやうなものだ。かう思《おも》ふと神経《しんけい》がプリ〲する。

老母はかつて長男の先妻を虐めており、それがため か先妻は死んでしまった。今挙げた最後の例では、老母の良心の呵責が、やはり「神経」を使って「神経《しんけい》がプリ〲する」と表現されている。また、老母は、「精神《せいしん》の過労《くわらう》」が病に繋がるのだというような知識を持っていると設定されていることにも着目したい。病勢が進み、苛立ちの募る老母の「神経」は、ますます昂ぶっていく。

・心《こゝろ》の状態《じやうたい》が著《いちじる》しく極端《きよくたん》から極端《きよくたん》へと走《はし》つて神経《しんけい》が絶《た》えず動揺《どうえう》した。感情《かんじやう》が総《すべ》て発作的《はつさてき》で、……。

・神経《しんけい》が昂進《かうしん》して機嫌《きげん》の悪《わる》いのが一番困《ばんこま》る……。

このような老母の病に苦しんだ息子とその妻たちであったが、老母の死に至っては次のような心持ちになる。

呼吸《いき》を引取《ひきと》る前《まへ》と引取《ひきと》つてからとでは人々《ひとぐ》の頭脳《あたま》が著《いちじる》しく変《かは》つた。前《まへ》には或《あ》ることの結果《けつくわ》を急《いそい》(ママ)いで、早《はや》く結末《けつまつ》を見《み》たいといふやうな空気《くうき》が漲《みなぎ》つて居《ゐ》たが、さて結末《けつまつ》が到着《たうちやく》して見《み》ると、今度《こんど》はそれとは異《ちが》つた清《きよ》い美《うつく》しい悲《かな》しい情《じやう》が溢《あふ》るゝばかりに流《なが》れ渡《わた》つたのである。

現代の普通の文章であれば「気持ち」、「心」などと言うべきところを「頭脳《あたま》」で表現しているところがこの作品らしい。次の「胸《むね》」に「つかへた」という表現は逆に現在では「頭」を使って、「頭に浮かんだ」などとするところであろう。

同時《どうじ》に主人《しゆじん》の胸《むね》には葬式《さうしき》の費用《ひよう》のことが先《ま》づつかへた。

母と三人兄弟、その妻たちの心の交錯やそれぞれの心中を描き出すために、作者は近代医学的な用語を用いて、それを描き出すことにある程度成功した。それは、その心のあり様を、脳・神経学説によりつつ分析的に描き出そうという作者の試みであったのかもしれない。

しかし同時に「頭脳」「神経」などの語を選んで文章を綴ったことが、どれだけの実質的な意味があるのかということには疑問を持たざるをえない。たとえば母の臨終場面で「頭脳」、「胸」を使ったそれぞれの描写を、逆にして前者を「胸の内が変わった」、後者を「頭脳に浮かんだ」などと表現しても、実質的な表現効果はほとんど変わりないように思われる。

「神経《しんけい》は益々《ます〱》昂《たか》まる。頭脳《あたま》が何《なん》のことなしに動揺《どうえう》する。いつもの疳《かん》を押《おさ》へに押《おさ》へて居《ゐ》るが、……。」のように、「神経《しんけい》」、「頭脳《あたま》」、「疳《かん》」が、併用される描写も見られる。

老母の苛立ちは次のようにも書かれている。

此頃《このごろ》はわけて気難《きむづ》かしくなつて、機嫌《きげん》の悪《わる》い時《とき》は手《て》も附《つ》けられないので、看護《かんご》する者《もの》は一方《かた》ならず困《こま》つた。(中略)もう起返《おきかへ》ることが出来《でき》ない程《ほど》に衰弱《すいじやく》した。それで居《ゐ》て、神経《しんけい》は反対《あべこべ》に昂奮《こうふん》して、よく物《もの》を抛《はう》り附《つ》けたり何《なに》かする。(中略)病人《びやうにん》はすぐ腹《はら》を立《た》てた。(中略)と癇《かん》の高《たか》い声《こゑ》で怒鳴《どな》る。

この描写の中にも、「機嫌《きげん》の悪《わる》い」「腹《はら》を立《た》てた」「癇《かん》の高《たか》い声《こゑ》」のような伝統的表現中に「神経《しんけい》は」「昂奮《こうふん》して」という言い方が併存している。「気難《きむづ》かしくなつて、機嫌《きげん》の悪《わる》い」状態が「神経《しんけい》は」「昂奮《こうふん》して」と言い換えられているのであろう。そして、「神経《しんけい》」が「昂奮《こうふん》」した表れが「すぐ腹《はら》を立《た》て」「癇《かん》の高《たか》い声《こゑ》で怒鳴《どな》る」ことなのであろう。そうだとすると、これらの表現は、彼女の精神状態に起こった同様の動きを、別の言い方で表現しているにすぎず、内実としての異なりは少ないように思われる。

「脳」や「神経」が心の動きとかかわることは知っていても、「脳」や「神経」がどう動いた時に、心がどう動くのかまで、人々は知っていたわけではない。最新の知識である「脳」や「神経」を使って内面を描写したからといって、それだけでは複雑な心の動きや内面の葛藤を分析的に描き出せるとはかぎらない。たとえば、「神経が昂奮した」という表現は、心の動きを、感覚的に読者に伝えるのみで、けっして人の心に分け入って分析的に描き出しているわけではない。それは、「腹を立てる」も同様であるが、どちらかがより深い内面描写だということはできない。「脳」や「神経」を使うことによって、たしかに花袋は新しい雰囲気の小説を創り出すことには成功している。しかし「五臓」表現を使った場合よりも、より細かい内面の表現に成功しているとは言いがたいのではなかろうか。

花袋とほぼ同時代の漱石の作品[5]においても、「脳・神経」表現によって登場人物の内面を描いている箇所は多い。たとえば「神経」についての例を引いてみよう。

- 彼《かれ》の神経系《しんけいけい》に至《いた》つては猶更粗末《なほさらそまつ》である。恰《あたか》も荒縄《あらなは》で組《く》み立《た》てられたるかの感《かん》が起《おこ》る。(「書生の門野について」『それから』、明治四十二年刊)
- 却《かへ》つて主人《しゆじん》の神経的《しんけいてき》な局所《きよくしよ》へ肉薄《にくはく》して来《く》る。自分《じぶん》の神経《しんけい》は、自分《じぶん》に特有《とくいう》なる細緻《さいち》な思索力《しさくりよく》と、鋭敏《えいびん》な感応《かんおう》性《せい》に対《たい》して払《はら》ふ租税《そぜい》である。(「門野について」『それから』)
- 悉《こと〲》く切《き》り詰《つ》めた教育《けういく》で、さうして目《め》の廻《まは》る程《ほど》こき使《つか》はれるから、揃《そろ》つて神経衰弱《しんけいすゐじやく》になつちまふ。(「代助の台詞」『それから』)

漱石の「神経」の使用法も、さきほど花袋に対して言ったと同じような限界を有する物であったのかは後で検討するとして、「神経」の軽い意味での使い方も漱石の作品中には散見される。「神経《しんけい》が鈍《にぶ》くなつて、気《き》が遠《とほ》くなる」（『三四郎』、明治四十一年刊）は、単に講義中に眠くなることをいっているだけだし、代助の甥と代助の「又神経《またしんけい》だ」「神経《しんけい》ぢやない本当《ほんたう》だよ」という会話（『それから』）も、腹具合が悪いことを話しているにすぎない。

「頭脳」や「頭」についても同様で、軽い使い方の用例も少なくない。「幸《さいは》ひ頭《あたま》と違《ちが》つて、身体《からだ》の方《はう》は善《よ》く動《うご》くので」（『それから』）や「三千代《みちよ》を平岡《ひらをか》に周旋《しうせん》したものは元来《ぐわんらい》が自分《じぶん》であつた。それを当時《たうじ》に悔《くゆ》る様《やう》な薄弱《はくじやく》な頭脳《づなう》ではなかつた」（『それから』）などは、知能の働きを「頭」「頭脳」で表現して、知的能力が劣っていることをいう軽い意味の使い方である。漱石もやはり時代の流行の中にあったのだ。

では、漱石においても「脳・神経」による内面の表現は、花袋と同様に、その限界を打ち破ることができず、旧来の表現における内面描写と同等のレベルに留まっているのであろうか。

注意されるのは、漱石が「頭」という語を使うものの、その生理的な働きを描くのではなしに、比喩を用いた映像的表現によって、内面を描写する手法を使っていることである。たとえば、その「頭」の用法が端的に現れているのは、『三四郎』の冒頭近くで広田先生が汽車の中で三四郎に発する「日本《にほん》より頭《あたま》の中《なか》の方《はう》が広《ひろ》いでせう（『三四郎』）」という台詞である。しかし、作品中に一貫してこのような用法で「頭」や「脳」を使った語が用いられ、作品の根幹と関わるのは『それから』であろう。主人公代助の心理描写を挙げていく。

①それから時々《とき〴〵》、頭《あたま》の中心《ちゆうしん》が、大弓《だいきゆう》の的《まと》の様《やう》に、二重《にぢゆう》もしくは三重《さんぢゆう》にかさなる様《やう》に感《かん》ずる事《こと》があつた。

②翌日眼《よくじつめ》が覚《さ》めると、依然《いぜん》として脳《なう》の中心《ちゆうしん》から、半径《はんけい》の違《ちが》つた円《ゑん》が、頭《あたま》を二重《にぢゆう》に仕切《しき》つてゐる様《やう》な心持《こゝろもち》がした。斯《か》う云《い》ふ時《とき》に代助《だいすけ》は、頭《あたま》の内側《うちがは》と外側《そとがは》が、質《しつ》の異《こと》なつた切《き》り組《く》み細工《ざいく》で出来上《できあが》つてゐるとしか感《かん》じ得《え》られない癖《くせ》になつてゐた。

③彼《かれ》の脳裏《なうり》には、今日《けふ》の日中《につちゆう》に、交《かは》る〴〵痕《あと》を残《のこ》した色彩《しきさい》が、時《とき》の前後《ぜんご》と形《かたち》の差別《さべつ》を忘《わす》れて、一度《いちど》に散《ち》らつ

いてゐた。さうして、それが何《なに》の色彩《しきさい》であるか、何《なに》の運動《うんどう》であるか慥《たし》かに解《わか》らなかつた。

④代助《だいすけ》は蒼白《あをしろ》く見《み》える自分《じぶん》の脳髄《なうずゐ》を、ミルクセークの如《ごと》く廻転《くわいてん》させる為《ため》に、しばらく旅行《りよかう》しやうと決心《けつしん》した。

⑤彼《かれ》の頭《あたま》には不安《ふあん》の旋風《つむじ》が吹《ふ》き込《こ》んだ。三《みつ》つのものが巴《ともゑ》の如《ごと》く瞬時《しゆんじ》の休《やす》みなく回転《くわいてん》した。其結果《そのけつくわ》として、彼《かれ》の周囲《しうゐ》が悉《ことごと》く回転《くわいてん》しだした。彼《かれ》は船《ふね》に乗《の》つた人《ひと》と一般《いつぱん》であつた。回転《くわいてん》する頭《あたま》と、回転《くわいてん》する世界《せかい》の中《なか》に、依然《いぜん》として落《お》ち付《つ》いてゐた。

これらの用例は、それぞれ用語を変えながらも、脳・神経学説を前提として、「頭」「脳髄」などの語を用いながら代助の心中を叙している。しかしながらその描写は、頭や脳が実際にどのように動いたかを写すことによっているのではない。①で「感《かん》ずる事《こと》があつた」②で「様《やう》な心持《こゝろもち》がした」とあるように、それは代助の心に起こった感覚体験であり、本当に代助の頭が「二重《にぢゆう》もしくは三重《さんぢゆう》にかさな」ったり、「半径《はんけい》の違《ちが》つた円《ゑん》が、頭《あたま》を二重《にぢゆう》に仕切《しき》つてゐる」わけではなく、また実際にそのようなことが自分の頭で起こっているのではないことを代助自身も承知している。代助は、③では色彩と運動を「脳裏《なうり》」に感じ始め、④では「脳髄《なうずゐ》」の「廻転《くわいてん》」を企て、⑤で「回転《くわいてん》」が始まる。しかしこれらの色彩や「廻（回）転」は実在するものではなく、映像的な比喩として代助の心に存在しているものであり、脳・神経の客観的な描写とは遠いものである。こうした脳・神経の描写であれば、その描きうる世界は無限に広がっていく。

『それから』のラストシーンは、三千代との仲により、父から義絶され、「職業を探して来る」といって、街に飛び出していった代助の頭の中に、次々と赤いものが「回転」する描写で終わっている。『それから』は、代助の頭の中の「廻（回）転」の物語として読むことができる[6]。

「あゝ動《うご》く。世《よ》の中《なか》が動《うご》く」と傍《はた》の人《ひと》に聞《きこ》える様《やう》に云《い》つた。彼《かれ》の頭《あたま》は電車《でんしや》の速力《そくりよく》を以《もつ》て回転《くわいてん》し出《だ》した。回《くわい》転《てん》するに従《したが》つて火《ひ》の様《やう》に焙《ほて》つて来《き》た。（中略）忽《たちま》ち赤《あか》い郵便筒《いうびんづゝ》が眼《め》に付《つ》いた。すると其赤《そのあか》い色《いろ》が忽《たちま》ち代助《だいすけ》の頭《あたま》の中《なか》に飛《と》び込《こ》んで、くる〱と回転《くわいてん》し始《はじ》めた。（中略）傘《かさ》の色《いろ》が、又《また》代助《だいすけ》の頭《あたま》に飛《と》び込《こ》んで、くる〱と渦《うづ》を巻《ま》いた。（中略）仕舞《しまひ》には世《よ》の中《なか》が真赤《まつか》になつた。さうして、代助《だいすけ》の頭《あたま》を中心《ちゆうしん》としてくるり〱と焔《ほのほ》の息《いき》を吹《ふ》いて回転《くわいてん》した。代助《だいすけ》は自分《じぶん》の頭《あたま》が焼《や》け尽《つ》きる迄《まで》電車《でんしや》に乗《の》つて行《ゆ》かうと決心《けつしん》した。

このように、内面を頭の中の映像として表現するやり方は、漱石にとってこの作品だけのものではない。『門』（明治四十三年刊）からも例を挙げておく。

……頭《あたま》の中《なか》へ現《あら》はれる画《ゑ》を何枚《なんまい》となく眺《なが》めた。（『門』）

この頭の中の絵が、具体的に書き込まれるのが先に引いた『それから』の諸例であり、『門』の次の例である。

宗助《そうすけ》はまた考《かんが》へ始《はじ》めた。すると、すぐ色《いろ》のあるもの、形《かたち》のあるものが頭《あたま》の中《なか》を通《とほ》り出《だ》した。ぞろぞろと群《むら》がる蟻《あり》の如《ごと》くに動《うご》いて行《ゆ》く、あとから又《また》ぞろぞろと群《むら》がる蟻《あり》の如《ごと》くに現《あら》はれた。凝《じつ》としてゐるのはたゞ宗助《そうすけ》の身体《から》丈《だだけ》であつた。心《こゝろ》は切《せつ》ない程《ほど》、苦《くる》しい程《ほど》、堪《た》えがたい程《ほど》動《うご》いた。（『門』）

続いて「神経」についても考えたい。「神経」は今までにも例を多く見たように、明治期の文章中に極めて多用される語であり、「神経」の病は知識人の一種の勲章のような性格も持っていた。「神経」という語の多用をもって、漱石の文学を他と分かつことはできない。漱石の作品中には「神経衰弱」がそれほど深くない意味で用いられている例も見出せる。

医者《いしや》は三千代《みちよ》の心臓《しんざう》を診察《しんさつ》して眉《まゆ》をひそめた。卒倒《そつたう》は貧血《ひんけつ》の為《ため》だと云《い》つた。随分《ずゐぶん》強《つよ》い神経衰弱《しんけいすゐじやく》に罹《かゝ》つてゐると注意《ちゆうい》した。（中略）三千代《みちよ》が涙《なみだ》を流《なが》して、是非《ぜひ》詫《あや》まらなければならない事《こと》があるから、代助《だいすけ》の所《ところ》へ行《い》つて其訳《そのわけ》を聞《き》いて呉《く》れろと夫《をつと》に告《つ》げた。平岡《ひらをか》は始《はじ》めて夫《それ》を聞《き》いた時《とき》には、本当《ほんたう》にしなかつた。脳《なう》の加減《かげん》が悪《わる》いのだらうと思《おも》つて、好《よ》し〳〵と気休《きやす》めを云《い》つて慰《なぐさ》めてゐた。(『それから』)

この時点で、三千代は代助との暮らしを決心しており、内面の覚悟、苦悩は重いものである。病気としての「神経衰弱《しんけいすゐじやく》」や、臓器としての「脳《なう》の加減《かげん》」が悪い、というようなもので済まされるものではない。「神経衰弱《しんけいすゐじやく》」や「脳《なう》の加減《かげん》」で片づけようとする、医者や平岡(三千代の夫)の言葉は、三千代の置かれた状態と彼らの認識との差違を際立たせる。病名をあてはめるだけでは書けない苦悩の世界を漱石は描き出そうとしている。『こころ』(大正三年刊)においても、次のような箇所がある。

先生が部屋を整然と片づけていることに関して「先生は癇性ですね」と私が告げた時、「先生」はこう答える。

「本当《ほんたう》をいふと、私《わたくし》は精神的《せいしんてき》に癇性《かんしやう》なんです。それで始終苦《しじゆうくる》しいんです。考《かんが》へると実《じつ》に馬鹿《ばか》々〵しい性分《しやうぶん》だ」と云《い》つて笑《わら》つた。精神的《せいしんてき》に癇性《かんしやう》といふ意味《いみ》は、俗《ぞく》にいふ神経質《しんけいしつ》といふ意味《いみ》か、又《また》は倫理的《りんりてき》に潔癖《けつぺき》だといふ意味《いみ》か、私《わたくし》には解《わか》らなかつた。奥《おく》さんにも能《よ》く通《つう》じないらしかつた。(『こころ』)

この時点の「私」は、先生とKとの出来事やその苦悩を知るよしもなく、「先生」の言葉を「俗《ぞく》にいふ神経質《しんけいしつ》」という意味であろうかと想像している。しかしそれがそのような生やさしいものでない、「倫理的《りんりてき》に潔癖《けつぺき》」というのでも言い足りないものであることを、「私《わたくし》」も読者も後に知らされることになるのである。ここでも漱石は、時代の流行語である「神経質」という語だけでは言い尽くせない世界を書こうとしている。また、先生自身は「精神的《せいしんてき》に癇症《かんしやう》」と、旧い言い回しが入った言葉で、自らを説明していることは興味深い。

では、「神経」という語で、漱石はどのように内面世界を表そうとしているのだろうか。それは、「脳」や「頭」について見たのと同様に、その実際の働きを描くのではなく、比喩を用いた映像的表現を用いることによって内面を描写する方法である。

二人《ふたり》の精神《せいしん》を組《く》み立《た》てる神経系《しんけいけい》は、最後《さいご》の繊維《せんゐ》に至《いた》る迄《まで》、互《たがひ》に抱《だ》き合《あ》つて出来上《できあが》つてゐた。（「宗助とお米の夫婦について」『門』）

精神の働きに「神経」が関係あること、また神経が繊維からなるという解剖学的な知識、それをもとにした上で、漱石は、夫婦の神経が互いに抱き合うという、現実にはありうるべくもない、しかし極めて鮮烈な映像を読者に提示する。脳・神経学説による用語を作品中の言辞に用いながらも、脳・神経の科学的な働きとはまったく別の次元で、漱石は人間の内面を、見事に提示しているのである。

最新の科学的知識の衣をまとっているという点で、一見「脳・神経」表現は、「五臓」表現よりも心の描写に有効であるように思われる。また、漱石の作品の登場人物たちの内面は、「脳・神経」を用いた比喩によってこそ十全に表現できるものであったかもしれない。しかし、漱石の作品における「脳・神経」表現がすぐれているのは、現実の脳・神経のありようとは離れた、比喩を用いた映像的表現を使うことによってである。文学の世界では、心が科学的な分析ではなく、比喩でしか表現できないものであるとしたら、その表現に使用する身体の部位が、生理的な現実と合っているかは重要ではない。漱石の豊かな「脳・神経」表現は、必ずしも「脳・神経」表現を使わなくても内面は表現できるのだということを、逆に指し示しているように思われる。さき（四二七頁）に引いた、二葉亭四迷による、「虫」を内面の比喩として利用した恋心の描写の見事さを思い起こされたい。

漱石の絶筆となった『明暗』（大正六年刊）の、執筆された部分の終わりの方、すなわち漱石が死の直前に書いたとおぼしい部分にも、ここまでに指摘した漱石の筆法が見られるので、それを引用して、漱石についての考察を閉じることにしよう。

すると急《きふ》に突飛《とつぴ》な光景《シーン》が、津田《つだ》の頭《あたま》の中《なか》に描《ゑが》き出《だ》された。同時《どうじ》に変《へん》な妄想《まうざう》が、今《いま》呑《の》んでゐる煙草《たばこ》の烟《けむり》のやうに、淡《あは》く彼《かれ》の心《こころ》を掠《かす》めて過《す》ぎた。

「此奴《こいつ》は懐《ふところ》から短銃《ピストル》を出《だ》すんぢやないだらうか。さうしてそれを己《おれ》の鼻《はな》の先《さき》へ突《つ》き付《つ》ける積《つもり》ぢやないかしら」芝居《しばゐ》じみた一刹那《いつせつな》が彼《かれ》の予感《よかん》を微《かす》かに揺振《ゆすぶ》つた時《とき》、彼《かれ》の神経《しんけい》の末梢《まつせう》は、眼《め》に見《み》えない風《かぜ》に弄《なぶ》られる細《ほそ》い小枝《こえだ》のやうに顫動《せんどう》した。それと共《とも》に、妄《みだ》りに自分《じぶん》で拵《こしら》へた此一場《このいちぢやう》の架空劇《かくうげき》を余所目《よそめ》に見《み》て、その荒誕《くわうたん》を冷笑《せゝらわら》ふ理《り》知《ち》の力《ちから》が、もう彼《かれ》の中心《ちゆうしん》に働《はた》らいてゐた。（『明暗』）

三　消え去ることのない「腹の虫」

花袋の「腹の虫」

「頭脳」や「神経」の語を多用しながら『生』を綴った田山花袋はモーパッサンについて、次のように評している。

モウパッサンの憂愁は Welt schumerz であると思ふ。其の神経の擺動せるところ、其の感覚の鋭敏なる処、其の本能の衝動に悩まさるゝところ。

腹の虫といふ言葉が日本にもある。満足して居て好いことを満足が出来ぬ。不満が満たされれば又其上に不満が出て来る。常に暗い心を抱いて、頭脳が動揺して居る。モウパッサンの眼には、常に空虚な淋しい単調な空が映って居た。（「モウパッサンの憂愁」、『インキ壺』〈明治四十二年刊〉所収）

Welt schmerz は、正しくは Weltschmerz で、「世界苦」などと訳されるドイツ語である。花袋はそのモーパッサンの憂愁を、「神経」、「頭脳」の語を使って説明しようとする。しかし花袋がそれを一言で説明しようとして選んだのは、結局のところ「腹の虫」であった。花袋は「腹の虫といふ言葉が日本にもある」と言っていて、「神経」、

「頭脳」で説明するモーパッサンの憂愁と「腹の虫」が同義であるとまでは言ってはいない。しかし、「腹の虫」に近いものであると取っていた。「神経」、「頭脳」を使ってする表現は、「五臓思想」に淵源を持つ表現によっても言い換えが可能であり、「日本にもある」という言い方は、それが西洋風の言い方であるか、日本風の言い方であるかの違いでしかないことを示唆する。現代に至っても、「腹の虫」をはじめとする「五臓」表現と、「脳・神経」表現は人のこころの状態を表現するのに並存して使われている。前者がやや古風な表現であるという違いこそあれ、その表現できるものは実はそう隔たっていない。そのことを端的に示すのが、自らの作品の中で「神経」を多用している花袋によって、西洋近代の作家の内面を説明するのにふと使われたこの「腹の虫」という表現ではなかったか。

引用は「モウパッサンの憂愁」と題された文章の全文であるが、その最後を花袋は比喩で締めくくっている。「モウパッサンの眼には、常に空虚な淋しい単調な空が映って居た」とあるのは言うまでもなく、実際にモーパッサンの目に映る実景ではなく、花袋が想像したモーパッサンの心象を映像として表現したものである。漱石がそうしたのと同じように、そこにあるのは、心理を比喩的な映像に置き換えて表現するやり方である。

花袋は小説中では「脳・神経」表現を使って心理描写を行なっているけれども、それもこれと同様な、比喩的な表現にすぎなかったのではあるまいか。

漱石に見る「五臓」表現

「神経」や「頭脳《あたま》」を使って清新な表現を開拓した漱石においても、本心や内心を表す語は「腹」であった。漱石においても「脳・神経」表現と「五臓」表現は共存し、特に「腹」は多用されている。それは漱石の多くの作品に共通して見出されるが、前節で例を挙げて分析した『それから』で事例を見ていこう。

今日《こんにち》の二人《ふたり》の境界《きやうがい》は其時分《そのじぶん》とは、大分《だいぶ》離《はな》れて来《き》た。さうして、其《その》離《はな》れて、近《ちか》づく路《みち》を見出《みいだ》し悪《にく》い事実《じじつ》を、双方共《さうはうとも》に腹《はら》の中《なか》で心得《こゝろえ》てゐる。東京《とうきやう》へ着《つ》いた翌日《あくるひ》、三年振《ねんぶ》りで邂逅《かいこう》した二人《ふたり》は、其時既《そのときすで》に、二人《ふたり》ともに何時《いつ》か互《たがひ》の傍《そば》を立退《たちの》いてゐたことを発見《はつけん》した。

代助と平岡の関係を書いた一節である。旧友でありながら、現在では距離感がある二人の関係についての二人の認識を「腹《はら》の中《なか》」を使って書いている。二人の関係についての二人の認識は、この小説の中では重要な問題であると思われるが、そこに漱石は「腹」を使っているのである。この例と同様に、本心ないしは内心を指す用法で「腹」を使う例は『それから』中に合計二十四回を数える（「腹を立てる」を除く）。その二十四例のうちには、次のような興味深い例も見えている。

代助《だいすけ》は又父《またちゝ》から呼《よ》ばれた。代助《だいすけ》には其用事《そのようじ》が大抵分《たいていわか》つてゐた。代助《だいすけ》は不断《ふだん》から成《な》るべく父《ちゝ》を避《さ》けて会《あ》はない様《やう》にしてゐた。此頃《このごろ》になつては猶更奥《なほさらおく》へ寄《よ》り付《つ》かなかつた。逢《あ》ふと、叮嚀《ていねい》な言葉《ことば》を使《つか》つて応対《おうたい》してゐるにも拘《かゝ》はらず、腹《はら》の中《なか》では、父《ちゝ》を侮辱《ぶじよく》してゐる様《やう》な気《き》がしてならなかつたからである。

代助《だいすけ》は人類《じんるゐ》の一人《いちにん》として、互《たがひ》を腹《はら》の中《なか》で侮辱《ぶじよく》する事《こと》なしには、互《たがひ》に接触《せつしよく》を敢《あへ》てし得《え》ぬ、現代《げんだい》の社会《しやくわい》を、二十世紀《せいき》の堕落《だらく》と呼《よ》んでゐた。さうして、これを、近来急《きんらいきふ》に膨脹《ばうちやう》した生活慾《せいくわつよく》の高圧力《かうあつりよく》が道義慾《だうぎよく》の崩壊《ほうくわい》を促《うな》がしたものと解釈《かいしやく》してゐた。又《また》これを此等新旧両慾《これらしんきうりやうよく》の衝突《しようとつ》と見做《みな》してゐた。最後《さいご》に、此生活慾《せいくわつよく》の目醒《めざま》しい発展《はつてん》を、欧洲《おうしう》から押《お》し寄《よ》せた海嘯《つなみ》と心得《こゝろえ》てゐた。

代助と父の関係について、代助は「腹《はら》の中《なか》では、父《ちゝ》を侮辱《ぶじよく》してゐる様《やう》な気《き》」がすると考えている。丁寧な言葉遣いと裏腹な心の内を「腹」の語によって表しているのである。さらに興味深いのはその続きで、「二十世紀《せいき》の堕落《だらく》」と自ら呼ぶものについての思索の中で、代助はまた「互《たがひ》を腹《はら》の中《なか》で侮辱《ぶじよく》する」との言葉を使っている。二十世紀になったばかりの世を描くこの作品の中で、「二十世紀《せいき》の堕落《だらく》」とは、まさに直近の現代特有の事象を指している。「脳・神経」表現を駆使すると同時に、漱石は近代特有の問題を考えるのに「五臓」表現がなおも有効であるとしているのである。

「腹」を使う表現は、すでに成句化したものが多く、独創的な表現は多くないが、それでも「腹」を使って、次のような清新な表現を創造している箇所もある。

　午過《ひるすぎ》になつてから、代助《だいすけ》は自分《じぶん》が落《お》ち付《つ》いてゐないと云《い》ふ事《こと》を、漸《やうや》く自覚《じかく》し出《だ》した。腹《はら》のなかに小《ちい》さな皺《しわ》が無数《むすう》に出来《でき》て、其皺《そのしわ》が絶《た》えず、相互《さうご》の位地《ゐち》と、形状《かたち》とを変《か》へて、一面《いちめん》に揺《うご》いてゐる様《やう》な気持《きもち》がする。代助《だいすけ》は時《とき》々《ぐ》斯《か》う云《い》ふ情調《じやうてう》の支配《しはい》を受《う》ける事《こと》がある。さうして、此種《このしゆ》の経験《けいけん》を、今日迄《こんにちまで》、単《たん》なる生理上《せいりじやう》の現象《げんしやう》としてのみ取《と》り扱《あつか》つて居《を》つた。

実際に腹に皺ができるということはなかろうし、代助も本当に自分の腹に皺ができていると思っているわけではない。けれども、それは代助にとっての体感あふれる実感であろうし、またその映像を想像する読者にとっては視覚的に強烈なイメージを脳裏に刻み込まれることにもなる。「脳・神経」表現を使った心理表現だけではなく、「腹」を使った独自の心理表現をも、漱石は追求している。

　近代の文豪にとって、「五臓」表現は、捨て去るべき古い表現でなく、時に便利に使え、時に新しい描写を模索できる可能性を秘めたものであった。

谷崎における「腹の虫」

「神経」や「脳」によることなしに、「虫」や「五臓」表現を使って心理を表現することは、人々の言語生活の中で行なわれ続けた。それは今でも「腹の虫が納まらない」などの表現を我々が日常で使っていることからも明らかであろう。「腹の虫」や「五臓」表現が使用される用例をいちいち挙げていくのはあまり意味がないかと思われるので、一作品のみ、谷崎潤一郎によって昭和十一年（一九三六）に発表された『猫と庄造と二人のをんな』[7]を取り上げておこう。この作品では、庄造がかつて愛玩しており、離婚した先妻品子のもとに引き取られている猫のリリーをめぐって、庄造、品子、新妻福子のこころの動きが描かれる。

本心ないしは内心の意味で「腹」が使われるのは、さきほどの漱石の場合と同じである。

　いや、そんな子供じみた復讐心より、もつと〱深い企みがあるのかも知れぬが、頭の単純な庄造には相手の腹が見透せないだけに、変に薄気味が悪くもあれば、反感も募るのだつた。

猫のリリーを引き取りたいという旧妻の要求に、庄造は何か裏があるのではないか、隠された本心があるのではないかと疑う。そこで使われたのは「腹」である。

「腹」を使うほかにも、登場人物の心情が「五臓」表現で示される。

　勝気な品子は、落ちどを拾はれないやうに気を附けて、随分姑には勤めてゐたけれども、さう云ふ風に抜け目なく立ち廻つて行かれることが、又母親の癪に触つた。うちの嫁は何処と云つて悪いところはないやうなものゝ、何だか親身《しんみ》に世話をして貰ふ気になれない、それと云ふのが、心から年寄を労《いた》はつてやらうと云ふ優しい情愛がないからなのだと、母親はよくさう云つたが、つまり嫁も姑も、孰方もしつかり者だつたのが不和の原因になつたのである。

「神経にさわった」と書いても意味は通じるところだが、谷崎はそうはしなかった。理屈で考えると理由はないのだが、なぜか気に障るこのような姑の気持ちは、むしろ「癪に触る」の方がぴたりと来るのであろう。「癪に触る」はすでに定型的な表現になってしまっており、それだけで済ませてしまえば、この小説におけるこの姑の嫁への感情を具体的に説明するには足りなかっただろう。しかし、「癪に触る」を使った後に、姑の感情を分析的に説明することによって、「癪に触る」は具体的な内実を帯び、さらには「癪に触る」の読者に定着している語感と相まって、読者に姑の感情が的確に伝わっている。

もっとも、谷崎は「脳・神経」表現を排除しているわけではなくて、猫のリリーには「すぐれて美しい金眼《きんめ》と、神経質にヒク〱蠢《うご》めく鼻が附いてゐた」と「神経質」の語を使っている。猫に「脳・神経」表現を使いながら、主要な登場人物の心性は古い表現で紹介するのが、谷崎の文章の妙である。庄造は別れた妻の住まいを訪れて次のような感想を抱く。

　少し心を落ち着けて此の部屋の中を眺めてみると、あの几帳面で癇性な品子の遣り方が、ほんの些細な端々《はし〲》にもよく現はれてゐるやうに感じた。たとへば彼女は、僅か二三分の間留守にするにも、ちやんとかうしてカーテンを締めて行くのである。

この後、カーテンのことの他にも、品子の「几帳面で癇性な」性格を表す実例がさまざまと述べられる。詳しい叙述があり、それが「癇性」という言葉の内実に具体性を与え、さらに「癇性」という言葉が長年にわたって醸成してきた語感と相まって、読者によく伝わる表現になっていること、先の例と同様である。

作品のはじめの方、猫を可愛がる夫庄造に対する新妻福子の鬱積してきた不満は次のように「腹の虫」を使って記される。

　それでも彼女は、今更猫好きの看板を外して嫌ひになり出すキッカケがないのと、「相手はたかが猫だから」と云ふ己惚れに引き擦られて、腹の虫を押さへて来たのであつた。あの人はリヽーを玩具にしてゐるだけなので、ほんたうは私が好きなのである、（中略）もつと心を大きく持つて、何の罪もない動物を憎むことなんか止めにしようと、さう云ふ風に気を向けかへて、亭主の趣味に歩調を合はせてゐたのだが、もと〳〵怺《こら》へ性のない彼女にそんな我慢が長つゞきする筈がなく、少しづゝ不愉快さが増して来て顔に出かゝつてゐたところへ、降つて湧いたのが今度の二杯酢の一件だつた。

猫のリリーが、夫と自分の間に入ってくるような気がして、苛立ちがたまっていた福子は、鯵の二杯酢のことで夫と衝突する。自分が嫌いな鯵の二杯酢を夫のために用意したのに、夫が自分ではほとんど食べずに猫にやってしまう。そのことで怒りが爆発したのである。ここで谷崎は、「腹の虫」という、すでに人々の脳裏にある定型表現を使った後、その具体的な内実を説明していく。理性では猫に腹を立てても仕方ないことを福子はわかっている。しかし猫への憎しみは鬱積していく。それを一言で言うのは「腹の虫」という言葉である。他の表現ではそのあたりの機微を表すことは難しいであろう。

作品転換の重要な場面でも「腹の虫」は使われている。作品の終盤にさしかかった頃、福子へ気を遣う母の態度に庄造は苛立ちを募らせる。洗濯せず放ってある福子の下着を洗おうとする母に、庄造は文句を言うが、母は水につけておくだけだという。

母はあんなことを云つてゐるけれど、きつと自分が洗つてやる気に違ひないので、尚更庄造は腹の虫が納まらなかつた。そして着物も着換へずに、厚司《あつし》姿のまゝ土間の板草履を突つかけると、ぷいと自転車へ飛び乗つて、出かけてしまつた。

庄造の苛立ちは、今回の出来事ではじめて生じたのではない。福子との結婚の経緯と母の振るまい、これまでの福子と母、自分三人の家族生活、そこでたまっていた苛立ちが今回のことがきっかけで爆発して、家にいたくなくなって自転車で出かけるのである。この後、庄造は、今は旧妻品子のところで飼われている猫恋しさに、品子の住まいを訪ねてしまうことになる。ここで使われる表現が「腹の虫」である。

「腹の虫」は、いささか古めかしい表現となり、慣用句化されて手垢のついた表現に堕してしまいがちではある。しかし、谷崎の「腹の虫」に見られるように、「腹の虫」を使って内面を表現することは、やり方と工夫次第では充分可能であり、時として「脳・神経」表現より有効であるように思われる。

谷崎の作品は、昭和になってからのものであるが、このように「腹の虫」をはじめとする「五臓」表現は、なお文学作品の中に健在だったのである。大衆文学系の作品に「虫」など「五臓」表現が、引き続き多く見られることは述べるまでもない。近代以降にも「腹の虫」をはじめとする「五臓」表現は、「脳・神経」表現と共に使われ続けている。

知識の面では、いまや西洋的・近代的な心身観はすっかり日本人に定着しているように思われる。それでも、「腹の虫」のように、私たちはふと「五臓」表現を使うことがあり、時として「五臓」表現の方が、「脳・神経」表現よりも内面の理解に有用なことがある。こうした微妙で複雑な使い分けができるのも、「五臓」的心身観が西洋的な心身観とともに、重層的かつ複雑な形で、われわれの中に残っていることの現れであろう。

おわりに

「サル学」は、ヒトに最も近い動物であるサルを対象に、人間のことを深く知るという目的から始まったと言われている。サルと同様に、人身中の「虫」も、人間をより深く理解するための重要な研究対象である、と私たちは考える。ただし、その「虫」は、生き物としての寄生虫ではない。客観的、実証的に捉えられる「虫」ではなく、古い時代の人々が理解した「虫」であり、たとえば「腹の虫」のように今日なお存続している「虫」である。人の体内に巣くう「虫」を、かつての日本人が考え出し、どのようなものであるかを想像した際、それが人と「虫」との「関係」においてなされた点が重要である。人との「関係」によってつくられ、成立した「虫」像には、人間自身の問題が、避けがたく持ち込まれることになるからである。「虫」をどう見ていたかという「虫」認識は、人の自己認識と繋がっている。すなわち、「虫」という鏡に映し出されてくるものは、その時代の人々が、自身の身体やこころをどう捉えていたかという「心身観」にほかならない。この意味で「虫」研究は、人間理解を深める新たな一手段となるはずである。本書は、こうした考えに基づいて、精神医学、文化人類学、国文学という専門領域を異にする私たちが、長期にわたって共同研究を行なってきたことをまとめたものである。

ここで、「おわりに」から読み始めるかもしれない読者のために、本書のなかで私たちがとくに強調したことを、再度整理して簡単に述べておこう。

㈠江戸期の医学は、人身中の「虫」によって起こる病が多種類あると考え、それらを重視した。その各種「虫」病には、身体症状のみならず、さまざまな精神症状が見られるとされていた。すなわち「虫」は、人のこころにも影響を及ぼして、変調を起こすものと考えられていた。

㈡「虫」をこのように見なす当時の医学は、心身一元的な思想をその特徴としていた。さらにこの心身一元的な医学を根底で支えていたのは、中国医学由来の「五臓思想」である。「五臓思想」というのは、「心、肺、肝、脾、腎」の「五臓」を、身体だけでなく、精神の中枢臓器と考える医学思想である。したがって、「五臓」のいずれかの臓器に病変が生ずれば、心身双方に変調が起こることになる。そして「虫」は、「五臓」の働きを乱す重要な病因とされたのである。

㈢「虫」を病因と見なす考え、すなわち「虫因」性という観点は、医学の歴史上、重要な意義を持っている。平安時代に代表されるように、人が病に陥るのは、「死霊」、「悪霊」などの「物気《もののけ》」が病人に「憑依」するためであるという、いわば「霊因」観が支配的であった。病が「霊因」によるとされる限り、その治療は医師によってではなく、宗教者によって「調伏」儀礼として行なわれたのである。これに対して、「虫」による病と見なすのであれば、「虫」という明瞭な病因と、「駆虫」薬投与というはっきりとした治療法を示すことができる。つまり、医学の領域に堂々と引き込むことが可能となる。近世の医家たちは、「狐憑き」をはじめとする「憑依」現象を強く否定し、「虫」病という診断を下すことに積極的であった。すなわち、「虫因」という「病因」観は、古くからの「霊因」という見方から、「心因」ないし「脳因」という近現代の「病因」観へと変遷していく過程で現れた特異な考えであり、それは当時の人間観や世界観からすれば、十分な「合理性」を持っていた。

㈣「虫」は、しばしば奇病を発症させると考えられ、その奇病を起こす「虫」は、この世のものとは思われないような姿形をした「奇虫」ないし「異虫」であると信じられた。当時の医書には、こうした「異虫」を「実見」したという記述や画図が多く載っている。なかには顕微鏡で「異虫」を「観察」したとして、その図まで掲げている医書まで登場している。西洋の近代的な観察器具さえも、「異虫」を否定することにはならず、逆にその確信を強めさせたのであり、逆説的ながら当時の「虫」観を補強する役割を果たした点が注目される。「異虫」が実在するという医師たちの確信は、これもまた「合理性」を持っていた。ただしこの「合理性」は、当時の「虫」観の枠組のなかでのみ通用する「合理性」であった。

㈤「虫の居所」は、「腹」だけではなく、「胸」にもその場があると考えられていた。「虫」の居場所である「腹」や「胸」は、心身を統括する「五臓」の存する場所であり、そこに巣くう「腹の虫」や「胸の虫」は、心身の攪乱体として人を苦しめた。当時の「腹」や「胸」は、今日と異なっており、「鳩尾」（上腹部）は、「腹」でもあり、また「胸」でもあった。と同時に「腹」や「胸」は、こころおよび身体の「部分」でもあり「全体」でもあるという特異な心身の認識がなされていた。

㈥「疳の虫」は、「夜泣き」から死に至るほどの重症例までをも含む、代表的な小児病であった。苦しみと不安を味わったのは小児自身だけではなく、親をはじめとする家族だった。彼らは医療にすがるだけではなく、民間薬やまじない、そして「虫封じ」の加持をも頼りにしていた。当時流行した民間におけるこれらの習俗は、「疳の虫」に苦しむ親子への「支援的社会装置」として機能していた。

「虫封じ」の儀礼は、現在なお各地の寺社で執り行なわれている。私たちの実施した調査によっても、限られた特定の地方だけではなく、京都や名古屋といった都市部でも行なわれているという事実を確認している。「疳の虫」の「虫封じ」が今日まで続いている理由は、親子関係の改善を支援するという現代にも通用する狙いが接着剤となって、「虫」との結びつきを維持しているものと考えられる。

㈦「虫」観の誕生と変遷に目を向けると、「虫因」観が定着する以前の医学では、「鬼」を病因とする「霊因」観が存在し、「瘧病」（マラリアなどに相当する）や狂病などを含む種々の「鬼」病が考えられていた。この「鬼」病に対して、服薬や鍼灸という身体に働きかける治療が有効とされていたのである。このことは、「霊」と心身を一続きのものと捉える、いわば「霊・心・身」一元的と呼ぶべき病因観が存在していたことを示している。「虫」因観の登場は、「霊・心・身」一元観から「霊因」を排除し、心・身一元観という病因観に移行させるという画期的な役割を果たしたと考えられる。しかしその移行段階では、「鬼」と「虫」との双方の性格を持つ「尸」と呼ばれる病因体が考えられ、とくに「三尸（の虫）」や「伝尸鬼（虫）」が重視された。これらは、心身の病変を引き起こす、後代の「虫」に繋がるものと考えられる。

(八)十五、十六世紀の日記類には、「虫」病の記載が多く見られるようになる。日記類の記述は断片的なものではあるが、十五世紀頃から急速に「虫」病が流行したこと、当時の「虫」病が「霊因」性を残していたことなどを読み取ることができる。

(九)医学における多種の「虫」病に関する記載と言い、市井における「虫」病の蔓延と言い、「疳の虫」の家族を巻き込んだ民間療法や加持祈禱と言い、近世はまさに社会全体が「虫」と向き合っていた時代だったと言える。しかし、明治になると状況は激変する。「五臓思想」とともに「虫」も否定され、代わって「脳・神経」学説が支配的になったからである。この変化は医学領域に限ったことではなかった。教育界でも同様であったことは、明治初期の小学校で用いられた数々の教科書を見ても明らかである。文学の世界でも、「脳」、「神経」、「脳病」、「神経病」といった言葉にあふれている。「五臓思想」から「脳・神経」学説への大転換は、まさにあらゆる領域に及んだ画期的な文化現象であった。

(十)近代化によって、「虫」や「五臓思想」は完全に消滅したかに見えたが、実はそうではなかった。先に述べたように「虫封じ」の儀礼が今も続いており、また日常語としてもまた文学作品のなかにも、「腹の虫が納まらない」という言い回しが見られるし、「腹」や「胸」を使った「五臓」表現も絶えることなく用いられているからである。このことから、現代の日本人が抱いている心身観は、近代医学の心身二元的な単層の心身観だけではなく、かつては「虫」観を育んだ「五臓思想」的心身観を基底に含む複雑な重層構造をなしていると考えられる。

以上、本書で述べてきたことの要約として、できるだけ簡略にまとめてみた。本書を書き終えるにあたって感じることの一つは、「虫」を通して日本の心身観を明らかにするという目的のために、手をたずさえながら私たちなりの努力を尽してきたという、いささかの自負の思いであるが、しかしそれと同時に、目的地はいまだ遠く道半ばにすぎないという、抵抗しがたい思いも感じている。「虫」は、想像以上に複雑なものであり、あまりにも多面性を持ったものである。「虫」を明らかにすることは、人間存在を明らかにすることとほとんど同義なのだから、これは当然のことと言えるかもしれない。

人間存在と「虫」の関係について、最後に付け加えておきたいことがある。それは、本書で「人身中の虫」という言い方をしてきた、その「人身」についてである。「虫」が居所としていたのは、心身二元的な意味での身体ではない。「虫」の住処《すみか》は、人身と言うよりも、「身《み》」と呼ぶほうがふさわしい。「虫」が盛んに「活動」した江戸時代、「身」という言葉も多用されていた。「身の上」、「身の不運」、「身が立たぬ」、「身を誤る」、「身を失う」、「身に覚へのない」などと言う時の「身」は、主体（私）自身、もしくは主体の生き方を指している。「身が震ふ」、「身をもがく」、「身を切られる」、「身を悶へる」、「身に染《し》む」と言う場合の「身」は、主体から切り離された身体ではない（「主体」から切り離された身体は「からだ」または「から」という言葉が用いられた）。「身」という言葉は、主体の意識や情動といったこころの領域と繋がっている。このような心身不分離の「身」という心身観のもとでこそ、「虫」は活動できたと言えるだろう。

右に挙げた「身」の言い回しは、今日でも通用するものが多い。このことからも、現代の私たちが抱いている心身観には、近世的要素が残存しており、多様で重層的なものになっていると言えよう。

「虫」研究は、まだまだ未開拓の領域であり、残された問題は数多くある。私たちの専門領域以外の分野からも、学際的な検討がなされるべきであると強く感じている。今後、新たな「虫」研究がなされることを、心から期待したい。

注

第1章　言葉を発する「虫」

（1）『塩尻』や『元禄十五年　世間咄風聞集』より後の時代であるが、為永春水の『春色辰巳園《しゅんしょくたつみのその》』（一八三三—三五年序）に、「帯は黒の唐純子《たうどんす》に、雨竜《あまりやう》の丸く飛《とび》〳〵に織いだせし九寸巾、……」とあり、また同じ春水の『春色恵《めぐみ》の花』（一八三六年刊）に、「黒のごろふくに雨竜《あまりやう》の飛形《とびがた》を、すがぬひにさせたらばどふだろふと、流行《りうかう》穿《うが》つ心から粋《すい》な苦労《くらう》も楽《たのし》みか、……」とあるように、「雨《あま》竜《りやう》」は、デザイン化され、文様として流行したことが知れる。

（2）『新著聞集』の「応声虫」に関する記載を以下に示しておく。「京あぶら小路二条上ル町、屏風や長右衛門といふ者の子、長三郎とて十二歳になりし、元禄十六年五月上旬に、夥しく発熱し、中旬にいたり、腹中に腫物の口あきて、其口より、言便あざやかに、本人の言にしたがひて、ものをいひ、又食事、何によらずくらひけり。若《(もし)》食過ていかゞやとて、押へて啗《(くらわ)》さゞりければ、大熱おこり、さま〴〵に悪口し、罵り辱しめたり。（中略）糞門より、長一尺一寸、額に角一本ありて、その形、雨竜のごとくなる者飛出しを、即時に打殺してけり」（第十八雑事篇「腹中に蛇を生じ言をいひて物を食ふ」）。

（3）上方落語の「瘤弁慶《こぶべんけい》」は、「人面瘡」や「応声虫」が説話化して広まっていった流れを汲むものとして、今日残っている数少ないものの一つであろう。

（4）［資料⑧］の診断所見の原文は次の通りである。「脈、浮ニシテ滑。胸満、上逆シ、眼目朱ノ如ク、臍ノ左右ニ痕ヲ結《(ゆ)》イ、拳ノ大ノ如シ。大便秘。自カラ言フ、胸中ニ物有リテ声ヲ為ス。応声虫ノ如シ。余、意《(うたが)》フニ気疾ト」。

（5）『叢書集成』（中華書局〈北京〉、一九九一年）所載の『泊宅編』には、この話が見当たらない。

（6）美濃部重克「医談抄　解説」美濃部重克・編『伝承文学資料集成22　医談抄』三弥井書店、二〇〇六年、一—二七頁。『医談抄』の性格に関しては、辻本裕成「記録の中の医師達—医事説話集『医談抄』理解のために—」『南山大学日本文化学科論集』一〇号、二〇一〇年、一五—三五頁、および同「『医談抄』と『医家千字文註』—両書のめざしたもの—」『南山大学日本文化学科論集』一一号、二〇一一年、一—二二頁を参照されたい。

（7）「応声虫」の始原が『諸病源候論』の「腹内有人声候」にあることは、先に述べたように蘆川桂洲《あしかわけいしゅう》の『病名彙解』（一六八六年刊）がすでに指摘している通りだが、香川修庵はこれを読んでいなかったのだろう。

（8）C. A. Ross, History, Phenomenology, and Epidemiology of Dissociation. In L. K. Michelson & W. J. Ray, eds., *Handbook of Dissociation.*

Plenum Press, 1996, pp. 3–24.

（9）H. F. Ellenberger, *The Discovery of the Unconscious : The History and Evolution of Dynamic Psychiatry*, Basic Books, 1970.［H・F・エレンベルガー（木村敏・中井久夫・監訳）『無意識の発見—力動精神医学発達史— 上』弘文堂、一九八〇年］訳書、一四頁。

（10）たとえば、金子準二・編著『日本狐憑史資料集成』および『続日本狐憑史資料集成』牧野出版、一九七五年（復刻版）などがある。

（11）またベルツは、一九〇六年九月にシュトゥットガルトでの「憑依および、これに類する状態について」（Über Besessenheit und verwandte Zustände）と題する講演においても、東京の大学病院での事例を挙げながら「狐憑き」の説明を行なっている［エルヴィン・ベルツ（若林操子・編訳）『ベルツ日本文化論集』東海大学出版会、二〇〇一年、三三五—三五八頁、所収］。

（12）B・H・チェンバレン（高梨健吉・訳）『日本事物誌 1』平凡社（東洋文庫）、一九六九年、一四五頁。

（13）喜多村鼎（良宅）の『吐方論』には、この他にも、以下の事例をも掲げている。「自ラ言フニ、胸間ニ一人有リテ言《（ものい）》フ、或ハ言フ、吾身ハ前日ノ吾身ニ非ズ。或ハ言フ、我嘗テ死ス」（上篇・坤「狂癇」）などと訴えた事例に対して、これを世人は狐憑きか、神の祟りと見なすだろうが、しかしこれは「狂癇」という病症だと著者は述べている。

（14）伯耆の医師であった陶山尚迪（簸南）は、その著『人狐弁惑談』（一八一八年刊）において、伯耆の地に多く見られた「人狐《ひとぎつね》」による憑依現象について論じている。「人狐」というのは、著者が「鼬《いたち》ニ似テ鼬ヨリ小ク、……」と述べているように、実在の動物（実際にはイタチのメスであるらしい）で、これが人に憑依するという現象が、当時の山陰地方ではよく見られたのである。この「人狐」に対して著者は、「予、俚俗ノ人狐ノ所為ト云者ヲミルニ、悉ク顕然タル病症ナリ」と言い、さらに、伯州・雲州の「人狐」だけでなく、九州の「河太郎」、四国の「猿神」、備前の「犬神」、備前・備中の「日御碕《ひのみさき》」、備中・備後の「トウビヤウ」など、それぞれ呼称は異なるが、これらはすべて同一のものであるとし、断定的な論調で憑き物現象を否定している。そして、実のところそれらは「病症」なのだと断じ、「癲症《てんしやう》」、「癇症《かんしやう》」、「健忘ノ症」、「奔豚《ほんとん》ノ症」、「痓病」など種々の場合があると述べている（これらは、急性精神病、神経症、ヒステリーなどにほぼ該当する精神病症である）。

（15）尾台榕堂は、『方技雑誌』のなかで、「狂症」についてこう述べている。榕堂がある患者を「狂症」と診断して投薬したところ、近隣の人たちは「狐憑き」と考えて、榕堂の治療を中断し、法華教の僧侶五、六人を呼んで祈禱を行なった。香を焚いて五、六日祈禱を続けていたさなかに、患者は突然走りだし、何と井戸の中に飛び込んで自殺してしまったという。患者の老母や妻はひどく悲しんだらしいが、それにしても「愚俗ノ不了簡ホド、恐ルベキハ無シ」と嘆きながら、榕堂は「狐憑き」と見なすことを強い調子で非難している。

（16）荻野恒一「憑依状態の精神病理学的考察」荻野恒一『精神病理学研究1』誠信書房、一九七四年、九四—一二二頁。

（17）安藤昌益は、『稿本　自然真営道』の「第三十七　人相視表知裏巻三　乱神病ノ論」において、次に述べる「重魂病」の他にも、たとえば「脱神病」、「妄神病」、「妄寝病」、「絶魂病」、「進逆病」、「退逆病」、「埋神病」、「伏真病」、「分体病」など独自に命名した「乱神病」を多く挙げ、説明している。

(18)『安藤昌益全集　七』農山漁村文化協会、一九八三年、二九一頁に、「重魂病」の解説として、「幻聴があるための対話性独語」であるという解釈が示されている。

(19) 長谷川雅雄、ペトロ・クネヒト、美濃部重克、辻本裕成「〝もう一つの声〟を発するもの―〝応声虫〟をめぐって―」『アカデミア（人文・社会科学編）』第七十三号、二〇〇一年、一四三―二五六頁。

(20) C・G・ユング・他（河合隼雄・監訳）『人間と象徴　下』河出書房新社、一九七五年、二二一―三五頁。

(21) H・S・サリヴァンの人格論は、H・S・サリヴァン（中井久夫・山口隆・訳）『現代精神医学の概念』みすず書房、一九七六年や、H・S・サリヴァン（中井久夫ほか・訳）『精神医学は対人関係の論である』みすず書房、一九九〇年などに詳論されている。

(22) 中井久夫・山口直彦「二重人格はなぜありにくいか」高橋俊彦・編『分裂病の精神病理15』東京大学出版会、一九八六年、八一―九六頁。

(23) F. W. Putnam, *Diagnosis and Multiple Personality Disorder.* Guilford Press, 1989.［F・W・パトナム（安克昌・中井久夫・訳）『多重人格性障害―その診断と治療―』岩崎学術出版社、二〇〇〇年］訳書、四三頁。

(24) エレンベルガー、前掲訳書、一五一頁。

(25) エレンベルガー、前掲訳書、一五一頁。

(26) エレンベルガー、前掲訳書。

(27) 米山千代子「精神科医のみた平安朝―光と影と―」『臨床精神医学』第十一巻　第一号、一九八二年、一一―一七頁。

第2章　「虫」の病と「異虫」

(1) この「梅核気」は、緒方洪庵の訳述した蘭方医書（原著者はフーフェランド Ch. W. Hufeland）である『扶氏《ふし》経験遺訓』（一八四二年成立、一八五七年刊）にも登場する。その「巻之八　神経病」に、「歇以私的里《ヘイステリ》」（ヒステリー）の記載があり、ここに「咽中弾丸ヲ挿ムガ如キヲ覚ユル」という症状が挙げられており、洪庵の割注で「所謂梅核気」と書き加えられている。「梅核気」は後にヒステリーに吸収されて消えていくが、両者の瞬間的な出会いがここに見られる。津田玄仙が、このヒステリーに繋がる「咽中炙肉」を、「虫証」に見出している点が、まことに興味深い。

(2) 出典は明記されていないが、この症例は、明代の医書である汪機（石山）の『石山医案』（一五一九年）に記載されているものである。したがって『道寿先生医案集』は、道寿の自験例だけが記されたものではなく、他書からの事例も加えた医案集という意味なのであろう。ちなみにこの症例は、林恒斎の『怪痾続抄』(成立年不詳、写本)にも引用されている。

(3) 当時においては、婦人の陰部瘙痒《そうよう》をもたらすものとして、一般に「虫」が考えられていた。香月牛山《かつきぎゅうざん》の『牛山活套《ぎゅうざんかっとう》』(一六九九年自序、一七七九年刊)に、「陰門痒《カユキ》者、湿熱ニシテ虫ヲ生テ陰戸ヲ蝕《ムシカ》ム也」(「巻之下　婦人陰病」)とあり、またすぐ後の本文で引用する『普救類方』(一七二九年刊)にも、「陰門のうち虫《むし》ありて痛《いたみ》或《あるひ》は痒《かゆく》してたへがたきに、……」(巻之二上)と書かれ、その対処法(『本草綱目』からの引用)が示されている。中国の医書にも、たとえば龔廷賢(明代)の『済世全書』(成立年不詳)に、「婦人ノ陰蝕瘡、陰戸ノ中、蛔虫有テ、其ノ痒キコト当ルベカラズ」(「巻之三　諸虫」)とあり、「蛔虫」によっても生じると記されている。

(4) 「皮膚寄生虫妄想(エクボン症候群)」については、人見一彦「皮膚寄生虫妄想(Ekbom 症候群)」『臨床精神医学』第二十七巻第七号、一九九七年、九一七—九二二頁、および林拓二ほか「皮膚寄生虫妄想(Ekbom 症候群)—症例報告と本邦で報告された一〇二例の検討—」『精神科治療学』第十二巻　第三号、一九九七年、二六三—二七四頁などの論考がある。

(5) **J. Bowlby,** ***Attachment and Loss, Vol. 1 Attachment.*** **Hogarth Press, 1969.**［J・ボウルビィ(黒田実郎ほか・訳)『母子関係の理論　I　愛着行動』岩崎学術出版社、一九七六年］訳書、第十三章(二八〇—三一〇頁)。

(6) 本章では、もっぱら医家たちの論じる「異虫」に限定して述べたが、医書以外にも「異虫」の記載は見られる。近世後期の名だたる漢詩人であった菅茶山(一七四八—一八二七年)は、随筆『筆のすさび』(成立年不詳、一八五七年刊)のなかで、知人から聞いたとして以下の話を記している。「東六条善久寺といへる一向宗の寺の妻女《さいぢょ》、此日頭痛《づつう》すること甚だしく、髪際《かみぎは》より小虫《ちいさきむし》はひ出て、見るがうちに小蛇《へび》となりしゆゑ、怖《おそ》れて戸外《とのそと》へ掃出《はきいだ》すに、忽《たちま》ち黒雲下《くろくもくだ》りて、其蛇を乗《の》せて昇《のぼ》りしかば、頭痛《づつう》はわするゝごとくに愈《いえ》しと、京都の人越後屋多兵衛が話《はなし》なり」(巻之一「蛇昇天之事」)。

また『兎園小説』(一八二五年成立)は、曲亭(滝沢)馬琴や山崎美成ら十数人による奇事異聞集であるが、そのなかに好間堂(山崎美成)による「異虫」の記事が見られる。「右兵八、文政六未年二月比より相煩、同七申年五月十七日、晩より悉痛甚敷、六月二十日朝、右之通之異物相出候。尤、五月六日狂気のごとく相成候。後水七、八升呑候由」とあり、図も示されている【図注-1】。

(7) 「皮下走虫」において、小児の発する泣き声がメッセージ性をはらんでいる点で「応声虫」との接点を持つことは、すでに指摘したが、他に「応声虫」との連続性を持つ「叫虫」の記載が、張璐(清代)の『張氏医通』(一六九五年)に記載されているので引いておく。

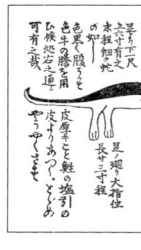

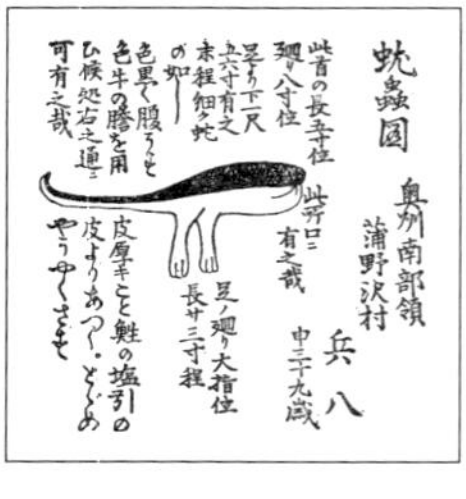

図注－1　曲亭馬琴らの『兎園小説』(1825成立)に載る「異虫」の図。[『日本随筆大成　第二期第1巻』吉川弘文館, 1973]

ある女子の病者は、咳あげて腹痛が生じた後、たちまち妙な叫び声をあげるようになった。初めは、大声を出し続けているが、しだいに書を読むような静かな声に変わり、それが止まらないのである。その声は、一定せず変化し、時に雌鶏の鳴き声のようであったり、水蛙の鳴き声のようであったり、舟人の掛け声のようであったりした。一度その声が起こると数十回繰り返され、それが毎日十回以上起こった。声を出すことを我慢しようとすると、胸の中が悶々として苦しくなるばかりだった。「此レ叫虫タリ。即チ応声虫ノ類ナリ」（「巻之九　虫」）と著者は記している。

（8）金子務『江戸人物科学史―「もう一つの文明開化」を訪ねて―』中央公論新社（中公新書）、二〇〇五年、八六頁。

（9）永田生慈・監修『北斎絵事典　人物編』東京美術、一九九九年。

（10）西洋文化が、江戸時代の人々に視覚の変化をもたらしたことを詳細に論じた、T・スクリーチ（田中優子・高山宏・訳）『大江戸視覚革命―十八世紀日本の西洋科学と民衆文化―』作品社、一九九八年は、教えられることの多い一書である。

（11）江戸時代の見世物興業については、朝倉無声『見世物研究』春陽堂、昭和三年（一九二八）刊［筑摩書房（ちくま学芸文庫）、二〇〇二年］や、川添裕『江戸の見世物』岩波書店（岩波新書）、二〇〇〇年に詳しい。

（12）顕微鏡あるいは虫眼鏡の大衆文化への浸透という点から言えば、文芸作品も大きな役割を果たしたことを付け加えておかねばならない。たとえば、作者不詳の『落栗物語』（一七九二年以後成立）に、こんな話が載っている。源忠原《ただもと》という書家は、一字が数丈に及ぶという極大の書から、極小の文字で一粒の米に一首の歌を書き込むことまですることができた。忠原の弟子が、一寸八分のなかに書いた「千字文」をもとに蠟石に彫っ

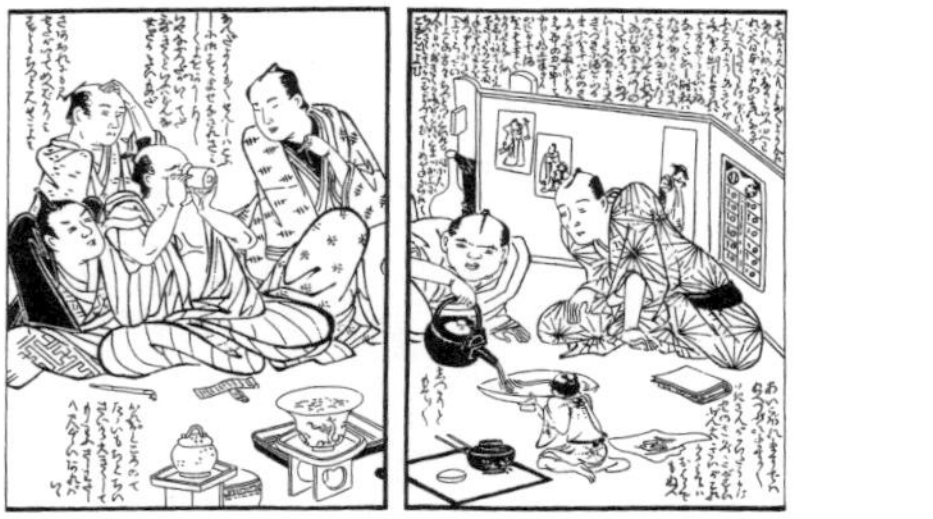

図注-2　奈蒔野馬乎人の『啌多雁取帳』（1783）に登場する「虫眼鏡」。［『新編　日本古典文学全集　黄表紙・川柳・狂歌』小学館，1999］

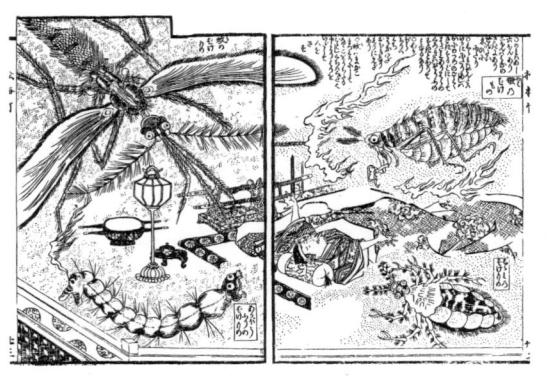

図注-3　山東京伝・作，歌川国貞・画『松梅竹取物語』（1809）。［『山東京伝全集　第七巻　合巻2』ぺりかん社，1999］

た印は、「是を紙に捺《(お)》すに、たゞ紅の紗《うすぎぬ》の切《きれ》なんどのやうにて、見《み》分《わく》べきにもあらず」というほどだった。しかし、「虫眼鏡と云者《いふ》にて是を見れば、其文字、点画の鮮《(あざ)》やかに麗《(うるわ)》しき事いはんかたなし」ということになるのである。奈蒔野馬乎人《なまけのばかひと》の黄表紙『啌多雁取帳《うそしつかりがんとりちょう》』（一七八三年刊）に、「時に大人どもは歌菊が文を見れば、細かな上に小さくして見へず。よつて、虫眼鏡に入れて、これを読む」とあり、その場面の図も掲げられている【図注－2】。この図を見ると、「虫眼鏡」は今日のルーペとは異なるものであり、「虫眼鏡に入れて、これを読む」という表現が理解できる。山東京伝・作、歌川国貞・画の『松梅竹取物語《まつとうめたけとりものがたり》』（一八〇九年刊）には、巨大な「虫」の怪物が登場し、その図も掲げられているが、それらは蚤や蚊、ボウフラなどの顕微鏡観察図なのである【図注－3】。また随筆作品にも、加藤曳尾庵の『我衣』（一八二五年成立）や喜多村筠庭《いんてい》の『嬉遊笑覧』（一八三〇年成立）などに、「虫眼鏡」（虫めがね）のことが記されている。

（13）クララ・ピント＝コレイア（佐藤恵子・訳）『イヴの卵―卵子と精子と前成説―』白揚社、二〇〇三年。

（14）末中哲夫・北村二朗・遠藤正治「『微虫図』と土田英章」『実学史研究　Ⅲ』思文閣出版、一九八六年、一九五―二〇八頁。

第3章　「諸虫」と「五臓思想」

（1）傳維康ほか・編（川井正久・編訳）『中国医学の歴史　第二版』東洋学術出版社、二〇〇〇年、一九四―一九五頁。

（2）傳維康ほか・編、前掲訳書、一一〇―一一二頁。また、『神農本草経』が、わが国にどのように取り入れられていったかについては、小曽戸洋『中国医学古典と日本―書誌と伝承―』塙書房、一九九六年、第三章第二節に精緻な論考がされている。

（3）さらに嘉永七年（一八五四）には、考証学者の森立之によって復元された『神農本草経』が刊行されている。ここにも「三虫」の記載がある。

（4）条虫の特徴については、以下の「寄生虫学」の成書を参照した。小島荘明・編『NEW　寄生虫病学』南江堂、一九九三年、「第13章　Ⅳ条虫症」。吉田幸雄『図説人体寄生虫学　第五版』南山堂、一九九六年、「Ⅱ扁形動物　B条虫類」。上村清ほか『寄生虫学テキスト　第二版』文光堂、二〇〇二年、「各論3　条虫類」。

（5）「気衝」について、岡本一抱の『鍼灸抜粋大成』（一六九九年刊）には、こう説明されている。「気衝二穴《キシヨウニケツ》〔一名ハ気街〕両《レウ》ノ腹《ハラノ》股《モヽ》ノ付根《ツケネ》、動脈《ドウミヤク》アル所《トコロ》ナリ。即《スナハ》チ俗《ゾク》ニ云《イフ》イノモ、所《トコロ》グリ〱スル園《マロ》キ小骨《セウコツ》アリ。此《コレ》ヲ鼠鼷《ソケイ》ト云《イフ》。其上一寸《ソノカミイツスン》ニアリ」（巻中之中「三行《サンカウ》ノ穴法《ケツハウ》」）。

（6）『素問』の「挙痛論篇」に、「黄帝」の言として以下のことが書かれている。「余、百病、気ヨリ生ズルコトヲ知ル也」とあり、「気」の病因性を指摘した後、続いて「怒ルトキハ則チ気上ル。喜ブトキハ則チ気緩《(のぶ)》ル。悲シムトキハ則チ気消ユル。恐ル丶トキハ則チ気下ル」と記されている。

（7）ちなみに、貝原益軒の『養生訓』（一七一三年刊）には、「七情」についてこう記されている。「七情ハ、喜《き》・怒《ド》・哀《あい》・楽《らく》・愛《あい》・

悪《オ》・慾《よく》也。医家にて八喜《き》・怒《ど》・憂《ゆう》・思《し》・悲《ひ》・恐《ケウ》・驚《きやう》と云。又六慾あり。耳《じ》・目《もく》・口《こう》・鼻《び》・身《しん》・意《ゐ》乃慾《よく》也。七情の内、怒《ど》と慾《よく》との二、尤《(もつとも)》徳をやぶり、生をそこなふ。忿《イカリ》を懲《コラ》し、慾《よく》を窒《フサ》ぐ八易《エキ》の戒《イマシメ》なり」（巻第二「惣論　下」）。

（8）「五臓思想」は医学領域だけでなく、通俗的な形ではあっても広く民間の人々にも浸透していた。娯楽文芸においても「五臓思想」を取り込んでいる作品がある。その一例として、芝全交の『十四傾城腹之内《じゅうしけいせいはらのうち》』（一七九三年刊）を挙げておこう。この作品は、「五臓思想」を滑稽の材にした黄表紙である。題名にある「十四傾城」からして、「十四経絡」のもじりであり、通常の「十二経絡」に対して、「十四経絡」説も唱えられ、それを論じた医書として滑寿《かつじゅ》（元代）の『十四経発揮』（一三四一年）や、その解説書である岡本一抱の『十四経絡発揮和解』［『十四経和語鈔』とも］（一六九三年刊）がとくに知られていた。さて、本作の序に、「腹に心肝の父母あり。惣領の腎六、水をへらす則《ときん》ば、肺は頤《あご》で追はれ、脾《ひ》は虚空《こくう》に高ぶる」とあり、短い文のなかに、心・肝・腎・肺・脾の「五臓」すべてが書き込まれている。しかし、内容はシモネタの諧謔である。「腎六、水をへらす」というのは、「腎水」（精液）を減らすのであり、「肺は頤《あご》で追はれ」は、「顎《あご》で蠅を追う」という当時の慣用句のもじりである。「顎で蠅を追う」という面白い言い回しは、「腎虚」すなわち房事過多によって、全身脱力状態となり、蠅を追い払うにも手さえ動かせないさまを表している（「腎」は当時、生殖機能を司る臓器と考えられていた）。「脾は虚空《こくう》に高ぶる」は、「脾」が消化器官と考えられていたことから、（情欲は費えたけれども）食欲が高まり、無性に空腹を感じるといったところであろう（「虚空に」は、やたらにの意）。なお、「腹に心肝の父母あり」という最初の一文は、「胸」にある「心《しん》」を含めた「心肝」が「腹に」あると書かれていて、一見奇妙な印象を与えるが、実はこれに類した表現は近世の文芸作品には多く見られ、「虫の居所」である「胸」と「腹」を考えるうえで興味深い問題を含んでいるため、第4章で詳しく扱うことにする。本作の物語は、いかにも黄表紙らしく、各「五臓」が擬人化され、滑稽な描写が図とともに書き込まれている。

（9）山東京伝の合巻『ヘマムシ入道昔話』（一八一三年刊）における「離魂病」の描写は以下の通りである。

左様《さやう》に御不審《ふしん》あるうへは、姫《ひめ》の輿《こし》入延引《ゑんいん》のわけ、今《いま》は打《う》ち明《あ》け申さねばならず。此四、五十日以前《いぜん》より姫難病《ひめなんびやう》を患《わずら》ひいだして、形《かたち》二《ふた》つになり、いづれをいづれと分《わか》ち難《がた》し。これいはゆる離魂病《りこんびやう》、俗《ぞく》に申《まう》す影《かげ》の患《わづら》ひといふものにや。それゆへ是非《ぜひ》なく輿《こし》入延《ゑん》引《いん》、かく申《まう》すばかりではお疑《うたが》ひもあるべければ、じき〱に見届《みとゞ》け帰らるべし。（第三回）

（10）ちなみに、明治の文豪は、「離魂病」という語をユーモラスに用いている。漱石の『我輩は猫である』（明治三十八―三十九年刊）に、こう書かれている。「風呂場《ふろば》にあるべき鏡《かゞみ》が、しかも一《ひと》つしかない鏡《かゞみ》が書斎《しよさい》に来《き》て居《ゐ》る以上《いじやう》は、鏡《かゞみ》が離魂病《りこんびやう》に罹《かか》つたのか又は主人《しゆじん》が風呂場《ふろば》から持《も》つて来《き》たに相違《さうゐ》ない」。また、「もう一人の自分」というテーマは近代文学の刺激的題材ともなりえたのであり、たとえば芥川竜之介は、創作ノート『椒図志異』（明治四十五年〈一九一二〉頃記、『芥川龍之介全集　第二十三巻』岩波書店、一九九八年）のなかに、後述する『奥州ばなし』の「北勇治」の話を採録しているほどであり、自身も「二重身」をテーマとする『二つの手紙』（大正六年〈一九一七〉刊、『芥川龍之介全集　第二巻』岩波書店、一九九五年）などの短編を書いている。

(11) 寺尾五郎「解説 (二) 昌益の〈八情・八神〉論」『安藤昌益全集 七』農山漁村文化協会、一九八三年、六一―三八頁。

(12) 李東垣 (金代) は、『食物本草』(成立年不詳、和刻版は一六五一年刊) においても「脾胃」の重要性を説いて、こう述べている。「脾胃は五臓六腑の宗たり。四臓の気はみな脾に稟《う》く。また況んや胃は水穀の海たり。飲食に藉《よ》りて以て気を生ず。気に資《よ》りて以て精を益《ま》す。精足らばすなはち神定《おさ》まりて、身完《まつた》し」。

(13) たとえば、多紀元悳《もとのり》の養生書『養生大意抄』(一七八八年序、写本) には、「腎」について『養生訓』と同様の趣旨で、こう記されている。「素問《そもん》に又曰、腎《じん》ハ五蔵《ぞう》の本《もと》也。是故《このゆへ》に腎中《じんのうち》の精液《せいゑき》を泄《もら》しへらせバ、何程《なにほど》稟受《うまれつき》盛《さかん》なる人も下部《げぶ》の元気《げんき》乏《とぼし》く成り、五蔵《ぞう》の根本《こんぽん》よハくして、必種《しゅ》々の病《やまひ》蜂起《はうき》し、薬《くすり》を用《もちい》ても効《しるし》なし」(下巻)。

(14) 張杲 (宋代) の『医説』における「五臓之虫」の条には以下のように記されている。「心ノ虫ハ白蛔ナリ、脾ノ虫ハ寸白、腎ノ虫ハ寸截ノ糸縷ノ如ク、肝ノ虫ハ爛杏ノ如ク、肺ノ虫ハ蠶《(かいこ)》ノ如シ。皆能ク人ヲ殺ス」(巻第五「諸虫 五臓之虫」)。

(15)『普済本事方』には、『千金要方』の「五臓虫」の記載を引用した後に、こう記されている。「人有リ、説テ道《(い)》フ、臓中ニ諸虫ヲ載ス。頭皆下ニ向テ行ク、唯初一自リ初五以前ニ至ルマデハ、頭上行ス。故ニ薬ヲ用ル者ハ、多ク月朏《ホツ》以前ヲ取ル。蓋シ是ヲ謂フ也」(巻第七「諸虫・飛尸・鬼疰」)。また、『東医宝鑑』には、『普済本事方』の右とほぼ同文の記載があり、さらにこうつけ加えている。「上半月」は「虫頭」が上を向いているので療治しやすいが、「下半月」は「虫頭」が下を向いているので、療治が困難になる。この場合は、まず病人に (「虫」の好物である)「肉汁」と「糖蜜」を飲ませ、「虫頭」を上に向かせておいてから投薬すると、効果があると言っている。

第4章「虫の居所」

(1) 森立之 (枳園) による医論集である『遊相医話《ゆうそういわ》』(一八六四年刊) に、「陰腹虫」とはどういうものであるかが説明されている。「娼婦ノ処女ヨリ出テ男子ニ交接スル者ハ、二三月ニシテ多クハ小腹疝《(きゆう)》痛引陰内ノ患アリ。コレ敗陰子宮ニ入ノナス所ナリ。俗ニインバラムシト云フ。コノ証ヘ海蘿ヲ煎服セシム。甚效アリト大磯駅ノ住吉屋孫兵衛語レリ」。

(2)「まむし指」の例は、粥腹得心の滑稽本『当世阿多福仮面《とうせいおたふくめん》』(一七八〇年刊) にも見られる。「そしてきついお癪持《しやくもち》での、サアさしこんで来るといふと、棹《さを》いちどんの針でも、玄伯《げんぱく》様の御薬でも、大《たい》ていではさがりやせぬが、さいはひとわつちが手《て》がまむしとやらで、おつ付けるとぐうぐうといつて下《さが》りますから、……」。

(3)「苦手」については、鎌倉時代に成った惟宗具俊の『医談抄』がすでに言及している。それによれば、医業を子弟に継がせる際には、八つの能力を持った者にすべきだとし、その能力の一つに「苦手」を挙げ、こう述べている。「第七ニ苦手人。是ハ毒ノ手也。人ヲウチツツミタルニ、殊ニヤモウ人也。腹病ヲホシ (「を押し」の意か)、痺ヲサスルベシ」(下「非其人不伝事」)。人をつねったら特に痛い人を苦手人と呼び、腹病、痺をさするのがよいとしている。

（4）徐彦純（明代）らの『玉機微義』（一三九六年）も、この『難経本義』の見解を肯定的に引用している。さらに「積聚ハ飲食ノ傷及ビ七情ニ因テ成ル者多シ」（巻之二十「積聚門」）とも述べている。

（5）たとえば、張杲《ちょうこう》（宋代）の『医説』（一一八九年）は、「積」の病因として、「飲食」の過多あるいは過少による「脾胃」の損傷を重視している。熊宗立（明代）の『医書大全』（一四四六年）には、「諸書ノ載スル所、皆、内ニ喜怒憂思ノ七情ノ気ノ為ニ、五臓ヲ尅制シ、結シテ散ゼザルヲ以テ、乃《いまし》積聚ノ証ト成ル」（巻十四「積聚」）とあり、「積聚」の病因として、「七情」が重視されている。一方、「病型論」については、「五積」説が後代にも受け継がれる一方で、「気積」、「酒積」、「血積」、「食積」、「水積」、「涎積」、「肉積」などを加える医書も見られるようになり、「積」は一層その種類を増していくことになった。

（6）わが国の現存最古の医書である丹波康頼の『医心方』（九八四年奏進）がすでにそうであり、『諸病源候論』の「積聚」論を忠実に引用しており、「積」と「聚」の区別や「五蔵」の「積」などの説を紹介している（巻第十「治積聚方」）。その後も、中国の「積聚」論に忠実な姿勢をとる医書が多く、たとえば有林《ゆうりん》（有隣）の『福田方《ふくでんほう》』（十五世紀前半頃の成立か）、中川子公の『棒心方《ぼうしんほう》』（一四五一年序、一八〇〇年刊）、田代三喜の『和極集《わごくしゅう》』（一五二五年自序）、久志本常光の『管蠡備急方《かんれいびきゅうほう》』（一五三四年自序）などにおける「積聚」の記載は、いずれも中国医書に依拠しており、内容も大同小異と言える。曲直瀬道三の『啓迪集』（一五七四年自序、一六四九年刊）は、当時新しく渡来した明版医書である『医学正伝』、『玉機微義』、『丹渓心法』を巧みに引用して、「積聚門」を構成・記述しており、よく整理された当時最新の「積聚」論になっている。しかし、中国の「積聚」論を全面的に受容している点では、先行医書と変わるところがない。

（7）後藤艮山は、『校正　病因考』のなかで、多くの疾患の病因を「積気」と見なしており、「心痛」や「頭痛」以外にも、「鼓脹」、「水腫」、「黄疸」、「喘急」、「疝」などを挙げている。また精神病症である「癲」、「癇」、「狂」の三症についても、「其ノ因、ミナ積気心ヲ衝テシカラシム」と述べ、「癲」、「癇」、「狂」の三症は「積気」によって生じる点では同じであるが、ただそれぞれ「積気」の「発ルトコロノ形状」が異なっているにすぎないとし、他の疾患以上に紙幅を使って詳しく論じている（巻之上「癲・癇・狂」）。

（8）全二十二巻からなる大著『一本堂行余医言』の構成を見ると、「巻之一」が「診候」に始まる総論で「腹診」が強調され、「巻之二」が「癥」、以下「巻之三」が「疝」、「巻之四」が「虫」、「巻之五」が「癇」と続く。「積」は諸疾の病因になるとして、「翻胃」、「膈噎」、「労瘵」、「驚悸」、「癲」、「狂」、「癇」、「鼓脹」、「水脹」、「消渇」などの病因となるとし、また「虫」を生じさせたり、婦人の「帯下」、「不月」（経閉、無月経）、「乳巌」（乳癌）、妊娠中の「悪阻」など、「積」によって起こる病症はきわめて多いと論じている。

（9）『一本堂行余医言』の「巻之二　癥」に、「蓋シ癥ハ即チ積、積ハ即チ癥、固《もと》ヨリ同一ニシテ異ナルコト有ルニ非ラズ」と述べているように、両者を全く等質のものと見なしている。中国の医書にも、同様の見方があり、たとえば明代の『景岳全書』（張介賓、一六二四年）に、「癥瘕ノ病ハ即チ積聚ノ別名ナリ」（巻之三十九　婦人規・下「癥瘕類」）と記されている。

（10）塊状のものが下腹部から心窩部の間を激しく上下するという「奔豚」（腎之積）の記載は、同じ『難経』に明記されている「常ノ処有リ。其ノ痛ミ其ノ部ヲ離レズ」という「積」の規定と食い違いを見せている。

（11）有持桂里も、「奔豚」を「積」の一種とは見なしていない。その著『校正　方輿輗《ほうよげい》』（一八二九年序、一八五三年刊）において、「奔豚」を「癇ノ曲症ナリ」と断言し、こう書き加えている。「金匱ニ、奔豚病、驚恐従リコレヲ得ルト云ヒ、肘後ニモ、卒ノ驚怖憂迫ニ従リ之ヲ得ルト云。驚恐、驚怖ハ即チ近時専ラ称スル所ノ癲症ナリ」（巻之五「癇」）。

（12）歌舞伎『傾城高砂浦』に、「癪の虫」が描かれているのは、以下の場面である。「ア、、乗物がきつうめり〱言《ゆ》ふが、癪《しやく》がつのりてきたかへ。ちとさすつてやろもの。エ、、何《なん》じや、泣《な》かんすか。嗜《たしな》まんせ。小《ちい》さい子か何《なん》ぞの様《よふ》に、泣かんすな、〱。それ〱、其すう〱と鼻息《はないき》の出る所で、癪《しやく》の虫《むし》が納《おさ》まる。これ〱、紙やろう。良《よ》ふ揉《も》んである。とつくりと拭《ふ》かんせ、涙を」（「口明」）。

（13）たとえば「蒲《かば》の冠者範頼《くはんじやのりより》には、いゝ虫《むし》といふ虫《むし》が取憑《とりつ》き、さま〲いゝ虫《むし》なことを言《い》つて悪事《あくじ》を巧《たく》む」、あるいは「此時《とき》、少将《しやうく》には、しわ虫といふ虫《むし》がたかりいたれば、たちまち吝《しわ》くなり、貸《か》すことを嫌《いや》がりて、……」とか、「掛乞《かけごひ》には、せんびり虫《むし》が取憑《とりつ》き、無性《むしやう》にせびる」などの如くである。京伝は、このほかにも「へま虫《むし》」、「ひだる虫《むし》」、「裸虫《はだかむし》」なども登場させている。

（14）この他にも「肺肝」の用例として、「亡君の仇《あだ》を報《ほう》ぜんものと　肺肝《はいかん》の苦《くる》しめたる其甲斐有て、……」（歌舞伎『傾城比叡山《けいせいみやこのふじ》』佐倉戸文作ほか、一七六六年初演）、「我肺肝《はいかん》を見るがごとく、よくも意外《いぐわい》の望《のぞみ》をしる」（読本『一二草《ひとふたぐさ》』振鷺亭、一七九五年刊）、「今晩の茶は、予が肺肝を洗つて進ぜんとの存念なれば、余人を加へず」（合巻『扇々爰書初《おうぎおうぎここにかきぞめ》』尾上三朝、一八一四年刊）など、多くのものがある。

（15）長谷川雅雄、ペトロ・クネヒト、美濃部重克、辻本裕成「〝虫〟の居所―〝腹〟と〝胸〟をめぐって―（上）」『アカデミア（人文・社会科学編）』、第八〇号、二〇〇五年、四九―一〇二頁、。

第5章「疳の虫」

（1）J. Bowlby, *Attachment and Loss, Vol. 1 Attachment*. Hogarth Press, 1969.［J・ボウルビィ（黒田実郎ほか・訳）『母子関係の理論　I　愛着行動』岩崎学術出版社、一九七六年］訳書、第十三章（二八〇―三一〇頁）。

（2）須田圭三『飛騨O寺院過去帳の研究』生仁会須田病院、一九七三年。

（3）玄医が引用したとするこの記述は、『医学入門』に見当たらない。おそらく『医学入門』の以下の箇所を、自身の理解に基づいて簡略化した表現に改めたものと思われる。「疳症、遍体ニ瘡ヲ生ジ、歇《(や)》マザレバ、乃《(いま)》シ虫、内ニ精髄ヲ耗シ、外ニ皮膚ヲ蝕セバ……」（巻之五「五疳」）

（4）牛山の『小児必用養育草』には、先に引用した箇所に続き「甘《あま》き物をすゝむるによりて、是又脾胃《ひゐ》に鬱滞《うつたひ》し、湿熱《しつねつ》を生《しやう》じて、その湿熱《しつねつ》によりて、腹中《ふくちう》にあやしき虫《むし》を生ずるなり。これを疳虫《かんちう》といふなり」（巻三）と記されている。

（5）『医道日用綱目』の「疳疾《かんのやまひ》」の条に、「甘《あま》く肥膩《こへあぶら》づきたる物《もの》を多《をゝ》く食《しよく》し、脾に停《とゞま》り、虫《むし》を生《しやう》じ、変《へん》じて疳《かん》となる」とある。

（6）『小児諸病秘伝』には、こう書かれている。「夫《(それ)》小児ノ病ハ、大略疳ヨリヲコル也。（中略）是ハ皆甘キ物ヲ食スル故也。腹中ニ虫生ジテ、此証ヲ生ズル也。甘ガ故ニ疳ト名ル也。（中略）疳ハ五臓ノ虫也」。

（7）J. Bowlby, *Attachment and Loss, Vol. 2 Separation : Anxiety and Anger*. Hogarth Press, 1969.［J・ボウルビィ（黒田実郎ほか・訳）『母子関係の理論　II分離不安』岩崎学術出版社、一九七六年］訳書、第十五章（二三三―二六二頁）。

（8）わが国の医書にも、『仁斎直指小児附遺方論』のこの説を取り入れているものに、たとえば小津留三英（昌菴）の『小児要決集』（一六九三年刊）がある。この「巻之四　疳傷」の項には、『仁斎直指小児附遺方論』のこの箇所が忠実に引用されている。

（9）養拙斎退春の『小児療治調法記』（一七一五年刊）には、これらの中国医書と類似の記載が見られる。「脊疳《せきかん》ハ、虫《むし》脊膂骨《せぼね》を蝕《くら》ひ、鋸《のこぎり》乃歯《は》のごとく、十指《じつし》皆瘡《みなかさ》を生《しやう》じ、頻《しきり》に甲《つめ》を咬《かみ》、身熱《みねつ》し、羸痩《つかれやせ》、下痢《げり》するをいふなり」（「脊疳《せきかん》」）。

（10）このことは医師たちばかりでなく、知識層のなかにそれを承知していた人もいた。津村淙庵の随筆『譚海』（一七七六―九五年記）には、次のように書かれている。「男女ともに、十五歳より廿歳までの内に、らうがいとてわづらふ事あり。誠のらうがいにはあらず。これは十五、六よりはたちごろまでは、食をくひ過るゆゑ、ひいきよして食物ひいにもたるゝまゝ、啖を引出したまり、又せきをおこし、気むづかしくわづらふを、大かたは労咳なりとて、らうがいの療治のみをするゆゑ、ひいきよはなほらずして、日数をふれば、誠のらうがいに成てしぬなり。子どもの食すすみて、いやくひにくふ時は、はやく心得て食滞をとくりやうぢしてなほすべき事なり」。十五歳から二十歳までの労咳は、真の労咳ではなく「脾胃虚」によるものであると述べ、明言されてはいないものの、その本態は「疳」であることが暗に示されている。

（11）「疳労」について、後藤艮山は『校正　病因考』においてこう述べている。「十四、五歳ヨリ内、労ヲ病アリ。然ドモ真元ノ水ヘラヌ故ニ愈コトアリ。此ヲ疳労ト云。此ラハ小児ノ時、疳熱アレドモ疳ヲナサズシテ、内に伏蔵シテ漸ク此ヲ致スナリ」。

（12）刊本である『校正　病因考』では、引用した『艮山後藤　病因考』（写本、一七九〇年筆写）とは異なり、「此、腹中ニ熱有テ、水穀精微ノ気ヲ蝕シ、津液メグラシガタク、欝《ウツ》火自増シ、骨蒸《コツジヨウ》ヲナス也」と書かれており、「虫」の語は見られない。他の箇所でも写本の「虫」に相当する語が「熱」の語に置き換えられており、「労瘵」の病因として、「虫」が関与するという記述は全く見られない。おそらくは、どのような意図かは不明だが、刊本の校訂者が変更したものと思われる。

（13）K. F. Kiple, ed., *The Cambridge Historical Dictionary of Disease*. Cambridge University Press, 2003.［K・F・カイプル・編（酒井シヅ・監訳）『疾病別医学史I』朝倉書店、二〇〇五年］訳書、二一〇頁。

（14）九歳の世之介が、早くも好色ぶりを発揮して、行水をしている仲居《なかい》女を「遠眼鏡《とほめがね》」で盗み見したうえに、その女を脅《おど》して、夜忍んで会いに行ったものの、子供扱いされてしまうのだが、その女は世之介に、こう言う。「すぎし年二月《きさらぎ》二日に、天柱《ちりけ》するゑさせたまふをりふし、黒ぶたに塩をそそぎまゐらせけるが、その御時とは御尤愛《いとほ》しさも今なり」(昨年の二月二日、天柱《ちりけ》に灸をなさった折に、かさぶたに塩をつけてあげましたが、その時より一段と可愛いらしくおなりになって)。

(15) 平野重誠は『一夕医話』(一八六六年刊)のなかで、「制綿施那《セメンシナ》ヲ外台秘要ノ方中ニ用タルコトハ、余ガ始テ検出セシコトニテ……」と述べ、セメンシーナが東洋でも知られていたことを指摘している。しかし、このような指摘がわざわざされるということは、当時セメンシーナが西洋薬であると広く信じられていたことを示している。

(16) 宇田川玄真の『遠西医方名物考』(一八二二—二五年刊)には、「攝緜施那《セメンシイナ》」の詳しい説明があり、それに加えて、「按ニ、此薬、和漢産未ダ詳ナラズ。舶来ノ品ヲ用フベシ」(巻三十一「攝緜施那《セメンシイナ》」)と書かれている。堀内忠亮の『医家必携』(一八五七年刊)には、「殺虫剤」の第一に「施綿失那《セメンシナ》」が掲げられており、「功用」として「蚘虫、蟯虫、諸虫ニ偉功アリ」とあり、その他の説明がなされている(巻之二「殺虫剤総括」)。また、司馬凌海の『七新薬』(一八六二年刊)には、書名どおり七種の西洋薬が取り上げられており、その一つが「駆虫滌腸之薬」の「珊多尼《サントニン》」である。そこには、「珊多尼はセメンシネエの一成分なり」、「カーレル〔人名〕初めて之をセメンシネエ〔駆虫実〕の中に得たり」とあり、サントニンはセメンシーナから抽出された新薬であることが記されている。サントニンは、蛔虫の駆虫薬として、とくに第二次大戦後広く使われたことでよく知られているが、同書では、セメンシーナに代わって、このサントニンが新たに登場したことを早くも述べたものであり(ヨーロッパでサントニンが結晶化されたのは一八二五年のこと)、西洋における新知見が詳しく紹介されている(下巻「駆虫滌腸之薬」)。

(17)「労瘵虫論」全文の書き下しは以下の通りである。「労瘵。余、別著有リ。而シテ虫亦附図ス。今、其ノ遺脱スル所ノ虫二、三ヲ図ス。蓋シ労虫モ亦至細ニシテ、顕微鏡ヲ用イ、以テ僅《ワヅカデ》 之ヲ識ル。虫ヲ殺スハ、神霊殺虫蒸升露宜シ。爾後ノ調護ハ、則チ其ノ症ニ随ヒ、方ヲ処スルヲ以テ可ト為ス」。

第6章 「疳の虫」の民間治療

(1) ただし、これらの「虫封じ」で封じられる「虫」は、もとは「疳の虫」ではなく、農作物に病虫害がもたらす「虫」へのまじないが、「疳の虫」へのまじないに転用されたのかもしれない。しかし、後述するように、農作物に害をもたらす「虫封じ」信仰が、「疳の虫」信仰に変容していった例があり、まじないの対象としての農作物の虫と「疳の虫」とは画然とは分けられない。

(2)「へそのを」は或いは「へそ」の誤りか。文字通り「へそのを」の意味だと、親が保管しておいた臍の緒に対してまじないをすることになる。

(3) 第7章で触れるように、鰻鱺魚は「伝尸病」の治療薬としても名が挙げられた薬で、駆虫薬として本草書などに見えるものであった。ここで鰻鱺魚が持ち出されるのは、そのようなことを背景にするかと思われる。

(4) 只野淳「誕生と葬制」宮城県史編纂委員会・編『宮城県史21　民俗Ⅲ』宮城県史刊行会、一九七三年、三五—九一頁。

（5）鈴木昶「孫太郎虫　飢餓から生まれた五官《（ママ）》薬」『江戸の妙薬』岩崎美術社、一九九一年、二四—三〇頁。

（6）宗田一「奥州斎川・孫太郎虫」『日本の名薬』八坂書房、二〇〇一年、一三一—一三七頁。

（7）三崎一夫「宮城県の民間療法」渋谷道夫ほか・著『北海道・東北の民間療法』明玄書房、一九七七年、一三七—一七一頁。

（8）孫太郎虫研究の先行研究としては、小室信・編著『敵討孫太郎蟲研究』（仙台市、著者宅、二〇〇二年）があり、同書に指摘がある。

（9）山梨県北巨摩郡長坂町の長坂町オオムラサキセンター館長の跡部治賢氏の分析によると、「マゴタロウムシには、アミノ酸、脂肪、ステリン体、パントテン酸などが多く含まれて」おり、その薬用は次の通りである。「小児のカンには一串ずつ砂糖醤油につけて焼いて食べる。または黒焼きにして粉にして飲ませる。虫くだしには炒ったものを飲ませる。肺病、十二指腸潰瘍には炒って食べる」（斎川の「孫太郎茶屋」の主人、紺野新四郎氏提供の資料による）。また、大阪大学の薬学教室で孫太郎虫の乾燥体が分析されて、総アミノ酸窒素量が多くて、「市販の代表的アミノ酸製剤にくらべて、その含量は桁違いに多い」という結果になったことを薬剤師の鈴木昶氏が報告している。また、「栄養源としては決して捨てたものではない」ともされている（注5鈴木氏論文を参照されたい）。

（10）「黒焼き」にした虫を薬にするということに関しても、以下のような呪術的な背景が考えられる。〈薬〉になった虫はもう生き物ではなく、死んで黒く加工された虫である。つまり、子どものなかで生きて活動している「虫」とは、ちょうど反対の状態の虫である。また、「黒」という色と〈焼く〉という加工法にも、追い払う意味が与えられていると考えられる。母が乳房に墨を塗り、夜泣きの子に乳を吸わせる例があるからである（西井章「広島県の民間療法」坂田友宏ほか・著『中国・四国の民間療法』明玄書房、一九七七年、一四一—一七九頁）。黒く〈焼かれた〉墨の呪力で、夜泣きの「虫」を追い払おうとしていると考えることができよう。

（11）日向野徳久「栃木県の民間療法」上野勇ほか・著『関東の民間療法』明玄書房、一九七六年、四一—八一頁。

（12）恩賜財団母子愛育会編『日本産育習俗資料集成』第一法規出版、一九七五年。

（13）白石明臣「島根県の民間療法」坂田友宏ほか・著『中国・四国の民間療法』一九七七年、明玄書房、四三—九五頁。

（14）栃原嗣雄「埼玉県の民間療法」上野勇ほか・著『関東の民間療法』明玄書房、一九七六年、一五九—二〇八頁。

（15）直江広治・古家信平「東京都の民間療法」上野勇ほか・著『関東の民間療法』明玄書房、一九七六年、二〇九—二三八頁。

（16）福田栄治「京都府の民間療法」倉田正邦ほか・著『近畿の民間療法』明玄書房、一九七七年、八一—一〇三頁。

（17）木村博「静岡県の民間療法」杉原丈夫ほか・著『中部の民間療法』明玄書房、一九七六年、二九一—三三四頁。

（18）黒塚信一郎『呪術秘法の書　神仏呪法実践読本』原書房、二〇〇〇年、八〇頁。ここに「狐の符」の一例が載っている。

（19）高橋武子「茨城県の民間療法」上野勇ほか・著『関東の民間療法』明玄書房、一九七六年、八三—一二七頁。

(20) 注11日向野氏論文、四七頁。

(21) 藤丸昭「徳島県の民間療法」坂田友宏ほか・編『中国・四国の民間療法』明玄書房、一九七七年、二五九―二八七頁。

(22) 「疳の虫」（完結）A Clockwork Gallus というサイト（二〇一一年二月十八日のアクセス）。

(23) 服部幸雄『さかさまの幽霊　〈視〉の江戸文化論』ちくま学芸文庫、二〇〇五年、一五六―一六〇頁、また、その注一四と一六。

(24) 小松和彦・立松和平『他界をワープする　民俗社会講義』朝日出版社、一九八四年、一三八―一三九頁。

(25) 金子裕之「「家宅と福寿」のまじない」『占いとまじない　別冊太陽 No. 73』一九九一年、一二〇―一三一頁。一一四頁で子供の後ろに逆さに下がっている「念仏鬼」の大津絵の写真を金子氏が紹介している。千葉県市川市での撮影。

(26) 小松和彦「魔と妖怪」宮田登ほか・編『神と仏　民族宗教の諸相』日本民俗文化大系第四巻、小学館、一九八三年、三三九―四一四頁。

(27) 小松和彦「序」小松和彦・編『日本人の異界観』せりか書房、二〇〇六年、五―一二頁。

(28) 萩原秀三郎「民俗のまじない」『占いとまじない　別冊太陽 No. 73』平凡社、一九九一年、一二九頁の写真と解説。一一四―一一五、及び一二八―一三一頁。東北地方の古い農家でよく見られる竈神の目についても、同様の構造が想定できる。暗い土間の奥に竈神の真っ黒の面が祀ってある。面の目はアワビの殻または他の白くて明るい材料で作られているので、目に少しでも光が当たると暗い部屋の奥で不思議に光る。戸口から入ってこようとする「鬼」などの「魔物」がこの目を見ると、自分より強いものが既にこの家にいると信じ、怖くなって逃げ帰ると言う。換言すると、「魔物」は「魔物」を追い払い、「異界」の物は「異界」の物を追い払うということになる。

(29) 二〇〇七年に最初に大山寺を訪ねた時、住職がこの儀礼の運び方を説明した上で、私たちを祈願者と見立てて、実際に「虫封じ」を行なうと同様に短い講話をしてから護摩行を執行して下さった。その年の四月に「花祭虫封じ大祭」を見学すべく再び大山寺を訪ねたが、その日は「虫封じ」の行事ではなく、「ぼけ封じ」の儀礼が行なわれていた。しかし、「ぼけ封じ」のために婆王尊堂で「虫封じ」と同じ護摩行をしたので、この儀礼の様子を見る機会があった。

(30) 小林太市郎「童子経法及び童子経曼荼羅」『密教研究』八四号、一九四三年、一―五六頁。以下小林の指摘は同論文による。

(31) 佐和隆研『東洋美術文庫　図像』アテリエ社、一九四〇年、扉絵第三十三図。

(32) 村上忠喜「江戸時代の八幡さん　疳の虫封じの発生」編集委員会『洛北上高野　八幡さんの絵馬』三宅八幡宮絵馬保存会、二〇〇五年、五一頁。

(33) 佛坂勝男「佐賀県の民間療法」佐々木哲哉ほか・著『九州・沖縄の民間療法』明玄書房、一九七六年、六九―一〇五頁。以下の「泣きびす」の伝承も同書による。

(34) 菅原武弘・福本萬生「現代に続く疳の虫封じ」編集委員会『洛北上高野　八幡さんの絵馬』三宅八幡宮絵馬保存会、二〇〇五年、八八―九一頁。

(35) 二本柳賢司「日本密教医学と薬物学」山田慶兒・栗山茂久・共編『歴史の中の病と医学』思文閣出版、一九九七年、五四八―五五〇頁。

(36) 水野正好「まじないと日本文化と」『占いとまじない　別冊太陽　No. 73』平凡社、一九九一年、九二―九四頁。

第7章「虫」病前史

(1) 一節、二節の内容は、美濃部重克「「鬼」と「虫」―医事説話研究の視座―」(『伝承文学研究』五三号、二〇〇四年)、および美濃部重克・榊原千鶴『女訓抄』(三弥井書店、二〇〇三年) の中の美濃部執筆の解説 (六) (二一六―二二七頁) と重なる。

(2) 三節の内容は、美濃部重克、辻本裕成、長谷川雅雄、ペトロ・クネヒト「伝尸「鬼」と「虫」―杏雨書屋蔵『伝尸病肝心鈔』略解―」『唱導文学研究　第六集』(三弥井書店、二〇〇八年、四〇―九五頁) と重なる。

(3) 五臓には五色が当てられていた。「青、赤、黄、白、黒」がそれぞれ「肝、心、脾、肺、腎」に対応する。

(4) 大形徹「疫鬼について―顓頊氏の三子を中心にして―」『人文学論集 (大阪府立大学)』十六号、一九九八年、七一―八八頁。

(5) これは穢れを取り除く祓えの際の「撫で物」に鏡を使う場合の観念の仕組みと同じだろう。穢れは人の心身に付いてその力を弱める、あるいは儀式の際、聖なるものを穢して祈りの効果を削ぐ。その意味で一種の「邪気」である。祓えはその穢れを去る呪術的な儀式である。

鏡を撫で物に使う事例は『続千載和歌集』(巻十　釈教歌　九三五番歌) や『女訓抄』の第七十三条に見られる。『女訓抄』では「撫で物」に鏡を用いるのが本式であるとされる。

(6)『医心方』のこの箇所は『小品方』からの引用である。この他にも、『諸病源候論』を引用して、「狂病ハ、風邪、陽ニ入リ并《あ》フニ由《よ》リ為ル所也。風邪人ノ血脈ニ入リテ、人ヲシテ陰陽二気、虚実不調タラシム」としている。病因は「風邪」で、それが人の陰陽、虚実の調子を悪くし、それが病変をもたらすとし、「陰嚢ノ下縫ニ卅壮ニ灸セヨ。女人ハ陽会ニ灸スルナリ」や、「蝦蟆ヲ焼キテ末ニ搗キテ方寸ノヒヲ服スベシ。日ニ三」といった医学的な対処法を指示する。

『医心方』は貴族日記にいう「邪気」を「狂病」としているが、貴族の側では「邪気」と「狂病」を別のものと考えていたようである。『小右記』の長和二年 (一〇一三) 四月十日条には次のように用例がある。

有賢云、「未ノ刻許リ発悩セラルルノ間、放歌等ノ事有リ」テヘリ。若シ邪気カ。談説ノ如クハ狂病ニ似ル。

(7) 日中における「鬼」という語の意味、および日中間のちがいについては、藤原高男「中国の鬼〈キ〉と日本の鬼〈おに〉」(『徳島文理大学比較文化研究所年報』六号、一九八九年) 参照。

(8) 森正人「モノノケ・モノノサトシ・物恠・恠異―憑霊と怪異現象とにかかわる語誌―」『国語国文学研究』二七号、一九九一年、七三—九〇頁。なお、「邪気」について、森氏は「その正体を特定できない場合、特定する必要のない場合に用いられる」とされる。正体が明らかでない場合に使われるにしても、「邪気」は以下の例にあるように、固有名を持つ存在であると考える。

（9）注8論文で、森氏は、『源氏物語』柏木巻で、朱雀院のせりふの中にある「ざけ」という語を、光源氏が「物の気」と言い換えている例を挙げる。本書の引用箇所には「もののけ」の語はないが、葵巻の他の箇所で葵上に害をなすものを「もののけ」と言っている例がある。

　また、本書では触れなかったが、「心の鬼」という語が平安時代の仮名文学には散見され、これは現在の如き「心因」的な考えがすでに見出されていたことを意味するように思われる。たとえば『源氏物語』の登場人物たちの病因も「心因」的な解釈で十分理解しうるようにも考えられ、『源氏物語』の中で「もののけ」など「霊因」が記されていることと、作者が「霊因」を信じていたかということとは別に考えられなければならない。本書では、『源氏物語』中の例は「霊因」についての平安時代の一般的な考え方を知る材料として用いた。

（10）「もののけ」は通常「物の怪」という字が当てられることが多いが、本来は「物の気」の意味であろう。注8森氏論文参照。

（11）「虫」と「尸」について、『諸病源候論』は、それぞれ別項目を立てて論じているので、別のものであるとして区別、分類しているのであろう。しかし、「三虫」の項に「又（『養生方導引法』）云、歯ヲ叩コト二七過、輒《スナハチ》気ヲ咽ムコト二七、如シ是三百遍乃チ止ム。之ヲ為スコト二十日、邪気悉ク去ル。六十日ニ小病愈ヘ、百日ニ大病除ク。三虫伏尸皆去テ、面体光沢也」と記し、「伏尸」の項にも同じ文章を引用している。「三虫」と「伏尸」に対してまったく同じ対処を勧めているわけで、この点からも、「虫」と「尸」の間に越えることができない境界線があるわけではないことが見て取れる。

（12）引用部分の冒頭は「人身ノ内ニ三尸諸虫有リ、人ト倶ニ生マル」と訓読すべきかもしれないが、論旨は変わらない。

（13）「三尸」と庚申信仰については、窪徳忠氏の一連の研究が詳しい。窪氏は、『庚申信仰』（山川出版社、一九五四年）の中で、「虫のいどころが悪い」という場合の「虫」と三尸の間に似たところがあり、「ひょっとすると、この「虫」と三尸とは、なにかつながりがあるかもしれない」と述べている。直接的なつながりは証明できないが、傾聴すべき指摘であろう。

（14）『庚申経』、『庚申縁起』の諸本については、注13窪氏著書および同書を増補した『窪徳忠著作集　新訂庚申信仰の研究　日中宗教文化交渉史』の上下巻、『窪徳忠著作集　新訂庚申信仰の研究　島嶼編』（第一書房、一九九六年）に集成されている。また、小花沢平六・編『庚申信仰』（『民衆宗教史叢書』第十七巻、雄山閣、一九八八年）に、「庚申経の研究」および「『庚申記』の三尸図について」として小花沢氏による諸本の翻刻と紹介が載せられる。

（15）「三尸」の姿態については、注14に挙げた小花沢氏の編著に載る同氏の論文「『庚申記』の三尸図について」に詳しい。

（16）吉武貢「高野山大明王院所蔵星供曼荼羅について」（『MUSEUM』四八四号、一九九一年）がこの資料の紹介と分析を行なっている。

(17)「伝尸病」については、服部敏良『室町安土桃山時代医学史の研究』（吉川弘文館、一九七一年）、新村拓『日本医療社会史の研究　古代中世の民衆生活と医療』（法政大学出版局、一九八五年）に指摘がある。

(18)『伝屍病肝心鈔』は、長野仁氏による諸本の紹介と研究がある（『皆伝・入江流鍼術―和方鍼灸コレクション①入江中務少輔御相伝針之書の覆刻と研究―』六然社、二〇〇二年）。また、杏雨書屋本の翻刻は注2に示した論考に示した。

(19)「クッチ」は癲癇のこと。

(20)酒向伸行「疫鬼と槌―鬼の図像化をめぐって―」（『民俗宗教の生成と変容』御影史学研究会民俗学叢書、岩田書院、二〇〇四年）は、『日本霊異記』に登場する「槌麻呂」という疫鬼をめぐって、その「槌麻呂」という名が、鬼は鑿を槌で撃つことで人間を死に至らしめると考えられていたことを背景にすると推定をしている。

(21)北斗七星、金輪星、妙見星のうち、その人の生年に当たる星を「本命星」といい、九曜のうち、生年から数えてその人の年齢に当たる星を「当年星」という。

(22)また、同じく「伝尸復運（「運」は「連」の誤か）」の治療法としての「大黒虎丹方」の記事の中に「伝尸虫は白、復運は赤」とある。「復運」は他の資料からわかる通り、「伝尸」の一種である。

(23)元禄三年（一六九〇）富倉太兵衛版の『十薬神書』による。同刊本ははじめ二十二丁が『十薬神書』で、二十三丁から三十三丁目までが『玉堂宗旨治伝屍労虫総法』（巻末題。巻頭題は『無上玄元三天心伝玉堂宗旨治伝屍労虫総法』）となっている。

第8章　「虫」病の誕生

(1)服部敏良『室町安土桃山時代医学史の研究』吉川弘文館、一九七一年。

(2)長野仁・東昇『戦国時代のハラノムシ『針聞書』のゆかいな病魔たち』国書刊行会、二〇〇七年。

(3)「伏連」「骨焼（蒸）」などの名は伝尸病と関わる資料の中で出てくる名である。

(4)注2所収の長野氏論考。

(5)この『針聞書』は、近年長野仁氏らによって広く紹介され、またこの書を所蔵する九州国立博物館の人気展示本（物）になっている。本書で『針聞書』の研究を掲載することができたのは、長野仁氏および九州国立博物館の厚意によるものである。

第9章　「虫」観・「虫」像の解体と近代化

(1)西洋解剖書のわが国初の翻訳書は、レムメリン（J. Remmelin）原著の蘭訳版を本木良意（一六二八―九七年）が重訳した『和蘭全躯内外分合図・験号』（一六九七年以前成立、一七七二年刊）である。これは、解剖図と「験号」（各組織や部所の解剖名および簡素な説明を付したもの）との二冊から成るが、松村紀明氏の指摘するように、伝統的な和・漢医学の枠内で捉えたものであり、

『解体新書』と違って、脳・神経中枢観を理解しようとしたものではなく、世に大きな影響を及ぼすこともなかった（松村紀明「『解体新書』以前の「神経」概念の受容について」『日本医学史雑誌』第四十四巻、一九九八年、三八五―三九八頁）。しかしながら、「験号」を見ると、「脳筋」とか「脳汁」（「脳髄汁」とも）といった興味深い用語が記されており、これらは後の蘭方医によって、それぞれ「神経」、「神経汁」（「神経液」、「霊液」とも）と訳されることになるのだが、「脳筋」や「脳汁」のはたらきについては、何も述べられていない。

（2）デカルトは、『情念論』（一六四九年）のなかで、「脳内に小さな腺があり、精神は、他の部分よりも特にこの腺において機能を果たしている」、「この腺が精神の主座である」と主張している［デカルト（谷川多佳子・訳）『情念論』岩波文庫、二〇〇八年、三〇―三二頁］。

（3）『医範提綱』と同年に出版された蘭方書に、伏屋素狄の『和蘭医話』（一八〇五年刊）がある。その「神経《しんけい》の話」（巻之上）に、「神経《しんけい》」は「漢人《かんじん》乃いふ心臓《しんのざう》の役目《やくめ》」を担うものであり、「脳髄《のうずい》」は「意識《いしき》・動作《どうさ》」などを「主宰《しゆさい》」しているなどと書かれており、「霊液」への言及は全く見られない。素狄は同書の序で、『解体新書』や『西説内科撰要』などの訳書を読んで、目が開かれたと述べているだけに、このことは一層不思議に思える。その理由を推測すると次のように言えるだろう。自ら人体や動物の解剖を行なって、西洋書の説が実際の観察と見事に一致していたと感慨をもって述べているように、同書の特徴は、蘭説の紹介にあるのではなく、自身による実証的な観察と実験の成果が記されていることにある。たとえば、腎臓に注入した墨汁が、濾過されて澄んだ尿が膀胱に出てくることを実験的に確かめたり、胆嚢を手で圧迫し、十二指腸乳頭に胆汁が流れ出ることを直接観察している。「神《しん》経《けい》の話」のなかでも、蛙を用いて「神経《しんけい》へ一刀《いっとう》を入るゝに、四足《しそく》を伸《のば》し忽《たちまち》に斃《し》す」というように、実験の結果が書かれている。『解体新書』や『西説内科撰要』に啓発された素狄が、「神経」を論じて「霊液」に触れなかったのは、その実証精神からして「霊液」説が納得できるものではなかったからではないかと想像される。

（4）クレインス・フレデリック『江戸時代における機械論的身体観の受容』臨川書店、二〇〇六年。

（5）梅園は『物理小識』の「動覚ヲ以テ頭脳ニ属ス」という「脳」論（巻之三「人身類」）について検討している（ちなみに『物理小識』では、「神経」に当たる語が「筋」と訳されている）。

（6）道教の研究で名高いマスペロ（H. Maspero）は、「泥丸」についてこう説明している。人体には、重要な場所とされる「丹田」が三箇所あって、その一つが「泥丸宮《ニーワン》」であり（あと二つは、胸と臍下にある）、それは「脳」のなかにある。「泥丸宮」は、方一寸の「宮」九つからなり（上下二段に重なっている）、その「宮」こそが、体のなかのすべての神々の主君である「太一真君」の宮殿だという［アンリ・マスペロ（川勝義雄・訳）『道教』平凡社（東洋文庫）、一九七八年、一九頁および一四一頁］。またアンリ・マスペロ（持田季未子・訳）『道教の養生術』せりか書房、一九八七年、三二一―三八頁にも同様の記述が見られる。

（7）三浦梅園のこの理解について、坂出祥伸氏は、次のように指摘している。「『黄帝内景経』では、泥丸（上丹田）に脳神が住むことは確かに説かれているが、思考活動の場とされているわけではなく、他の身体部位に住む神々と同様に、それを凝視すれば神が離れ去らず、従って病気をまぬかれるという意味で重視されるのである。梅園の理解は原意にほど遠いといえよう」（坂出祥伸『中国思想研究　医薬養生・科学思想篇』関西大学出版部、一九九九年、三〇二頁）。

（8）たとえば中国の医書『医書大全』（熊宗立〈明代〉、一四四六年）や朝鮮の医書『東医方鑑』（許浚、一五九六年）に、「泥丸」の記載がある。わが国の医書にも、たとえば高志玄登の『骨継療治重宝記』（一七四六年刊）には、大後頭孔より腐敗した脳を観察したと思われる記述が見られ、そのなかに、「頭脳《づのう》の中《なか》に一塊《ひとかたまり》の膿《うみ》のごとくなる幹《しん》あり。これ泥丸宮《ないをんきう》なり」とある。また、杉田玄白も『和蘭医事問答』において、「痛果機里児」（松果体）で「霊液」が造られるということの説明の際に、「脳を九宮に分候内の泥丸宮ハ、此物かと存ジ奉リ候」（建部清庵への答書）と言っている。蘭方書にはほかにも大槻玄沢の『重訂解体新書』（巻之十一「附録　上」）や高野長英の『漢洋内景説』（天保年間〈一八三〇―四四〉成立か）などに「泥丸」への言及が見られる。

（9）医師としての平田篤胤については、服部敏良『江戸時代医学史の研究』吉川弘文館、一九七八年、「第三章第四節　平田篤胤の医学」に詳しい。

（10）篤胤の『医宗仲景考』には、こう書かれている。「我《わ》が神典に、大名牟遅《オホムナヂ》ノ命、少毘古那《スクナビコナ》ノ命ト療病ノ方ヲ定メ、禁厭ノ法ヲ定ム。百姓今ニ至ルマデ咸ク其ノ恩頼ヲ蒙テ、皆效験有リ、云〻、とある由緒に依《ヨ》りて、典薬寮に、医師呪禁師を置《オカ》れ、唐土の医道も、其の源《モト》は我が神の道より出《イデ》たるが故に、方術医薬相ヒ放《ハナ》れず、……」。

（11）漢蘭折衷派について見てきたが、伝統的な漢方の医書のなかにも、蘭方の直接的ないし間接的な影響が見られるものもある。たとえば、小坂元裕の『経穴纂要』（一八一〇年刊）は、伝統的な立場から書かれた代表的な経穴学書であるが、「巻之四」には「内景」図として各臓腑の解剖図が多数色彩印刷されており、蘭方の解剖書と見まがうばかりである（漢方医も解剖を行なったことは第3章で述べた）。その一葉に「脳髄」の図があり【図注-4】、説明文に汪昂《おうこう》（清代）の『本草備要』（一六九四年）から、「記性」（記憶）は「皆脳中ニ在リ」という説を引用している（平田篤胤も『志都能石屋《しずのいわや》』で、この『本草備要』を引いていることはすでに触れた）。蘭説の引用および言及は一切見られないが、脳を重視する中国の医論が紹介されており、蘭方への対抗意識が見て取れる。

また、桑田立斎の『愛育茶談』（一八五三年刊）は、育児の書であるが、一部に「脳病」という語が取り入れられてい

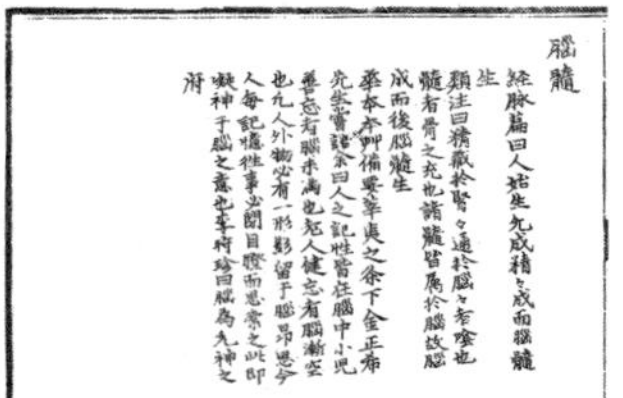

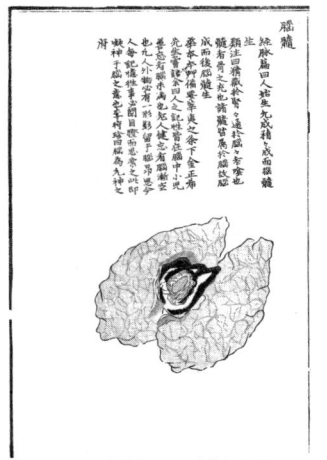

図注-4　小坂元裕の『経穴纂要』(1810) に載る「脳髄」の解剖図。［『経穴纂要』文化7年 (1810) 刊，架蔵］

るものの、全体としては伝統的な「五臓思想」によって貫かれており、漢蘭折衷と呼ぶにはあまりに漢方色の強い内容である。しかし面白いことに、同書の扉絵には「医道之四祖」の図として、「神農」、「大巳貴尊」、「少名彦尊」に加えて、「依卜拉得斯」（ヒポクラテス）が描かれている【図注－5】。和・漢および西洋の医神・医聖の像が並んで描かれているという不思議な同居が見られるのである。

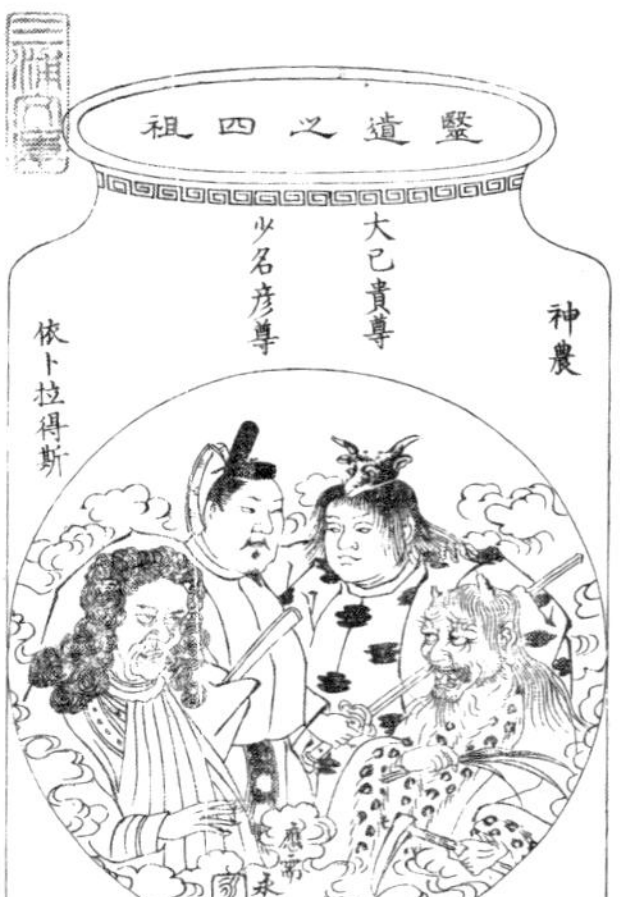

図注－5　桑田立斎の『愛育茶談』（1853）の扉絵「医道之四祖」の図。「神農」,「大巳貴尊」,「少名彦尊」に加えて「依卜拉得斯」（ヒポクラテス）が描かれている。[『愛育茶談』嘉永6年（1853）刊, 架蔵]

（12）『素問』の「至真要大論篇」に、「夫レ百病ノ生ズルヤ、皆、風、寒、暑、湿、燥、火ヨリ生ジテ、以テ化ニ之《(ゆ)》キ、変ニ之《(ゆ)》ク也」とあり、また張介賓（明代）の『類経』（一六二四年）に、「風、寒、暑、湿、燥、火ハ、天之六気也。気之正ナル者ハ化ト為シ、気之邪ナル者ハ変ト為ス」（十三巻「疾病類　病機」）とある。

（13）丸山敏秋『黄帝内経と中国古代医学―その形成と思想的背景および特質―』東京美術、一九八八年。とくに、第四章「〈内経医学〉の大要」。

（14）以下、寄生虫病学の歴史的事象については、小島荘明・編『ＮＥＷ寄生虫病学』南江堂、一九九三年の「第一章　寄生虫学の歴史と展望」による。

（15）ただし、米国の慧蕝《ウェーゼス》（J. H. Wythe）原著、桑田衡平・訳の『袖珍薬説』（明治三年刊、原著は一八六六年刊）に、「小児ノ羸痩」という語の訳注として、「俗ニ謂フ疳労ナル者カ」（下篇「茜根《アカネ》」）とあることから、小児に見られる顕著な羸痩を、広く「疳労」と呼んでいたのかもしれない。

（16）「脾肝薬王円」という売薬の効能書である『大人摂生小児養育心得』（石田勝信、明治三十年代刊か）には、「喜斯的兒《キステル》」と「依剥昆的兒《イポコンデル》」の両項ともに、「或《あるひ》はものを慮《あんじ》て、人《ひと》に逢《あ》ふことを嫌《きら》ひ、房《へや》に籠《こも》り居《ゐ》て鬱々《うつ〱》としてふさぐ病《やまひ》によし」という同一の文で説明されている。

（17）野田太市『胃腸の衛生』実業之日本社、大正四年（一九一五）。

（18）『夏の生活重宝記』（『婦女界』第四十六巻第一号附録本）、昭和七年（一九三二）[『重宝記資料集成　第四十四巻　明治以降6』臨川書店、二〇〇七年（影印版）]。

（19）東京薬物療法研究会・編『実験奇効　諸病家庭新療法』共同館、昭和八年（一九三三）。

（20）呉秀三「〈ひすてりい〉ヲ臓躁ト訳シ〈ひすてりい狂〉ヲ臓躁狂ト訳スベシ」『中外医事新報』第二八九号、明治二十五年（一八九二）［『呉秀三著作集　第二巻』思文閣出版、一九八二年、二四三―二四五頁所収］。

（21）呉秀三「精神病患者実験記事　第十五例―歇斯帝里亜（Hysteria）」『東京医学会雑誌』第五巻第八号、明治二十四年（一八九一）［『呉秀三著作集　第二巻』思文閣出版、一九八二年、二二九―二三二頁所収］。

（22）呉秀三「精神病者ノ自殺症ニ就キテ」『東京医学会雑誌』第八巻第一五号―第九巻第二四号、明治二十七年（一八九四）―明治二十八年（一八九五）［『呉秀三著作集　第二巻』思文閣出版、一九八二年、二五五―三〇一頁所収］。

（23）家庭医学全書刊行会・編『家庭医学全書』平凡社、昭和一〇年（一九三五）。

第10章　教科書と近代文学に見る「五臓」用語と「脳・神経」表現

（1）「霊液」説を採用しているものとして、他に庄野欽平・編の『小学要略　人体問答』（明治九年刊）がある。そこには、以下のように記されている。「○脳ハ何レニアルヤ。△顋《ひよめき》ノ内ニアリ。○脳ハ如何ナル要用アルヤ。△霊液ヲ収蔵スル所ニシテ精神茲ニ宿ル」。その後、「霊液」説を採用する人体問答の教科書は、次第に見られなくなっていく。

（2）度会好一『明治の精神異説―神経病・神経衰弱・神がかり―』（岩波書店、二〇〇三年）。

（3）「心神」は「五臓思想」を元にした表現とも取れる。近代医学と「五臓思想」の複合・折衷の問題については後で考える。

（4）結核と前時代の「労症」との関係についてはすでに論じたが、そこで述べた通り、かつて「労症」は「労虫」によるものとする考えがあった。

（5）「神経」や「神経衰弱」は漱石自身の病歴とも相まって注目され、時代の病として「神経衰弱」を捉えた上で漱石文学の登場人物における「神経衰弱」の意味を考えた論考も少なくない。それは重要な問題ではあるが、「脳・神経」思想と「五臓思想」とのせめぎあいの明治における様相を探るという本書では、その問題に深入りせず、文章表現の上で漱石が脳・神経をどのように使っているかという点に論点を限定したい。注2度会氏著書のほか、石原千秋「神経衰弱の記号学」『漱石研究』三号、一九九四年、一六六―一七七頁など参照。

（6）当時、「脳回転体」という言い方があり、それが漱石にとってイメージのヒントになっているのかもしれない。脳回転体とは、解剖学名（ラテン語）gyrus の訳語で、脳表面の襞《ひだ》を言う。今日では「脳回」または単に「回」と言っているが、明治期には「脳廻転」または「脳廻転体」と呼んでいた。たとえば呉秀三の『脳髄生理　精神啓微』（明治二十二年刊）に、「脳髄ヲ暴露シテ之ヲ見ルニ、先ヅ吾人ノ目ニ入ルモノハ其溝及ビ廻転ナリ」と記されている［呉秀三『脳髄生理　精神啓微』明治二十二年（一八八九）、『明治文化全集　第二十七巻　科学篇』日本評論社、昭和五年（一九三〇）所収］。ただし、『それから』の描写のように、脳髄が実際に回転していると考えられていたわけではなかった。

（7）昭和二十六年（一九五二）刊。『谷崎潤一郎全集　第14巻』中央公論社、一九六七年により引用する。

あとがき

精神医学、国文学、人類学と、専攻を異にする私たち四人が、「虫の会」と称する研究会を始めてから、すでに十三年の月日が経った。以前から人間のこころの働きを「虫」という言葉を使って表すことに関心を抱いていた精神医学の長谷川が、国文学の美濃部に声をかけ、その場に同席していた国文学の辻本が加わり、さらに、この問題には人類学からのアプローチが必要となるだろうとの目算から、三人は人類学のクネヒトに参加を呼びかけた。こうして出来上がった四人のグループは、遅々とした歩みながら、その成果を勤務先の研究誌である『アカデミア』に共同で発表し続けた。その論文群が、本書の元となっている。

研究会を始めて、まだそれほど年数が経っていない頃の懐かしい思い出がある。研究会の結成記念と私たちの結束維持のシンボルにしたいとの思いから、陶芸作家の金田恭明氏に、自由な発想で「腹の虫」を作ってほしいと依頼したのである。前代未聞の注文であったにもかかわらず、金田氏は面白いオブジェを作って下さった。本書のカヴァーにある写真は、その作品「腹の虫」である。

このオブジェの「腹の虫」は私たちの味方になったが、もう一方の「腹の虫」は、思った以上に手強い相手だった。簡単に解を与えてくれなかったからである。一つの理解が得られると、二つ以上の謎が生まれた。そのようなことを繰り返しながらも、わが国の「虫」観・「虫」像が、日本人の心と身体の双方にわたる自己認識——それも基底層での——と分かちがたく結びついていることに、新鮮な驚きを感じ続けた。当初からある程度の見当はつけていたものの、中世から近代にかけての資料の検討を進めていくにつれ、ますますその思いを強くしたのである。同時に、私たちの試みが、従来なされてこなかった未開拓の分野に、わずかながらも足を踏み入れているという意義も感じるようになった。私たちが飽きることなく、反対に関心を強めていくものが、「虫」にはあったということだと思う。

本書をまとめる作業に着手してまもない頃、美濃部が悪性腫瘍のため他界するという一大悲事が起こった。故人の無念さはもちろん、残された私たち三名の受けた打撃も計り知れない。故人は、研究会の発足当初から、私たちを強力に牽引するリーダーであった。広範な領域にわたる該博な知識の持ち主であり、テキストの意味を深く理解する人でもあった。リーダーを失った私たちは、本書を成す意欲をも一時は失った。しかし、これでは故人の意に沿わないと思い直し、再び取り掛かることにしたのである。私たち三名は、各々の原稿を繰り返しつき合わせる作業を続けるなかで、つねに故人の叱正と励ましの声を聞き続けた。故人が中心になって執筆した旧稿の一部は、故人の力なしに再構成することが困難で、本書への収録を見送らざるをえなかった。また、改稿にあたって、故人の意図を十全に反映させることができなかった箇所も少なくない。私たちの力不足と、天を恨むばかりである。本書が出版された時には、真っ先に霊前にささげることになるが、その折の故人の反応を想像すると、足が竦むばかりである。

本書が成るにあたっては、多くの方々、諸機関各位のお世話になった。小室信氏、阿部泰郎氏、長野仁氏は研究に資する重要な情報を与えて下さった。斎川田村神社の中川常磐宮司、孫太郎茶屋主人紺野新四郎氏、高根山大山寺の渡辺真玉住職、寿命山昌福寺の岩間湛正住職、有賀神社の曽川昌通宮司、三宅八幡宮の菅原武弘宮司、剣神社の宮司、高座結御子神社の上山雅美宮司、佐賀県多久市歴史民俗資料館の西村隆司館長には、時間を割いていただき、貴重なお話を伺った。また、内藤記念くすり博物館、武田科学振興財団杏雨書屋、国立公文書館、京都大学附属図書館、西尾市岩瀬文庫には、貴重な蔵書の閲覧を許され、便宜をはかっていただいた。また、大橋一惠氏、安田文吉氏、中根千絵氏には粗稿を通読していただき、有益な助言を頂いた。

サントリー文化財団研究助成、三菱財団人文科学研究助成、南山大学パッヘ研究奨励金からは、研究費の御援助を頂いた。各位に深く御礼申し上げたい。本書の出版に当たっては、南山大学より出版助成金の交付を受けることができた。審査その他に当たられた各位の労力に厚く謝する次第である。私たちの勤務先である南山大学の方々には、有形無形の御援助、励ましを賜った。研究支援事務室の各位、私たちの長年の知友である石田裕久氏、そのほか大勢の方々の助力なしに本書はならなかったであろう。橋本みな瀬氏、間瀬滋子氏には索引作成に御助力いただいた。

学際的なグループとして「虫」の問題に取り組んだ私たちであったが、蛮勇を奮って専門外の領域に踏み込まざるをえなかったところは多い。本書で取り扱った事柄は、さまざまな領域に及んだが、それぞれの分野の専門家から見れば、至らぬところが多々あるにちがいない。大方の御批正をお願いする次第である。

最後になるが、編集に当たられた名古屋大学出版会の橘宗吾氏・神舘健司氏には、共同執筆ゆえ叙述の統一を欠きがちの本書が成るに当たり、的確な助言と勉励を頂いた。本書がどうにか仕上がったのは、両氏の御尽力によるところが大きい。記して謝する次第である。

長谷川雅雄　　辻本裕成　　ペトロ・クネヒト

二〇一二年三月

福田眞人著
結核の文化史
―近代日本における病のイメージ―
四六・440頁
本体4,500円

吉田　城著
神経症者のいる文学
―バルザックからプルーストまで―
四六・358頁
本体3,500円

阿部泰郎著
聖者の推参
―中世の声とヲコなるもの―
四六・438頁
本体4,200円

田中貴子著
『渓嵐拾葉集』の世界
A5・298頁
本体5,500円

水野千依著
イメージの地層
―ルネサンスの図像文化における奇跡・分身・予言―
A5・920頁
本体13,000円

坪井秀人著
感覚の近代
―声・身体・表象―
A5・548頁
本体5,400円

佐々木英昭著
漱石先生の暗示
四六・336頁
本体3,400円

森田勝昭著
鯨と捕鯨の文化史
A5・466頁
本体3,800円

伊勢田哲治著
動物からの倫理学入門
A5・370頁
本体2,800円

伊勢田哲治著
疑似科学と科学の哲学
A5・288頁
本体2,800円

《著者紹介》

長谷川 雅雄（はせがわ まさお）

- 1977 年　名古屋市立大学大学院医学研究科博士課程修了
- 　　　　　南山大学人文学部教授などを経て
- 現　在　南山大学名誉教授

辻本 裕成（つじもと ひろしげ）

- 1992 年　京都大学大学院文学研究科博士後期課程中途退学
- 現　在　南山大学人文学部教授

ペトロ・クネヒト

- 1978 年　東京大学大学院社会学研究科博士課程修了
- 　　　　　南山大学人文学部教授などを経て
- 現　在　愛知学院大学非常勤講師

美濃部 重克（みのべ しげかつ）

- 1969 年　大阪大学大学院文学研究科博士後期課程中途退学
- 1986 年　南山大学人文学部教授（2010 年逝去，同年名誉教授）

「腹の虫」の研究　　　　　　　　　　　　　南山大学学術叢書

2012 年 5 月 15 日　初版第 1 刷発行

定価はカバーに表示しています

著　者　　長谷川雅雄 他

発行者　　石　井　三　記

発行所　一般財団法人　名古屋大学出版会
〒464-0814　名古屋市千種区不老町 1 名古屋大学構内
電話(052)781-5027／ＦＡＸ(052)781-0697

© Masao Hasegawa et al., 2012　　　　　Printed in Japan
印刷・製本 ㈱太洋社　　　　　　　　ISBN978-4-8158-0698-9
乱丁・落丁はお取替えいたします。

Ⓡ〈日本複製権センター委託出版物〉
本書の全部または一部を無断で複写複製（コピー）することは，著作権法上での例外を除き，禁じられています。本書からの複写を希望される場合は，必ず事前に日本複製権センター（03-3401-2382）の許諾を受けて下さい。

人名索引

ア 行

浅井貞庵　385
浅井了意　193, 253
浅田宗伯　220, 221
蘆川桂洲　32, 116, 210, 226, 308, 345, 455
安倍晴明　119
雨森芳洲　253
新井白石　41
有持桂里　99, 205, 464
安藤昌益　43, 44, 125, 456, 457, 462
伊沢蘭軒　116
石坂宗哲　372-376
伊東玄朴　403
井原西鶴　14, 118, 180-182, 198, 228, 260
茨木二介　329, 338, 339, 341
宇田川玄真　239, 362-364, 387-389, 405, 466
宇田川玄随　363
上井覚兼　329, 332
栄西　127
江島其磧　228, 244
エレンベルガー　47, 48, 457
猿猴庵（高力種信）　77
大槻玄沢　73, 360, 362, 364, 367, 473
緒方洪庵　238, 386, 399, 457
岡本一抱　107, 108, 128, 149, 204, 207, 220, 229, 233, 345, 460, 461
荻野恒一　43, 456
荻生徂徠　110
尾崎紅葉　400
尾台榕堂　42, 456
落合泰蔵　393, 399, 404, 406
小野蘭山　98

カ 行

貝原益軒　128, 129, 166, 233, 378, 460
貝原好古　166
カイプル　224, 465
香川修庵　26, 33, 34, 41, 59, 60, 69, 97, 156, 170, 171, 188, 225
梶原性全　215, 225, 321, 322, 333, 334
糟谷駿　382
片倉鶴陵　171, 174
香月牛山　102, 208, 211, 212, 232, 250, 252, 458, 464
葛飾北斎　73, 74
桂田富士郎　392
加藤曳尾庵　250, 460
仮名垣魯文　141
河竹黙阿弥　105, 140, 148, 160-162, 193, 197, 426
菅茶山　458
菊岡沾凉　181
北里柴三郎　85
北原白秋　400
喜多村槐園　90, 381
喜多村鼎（良宅）　41, 456
北山友松子　32, 115, 127, 380
曲亭馬琴　23, 140, 150, 158, 184, 188, 196, 389, 458
久志本常光　333, 463
窪徳忠　310, 470
熊沢蕃山　155
久米邦武　424
呉秀三　407, 408, 475
源信　351
小出君徳　371
濃野垂　392
高玄竜　26, 33, 80, 83, 241, 242, 380, 381
幸田露伴　427
小坂元裕　473
小曽戸洋　460
コッホ　242
後藤艮山　60, 170, 188, 204, 212, 220-222, 463, 465
小林一茶　104, 149
小松和彦　262, 468
小室信　467

サ　行

斎藤茂吉 408
サウスウード・スミッス 419
佐藤方定 347
佐野安貞 131
サリヴァン 47, 457
沢野忠庵 352, 353
三条天皇 299
山東京伝 104, 120, 142, 145, 148, 179, 196, 257, 459-461
シーボルト 372
志賀潔 85
十返舎一九 104, 139, 161, 166, 189, 193, 244
島津義久 331
下津寿泉 33, 70, 122, 124
シャルコー 163, 400
称光天皇 326
杉田玄白 72, 73, 175, 189, 356-359, 364, 367, 473
陶山尚迪（籛南） 42, 456
清少納言 48, 348
巣元方 30, 91, 126, 214, 290, 333
宗田一 467
尊子内親王 298
孫思邈 94, 113, 132, 289

タ　行

平清盛 21, 22, 252
鷹取秀次 335
高野長英 367
多紀元堅 62, 63, 69, 99, 235, 379
多紀元悳 172, 462
多紀元簡 33, 63
沢庵 351
竹田出雲 119, 141, 145, 163, 197, 199
竹田昭慶 112
武田信玄 117
竹中通庵 114
田代三喜 334, 336, 337, 340, 463
只野真葛 120, 121
谷崎潤一郎 412
田能村竹田 76
為永春水 140, 144, 197, 455
田山花袋 412, 430, 431, 434, 435, 440, 441
丹波行長 114
丹波康頼 96, 113, 214, 293, 333, 463
チェンバレン 39, 40
近松半二 103, 159, 184, 185, 189
近松門左衛門 118
張仲景 58, 167, 406
柘植彰常（竜州） 60, 383
津田（田村）玄仙 56-58
土田献 25
土田英章 86, 87
坪内逍遙 401
鶴屋南北 162, 182, 192, 199
デカルト 359, 364, 472
寺島良安 13, 14, 96, 98, 108, 225, 249, 349, 378
徳川吉宗 65
呑竜 274

ナ　行

中井久夫 47, 457
中神琴渓 234, 235, 237, 241
中川子公 333, 463
長沢道寿 64, 65, 127, 209, 380, 457
永田徳本 223, 341
長野仁 327-329, 471
中山（識丁子）三柳 117, 380
半井明親 337
名古屋玄医 32, 70, 206, 207, 215
奈須恒徳 346
夏目漱石 404, 412, 434-443, 461
奈良宗哲 16, 24, 124
日蓮 281

ハ　行

ハーヴェー 391
服部敏良 326, 471
服部幸雄 261, 468
パトナム 47
花野井有年 365
林恒斎 70, 458
林羅山 33
原南陽 97, 102, 174, 211
伴高蹊 17, 18
ヒポクラテス 474
平賀源内（風来山人） 228
平田篤胤 194, 368-370, 473
平野重誠 202, 205, 406, 466
広川獬 175, 226

福沢諭吉　238
藤原（九条）兼実　302
藤原道兼　297
藤原頼通　300
伏屋素狄　472
二葉亭四迷　426, 439
ブランカールト　364
フレデリック　364, 472
フロイト　163, 400
ベルツ　39, 40
ベルネーム　163
帆足万里　76
方以智　367
ボウルビィ　67, 200, 213, 458, 464
細野要斎　236
ホフマン　397, 399,
本間棗軒　42, 63, 71, 97, 188, 203, 213, 222

マ 行

マスペロ　472
松平定信　155, 194
松本順　394
松浦静山　177, 178, 350
曲直瀬玄朔　113, 115
曲直瀬道三　96, 108, 116, 203-205, 209-211, 337, 340, 385, 463
丸山敏秋　384, 474
三浦謹之助　392
三浦梅園　73, 366-368, 472, 473

水野義尚　109
三谷公器　371, 372
明治天皇　272
メスメル　48
本井子承　101, 228, 233, 381, 382
森立之　460, 462
森島中良（森羅万象，万象亭）　74, 75, 103
森正人　296, 470

ヤ 行

山下玄門（宥範）　67, 195, 205, 250
山科言継　329, 330, 331
山脇東門　63, 70, 96
山脇東洋　63, 130, 131, 188, 189, 220
ヤンセン父子　72
有林（有隣）　333, 463
ユング　45
横川定　392
吉雄耕牛　73
吉田其幸　414
吉田貞雄　392
米山千代子　50, 457

ラ・ワ 行

李時珍　27, 28, 70, 96, 99, 247, 313
李東垣　127, 462
劉完素　169
柳亭種彦　189
冷泉院　299

事項索引

ア 行

アイハラ　336
悪虫　94
アタッチメント（愛着）　67, 200
阿多婆狗大神　318
天竜／螭竜／雨竜／艮竜　13-15, 51, 455
阿梨多夜叉　318
有賀神社　270
異界　194, 243, 262, 468
医学モデル　43, 50, 86
胃脘痛　343-346
異形の虫　67, 88
イキルキ（生気）　358, 359
胃痙攣　403, 404, 408
意識消失発作　162（→「失神発作」も参照）
意識神経　373, 375
異食（症）　59, 60, 148, 195, 212, 396
胃（ノ）神経痛　402, 403
異虫　5, 55, 56, 61-71, 79, 85, 92, 97, 101, 126, 235, 239, 458
胃虫　92, 225
一気留滞説　170
一項多元的　186
井戸覗き　273, 277,
居場所（鬼, 虫）　152, 300, 303, 304, 321（→「虫の居所」も参照）
陰尸　306, 307
咽中炙臠　58
陰腹虫　141, 142, 145, 462
羽虫　352
うつ（状態, 症, 証）　227-230, 398-400（→「気鬱」も参照）
打つ　258, 259
運化神経　373, 375
栄・衛　373, 376
疫気　289, 301, 302
疫鬼　289, 301, 302
液道　362, 371
エクボン症候群　66, 458

蘡薁虫（えびつるのむし）　249
絵馬　271
円虫　238, 390
横隔（膈）膜　158, 188, 374
応声　29-31, 45
応声虫　5, 11-13, 16-48, 50-52, 66, 67, 69, 79, 105, 116, 126, 144, 455, 458, 459
応声癥　33
応声病　32, 33
応病　29-31, 45
往来もの　411, 413, 414, 423
大洗磯前神社　270
雄黄→ゆうおう
オオナムチノミコト　370, 473, 474
おこり→瘧（ぎゃく）
「鬼」病　126, 288, 289, 296, 306, 321
オプセッシオ　38
阿蘭陀目鏡　77
陰陽師　300-302
怨霊　24, 39

カ 行

瘕　30
蚘／蛕　90, 98-101, 378, 380, 381, 383
街　373
外因　111
蛔疳　218
蛔疳虫　206
疥虫　94
蚘虫　79, 80, 83, 91-93, 97-99, 101, 133, 225, 351, 378-381
蛔虫　89, 97, 98, 150, 238, 239, 327, 328, 380, 390, 392
回虫　343
蚘虫　97, 99
くわいちうのむし　239
解剖　131, 188, 231, 232, 236, 237, 365, 372
蚘薬　60

解離性障害　43, 162
解離性同一性障害　35, 43, 47
鏡　294, 295, 303, 304
蝸牛角上の争い　75
膈／鬲　187-190
膈噎　114
隔噎虫　105
学制　415
覚醒憑依　38-40, 44, 47
拡大鏡　72
拡大レンズ　78
隔虫　334, 341
膈病　189, 190
膈膜　188, 374, 463（→「横隔膜」も参照）
霍乱　157
覚労病　321
影　45-47
影の病　116, 119, 120
影の煩い　116, 118, 119
籠細工　77
下尸　310, 311
化生　378, 380, 381, 383-385, 387
癖（かたかい）　193, 196, 239
かたかいのむし　239, 240
火虫→ひむし
仮名草子　193
鎌　258
髪じらみ　249
火落性乳酸桿菌　88
訶梨帝母　267
異虫（かわったむし）　235
かはらけ虫　148
肝　124, 125, 150, 355
疳　67, 148, 191, 193, 195-197, 202, 203, 205-222, 230, 232, 244, 250, 271, 280, 337-339, 393-396, 409, 433, 465
癇　82, 115, 148, 170, 171, 195, 233, 234, 339, 433, 463
肝疳　196, 210, 211
かんかんのむし　239, 240
疳気（かんき／かんげ）　192, 194, 215, 248, 253, 337-339
癇気　253, 254
肝経　124, 125
癇癪／疳癪　148, 149, 195, 205, 206, 217, 395, 401
肝積　168
癇癪の虫　148, 179
肝癪虫　148
癇癪を起こす　154, 181
疳証　203, 209
癇証　66
疳症　191, 192, 194, 203, 206, 207, 217, 220, 339, 395, 464
癇症　80-82, 195, 456
癇性　399, 438, 445
疳蠹　214
疳虫　67, 191, 192, 207, 208, 215, 216, 219, 222, 231, 232, 234, 237, 337, 338, 353, 465（→「疳の虫」も参照）
癇虫　82（→「疳の虫」も参照）
肝虫　90, 133, 330, 462
寒虫　325, 334, 335, 341
「癇」と「肝」と「疳」の混同　148
「疳」と「癇」の混同　195, 339
勘忍の虫　179
肝の疳虫　238, 240
疳の虫／癇の虫　2, 3, 6, 67, 148, 179, 191-193, 196, 197, 201, 206, 211, 230, 232, 238, 239, 243, 245, 246, 248-255, 257, 258, 260, 261, 264, 267, 270-274, 280, 282-284, 325, 336-339, 353, 354, 393, 394, 396, 466
疳の虫気　211
疳の虫封じ　278
疳（の）病，疳疾　203-205, 221
甘肥　203, 205, 209, 215, 217（→「肥甘の過剰摂取」も参照）
疳癖　227
疳ほり　396
漢蘭折衷（派，的，説）　66, 365, 367, 368, 370, 371, 376, 473
疳労　222, 393, 394, 465, 474
気鬱／気うつ　191, 226-229
気化　381, 384, 386
亀胸　212
気疾　26, 227
鬼子母神　264, 265, 267
鬼邪　42, 126, 290, 291
気積　349, 404
寄生虫（学，症）　61, 150, 201, 355, 390-392, 460
貴族日記　288, 300, 301
鬼胎　330
奇虫　5, 13, 51, 52, 55, 61, 80, 82-84, 231, 232,

235, 239, 242
擬虫化　352
狐憑き　5, 39, 40–42, 48, 50, 52, 456（→「狐憑（こひょう）」も参照）
気のかた　228, 229
亀背　212, 232
気病　18, 26, 66, 229
瘧（疾，病）　57, 157, 164, 293–296, 302
瘧鬼　294–296
灸　166, 228, 231–234, 296, 302, 314, 318, 320, 323
急疳　210
喼急如律令　248, 294
九竅　224
九心痛　346
九臓説　107
九虫　63, 89, 91–99, 105, 137, 225, 305, 321, 333, 334, 378
驚　214
狂（病）　26, 42, 60, 115, 116, 170, 171, 195, 296–298, 374, 463, 469
驚癇　149, 232
驚虫　82
胸虫→むねむし
叫虫　458
蟯虫　89, 92, 94, 96, 97, 150, 225, 386
強迫観念　38
強迫的（な）習癖行為　193, 195
胸病　49
驚風　199, 232, 234, 239, 244, 394
驚風の虫　153, 239, 240, 394
虚労　219, 413
キリ（イ）ル　226, 357
切る　258, 264, 293
菌芽説　225
金瘡医　325, 335
筋肉化虫　70
常山（くさき）の虫／臭樹蠹　249, 250
草双紙　244
駆虫薬　27, 41, 51, 99, 100, 209, 239, 312, 324（→「殺虫剤」も参照）
熊（の）胆　148, 150（→「ゆうたん」も参照）
蜘蛛病　213
苦楝根（皮）　98, 209
クワシオルコル　213
継時性二重人格　43, 46, 47
経絡　30, 107, 204, 461
血液循環説　373
結界　268
結核（菌）　230, 242, 397, 398, 463, 475
血癪／血積　172, 340, 406, 463
厥心痛　344, 345
幻覚　37
元気　128, 156, 373, 375
幻嗅　59
原始生殖　391
幻声　37
乾闥婆王（尊）　264, 267, 279
原虫　406
幻聴　35, 36, 44
顕微鏡　55, 56, 72, 73, 75–79, 83–85, 88, 224, 238, 241, 242, 387, 459
健忘　38
子預け　273, 274
後弓反張　154, 162, 163, 402, 405（→「弓なり緊張」も参照）
皇国医学（和方）　365
紅色白点虫　79
庚申信仰　309
後成説　85
交代性多重人格　46
甲虫　352
紅虫　79
五疳　196, 203, 204, 206, 207, 210, 212, 214, 216, 244, 245, 249, 250, 254, 255, 337, 395, 396
五疳の虫　196, 239
五行　128, 130, 385, 386
五積　168, 171, 173, 349, 404
五情説　110, 125
五神（説）　108, 109, 115, 134
五疝　103
五臓　5, 89, 107–112, 115, 116, 127, 129, 130, 133, 134, 143, 168, 183–185, 196, 204, 234, 292, 364, 369, 413, 414, 461, 462, 469
五臓五腑　107
五臓思想　5, 89, 90, 106, 107, 116, 125, 126, 130–132, 134, 137, 138, 143, 183, 355, 356, 359, 364–368, 370–372, 374, 376, 377, 386, 389, 409, 411, 412, 414, 415, 423, 426–428, 441, 461, 475
五臓虫　105
五臓の虫　90, 132–134, 462, 465

五臓（的）表現　425, 426, 428, 429, 434, 439, 441, 443, 444, 447
五臓六腑　107, 116, 127, 131, 138, 367, 372, 414, 462
五知　360, 361
蠱虫　105
五虫　133, 352
骨蒸　223, 235, 327, 465, 471
狐憑（病）　42, 328, 407（→「狐憑き（きつねつき）」も参照）
古方派　130-132, 170, 171
護摩（行，木，儀礼）　264, 272, 278, 279, 283
五労　397
狐惑虫　105

サ　行

瘵　222, 223
斎川　254, 255, 257
細菌　85, 88
菜虫　92
瘵虫　219
細虫　380
催眠術　48
逆さま（の世界）　243, 263
逆柱　261
酒虫　105, 141, 149
裏虫（ざくろむし／りちゅう）　325, 335
させられ体験　37
雑虫　91
殺虫剤　80（→「駆虫薬」も参照）
詐病　164
月水虫（さわりむし）　153
三因　111
三尸　308-311, 315, 318, 319, 333, 470
三識　360, 361
三尸虫　105, 223
三焦　107, 108, 131
三虫　89, 91-94, 96, 97, 333
サントニーネ／サントニン／サントニンコウ　238, 466
尸　288, 305-307, 313, 331, 470
ジイルレイキゲーステン　358
屍骸鬼　316, 317
子宮衝逆　405, 406
地獄草紙　266
自己像幻視　117, 120-123
紫色黒白点虫　79
四生　377, 378, 380, 384-386, 389
地蔵尊　257
舌がたり　38
小腹（したはら）　173
七情　89, 110, 111, 114-116, 124, 125, 177, 227, 353, 372, 414, 460, 463
七神（説）　89, 107-110
七疝　103
尸虫　307, 309, 330, 378
失神発作　154, 161, 172-174, 405（→「意識消失発作」も参照）
湿生　378, 383, 384, 387
湿熱（説）　377-386, 388, 389
児ノ疳ノ虫　336, 337
社会装置　282, 396
邪鬼　291, 292
邪気（じゃき）　291, 297
癪／積　6, 34, 41, 42, 59, 60, 66, 103, 137, 138, 154, 156-167, 171, 172, 174, 176, 177, 181, 183, 185, 216, 217, 239, 280, 325, 326, 347, 348, 351-355, 394, 402-405, 408, 409, 428, 444, 462, 464
積塊　208
積気（しゃっき／しゃくけ）　154, 155, 463
癪気　154, 160, 161, 170, 176
積気暈倒　172-174
積聚　59, 137, 154, 166, 167, 170, 174, 175, 327, 347, 349-351, 405, 406, 413, 463
積聚虫　349
積滞　208, 209
積虫（しゃくちゅう／しゃくむし）　105, 183, 325, 326, 348, 349, 352-354
弱虫　92, 225, 334
癪の虫／積の虫　138, 154, 175-183, 347-350, 352-354, 464
邪気（じゃけ）　124, 126, 288, 296-299, 301-303, 305, 328, 469, 470
十一の兪　233
重魂病　43, 44, 456, 457
十二疳　214
十二経脈　124, 461
十二少　113
十二臓説　374
呪歌　246, 259
主人格　43
呪符　247, 248, 258
呪文　246-248, 259

呪薬　257
松果体　358
消渇　157, 463
消渇虫　105
上尸　310, 311
小虫　94
常虫　101
条（條）虫　95, 150
小児疳虫　337
小児の虫　246, 330
昌福寺　268, 276, 282
焦螟／蟭螟　74, 75
青面金剛　318（→「青色金剛大明王」も参照）
諸疳　210, 215, 336, 337
触蛮の争い　75
食欲の虫　139
諸尸　306
諸虫　32, 89-91, 94, 105, 106, 131, 137, 462
初労病　321
死霊　49
痔瘻虫　105
咳病（しわぶきやみ）　49
神（しん）　109, 373
神医道　370
心因（観，性）　51-53, 160, 470
津液　204, 205, 215
真液　371
心下　168, 172, 173
人格（の）多重性　46, 47
心肝　125, 185, 461
心疳　196, 210, 211, 395
腎疳　196, 210, 211
心疳の虫　239, 240
腎疳の虫　238, 239
神気／神（しんき）　113, 114, 131, 358, 359, 363, 364, 371-373, 375
心気症　400
心気病　66
神経　357, 358, 360-363, 368-372, 375, 376, 394, 395, 401, 416-418, 420, 424, 426, 427, 429-435, 437, 438, 440, 441, 444, 472, 475
神経液　356-359, 362, 363, 372
神経液流動説　356, 360, 371, 376
神経質　429, 438
神経汁　356-359, 364
神経衰弱　405, 424, 434, 437, 438, 475

神経病　395, 401, 402, 426
信号行動　67, 200, 201
新・三虫　97
心積　168, 404
腎積　168, 173, 464
神守　292
心身医学　61, 420
心身一元的（論）　60, 61, 71, 106, 114, 143, 149, 166, 190, 230, 364, 409
心身症　115
真心痛　344
心身二元的（論）　60, 61, 106, 230, 364, 409
人体問答（書）　411, 415, 416, 418, 422, 423, 475
心虫　90, 133, 462
腎虫　90, 133, 462
診虫法　79
心痛　149, 334, 335, 340-346
神農　148, 474
真福寺　314, 317
心胞（絡）　107, 111, 131, 374
人面瘡　15, 16, 455
心理攪乱性の「虫」　149, 151
心癆／心労　229, 419, 420
スクナビコナノミコト　370, 473, 474
寸白　93, 97, 104, 105, 225, 351, 462
寸白虫　92-95, 102-105, 133, 330, 379
寸・関・尺　167
生気　358
青色金剛大明王　314（→「青面（しょうめん）金剛」も参照）
精虫　84, 85
星点虫　79
セーニュ（一）／セーニー／セーニウ　226, 357, 360
セイニウホクト　358-360
生理（書）　420-422
生冷（説）　379, 383
脊疳　218, 232, 465
赤虫　92, 97, 225, 319
雪蛆　76, 77
雪中の虫　77
セメンシーナ　238, 486
疝気　102, 103, 141, 157, 280, 428, 429
疝気（の）虫　102-105, 179
疝癪／疝積　146, 162, 175
前成説　84, 85

宗気　373-375
相剋　130
相生（そうじょう）　130
臓象学説　107
臓躁／蔵躁　406-408
瘡虫　83
走馬（牙）疳　210
宗脈　373, 375, 376

タ　行

体感表現　149
帯下　171, 463
内経医学　364
醍醐寺　266, 314
大山寺　264, 278, 279, 282, 283
胎生　378, 380, 383, 384
体節　95
胎毒　63, 205, 251
第二人格　44
大梵天王　266
体癆（五臓の癆）　229
対話性独語　36, 44
高座結御子神社　273, 274, 277, 279
鷹取流　335
多元的中心　130
多重人格　17, 47, 48（→「交代性多重人格」「超多重人格」も参照）
多重心性　48
蓼食う虫　179
田村神社　255, 256
短気の虫　153
短虫　93, 99
膻中　374, 375
丹田　292, 472
痔瘡　149
血の道　254, 394, 401, 428
虫因（観，性，説）　5, 43, 48, 50-53, 55, 71, 86, 100, 126, 205, 215, 217, 225, 239, 287, 288, 328, 352, 353, 355, 409, 429
中脘　344
中戸　310, 311
虫積　63, 353, 404
虫積癆　229
中焦　107, 204, 208
虫証　5, 55-61, 68, 71, 82, 457
虫症　56

虫心痛　346
虫卵　224
癥　30, 59, 170, 463
癥瘕　30, 31, 463
長三郎（の事例）　12, 13, 16-18, 25, 455
超多重人格　47
長虫　92-94, 97, 99
腸中蛭虫　94
重宝記　246, 259
身柱（ちりげ）　233
痛果機里児（つうかきりいる）　358
月虫　153
憑き物　40（→「憑依」も参照）
槙　259, 316, 317, 471
剣神社　272
泥丸　367, 472, 473
丁奚疳　210
癲　26, 115, 116, 170, 171, 463
癲癇　79, 80, 82, 116, 162, 195, 401
転換型ヒステリー　58
転換性障害　58
癲癇虫　80
顛狂　420
伝尸（伝屍／伝疰）　222, 223, 313, 315, 318-321, 324
伝尸（病）鬼　288, 311, 315-318, 320
伝尸（病）虫　225, 232, 241, 288, 311, 322
伝尸病　223-225, 288, 311-316, 319, 322, 466, 471
伝尸労病　321
天人相同説　130
天南星　247
天王寺　314
天魔羅醯室陀鬼　316, 317
導引　166, 167
童子経法　266
同時性二重人格　43, 44, 46, 47
疼痛発作　160
動物磁気説　48
動物精気　358, 359
千里鏡（とうめがね）　73
独語（Monolog）　36, 44
ドッペルゲンガー　117, 123

ナ　行

ナーバス・デプレッション　399
内因　111
内臓虫　391（→「腹の虫」も参照）
泣きびすさん　275, 276
泣き虫　179
荷降ろし　160
苦手　166, 462
憎い虫　143
肉虫　92, 225
二項一元的　186
二項併存（性，的）　186, 187, 190
二重意識　40
二十四疳　214
二重自己　48
二重身　117, 120, 123, 461
二重人格　16, 35, 37, 43-47（→「継時性二重人格」「同時性二重人格」も参照）
二重心性　48
二段階式発生論　377, 381-384, 388, 389
日本住血吸虫　392
乳汁変性論　203, 215
乳母　203, 205, 209, 215, 245, 280
妊娠狂　407
妊虫　380, 384
熱虫　325, 334, 335
ネマテルミア　390
ネルヒ　360
念仏鬼　262, 263
脳液　371
脳漿　424, 425
脳・神経（学説，中枢観，中枢説，思想）　335, 355, 356, 359, 364, 365, 367-372, 374, 376, 389, 411, 412, 414, 419, 422-424, 428, 433, 436, 441, 475
脳・神経表現　424-427, 429, 430, 434, 439, 443, 445, 447
脳病　66, 395, 401, 402, 420, 473

ハ　行

梅核気　58, 457
肺肝　184, 185, 464
肺疳　196, 210, 211, 393, 395
肺疳の虫　240
肺結核　221, 225-227, 315, 398, 402
肺積　168
肺虫　90, 92, 133, 225, 462
肺病　429
肺労　397, 398
白虫　79, 91, 92, 94, 95, 319, 320
バクテリア　84, 88
八情　125
齲（はのむし）　389
刃物　258
腹の「声」　23（→「腹中の声」も参照）
腹の中の虫／蛕蟯虫　149, 150, 251（→「腹中の虫」「腹の虫」も参照）
腹の虫／蚘／内臓虫／蚘虫／腹虫　1, 2, 99, 104, 135, 137-146, 148-153, 175, 179, 181, 326, 328, 329, 335, 381, 389, 391, 440, 441, 443, 445, 447, 449（→「腹の中の虫」「腹中の虫」も参照）
鍼／針　182, 304, 323, 329, 330, 342
煩気　389
煩心　168
反応性愛着障害　396
皮下走虫　3, 65, 70
脾疳　196, 210, 211, 393-395
脾疳の虫　148, 239, 240
肥甘の過剰摂取　203, 204, 280（→「甘肥」も参照）
引札　165, 226, 245
飛尸　307
脾積　168
ヒステリー／ヘイステリア／ヘイステリー　39, 163, 398-403, 405-408, 456, 457
ヒステリー球　58, 163
微生物　88
ひだる虫　140
脾虫　90, 133, 462
恟り虫（びっくりむし）　153
脾疼　345
ヒトノハラノムシ　98
蚘（ひとのむし）　98, 349
皮膚寄生虫妄想　66
ヒポコンデル／ヒポコンデリア／ヒポコンデリー　398-403
火虫　325, 335
憑依　20, 34-42, 44, 47, 48, 50, 51, 71, 237, 288, 296, 297（→「憑き物」「覚醒憑依」「夢遊憑依」も参照）
憑依人格　20
病症変遷　191, 219

憑霊　38, 44, 50, 51
不安性愛着　213
腐壊　387
副意識　43
伏尸　301, 470
腹診　132, 175
腹内人声　30-34
伏虫　91, 225
腹中の声　13, 23, 27
腹中の虫　93, 211, 214, 251（→「腹の中の虫」「腹の虫」も参照）
伏梁　168, 404
伏連　327, 471
無辜疳　210, 219
塞ぎ（の）虫　148, 149, 153
婦人積聚　405
不内外因　111
父母生殖　391
ぶらぶら病　228, 229
フルゴロートガラス　73
賁門　345
分離不安　213
分離不安障害　396
ヘイステリア→ヒステリー
癖疾　212
辟邪図　266
哺育障害　396
彭倨　310
彭矯　310, 318
彭矯穴　318
彭質　310
母蚘　382
母子相生　95
ポセッシオ　38
哺露疳　210
奔豚／賁豚（ほんとん）　168, 173, 174, 406, 456, 464

マ　行

孫太郎虫　250, 254, 255, 257, 467
蝮（蛇）指（まむしゆび）　166, 176, 462
鰻鱺／鰻藜（魚）　254, 311, 312, 324, 466
身　453
御井社祭　274
三疳封じ　272, 273
見せ物／見世物／観場　17, 18, 28, 77, 459
鳩尾／心窩（みぞおち／みづおち）　158, 187, 404
身の内の虫　351
脈診　291, 327, 330
三宅八幡宮　271, 272, 277, 278
民間治療　280
民間薬　243, 248, 254, 280
民間療法　253, 254, 346, 396
虫切　260, 264, 268, 271, 272, 276, 277
虫下し　196
虫気　153, 196, 197, 199, 209, 211, 248, 250, 254, 326, 332, 394
虫の居所　1, 5, 26, 45, 135, 137, 138, 152, 154, 178, 182, 183, 232, 343, 461（→「居場所」も参照）
虫八幡大神　271, 272
虫腹　326
虫病　29, 56, 105, 126, 287, 306, 324, 325, 327-331, 333, 334, 336, 355, 392, 393, 409
虫封じ　3, 244, 254, 257, 261, 263, 264, 267, 270-272, 274-277, 279-284, 354, 396, 466, 468
虫眼鏡　72-77, 459, 460
虫持ち　153, 197
虫養い　139, 145
胸先　157, 158, 177-179, 182
無奈牟之也美（むなむしやみ）　347
宗任神社　260
胸の虫　137, 138, 150-153, 175, 182
胸虫（むねむし／むなむし／きょうちゅう）　152, 325, 330, 334-336, 340-343, 346, 347, 353, 354
夢遊憑依　38, 39, 47
命門　107, 131
メンタル・ヘルス　419, 421, 423
毛虫　352
物気（もののけ）　5, 48-50, 52, 262, 296, 297, 299, 302, 470
物の見入　118

ヤ　行

柳の虫　249, 250
夜明砂　251
憂鬱病　401
雄黄　65, 289, 290
遊魂　123
ゆうたん　149（→「熊の胆」も参照）
弓なり緊張　163（→「後弓反張」も参照）

養生（書）　109, 112, 114, 129, 233, 333, 359, 411, 414, 415, 418–423, 462
腰虫　325, 335, 336
横川吸虫　392
夜泣（き）／夜啼（き）　2, 239, 243, 245, 247, 248, 252, 253, 258, 259, 262, 269, 272, 278, 280, 281
夜泣きの観音さま　275, 276
夜啼橋　258
よなきむし　239
憑坐／寄坐／ヨリマシ　49, 50, 298

ラ・ワ行

雷丸　27, 28, 32, 41, 46, 65
裸虫　352
藍汁　41, 46
卵生　378, 383, 384, 387–389
乱文虫　79
離魂病　89, 116–125, 461
離人症　123
鱗虫　352
霊因（観，性）　5, 48–53, 71, 126, 225, 287–289, 291, 292, 294, 300, 305, 308, 320, 323, 324, 328, 331–333, 470
「霊因」→「虫因」→「心因」　52, 287
霊液　356, 357, 359–364, 368, 370–372, 375, 376, 389, 416, 472, 475
霊・心・身一元観　299, 300, 302, 305, 320, 323, 331
癘虫　83
冷虫　325, 334, 335, 341
労（病）　67, 219, 220, 222–224, 226–228, 230, 315, 338, 355, 396, 397, 409, 430
労咳　219, 220, 227–229, 465
労咳の虫　239, 241
労瘵／癆瘵　191, 219, 220, 222–224, 226, 228, 234, 235, 315, 465
労瘵虫　105, 241, 466
労症／癆症　219, 236, 397, 398, 401, 402, 475
労証　220
労虫／癆虫　6, 7, 105, 191, 192, 219, 223, 225, 226, 232, 237, 239, 241, 242, 379, 466, 475
瘻虫　83
六淫　126
六情説　110
六条御息所　49, 299, 300
六臓説　107
六臓六腑　107
六虫　225, 321, 322
六欲　227, 461
六気　384–386
和方（家）　365, 370

文献一覧

引用した文献の名称を現代仮名遣いのあいうえお順に掲出し，著者，成立年を付した。また，引用に用いた底本について，写本，版本の場合は所蔵者を，近代に出版された書籍によった場合には，その出版社，刊行年を示した。原則として明治以前成立のものをここに示し，大正以降のものは注に示した。

［あ行］

あいいくさだん『愛育茶談』桑田立斎　嘉永 6 年（1853）刊　架蔵。 473, 474

あいごのわかめいかのかちどき『愛護稚名歌勝鬨』竹田外記ほか　宝暦 3 年（1753）初演　『叢書江戸文庫　近松半二浄瑠璃集　一』国書刊行会，1987 年。 189

あしやどうまんおおうちかがみ『芦屋道満大内鑑』（歌舞伎）作者不詳（沢田文治らの関与か）　享保 20 年（1735）初演　『歌舞伎台帳集成　第二巻』勉誠社，1983 年。 119

あしやのどうまんおおうちかがみ『芦屋道満大内鑑』（浄瑠璃）竹田出雲　享保 19 年（1734）初演　『新日本古典文学大系　竹田出雲・並木宗輔　浄瑠璃集』岩波書店，1991 年。 119

あすかがわ『飛鳥川』識丁子（中山）三柳　慶安 5 年（1652）刊　『仮名草子集成　第一巻』東京堂出版，1980 年。 117

あねいもとだてのおおきど『姉妹達大礎』辰岡万作ほか　寛政 7 年（1795）初演　『日本戯曲全集　第八巻　寛政期京坂仇討狂言集』春陽堂，1931 年。 176, 182

あみもようとうろのきくきり『網模様燈籠菊桐』（『子猿七之助』）河竹黙阿弥　安政 4 年（1857）初演　『黙阿弥全集　第三巻』春陽堂，1924 年。 193

いがくげんし『医学原始』王宏翰（清代）　1688 年　『医学原始』上海科学技術出版社（上海），1989 年（影印版）。 369

いがくさんぞうべんかい『医学三蔵弁解』岡本一抱　元禄 13 年（1700 年）刊　架蔵。 128

いがくせいでん『医学正伝』虞摶（明代）　1515 年　元和 8 年（1620）和刻版（『（新刊京板校正大字）医学正伝』）　南山大学図書館蔵本。 70, 96, 210, 344, 385, 463

いがくにゅうもん『医学入門』李梴（明代）　1575 年　慶安 4 年（1651）和刻版（『（編註）医学入門』）　架蔵［『（校正）医学入門』上海掃葉山房（上海），1923 年も参照した］。 32, 45, 70, 187, 206, 218, 220, 464

いがくろくよう『医学六要』張三錫（明代）　1585 年　『中医古籍孤本精選　医学六要』上海科学技術出版社（上海），2005 年。 379

いがごえどうちゅうすごろく『伊賀越道中双六』近松半二ほか　天明 3 年（1783）初演　『半二戯曲集　全』国民文庫刊行会，1910 年。 157

いがごえのりかけがっぱ『伊賀越乗掛合羽』奈河亀助　安永 5 年（1776）初演　『新日本古典文学大系　上方歌舞伎集』岩波書店，1998 年。 151

いかせんじもんちゅう『医家千字文註』惟宗時俊　永仁元年（1293）成立，天保年間（1830–44 年）刊　架蔵。 313, 455

いかにしてだいぶんがくをえんか「如何にして大文学を得ん乎」内村鑑三→こくみんのとも

いかひっけい『医家必携』堀内忠亮　安政 4 年（1857）刊　架蔵。 239

いきろん『胃気論』張錫駒（清代）　成立年不詳　寛政 9 年（1797）和刻版　国立公文書館（内閣文庫）蔵本。 379

いげん『医源』石坂宗哲　文政 9 年（1826）刊　龍谷大学附属図書館蔵本。 372–376

いじそうだん『医事叢談』山下玄門（宥範）　嘉永 2 年（1849）刊　京都大学附属図書館（富士川文

庫）蔵本。 67, 195, 205, 250

いしょたいぜん『医書大全』熊宗立（明代） 1446年 大永8年（1528）和刻版（『（新編名方類証）医書大全』） 武田科学振興財団杏雨書屋蔵本。 111, 129, 463, 473

いしんほう『医心方』丹波康頼 永観2年（984）奏進 『医心方』華夏出版社（北京），1996年［『医心方』人民衛生出版社（北京），1955年，万延元年（1860）刊の江戸医学館本の影印版も参照した］。 96, 113, 214, 218, 293-298, 308-310, 333, 463, 469

いせつ『医説』張杲（宋代） 1189年 京都大学附属図書館（富士川文庫）蔵本［万治2年（1659）和刻版］［『伝承文学資料集成第二十一輯 医説』三弥井書店，2002年も参照した］。 27, 29, 32, 34, 69, 133, 303, 307, 313, 320, 323, 463

いせやまだはいかいしゅう『伊勢山田俳諧集』松田利清・編 慶安3年（1650）刊 『俳書叢刊 第二巻』臨川書店，1988年。 140

いそうちゅうけいこう『医宗仲景考』平田篤胤 文政10年（1827）刊 架蔵［『新修平田篤胤全集第一四巻 易・医道』名著出版，2001年も参照した］。 370, 473

いそくはっき『医則発揮』河津省庵 嘉永5年（1852）刊 内藤記念くすり博物館蔵本。 365

いだん『医断』吉益東洞 宝暦9年（1759）刊 架蔵。 132

いだんしょう『医談抄』惟宗具俊 13世紀後半に成立 『伝承文学資料集成第二十二輯 医談抄』三弥井書店，2006年。 31, 32, 295, 311-313, 319, 455, 462

いっせきいわ『一夕医話』平野重誠 慶応2年（1866）刊 内藤記念くすり博物館蔵本［『杏林叢書 下巻』思文閣，1926年（1971年復刻版）所収の『一夕医話』も参照した］。 407, 466

いっぽんどうこうよいげん『一本堂行余医言』香川修庵 成立年不詳，天明8年（1788）刊 架蔵。 26, 33, 34, 41, 59, 69, 97, 156, 170, 188, 225, 463

いっぽんどうやくせん『一本堂薬選』香川修庵 享保16年（1731）―元文3年（1738）刊 内藤記念くすり博物館蔵本。 34

いどうにちようこうもく『医道日用綱目』本郷正豊 宝永6年（1709）序，享保18年（1733）刊 架蔵［弘化2年（1845）刊本］。 204, 209, 220, 465

いとぐるまきゅうびのきつね『糸車九尾狐』山東京伝 文化5年（1808）刊 『山東京伝全集 第六巻 合巻1』ぺりかん社，1995年。 120

いなかしばい『田舎芝居』万象亭（森島中良） 天明7年（1787）刊 『新日本古典文学大系 異素六帖・古今俄選・粋宇瑠璃・田舎芝居』岩波書店，1998年。 103

いはんていこう『医範提綱』宇田川玄真 文化2年（1805）刊 架蔵［弘化2年（1845）刊本］。 362, 364, 368, 388, 472

いほうこう『医方考』呉崑（明代） 1584年 慶安4年（1651）和刻版 内藤記念くすり博物館蔵本。 32, 105, 116

いほうこうじょうけん『医方考縄愆』北山友松子・付注 元禄10年（1697）刊 国立公文書館（内閣文庫）蔵本。 32, 115, 116

いほうせいでん『医方正伝』花野井有年 嘉永5年（1852）刊 内藤記念くすり博物館蔵本。 365

いほうたいせいろん『医方大成論』熊宗立（明代）・原著（編者不詳，吉田意安か） 刊年不詳（江戸初期） 架蔵［正徳3年（1713）刊本］。 128, 129, 345

いほうたいせいろんげんかい『医方大成論諺解』岡本一抱 貞享2年（1685）刊 『近世漢方医学書集成 岡本一抱（三）』名著出版，1979年（影印版）。 128, 345

いほうもんよ『医方問余』名古屋玄医 延宝7年（1679）自序 写本 『近世漢方医学書集成 名古屋玄医（一）―（四）』名著出版，1984年（影印版）。 206, 215

いもせやまおんなていきん『妹背山婦女庭訓』近松半二ほか 明和8年（1771）初演 『新編 日本古典文学全集 浄瑠璃集』小学館，2002年。 103

いもんぞくせつべん『医門俗説弁』奈良宗哲 享保14年（1728）刊 『杏林叢書 下巻』思文閣，1926年（1971年復刻版）。 16, 24, 26, 28, 124

いりょうせいし『医療正始』伊東玄朴 天保6年（1835）―安政5年（1858）年刊 架蔵。 403

いりょうてびきぐさ・べつろく『医療手引草　別録』加藤謙斎　安永 6 年（1777）刊　架蔵。 102, 122, 346

いりんしゅうよう『医林集要』玉璽（明代）　1482 年　朝鮮鈔本　武田科学振興財団杏雨書屋蔵本。 211

いんきつぼ『インキ壺』田山花袋　明治 42 年（1909）刊　『田山花袋全集　第一五巻』文泉堂書店，1937 年。 440

いんりょうけんにちろく『蔭凉軒日録』季瓊真蘂・亀泉集証記　永享 7 年（1435）—明応 2 年（1493）記　『増補史料大成　二一巻—二五巻』臨川書店，1978 年。 328

うきぐも『浮雲』二葉亭四迷　明治 20 年（1887）刊　『二葉亭四迷全集　第一巻』筑摩書房，1964 年。 427

うきよどこ『浮世床』式亭三馬　文化 10 年（1813）—同 11 年（1814）刊　『新編　日本古典文学全集　洒落本・滑稽本・人情本』小学館，2000 年。 199

うきよぶろ『浮世風呂』式亭三馬　文化 6 年（1809）—同 10 年（1813）刊　『新日本古典文学大系　浮世風呂・戯場粋言幕の外・大千世界楽屋探』岩波書店，1989 年。 140, 193, 196

うきよものがたり『うき世物語』浅井了意　寛文 5 年（1665）—同 6 年（1666）頃刊　『假名草子集成　第六巻』東京堂出版，1985 年。 193

うじのその『菟道園』桑楊庵光（頭光《つむりのひかる》）　寛政 4 年（1792）刊か　『江戸怪異綺想文芸大系 1　初期江戸読本怪談集』国書刊行会，2000 年。 185

うそしっかりがんとりちょう『啌多雁取帳』奈《な》蒔《まけ》野《の》馬《ば》乎《か》人《ひと》　天明 3 年（1783）刊　『新編　日本古典文学全集　黄表紙・川柳・狂歌』小学館，1999 年。 459

うわいかくけんにっき『上井覚兼日記』上井覚兼　天正 2 年（1574）—同 14 年（1586）記　『大日本古記録　上井覚兼日記』岩波書店，1954 年。 329, 331

えいかびげん『桜河微言』孔斎　安永 6 年（1777）跋　『洒落本大成　第七巻』中央公論社，1980 年。 104

えいせいひようしょう『衛生秘要抄』丹波行長　正応元年（1288）進上　『続群書類従　第三十一輯上・雑部』続群書類従完成会，1978 年（訂正三版）。 114

えいどうひゃくもん『嬰童百問』魯伯嗣（明代）　15 世紀初期の成立か　江戸時代和刻版（無刊記）国立公文書館（内閣文庫）蔵本［『歴代中医名著文庫　中医児科名著成』華夏出版社（北京），1997 年も参照した］。 216, 218

えいり・ぜんくん『絵入　前訓』手島堵庵　天保 14 年（1843）刊　架蔵。 233, 234

えいろくにねんぼん・せつようしゅう『永禄二年本　節用集』著者不詳　永禄 8 年（1565）以降の成立か　『印度本節用集古本四種　研究並びに総合索引』勉誠社，1974 年（影印版）。 339

えなんじ『淮南子』著者不詳　漢代　『漢文叢書　淮南子』有朋堂書店，1922 年。 389

えのしまみやげ『江の嶋土産』十返舎一九　文化 6 年（1809）—同 7 年（1810）刊　『十返舎一九集 3　江の島土産・一九之記行』古典文庫，1984 年。 166

えんざんしょうおう・かつようこうぎ『演山省翁　活幼口議』曾世栄（元代）　1294 年　写本［文政 3 年（1820）筆写本］　国立公文書館（内閣文庫）蔵本。 217

えんじゅさつよう『延寿撮要』曲直瀬玄朔　慶長 4 年（1599）刊　『近世漢方医学書集成　曲直瀬玄朔』名著出版，1979 年（影印版）。 113, 114

えんじゅるいよう『延寿類要』竹田昭慶　康正 2 年（1465）成立，寛政 3 年（1791）刊　国立公文書館（内閣文庫）蔵本。 112

えんせいいほうめいぶつこう『遠西医方名物考』宇田川玄真　文政 5 年（1822）—同 8 年（1825）刊　架蔵。 239, 466

えんせきざっし『燕石雑志』曲亭馬琴　文化 8 年（1811）刊　『日本随筆大成　第二期第 19 巻』吉川弘文館，1975 年。 389

えんのぎょうじゃおおみねざくら『役行者大峰桜』竹田外記ほか　宝暦元年（1751）初演　『叢書江戸文庫　近松半二浄瑠璃集　一』国書刊行会，1987 年。 196

おうぎおうぎここにかきぞめ『扇々爰書初』尾上三朝（三世尾上菊五郎）文化 11 年（1814）刊 『叢書江戸文庫　役者合巻集』国書刊行会，1990 年。 120, 464

おうしゅうあだちがはら『奥州安達原』近松半二ほか　宝暦 12 年（1762）初演 『半二戯曲集　全』国民文庫刊行会，1910 年。 184

おうしゅうばなし『奥州ばなし』只野真葛　文政元年（1818）成立か 『叢書江戸文庫　只野真葛集』国書刊行会，1994 年。 120, 121, 123, 461

おうじょうようしゅう『往生要集』源信　永観 3 年（985）成立 『日本思想大系　源信』岩波書店，1970 年。 351

おうじんてんのうやつのしらはた『応神天皇八白幡』文耕堂　享保 19 年（1734）初演 『叢書江戸文庫　竹本座浄瑠璃集　二』国書刊行会，1995 年。 158

おおさかまつりぞろえ『大坂神事揃』並木正三ほか　宝暦 9 年（1759）初演 『歌舞伎台帳集成　第十二巻』勉誠社，1986 年。 198

おおもんぐちよろいがさね『大門口鎧襲』並木宗輔ほか　寛保 3 年（1743）初演 『歌舞伎台帳集成　第十六巻』勉誠社，1988 年。 143

おがみんすにおうさん『拝寿仁王参』芝全交　寛政元年（1789）刊 『江戸の戯作絵本（三）変革期黄表紙集』社会思想社（現代教養文庫），1982 年。 140

おくにいりそがなかむら『御国入曾我中村』松井幸三ほか　文政 8 年（1825）初演 『鶴屋南北全集　第十巻』三一書房，1973 年。 148

おちぐりものがたり『落栗物語』作者不詳　寛政 4 年（1792）以後成立 『新日本古典文学大系　当代江戸百化物・在津紀事・仮名世説』岩波書店，2000 年。 459

おとしばなし・とそきげん『落噺　屠蘇喜言』桜川慈悲成　文政 7 年（1824）刊 『化政期落語本集―近世笑話集（下）―』岩波書店（岩波文庫），1988 年。 178, 182

おとなせっせいしょうにようういくこころえ『大人摂生小児養育心得』石田勝信　明治 30 年代刊か 架蔵。 474

おとわやまれんぼのたき『音羽山恋慕飛泉』中山吾八ほか　宝暦 13 年（1763）初演 『歌舞伎台帳集成　第十六巻』勉誠社，1988 年。 157

おらんだいじもんどう『和欄医事問答』杉田玄白・建部清庵　明和 7 年（1770）―安永 2 年（1773）成立，寛政 6 年（1794）刊　国立公文書館（内閣文庫）蔵本［『日本思想大系　洋学・上』岩波書店，1976 年も参照した］。 72, 358, 359, 473

おらんだいわ『和蘭医話』伏屋素狄　文化 2 年（1805）刊　内藤記念くすり博物館蔵本。 472

おらんだげかしなん『阿蘭陀外科指南』伝・沢野忠庵　成立年不詳，元禄 9 年（1696）序，宝永 2 年（1705）刊　京都大学附属図書館（富士川文庫）蔵本。 352

おらんだぜんくないがいぶんごうず・けんごう『和蘭全躯内外分合図・験号』本木良意・重訳　元禄 10 年（1697）以前成立，明和 9 年（1772）刊　龍谷大学附属図書館蔵本。 471

おらんだばなし『紅毛談』後藤梨春　明和 2 年（1765）刊 『江戸科学古典叢書 17　紅毛談・蘭説弁惑』恒和出版，1979 年（影印版）。 72

おんじょうじでんき『園城寺伝記』著者不詳　興国 4 年（1343）以降成立 『大日本仏教全書一二七　園城寺伝記　寺門伝記補録』名著普及会，1979 年。 319

おんちびょういん『温知病因』野々村喬　成立年不詳　明和 9 年（1772）刊　内藤記念くすり博物館蔵本。 96

おんなとさにっき『女土佐日記』作者不詳　享保 11 年（1726）初演か 『歌舞伎台帳集成　第一巻』勉誠社，1983 年。 158

おんななるかみかせんざくら『孀髪歌仙桜』市山卜平ほか　宝暦 12 年（1762）初演 『歌舞伎台帳集成　第十六巻』勉誠社，1988 年。 184

おんようじちょうほうき『陰陽師調法記』（『続咒咀調法記』）著者不詳　元禄 14 年（1701）刊 『重宝記資料集成　第十六巻　俗信・年暦 1』臨川書店，2006 年（影印版）。 246, 251, 259

おんりょうけんにちろく『蔭涼軒日録』→いんりょうけんにちろく

［か行］

かいあいっとく『怪痾一得』名古屋玄医　元禄4年（1691）刊　京都大学附属図書館（富士川文庫）蔵本。 32, 70

かいあぞくしょう『怪痾続抄』林恒斎　成立年不詳　写本　京都大学附属図書館（富士川文庫）蔵本。 70, 458

かいかんきょうききょうかくでん『開巻驚奇侠客伝』曲亭馬琴　天保3年（1832）—嘉永2年（1849）刊　『新日本古典文学大系　開巻驚奇侠客伝』岩波書店，2000年。 140, 184, 188, 196

かいし『蛕志』喜多村槐園　文政3年（1820）自序，嘉永2年（1849）刊　国立公文書館（内閣文庫）蔵本。 90, 91–94, 99, 381, 384

かいせきりょうりせかいもよしわら『会席料理世界も吉原』市川三升　文政8年（1825）刊　『新日本古典文学大系　草双紙集』岩波書店，1997年。 244

かいたいしんしょ『解体新書』杉田玄白ほか　安永3年（1774）刊　『解体新書』医学古典刊行会　刊年不詳（影印版）［『日本思想大系　洋学・下』岩波書店，1972年も参照した］。 72–74, 130, 188, 189, 356–360, 366–368, 472

かいたいはつもう『解体発蒙』三谷公器　文化6年（1809）序，文化10年（1813）刊　国立公文書館（内閣文庫）蔵本。 371, 372

かいだんぼたんとう『怪談牡丹燈』香夢楼先生　明治20年（1887）刊　国立国会図書館のマイクロフィッシュによる。 426

かいびょうはつうん『蚘病発薀』糟谷駿　天保7年（1836）刊　内藤記念くすり博物館蔵本。 382, 383

がいりょうさいざん『外療細塹』鷹取秀次　成立年不詳［慶長11年（1606）の識語あり］　江戸時代刊本（無刊記）　架蔵。 335, 343

がいりょうしんめいしゅう『外療新明集』鷹取秀次　天正9年（1581）成立，寛文8年（1668）刊　内藤記念くすり博物館蔵本［正徳6年（1716）版本］。 335, 336

かがくしゅう『下学集』東麓破衲・編　文安元年（1444）成立，元和3年（1617）刊　『東京大学国語研究室資料叢書　第14巻　下学集　三種』汲古書院，1988年。 339

かしないかてきよう『華氏内科摘要（増訂版）』ハルツホールン（アメリカ）原著，桑田衡平・訳述　明治8年（1875）刊　国立公文書館（内閣文庫）蔵本。 397

かしわざきにっき『柏崎日記』渡辺勝之助　天保10年（1839）—嘉永元年（1848）記　『日本庶民生活史料集成　第十五巻　都市風俗』三一書房，1971年。 104, 248, 250

かたきうちうわさのふるいち『敵討噂古市』（『正直清兵衛』）河竹黙阿弥　安政4年（1857）初演　『黙阿弥全集　第二巻』春陽堂，1924年。 140, 149

かたきうちおんなじつごきょう『復仇女実語教』十返舎一九　文化6年（1809）刊　『叢書江戸文庫　中本型読本集』国書刊行会，1988年。 161, 189

かたきうちがんりゅうじま『敵討巌流島』作者不詳　元文2年（1737）初演　『歌舞伎台帳集成　第三巻』勉誠社，1983年。 198

かたきうちまごたろうむし『敵討孫太郎虫』山東京伝　文化3年（1806）『山東京伝全集　第五巻　黄表紙5』ぺりかん社，2009年。 257

かたきうちやぐらのたいこ『敵討櫓太鼓』鶴屋南北ほか　文政4年（1821）初演　『鶴屋南北全集　第八巻』三一書房，1972年。 162

かちずもううきなのはなぶれ『勝相撲浮名花触』鶴屋南北　文化7年（1810）初演　『鶴屋南北全集　第二巻』三一書房，1971年。 192, 195

かっしやわ『甲子夜話』松浦静山　文政4年（1821）—天保12年（1841）記　『甲子夜話　（一）—（六）』平凡社（東洋文庫），1977–83年。 177, 182, 350

かつようしんしょ『活幼心書』曾世栄（元代）　1294年　江戸時代写本　国立公文書館（内閣文庫）蔵本。 217

かつらがわれんりのしがらみ『桂川連理柵』菅専助　安永 5 年（1776）初演　『新潮日本古典集成　浄瑠璃集』新潮社，1985 年。 151, 200

かとうしょうがく・ようじょうだん『下等小学　養生談』福井孝治　明治 12 年（1879）刊　『日本教科書大系　近代編　第二十二巻　理科（二）』講談社，1965 年。 420

かなでほんちゅうしんぐら『仮名手本忠臣蔵』（浄瑠璃）竹田出雲ほか　寛延元年（1748）初演　『新潮日本古典集成　浄瑠璃集』新潮社，1985 年。 159, 163

かなでほんちゅうしんぐら『仮名手本忠臣蔵』（歌舞伎）作者不詳　成立年不詳　『名作歌舞伎全集　第二巻』東京創元社，1968 年。 163

かなめいし『かなめいし』浅井了意　寛文 2 年（1661）刊　『新編　日本古典文学全集　仮名草子集』小学館，1999 年。 253

かまくらさんだいき『鎌倉三代記』近松半二ほか　明和 7 年（1770）初演か　『日本古典文学大系　浄瑠璃集・下』岩波書店，1959 年。 185

かれいしょうにほう『遐齢小児方』曲直瀬道三　永禄 9 年（1566）成立，寛永 7 年（1630）刊　内藤記念くすり博物館蔵本。 209

かんこうひようほう『鑑効秘要方』景贇　永禄 3 年（1560）跋　写本　国立公文書館（内閣文庫）蔵本。 333

かんじんかんもんてくだのはじまり『韓人漢文手管始』並木五瓶　寛政元年（1789）初演　『日本古典文学大系　歌舞伎脚本集・上』岩波書店，1960 年。 139, 145

かんぜんちょうあくのぞきからくり『勧善懲悪覗機関』（『村井長庵』）河竹黙阿弥　文久 2 年（1862）初演　『黙阿弥全集　第四巻』春陽堂，1924 年。 160

かんでんじひつ『閑田次筆』伴高蹊　文化 3 年（1806）刊　『日本随筆大成　第一期第 18 巻』吉川弘文館，1976 年。 17, 18, 26, 28, 36–38

かんようないけいせつ『漢洋内景説』高野長英　天保年間（1830–44 年）成立か　『華山・長英論集』岩波書店（岩波文庫），1978 年。 473

かんようびょうめいたいしょうろく『漢洋病名対照録』落合泰蔵　明治 16 年（1883）刊　内藤記念くすり博物館蔵本。 393, 399, 404, 406

かんれいびきゅうほう『管蠡備急方』久志本常光　天文 3 年（1534）自序　写本　京都大学附属図書館（富士川文庫）蔵本［天文 15 年（1546）写］。 333, 463

きいちほうげんさんりゃくのまき『鬼一法眼三略巻』文耕堂ほか　享保 16 年（1731）初演　『海音・文耕堂・鬼外　戯曲集』国民文庫刊行会，1911 年［『義太夫節浄瑠璃未翻刻作品集成九　鬼一法眼三略巻』玉川大学出版部，2007 年も参照した］。 20, 21, 23

ぎおんさいれいしんこうき『祇園祭礼信仰記』中邑阿契ほか　宝暦 7 年（1757）初演　『叢書江戸文庫　豊竹座浄瑠璃集　三』国書刊行会，1995 年。 157

きざんろく『帰山録』三浦梅園　安永 7 年（1778）成立　『梅園全集　上巻』弘道館，1912 年。 73

きしつべんらん『奇疾便覧』下津寿泉　正徳 5 年（1715）刊　内藤記念くすり博物館蔵本。 33, 70, 122, 124–126

きしつほう『奇疾方』夏子益（宋代）　成立年不詳　原本は散逸，輯本として残る。 122, 124

きしんろん『鬼神論』新井白石　元禄（1688–1704）初年頃の成立か　『日本思想大系　新井白石』岩波書店，1975 年。 41

きたやまいわ『北山医話』芳村恂益　宝永元年（1704）自序，正徳 4 年（1714）刊　京都大学附属図書館（富士川文庫）蔵本。 33, 124

きっこうねんぷ『橘黄年譜』浅田宗伯（栗園）　天保 7 年（1836）—明治 2 年（1869）記　『杏林叢書　下巻』思文閣，1926 年（1971 年復刻版）。 220, 221

きっさようじょうき『喫茶養生記』栄西　承元 5 年（1211 年）初稿，建保 2 年（1214）再稿　国立公文書館（内閣文庫）蔵本［元禄 7 年（1694）刊本］［『栄西　喫茶養生記』講談社（講談社学術文庫），2000 年も参照した］。 127

きでんしんわ『奇伝新話』蜉蝣子　天明 7 年（1787）刊　『江戸怪異綺想文芸大系 1　初期江戸読本

怪談集』国書刊行会，2000 年。 185
きでんよわ『奇伝余話』蜉蝣子か　天明 3 年（1783）序　『江戸怪異綺想文芸大系 1　初期江戸読本怪談集』国書刊行会，2000 年。 188
きゅうあいずいひつ『笈埃随筆』百井塘雨　成立年不詳　『日本随筆大成　第二期第 12 巻』吉川弘文館，1974 年。 16
ぎゅうざんかっとう『牛山活套』香月牛山　元禄 12 年（1699）自序，安永 8 年（1779）刊　国立公文書館（内閣文庫）蔵本。 102, 208, 232, 458
きゆうしょうらん『嬉遊笑覧』喜多村筠庭　文政 13 年（1830）成立　『嬉遊笑覧（一)—(五)』岩波書店（岩波文庫），2003-2009 年。 460
きゅうみんみょうやく『救民妙薬』穂積甫庵　元禄 6 年（1693）刊　『復刻　救民妙薬集　全』博新館，1981 年。 346
きょういくだん「教育談」箕作秋平　→めいろくざっし
きょうりんないせいろく『杏林内省録』緒方惟勝　天保 7 年（1836）刊　『杏林叢書　上巻』思文閣，1926 年（1971 年復刻版）。 124, 231, 233, 236, 237
ぎょくきびぎ『玉機微義』徐彦純（明代）・撰，劉宗厚・続増　1396 年　慶長 10 年（1605）和刻版　武田科学振興財団杏雨書屋蔵本。 463
ぎょくどうしゅうしちでんしろうちゅうそうほう『玉堂宗旨治伝屍労虫総法』著者不詳　成立年不詳　元禄 3 年（1690）和刻版［葛可久（元代）『十薬神書』と合冊されて出版されたもの］『十薬神書』盛文堂，1984 年（影印版）。 225, 321, 322, 471
ぎょくよう『玉葉』九条（藤原）兼実　長寛 2 年（1164）—正治 2 年（1200）記　名著刊行会，1971 年。 302
きりたろうてんぐさかもり『霧太郎天狗酒醼』並木正三ほか　宝暦 11 年（1761）初演　『歌舞伎台帳集成　第十四巻』勉誠社，1987 年。 160
きんきぎょくかんきょう『金匱玉函経』張仲景（後漢代）　成立年不詳　『金匱玉函経』人民衛生出版社（北京），1955 年。 369
きんきようりゃく『金匱要略』張仲景（後漢代）　成立年不詳　寛保 3 年（1743）和刻版　架蔵［天明 8 年（1788）再刻版］［『金匱要略国字解』雲林院《うじい》了作《りょうさく》　安永 9 年（1780）刊　架蔵　および『金匱要略解説』東洋学術出版社，1988 年も参照した］。 58, 167, 169, 173, 406
きんしんおうらい『謹身往来』吉田其幸　寛政 2 年（1790）刊　『日本教科書大系　往来編　第五巻　教訓』講談社，1969 年。 414
きんそうひでんしゅう『金瘡秘伝集』著者不詳　成立年不詳［天正 6 年（1578）識語あり］『続群書類従　第三一輯　上』続群書類従完成会，1924 年。 335
きんのうがいりょうひろく『錦嚢外療秘録』林子伯　正徳 5 年（1715）刊　架蔵［明和 9 年（1772）刊本］。 15
きんぴらおうらい『金平往来』狭山周暁　文政 3 年（1820）刊　『日本教科書大系　往来編　第五巻　教訓』講談社，1969 年。 414
きんめいろく『金明録』猿猴庵（高力種信）　明和 9 年（1772）—文政 4 年（1821）記　『名古屋叢書三編　第十四巻　金明録—猿猴庵日記—』　名古屋市教育委員会，1986 年。 77
くしみたま『奇魂』佐藤方定　文政 7 年（1824）序，天保 2 年（1831）刊　『杏林叢書　下巻』思文閣，1926 年（1971 年復刻版）。 347
くすりのやまいたいじのず『薬の病退治の図』一猛斎芳虎・画　弘化 4 年（1847）—嘉永 5 年（1852）頃成立か　内藤記念くすり博物館蔵。 146, 147, 150, 180
くめのせんにんよしのざくら『久米仙人吉野桜』（浄瑠璃）為永太郎兵衛　寛保 3 年（1743）初演『叢書江戸文庫　豊竹座浄瑠璃集　三』国書刊行会，1995 年。 184
くめのせんにんよしのざくら『粂仙人吉野桜』（歌舞伎）作者不詳　延享元年（1744）初演　『歌舞伎台帳集成　第六巻』勉誠社，1984 年。 198
くろでぐみくるわのたてひき『黒手組曲輪達引』（『黒手組助六』）河竹黙阿弥　安政 5 年（1858）初

演 『黙阿弥全集　第二巻』春陽堂，1924年。 148
けいえいやわ『形影夜話』杉田玄白　享和2年（1802）序，文化7年（1810）刊　国立公文書館（内閣文庫）蔵本［『杏林叢書　上巻』思文閣，1926年（1971年復刻版）所収の『形影夜話』も参照した］。 175
けいがくぜんしょ『景岳全書』張介賓（明代）　1624年　『景岳全書　上・下冊』上海科学技術出版社（上海），1959年（影印版）。 95, 379, 463
けいけつさんよう『経穴纂要』小坂元祐　文化7年（1810）刊　架蔵。 473
けいせいかちおでら『傾城勝尾寺』佐倉戸文作ほか　宝暦11年（1761）初演　『歌舞伎台帳集成　第十四巻』勉誠社，1987年。 184
けいせいこがねのしゃちほこ『けいせい黄金鯱』並木五瓶　天明2年（1782）初演　『日本戯曲全集　第七巻　寛政期京坂時代狂言集』春陽堂，1930年。 157
けいせいたかさごのうら『傾城高砂浦』佐倉戸文作ほか　明和2年（1765）初演　『歌舞伎台帳集成　第十八巻』勉誠社，1989年。 177, 464
けいせいちびきのかね『傾城千引鐘』十寸見千四ほか　寛保4年（1744）初演　『歌舞伎台帳集成　第五巻』勉誠社，1984年。 142, 143
けいせいはるのとり『けいせい青陽鶏』辰岡万作　寛政6年（1794）初演　『日本戯曲全集　第七巻　寛政期京坂時代狂言集』春陽堂，1930年。 151
けいせいみやこのふじ『傾城比叡山』佐倉戸文作ほか　明和3年（1766）初演　『歌舞伎台帳集成　第十九巻』勉誠社，1989年。 464
けいそものがたり『鶏鼠物語』作者不詳　寛永13年（1636）以降の成立　『続帝国文庫　万物滑稽合戦記』博文館，1901年。 150
けいちょうけんぶんしゅう『慶長見聞集』三浦浄心　慶長19年（1614）序　『日本庶民生活史料集成　第八巻　見聞記』三一書房，1969年。 350
けいてきしゅう『啓迪集』曲直瀬道三　天正2年（1574）自序，慶安2年（1649）刊　『近世漢方医学書集成　曲直瀬道三　(一)―(二)』名著出版，1979年（影印版）。 96, 116, 203, 205, 210, 211, 385, 463
けいもうにじゅうさんじょう『啓蒙二十三帖』清原道彦　明治初年（1868）刊　『日本教科書大系　往来編　第十四巻　理数』講談社，1974年。 423
けいらんしゅうようしゅう『渓嵐拾葉集』光宗　応長元年（1311）―貞和3年（1347）成立　『大正新修大蔵経　七十六巻』大蔵出版，1968年。 316, 318
げかせいそう『外科正宗』陳実功（明代）　1617年　寛保3年（1743）和刻版　架蔵。 15
けごんきょう『華厳経』著者不詳　成立年不詳　『大正新修大蔵経　第九巻，第十巻』大蔵出版，1977年。 76
げだいひよう『外台秘要』王燾（唐代）　752年　延享3年（1746）和刻版（『（重訂唐王燾先生）外台秘要方』）架蔵。 94, 96
けつじょうしゅう『結縄集』沢庵　成立年不詳　『沢庵和尚全集　巻五』巧芸社，1929年。 351
けんかいすいこでん『硯海水滸伝』幸田露伴　明治23年（1890）刊　『新日本古典文学大系　明治篇　幸田露伴集』岩波書店，2002年。 427
げんきぼん・うんぽいろはしゅう『元亀本　運歩色葉集』著者不詳　元亀2年（1571）奥書　『元亀二年京大本　運歩色葉集』臨川書店，1969年（影印版）。 339
げんじものがたり『源氏物語』紫式部　寛弘5年（1008）頃成立か　『新編　日本古典文学全集　源氏物語1～6』小学館，1994-98年。 49, 299, 348, 470
げんしろく『言志録』佐藤一斎　文政7年（1824）刊　『言志四録（一）言志録』講談社（講談社学術文庫），1978年。 41
けんだつばおうのず『乾闥婆王の図』作者不詳　成立年不詳　『東洋美術文庫　図像』アテリエ社　1940年。 267
げんびょうがくつうろん『原病学通論』亜爾蔑聯斯（オランダ）原著，村治重厚ほか・訳　明治7年

(1874) 刊　架蔵。 390
げんぺいぬのびきのたき『源平布引滝』並木宗輔ほか　寛延 2 年 (1749) 初演　『日本古典文学大系　浄瑠璃集・下』岩波書店, 1959 年。 166
げんろくじゅうごねん・せけんばなしふうぶんしゅう『元禄十五年　世間咄風聞集』著者不詳　元禄 15 年 (1702) 記　『元禄世間咄風聞集』岩波書店 (岩波文庫), 1994 年。 13-15, 455
げんろくほうえいちんわ『元禄宝永珍話』著者不詳　宝永 7 年 (1710) 以降の成立　『続日本随筆大成　別巻　近世風俗見聞集　5』吉川弘文館, 1982 年。 14, 16
こいのたよりもんどしらいと『恋音便水主白糸』(『鈴木水主』) 作者不詳　明治維新頃初演か　『世話狂言傑作集　第三巻』春陽堂, 1925 年。 160, 165
こうえきひじたいぜん『広益秘事大全』三松館主人　嘉永 4 年 (1851) 序　架蔵。 245, 247
こうえきほんぞうたいせい『広益本草大成』(『和語本草綱目』) 岡本一抱　元禄 11 年 (1698) 刊　架蔵。 149
こうえき・もんどうしんぶん『広益　問答新聞』明治 9 年 (1876) 刊　架蔵。 426
こうけいさいきゅうほう『広恵済急方』多紀元悳　寛政 2 年 (1790) 刊　架蔵。 172, 174
こうじにねんぼん・せつようしゅう『弘治二年本　節用集』著者不詳　弘治 2 年 (1556) 成立か　『印度本節用集古本四種　研究並びに総合索引』勉誠社, 1974 年 (影印版)。 339
こうしょくいちだいおとこ『好色一代男』井原西鶴　天和 2 年 (1682) 刊　『新編　日本古典文学全集　井原西鶴集 1』小学館, 1996 年。 233
こうしょくはいどくさん『好色敗毒散』夜食時分　元禄 16 年 (1703) 刊　『新編　日本古典文学全集　浮世草子集』小学館, 2000 年。 20, 120, 144, 185, 228
こうしんえんぎ『庚申縁起』著者不詳　成立年不詳　窪徳忠『窪徳忠著作集　新訂庚申信仰の研究　日中宗教文化交渉史』(上, 下, 島嶼編) 第一書房, 1996 年。 309, 310, 470
こうしんきょう『庚申経』(『老子守庚申求長生経』) 著者不詳　成立年不詳　窪徳忠『窪徳忠著作集　新訂庚申信仰の研究　日中宗教文化交渉史』(上, 下, 島嶼編) 第一書房, 1996 年。 310, 470
こうせい・しょうがくじんたいもんどう『校正　小学人体問答』上田文斎　明治 8 年 (1875) 刊　『日本教科書大系　近代編　第二十二巻　理科 (二)』講談社, 1965 年。 416
こうせい・しょうがくじんたいもんどう・にへん『校正　小学人体問答　二篇』上田文斎　明治 9 年 (1876) 刊　架蔵。 416
こうせい・びょういんこう『校正　病因考』後藤艮山　成立年不詳, 文化 12 年 (1815) 刊　架蔵。 60, 170, 204, 212, 220, 463, 465
こうせい・ほうよげい『校正　方輿輗』有持桂里　文政 12 年 (1829) 序, 嘉永 6 年 (1853) 刊　『近世漢方医学書集成　有持桂里 (一)—(二)』名著出版, 1982 年 (影印版)。 205, 464
こうていだいけい・そもん『黄帝内経　素問』著者不詳　成立年不詳 (後漢代か)　寛保 7 年 (1667) 和刻版 (『(重広補注) 黄帝内経素問』)　架蔵 [『現代語訳　黄帝内経素問　上・中・下巻』東洋学術出版社, 1991-1993 年も参照した]。 93, 99, 107, 114, 124, 127, 187, 362, 367, 369, 371, 374, 375, 384, 385, 460, 474
こうていだいけい・れいすう『黄帝内経　霊枢』著者不詳　成立年不詳 (後漢代か)　江戸時代和刻版 (『(新刊) 黄帝内経霊枢』) (無刊記)　架蔵 [『現代語訳　黄帝内経霊枢　上・下巻』東洋学術出版社, 1999-2000 年も参照した]。 107, 108, 124, 127, 166, 187, 344, 362, 367
こうへんあいがえし『後編姫意妃』梅暮里谷峨　享和 2 年 (1802) 刊　『洒落本大成　第二十巻』中央公論社, 1983 年。 142
こうほん・しぜんしんえいどう『稿本　自然真営道』(「第三十七　人相視表知裏巻三」) 安藤昌益　成立年不詳　『安藤昌益全集　第七巻』農山漁村文化協会, 1983 年。 43, 125, 456
こうほん・ほうよげい『稿本　方輿輗』有持桂里　成立年不詳　写本　『稿本　方輿輗』燎原書店, 1973 年 (影印版)。 99, 103
こうもうざつわ『紅毛雑話』森島中良　天明 7 年 (1787) 刊　内藤記念くすり博物館蔵本 [寛政 8 年 (1796) 刊本]。 74, 75

ごかんほどうえん『五疳保童円』（引札）作者不詳　成立年不詳（江戸時代）　架蔵。245

ごぎょうたいぎ『五行大義』蕭吉（隋代）　成立年不詳　『五行大義校註　増訂版』汲古書院，1998年。110

こくみんのとも『国民之友』明治28年（1895）刊　明治文献資料刊行会編（複製）　1966-68年。427

こころ『こころ』夏目漱石　大正3年（1914）刊　『漱石全集　第六巻』岩波書店，1966年。438

ここんいとう『古今医統』徐春甫（明代）　1556年　『古今医統大全』新文豊出版（台北），1978年。379, 380
ここんようかてきよう『古今幼科摘要』下津寿泉　宝永6年（1709）刊　内藤記念くすり博物館蔵本。204

ここんようせいろく『古今養性録』竹中通庵　元禄5年（1692）刊　国立公文書館（内閣文庫）蔵本。114

ござんかっとう『牛山活套』→ぎゅうざんかっとう
ごぞうのしゅごならびにむしのず『五臓之守護並虫之図』著者不詳　成立年不詳（江戸時代）　九州大学附属図書館医学図書館蔵本。134, 349
ごぞうめがね『五臓眼』山旭亭主人　寛政年間（1789-1800）刊か　『洒落本大成　第十九巻』中央公論社，1983年。185

ごたいへいきしらいしばなし『碁太平記白石噺』紀上太郎ほか　安永9年（1780）初演　『新編　日本古典文学全集　浄瑠璃集』小学館，2002年。192

こっけいふじもうで『滑稽冨士詣』仮名垣魯文　万延元年（1860）―文久元年（1861）刊か　『滑稽冨士詣　上・下冊』古典文庫，1961年。141

こっとうろく『骨董録』沢庵　寛永21年（1644）成立　『沢庵和尚全集　巻五』巧芸社，1929年。351

ことばのたま『言葉の玉』春光園花丸　寛政6年（1794）刊　『洒落本大成　第十六巻』中央公論社，1982年。163

ことわざぐさ『諺草』貝原好古　元禄14年（1701）刊　『益軒全集　巻之三』国書刊行会，1973年。166

このまのほしはこねのしかぶえ『木間星箱根鹿笛』河竹黙阿弥　明治13年（1880）初演　『黙阿弥全集　第一五巻』春陽堂，1924年。426

こひょうせつ「狐憑説」E. v. ベルツ　明治18年（1885），文部省報告　官報の「学事」（明治18年1月26日，27日号）［金子準二・編『続日本狐憑史資料集成』牧野出版，1975年，所収］。39

ごほうこういんき『後法興院記』近衛政家　寛正7年（1466）―永正2年（1505）年記　『増補続史料大成5～7』臨川書店，1967年。327

こほうびんらん『古方便覧』六角重任　天明2年（1782）刊　架蔵［文化3年（1803）再版本］。174

こんざんごとう・びょういんこう『艮山後藤　病因考』後藤艮山・口述　成立年不詳　写本［玉竜斉落合麗沢による寛政2年（1790）の筆写］　内藤記念くすり博物館蔵本。222, 465
こんじきやしゃ『金色夜叉』尾崎紅葉　明治30年（1897）―同35年（1902）刊　『金色夜叉　上・下』岩波文庫，2003年。400

こんじゃくものがたりしゅう『今昔物語集』作者不詳　平安末期に成立　『新編　日本古典文学全集　今昔物語1～4』小学館，1999-2002年。49

［さ行］

さいかいぞくだん『斎諧俗談』大朏東華　宝暦8年（1758）刊　『日本随筆大成　第一期第19巻』吉川弘文館，1976年。33

さいかくおりどめ『西鶴織留』井原西鶴　元禄7年（1694）刊　『日本古典文学大系　新装版　日本永代蔵　世間胸算用　西鶴織留』岩波書店，1991年。197

さいかわこじきゅうせき『斎川古路旧跡』 宗田一『日本の名薬』（第 6 章注 6 参照）に挙げられる。 255

さいせいぜんしょ『済世全書』龔廷賢（明代） 成立年不詳 寛永 13 年（1636）和刻版（『（新刊医林状元）済生全書』） 架蔵。 90, 458

さいせいほう『済生宝』寺島良安 享保 7 年（1722）刊 内藤記念くすり博物館蔵本。 210

さいみんき『済民記』曲直瀬玄朔 天正元年（1573）成立，寛永年間（1624-43）刊 内藤記念くすり博物館蔵本（無刊記本）。 115

さくらひめぜんでん・あけぼのそうし『桜姫全伝 曙草紙』山東京伝 文化 2 年（1805）刊 『山東京伝全集 第十六巻 読本 2』ぺりかん社，1997 年。 120

さつきげじゅんむしぼしそが『皐下旬虫干曾我』山東京伝 寛政 5 年（1793）刊 『山東京伝全集 第三巻 黄表紙 3』ぺりかん社，2001 年。 148, 179

ざつびょうこうよう『雑病広要』多紀元堅 安政 3 年（1856）刊 『近世漢方医学書集成 多紀元堅（一）—（五）』名著出版，1981 年（影印版）。 69, 70, 379

さともようあざみのいろぬい『花街模様薊色縫』（『十六夜清心』）河竹黙阿弥 安政 6 年（1859）初演 『黙阿弥全集 第三巻』春陽堂，1924 年。 162, 165

さんいんきょくいっびょうしょうほうろん『三因極一病証方論』陳言（宋代） 1174 年 元禄 6 年（1693）和刻版（『三因極一病証方論』） 架蔵。 94, 111, 344

さんかいき『山槐記』中山忠親 仁平元年（1151）—建久 5 年（1194）記 『増補史料大成』臨川書店，1965 年。 313, 314

さんきかいおういしょ『三帰廻翁医書』田代三喜 弘治 2 年（1556）編 『近世漢方医学書集成 田代三喜』名著出版，1979 年（影印版）。 336, 340

ざんぎく『残菊』広津柳浪 明治 22 年（1889）刊 『明治文学全集一九 廣津柳浪集』筑摩書房，1965 年。 429

さんじゅうさんねんきたもとのしらしぼり『卅三年忌袂白絞』作者不詳 元文 5 年（1740）初演 『歌舞伎台帳集成 第四巻』勉誠社，1984 年。 157, 199

さんしょうだゆうごにんむすめ『山荘大夫五人嬢』竹田出雲 享保 12 年（1727）初演 『叢書江戸文庫 竹本座浄瑠璃集 一』国書刊行会，1988 年。 197

さんしろう『三四郎』夏目漱石 明治 41 年（1908）刊 『漱石全集 第四巻』岩波書店，1966 年。 434

さんにんきちさくるわのはつがい『三人吉三廓初買』河竹黙阿弥 安政 7 年（1860）初演 『黙阿弥全集 第三巻』春陽堂，1925 年。 105, 197

しおじり『塩尻』天野信景 元禄 10 年（1697）—享保 18 年（1733）記 『日本随筆大成 第三期第 10 巻 塩尻』日本随筆大成刊行会，1930 年。 12-15, 28, 455

しかけぶんこ『仕懸文庫』山東京伝 寛政 3 年（1791）刊 『新日本古典文学大系 米饅頭始・仕懸文庫・昔話稲妻表紙』岩波書店，1990 年。 142, 145

しがのかたきうち『志賀の敵討』紀上太郎 安永 5 年（1776）初演 『叢書江戸文庫 江戸作者浄瑠璃集』国書刊行会，1989 年。 160

じかんどくがしょ『時環読我書』多紀元堅 天保 10 年（1839）成立，明治 6 年（1873）刊 国立公文書館（内閣文庫）蔵本。 62, 63, 69, 99

じかんどくがしょ・ぞくろく『時環読我書 続録』多紀元堅 天保 10 年（1839）成立 写本 『杏林叢書 上巻』思文閣，1924 年（1971 年復刻版）。 235, 237, 241

しき『史記』司馬遷（漢代（前漢）） 紀元前 91 年頃成立か 『史記』中華書局（北京），1977 年。 99

しごろく『師語録』曲直瀬道三（または曲直瀬玄朔） 天正 19 年（1591）序，寛文 9 年（1669）刊 『師語録 —曲直瀬道三流医学の概要—』たにぐち書店，2002 年。 340, 343

しずのいわや『志都能石屋』平田篤胤 文化 8 年（1811）成立 架蔵。 368, 370, 473

しせつひっき『師説筆記』後藤艮山 成立年不詳 『近世漢方医学書集成 後藤艮山 山脇東洋』名

著出版，1979 年（影印版）［『日本思想大系　近世科学思想・下』岩波書店，1971 年も参照した］。 188, 221

しぜんしんえいどう『自然真営道』（刊本）　安藤昌益　宝暦 3 年（1753）刊　『安藤昌益全集　第十三巻』農山漁村文化協会，1986 年。 125

しちしんやく『七新薬』司馬凌海　文久 2 年（1862）刊　架蔵。 239

しちばんにっき『七番日記』小林一茶　文化 7 年（1810）—文政元年（1818）記　『七番日記　（上）（下）』岩波書店（岩波文庫），2003 年。 104, 149

しちへんじん『七偏人』梅亭金鵞　安政 4 年（1857）—文久 3 年（1863）刊　『日本名著全集　江戸文芸之部　第十五巻　滑稽本集』日本名著全集刊行会，1927 年。 105

しっぺいたろうかいだんき『竹篦太郎怪談記』市山卜平ほか　宝暦 12 年（1762）初演　『歌舞伎台帳集成　第十五巻』勉誠社，1987 年。 158

しぶんりつ『四分律』仏陀耶舎・訳（後秦代）　成立年不詳　『大正新修大蔵経　二十二巻』大蔵出版，1963 年。 76

じゃしゅうもん『邪宗門』北原白秋　明治 42 年（1909）刊　『明治文学全集　反自然派文学集・1』筑摩書房，1972 年。 400

しゅうがいしょう『拾芥抄』洞院公賢・編，洞院実熙・補　成立年不詳　『故実叢書　第二十二巻』明治書院，1952 年。 352

しゅうぎょくにちようでんかほう『拾玉日用伝家宝』柳原元秀　明和 2 年（1765）刊　国文学研究資料館蔵マイクロフィルムによる。 248, 251

じゅうしけいせいはらのうち『十四傾城腹之内』芝全交　寛政 5 年（1793）刊　『日本名著全集　江戸文芸之部　第十一巻　黄表紙二十五種』日本名著全集刊行会，1926 年。 179, 461

じゅうしけいはっき『十四経発揮』滑寿（元代）　1341 年　貞享元年（1684）和刻版（『（新刊）十四経発揮』）　架蔵［明和元年（1764）再版本］。 461

じゅうしけいらくはっきわげ『十四経絡発揮和解』（『十四経和語鈔』）岡本一抱　元禄 6 年（1693）刊　架蔵。 461

しゅうちんやくせつ『袖珍薬説』慧慈（アメリカ）原著，桑田衡平・訳　明治 3 年（1870）刊　架蔵。 474

じゅうていかいたいしんしょ『重訂解体新書』大槻玄沢　文化元年（1804）序，文政 9 年（1826）刊　国立公文書館（内閣文庫）蔵本。 360, 362, 473

じゅうやくしんしょ『十薬神書』葛可久（元代）　1348 年　元禄 3 年（1690）和刻版　『十薬神書』盛文堂，1984 年（影印版）。 225, 471

しゅぎょうろく『修行録』松平定信　文政 5 年（1822）頃成立か　『宇下人言・修行録』岩波書店（岩波文庫），1942 年。 194

じゅせいほげん『寿世保元』龔廷賢（明代）　1615 年　正保 2 年（1645）和刻版（『（新刊医林状元）寿世保元』）　架蔵。 70, 95, 97, 220

しゅぜんじたいかんにっき『修善寺大患日記』夏目漱石　明治 43 年（1910）記　『漱石全集　第十三巻』岩波書店，1985 年。 404

しゅっしょうはいざい『出証配剤』曲直瀬道三　天正 5 年（1577）成立，寛永 10 年（1633）刊　『近世漢方医学書集成　曲直瀬道三（三）』名著出版，1979 年（影印版）。 337

じゅもうせいこうほう『授蒙聖功方』曲直瀬道三　天文 15 年（1546）成立　内藤記念くすり博物館蔵本（江戸前期無刊記本）。 204, 205

じゅもんじしん『儒門事親』張子和（金代）　成立年不詳　国立公文書館（内閣文庫）蔵本。 95, 97, 187

しゅんしょくたつみのその『春色辰巳園』為永春水　初編天保 4 年（1833）序，二編同 5 年（1834）刊，三・四編同 6 年（1835）序　『日本名著全集　江戸文芸之部　第十五巻　人情本集』日本名著全集刊行会，1928 年。 197, 455

しゅんしょくめぐみのはな『春色恵の花』為永春水　天保 7 年（1836）刊　『日本名著全集　江戸文

芸之部　第十五巻　人情本集』日本名著全集刊行会，1928年。 455
しょうがくじんたいもんどう『小学人体問答』金子尚政　明治10年（1877）刊　架蔵。 418
しょうがくじんたいもんどう『小学人体問答』竹内泰信　明治9年（1876）刊　架蔵。 416, 417
しょうがくじんたいもんどう『小学人体問答』中里亮　明治9年（1876）刊　架蔵。 416
しょうがくようりゃく・じんたいもんどう『小学要略　人体問答』庄野欽平・編　明治9年（1876）刊　架蔵。 475
しょうがっこうよう・ようじょうせんせつ『小学校用　養生浅説』マルチンダル（アメリカ）原著，小林義直・訳　明治12年（1879）刊　架蔵。 420
しょうそうほういかい『蕉窓方意解』和田東郭　文化10年（1813）刊　架蔵。 58
しょうにいましめぐさ『小児戒草』岡了允　文政3年（1820）刊　架蔵。 380
しょうにかっぽう『小児活法』松下元真　正徳3年（1713）刊　内藤記念くすり博物館蔵本。 205
しょうにごかんりょうじくけつ『小児五疳療治口訣』山脇東洋　成立年不詳　写本　内藤記念くすり博物館蔵本。 220
しょうにしょびょうひでん『小児諸病秘伝』著者不詳　成立年不詳　写本　国立公文書館（内閣文庫）蔵本。 209, 465
しょうにしょびょうもん『小児諸病門』田代三喜　成立年不詳（室町末期）　江戸初期写本　国立公文書館（内閣文庫）蔵本［同館蔵の別の写本（筆写年不詳，江戸後期か）も参照した。また『近世漢方医学書集成　田代三喜』名著出版，1979年（影印版）所収の『小児諸病門』をも参照した］。 337
しょうににちようりょうほう『小児日用療方』加藤謙斎　成立年不詳，江戸時代刊［明和9年（1773）以前刊］　内藤記念くすり博物館蔵本。 204
しょうにひつようそだてぐさ『小児必用養育草』香月牛山　元禄16年（1703）序，正徳4年（1714）刊　国立公文書館（内閣文庫）蔵本［『子育ての書1』平凡社（東洋文庫），1976年所収の『小児必用養育草』も参照した］。 203, 208, 211, 232, 233, 250, 252, 464
しょうにほうかん『小児方鑑』蘆洋　貞享3年（1686）刊　内藤記念くすり博物館蔵本。 203, 210
しょうにやくしょうちょっけつ『小児薬証直訣』銭乙［銭仲陽］（宋代）　1119年　慶安元年（1648）和刻版（『銭氏小児直訣』）　架蔵。 205, 215
しょうにょういくきんそ『小児養育金礎』石田鼎貫　文化10年（1813）刊　架蔵［慶応元年（1865）刊本］。 239–241
しょうにようけつしゅう『小児要決集』小津留三英（昌菴）　元禄6年（1693）刊　武田科学振興財団杏雨書屋蔵本。 465
しょうにりょうじちょうほうき『小児療治調法記』養拙斎退春　正徳5年（1715）刊　『重宝記資料集成　第二十三巻　医方・薬方1』臨川書店，2006年（影印版）。 205, 232, 465
しょうゆうき『小右記』藤原（小野宮）実資　天元5年（982年）—長元5年（1032）分存　『大日本古記録』岩波書店，1959年。 49, 297, 298, 301, 469
しょうるいほんぞう『証類本草』唐慎微（宋代）　1082年　宮内庁書陵部蔵刊本。 312, 313
じょがくざっし『女学雑誌』明治22年（1889）刊　『新日本古典文学大系　明治篇　キリスト者評論集』岩波書店，2002年。 427
しょがくじんしんきゅうり『初学人身窮理』カットル（アメリカ）原著，松山棟庵ほか・訳　明治9年（1876）刊　架蔵［明治11年（1878）刊本］。 421
しょがくじんしんきゅうり・こうへん『初学人身窮理　後編』松山棟庵・編　明治13年（1880）刊　内藤記念くすり博物館蔵本。 421
しょかざつだん『諸家雑談』細野要斎　天保15年（1844）—明治6年（1873）記　『名古屋叢書三編　第十二巻　諸家雑談・家事雑識』名古屋市教育委員会，1981年。 236, 237, 241
しょかつこうめいかなえぐんだん『諸葛孔明鼎軍談』竹田出雲　享保9年（1724）初演　『叢書江戸文庫　竹本浄瑠璃集　一』国書刊行会，1988年。 199
じょかひゃくもん『女科百問』斉仲甫（南宋代）　1220年　『中医婦科名著集成』華夏出版社（北京），

1997 年。 406
しょくせんざいわかしゅう『続千載和歌集』二条為世・撰　元応 2 年（1320）成立 『新編国歌大観　第一巻』角川書店，1983 年。 469
しょくもつほんぞう『食物本草』李東垣（金代） 成立年不詳　慶安 4 年（1651）和刻版 『中国古典新書続編　食物本草』明徳出版社，1987 年。 462
じょくんしょう『女訓抄』編者不詳　成立年不詳 『伝承文学資料集成　一七輯』三弥井書店，2003 年。 469
しょげんじこう・せつようしゅう『書言字考　節用集』著者不詳　元禄 11 年（1698）成立　中田祝夫，小林祥次郎編『書言字考節用集研究並びに索引』風間書房，1973 年。 343
じょしさんせいしんちゅうろう『女子参政蜃中楼』広津柳浪　明治 22 年（1889）刊 『明治文学全集　一九　廣津柳浪集』筑摩書房，1965 年。 427
しょちゅうしんちろん『諸虫針治論』著者不詳　成立年不詳（江戸前期か） 京都大学附属図書館（富士川文庫）蔵本。 322, 323, 349
しょびょうげんこうろん『諸病源候論』巣元方（隋代） 610 年　正保 2 年（1645）和刻版　京都大学附属図書館（富士川文庫）蔵本［『医経病源診法名著集成』華夏出版社（北京），1997 年所収の『諸病源候論』も参照した］。 30, 32–34, 91–97, 101, 105, 126, 214, 215, 218, 290, 305–308, 333, 346, 455, 463, 469, 470
しょみんひでんちょうほうき『諸民秘伝重宝記』樵路山人　成立年不詳（江戸後期刊）『重宝記資料集成　第十七巻　俗信・年暦 2』臨川書店，2006 年（影印版）。 247
しんかしょうき『新可笑記』井原西鶴　元禄元年（1688）刊 『新編　日本古典文学全集　井原西鶴集 4』小学館，2000 年。 118
しんきゅうちょうほうき『鍼灸重宝記』本郷正豊　享保 3 年（1718）刊　架蔵［寛延 2 年（1749）刊本］。 228
しんきゅうばっすいたいせい『鍼灸抜粋大成』岡本一抱　元禄 12 年（1699）刊　架蔵。 107, 108, 229, 233, 234, 460
じんこべんわくだん『人狐弁惑談』陶山籛南（尚迪） 文政元年（1818）刊 『日本庶民生活資料集成　第七巻　飢饉・悪疫』三一書房，1970 年［『呉氏医聖堂叢書』思文閣，1923 年（1970 年復刻版）も参照した］。 42, 456
じんさいじきししょうにふいほうろん『仁斎直指小児附遺方論』楊士瀛（宋代） 1125 年　明刊本（1550 年刊） 国立公文書館（内閣文庫）蔵本。 216, 217, 220, 465
じんじょうしょうがくりかしょ『尋常小学理科書　第六学年児童用』文部省　明治 43 年（1910）刊 『日本教科書大系　近代編　第二十三巻　理科（三）』講談社，1966 年。 422
じんしんせいりかいぼう『人身生理解剖』戎遜（イギリス）原著，志賀雷山・訳　明治 10 年（1877）刊　国立公文書館（内閣文庫）蔵本。 391
しんせんまじないちょうほうきたいぜん『新撰咒咀調法記大全』東籬隠士・序　天保 13 年（1843）刊 『重宝記資料集成　第十七巻　俗信・年暦 2』臨川書店，2006 年（影印版）。 251
しんせんやまいのそうし『新撰病草紙』大膳亮道，福崎一実・画　嘉永 3 年（1850）成立 『杏林叢書　上巻』思文閣，1926 年（1971 年復刻版）。 193, 194
しんたいおうらい『身体往来』藤村秀賀　万延元年（1860）刊 『日本教科書大系　往来編　第十四巻　理数』講談社，1974 年。 414
じんたいもんどうずかい『人体問答図解』生駒東太・編　明治 10 年（1877）刊　架蔵。 417, 418
しんちょもんじゅう『新著聞集』神谷養勇軒　寛延 2 年（1749）刊 『日本随筆大成　第二期第 5 巻』吉川弘文館，1974 年。 16, 455
しんていりかしょ『新定理科書』文学社編輯所・編　明治 26 年（1894）刊 『日本教科書大系　近代編　第二十三巻　理科（三）』講談社，1966 年。 421
しんのうほんきょう『神農本経』著者不詳　成立年不詳（後漢時代か） 寛保 3 年（1743）和刻版　国立公文書館（内閣文庫）蔵本。 93, 94

しんのうほんぞうきょう『神農本草経』著者不詳　後漢時代成立か　佚書。→しんのうほんきょう『神農本経』 460

じんのうほんぞうきょう『神農本草経』森立之　嘉永 7 年（1854）刊　内藤記念くすり博物館蔵本。 460

しんばんうたさいもん『新版歌祭文』近松半二　安永 9 年（1780）初演　『日本古典文学大系　浄瑠璃集・下』岩波書店，1959 年。 189

しんひごやぶんこ・しょへん『新卑姑射文庫　初編』高力種信（猿猴庵）　文政 3 年（1820）成立　『名古屋市博物館資料叢書 3　猿猴庵の本　新卑姑射文庫　初編』名古屋市博物館，2002 年。 77

ずいいろく『随意録』冢田大峯　文政 12 年（1829）跋　『日本儒林叢書　第一冊』東洋図書刊行会，1927 年。 33

ずいとうかわ『隋唐嘉話』劉餗（唐代）　成立年不詳　『唐宋史料筆記叢刊』中華書局（北京），1977 年。 28, 29, 33

すみだがわ『隅田川』観世元雅　成立年不詳（室町中期）『謡曲大観　第三巻』明治書院，1964 年。 118, 119

せい『生』田山花袋　明治 41 年（1908）刊　易風社，1908 年。 430, 440

せいおんじえんぎ『清園寺縁起』作者不詳　成立年不詳　中野玄三『続々日本仏教美術史研究』思文閣，2008 年。 295

せいかんどうほうこう『静観堂方考』浅井貞庵　成立年不詳，天保 4 年（1833）編纂　『静観堂方考』漢方三考塾，1988 年（影印版）。 385

ぜいご『贅語』三浦梅園　寛政元年（1789）成立　『梅園全集　上巻』弘道館，1912 年。 73, 366

せいしょくこんごう『青色金剛』作者不詳　成立年不詳　醍醐寺蔵聖教写本。 314

せいしょくこんごうやしゃみょうおうほう『青色金剛薬叉明王法』作者不詳　成立年不詳　青蓮院門跡吉水蔵写本。 313

せいしょくだいこんごうやしゃへききまほう『青色大金剛薬叉辟鬼魔法』作者不詳　成立年不詳　『大正新修大蔵経　二十一巻』大蔵出版，1968 年。 313

せいしんびょうがく・ぞうほばん『精神病学（増補版）』シュウレ・原著，江口襄・抄訳　明治 21 年（1888）刊　国立公文書館（内閣文庫）蔵本［初版は明治 20 年（1887）刊］。 407

せいせいどういたん『生生堂医譚』中神琴渓　寛政 7 年（1795）刊　『生生堂医譚』盛文堂，1975 年（影印版）。 234, 237, 241

せいせいどうちけん『生生堂治験』中神琴渓　文化元年（1804）刊　『近世漢方医学書集成　中神琴渓』名著出版，1979 年（影印版）。 235

せいせつないかせんよう『西説内科撰要』宇田川玄随　寛政 5 年（1793）刊　架蔵［寛政 8 年（1796）刊本］。 363, 472

せいのうさたん『青嚢瑣探』片倉鶴陵　享和元年（1801）刊　架蔵。 171, 174

せいゆうき『西遊記』橘南渓　寛政 7 年（1795）—同 10 年（1798）刊　『日本庶民生活史料集成　第二十巻　探検・紀行・地誌（補遺）』三一書房，1972 年。 75, 88

せいわげんじにだいのゆみとり『清和源氏二代将』桜田治助ほか　文化 2 年（1805）初演　『叢書江戸文庫　文化二年十一月江戸三芝居顔見世狂言集』国書刊行会，1989 年。 140, 149

せきざんいあん『石山医案』汪機（石山）（明代）　1519 年　元禄 9 年（1696）和刻版（『石山居士医案』）　国立公文書館（内閣文庫）蔵本。 69, 379

せきすいげんじゅ『赤水玄珠』孫一奎（明代）　1584 年　明刊本（1596 年）　国立公文書館（内閣文庫）蔵本。 116, 217

せけんむすめかたぎ『世間娘気質』江島其磧　享保 2 年（1717）刊　『新日本古典文学大系　けいせい色三味線・けいせい伝授紙子・世間娘気質』岩波書店，1989 年。 228

せけんむなざんよう『世間胸算用』井原西鶴　元禄 5 年（1692）刊　『新編　日本古典文学全集　井原西鶴集 4』小学館，2000 年。 14

せつぶんかいじ『説文解字』許慎　前 100 年　『叢書集成初編　1076-1123　説文解字』中華書局（北

京），1995 年。 306
せつようほうぎ『切要方義』上田山沢　万治 2 年（1659）刊　内藤記念くすり博物館蔵本［寛政元年（1789）刊本］。 379
せめんしいながん『セメンシイナ丸』（絵ビラ）作者不詳　成立年不詳（江戸後期か）　内藤記念くすり博物館蔵。 238, 239, 242
ぜんあくりょうめんこのでがしわ『善悪両面兒手柏』河竹黙阿弥　慶応 3 年（1867）初演　『黙阿弥全集　第七巻』春陽堂，1926 年。 161
せんきょういぶん『仙境異聞』平田篤胤　文政 3 年（1820）成立　『仙境異聞・勝五郎再生記聞』岩波書店（岩波文庫），2000 年。 194
せんきんようほう『千金要方』（『備急千金要方』）孫思邈（唐代）　7 世紀中期　天明 6 年（1786）和刻版（『（重刊孫真人）備急千金要方』）　架蔵。 94, 95, 113, 114, 233, 289, 302, 323, 350, 462
ぜんくしゅう『全九集』→るいしょうべんいぜんくしゅう『類証弁異全九集』
せんちょうしゃくじゅろん『疝癥積聚論』大橋尚因　安永 7 年（1778）自序，天明 7 年（1787）刊　内藤記念くすり博物館蔵本［本書の写本（天保 10〈1839〉年筆写），架蔵も参照した］。 33
ぜんようしんかん『全幼心鑑』寇平（衡美）（明代）　1468 年　貞享 3 年（1686）和刻版（『（大医院真伝）全幼心鑑』）　国立公文書館（内閣文庫）蔵本［明・成化 4 年（1468）刊本（『全幼心鑑』）京都府立総合資料館蔵本も参照した］。 216, 217, 220
そうけいていいいじしょうげん『叢桂亭医事小言』原南陽　享和 3 年（1803）自序，文政 3 年（1820）刊　内藤記念くすり博物館蔵本。 97, 102, 174, 211
ぞうこう・いほうくけつしゅう『増広　医方口訣集』長沢道寿・原著，中山三柳・増補，北山友松子・頭注　延宝 9 年（1681）刊　架蔵。 127, 209, 380
そうじ『荘子』荘子　成立年不詳　『新釈漢文大系　荘子・下』明治書院，1967 年。 75
ぞうし『蔵志』山脇東洋　宝暦 9 年（1759）刊　『近世漢方医学書集成　後藤艮山　山脇東洋』名著出版，1979 年（影印版）。 130, 131, 188, 189
そうしんこうき『捜神後記』伝・陶淵明（東晋代）　成立年不詳　『叢書集成初編　2695　捜神後記』中華書局（北京），1985 年。 120, 121
ぞうほじゅうてい・ないかせんよう『増補重訂　内科撰要』宇田川玄真　文政 5 年（1822）刊　架蔵。 363, 387, 388, 405
ぞうほていせい・じっけんじょうのいくじ『増補訂正　実験上の育児』瀬川昌耆　明治 39 年（1906）—同 40 年（1907）刊　国立国会図書館蔵本。 395
ぞうほ・まじないちょうほうきたいぜん『増補　咒調法記大全』菊丘臥山人・序　安永 10 年（1781）刊　『重宝記資料集成　第十六巻　俗信・年暦 1』臨川書店，2006 年（影印版）。 251
そがもようたてしのごしょぞめ『曾我綉侠御所染』河竹黙阿弥　元治元年（1864）初演　『黙阿弥全集　第五巻』春陽堂，1924 年。 148
ぞくてんこうほうひようしょう『続添鴻宝秘要抄』坂浄運　永正 5 年（1508）成立　写本　国立公文書館（内閣文庫）蔵本。 336
ぞくまじないちょうほうき『続咒咀調法記』→おんようじちょうほうき『陰陽師調法記』
そもん『素問』→こうていだいけい・そもん『黄帝内経　素問』
そもんげんきげんびょうしき『素問玄機原病式』劉完素（金代）　1186 年　宝永 8 年（1711）和刻版（『（会通館翻印）素問玄機原病式』）　架蔵。 169
それから『それから』夏目漱石　明治 42 年（1909）刊　『漱石全集　第四巻』岩波書店，1966 年。 434-438, 441, 442, 475
そろりものがたり『曽呂利物語』作者不詳　寛文 3 年（1663）刊　『江戸怪談集　中』岩波書店（岩波文庫），1989 年。 120

［た行］

だいがくわくもん『大学或問』熊沢蕃山　貞享 4 年（1687）成立か，天明 8 年（1788）刊　架蔵

［『日本思想大系　熊沢蕃山』岩波書店，1971 年所収の『大学或問』も参照した］。 155
だいけい（『内経』）→こうていだいけい・そもん『黄帝内経　素問』，こうていだいけい・れいすう『黄帝内経　霊枢』 125, 373–375
だいしんきょう『大清経』玄超・撰　成立年不詳　佚書。 309
たいせいほうかん『泰西方鑑』小森桃塢　文政 12 年（1829）—天保 5 年（1834）刊　架蔵。 212
だいどうるいじゅほう『大同類聚方』（偽書）『校注　大同類聚方』平凡社，1979 年［『全訳精解　大同類聚方　一—五巻』新泉社，1992 年も参照した］。 347
たいへいききくすいのまき『太平記菊水之巻』竹田小出雲ほか　宝暦 9 年（1759）初演　『叢書江戸文庫　近松半二浄瑠璃集　一』国書刊行会，1987 年。 184
たいへいぎょらん『太平御覧』李昉ほか（宋代）　983 年　台湾商務印書館（台北），1935 年。 45, 295
たいへいこうき『太平広記』李昉ほか編（宋代）　978 年　中華書局（北京），1961 年。 29, 312, 313
たいへいせいけいほう『太平聖恵方』玉懐隠ほか（宋代）　982–92 年　江戸時代写本　国立公文書館（内閣文庫）蔵本［『太平聖恵方』人民衛生出版社（北京），1959 年も参照した］。 215, 216, 319
たつのみやこ・きっこうのゆらい『竜の都　亀甲の由来』作者不詳　宝暦 4 年（1754）刊か　『新日本古典文学大系　草双紙集』岩波書店，1997 年。 227
だるとんしせいりしょ『達爾頓氏生理書』達爾頓（アメリカ）原著，物部誠一郎・訳　明治 12 年（1879）刊　国立公文書館（内閣文庫）蔵本。 421
たわれぐさ『たはれ草』雨森芳洲　成立年不詳，寛政元年（1789）刊　『新日本古典文学大系　仁斎日札・たはれ草・不尽言・無可有郷』岩波書店，2000 年。 253
たんかい『譚海』津村淙庵　安永 5 年（1776）—寛政 7 年（1795）記　『日本庶民生活史料集成　第八巻　見聞記』三一書房，1969 年。 102, 103, 250, 465
たんけいしんぽう『丹渓心法』朱震亨（丹渓）（元代）　1481 年（復刊）『百部叢書集成　丹渓先生心法』芸文印書館（台北），1967 年。 344, 463
だんじょのどうけん『男女の同権』植木枝盛　明治 21 年（1888）刊　『植木枝盛選集』岩波書店（岩波文庫），1974 年。 427
ちえかがみ『智恵鑑』辻原元甫　万治 3 年（1660）跋　『近世文学未刊本叢書　仮名草子篇』養徳社，1947 年。 20
ちくさい『竹斎』富山道治　元和年間（1615–24）末頃刊　『竹斎』岩波書店（岩波文庫），1942 年。 340
ちけんろく・だいしち『治験録　第七』著者名不記　第一大学区医学校官板　明治 6 年（1873）刊　国立公文書館（内閣文庫）蔵本。 396, 398
ちゅうぞうきょう『中蔵経』著者不詳（伝・華佗）　六朝時代か　寛保 2 年（1742）和刻版（『（新校正　華先生）中蔵経』）　国立公文書館（内閣文庫）蔵本。 91
ちょうさずみしょうがっこうきょうかしょひょう『調査済小学校教科書表』文部省・地方学務局　明治 13 年（1880）—同 14 年（1881）刊　国立公文書館（内閣文庫）蔵本。 421
ちょうしいつう『張氏医通』張璐（清代）　1695 年　文化元年（1804）和刻版　国立公文書館（内閣文庫）蔵本。 69, 70, 458
ちょうしいつうさんよう『張氏医通纂要』張璐・原著，加藤謙斎・抜粋　明和 2 年（1765）刊　架蔵［安永 5 年（1776）刊本］。 116
ちょうせいりょうようほう『長生療養方』釈蓮基　寿永 3 年（1184）成立　『続群書類従　第三十一輯上・雑部』続群書類従完成会，1924 年。 333
ちょうちょうふたごのきょうだい『蝶蝶孖梅菊』松井幸三ほか　文政 11 年（1828）初演　『鶴屋南北全集　第十二巻』勉誠社，1974 年。 144
ちょうほうき『調法記』作者不詳　成立年不詳　『重宝記資料集成　第十七巻　俗信・年暦 2』臨川書店，2006 年（影印版）。 260
ちょうめいえいせいろん『長命衛生論』本井子承　文化 10 年（1813）刊　架蔵。 233

ちょうやせんさい『朝野僉載』張鷟（唐代） 成立年不詳 『唐宋史料筆記叢刊 隋唐嘉話 朝野僉載』中華書局（北京），1979 年。 29, 30, 33, 34

ちんせつゆみはりづき『椿説弓張月』曲亭馬琴 文化 4 年（1807）—同 8 年（1811）刊 『椿説弓張月 上・中・下巻』岩波書店（岩波文庫），1930–31 年。 150

つうぞくえいせいしょうげん『通俗衛生小言』松本順 明治 27 年（1894）刊 架蔵。 394

つうぞくかていきょういくろん『通俗家庭教育論』坂部広貫 明治 21 年（1888）刊 博文堂 架蔵［明治 22 年（1889）再刊本］。 394

つみとばつ『罪と罰』ドストエフスキー（内田魯庵・重訳） 明治 25 年（1892）—同 26 年（1893）刊 『明治文学全集 7 明治翻訳文学集』筑摩書房，1972 年。 399

ていきんおうらい『庭訓往来（慶安二年版）』編注者不詳 慶安 2 年（1649）刊 『日本教科書大系 往来編 第三巻 古往来（三）』講談社，1968 年。 413, 414

ていきんおうらいぐちゅうしよう『庭訓往来具注鈔』鄯闢牛・注 天保 5 年（1834）刊 『日本教科書大系 往来編 第三巻 古往来（三）』講談社，1968 年。 413

ていきんおうらいげんかいたいせい『庭訓往来諺解大成』永井如瓶・編注 元禄 15 年（1702）刊 『日本教科書大系 往来編 第三巻 古往来（三）』講談社，1968 年。 413

ていじだん『提耳談』北尾春圃 成立年不詳 文化 4 年（1807）刊 架蔵。 65

てならいきょうくんかべがき『手習教訓壁書』著者不詳 享和 3 年（1803）刊 『日本教科書大系 往来編 第五巻 教訓』講談社，1969 年。 415

てらこせいかいのしきもく『寺子制誨之式目』笹山梅庵 元禄 8 年（1695）刊 『日本教科書大系 往来編 第五巻 教訓』講談社，1969 年。 415

てんかんきょうけいけんへん『癲癇狂経験編』土田献 文政 2 年（1819）自序 内藤記念くすり博物館蔵本［『呉氏医聖堂叢書』思文閣，1923 年（1970 年復刻版）も参照した］。 25, 26, 37

てんじくとくびょうえさとのすがたみ『天竺徳兵衛郷鏡』近松半二ほか 宝暦 13 年（1763）初演 『未翻刻戯曲集 5 天竺徳兵衛郷鏡』国立劇場・芸能調査室，1979 年。 159

でんしびょうかんじんしょう『伝屍病肝心鈔』著者不詳 成立年不詳 美濃部重克，辻本裕成，長谷川雅雄，ペトロ・クネヒト「伝尸「鬼」と「虫」—武田科学振興財団杏雨書屋蔵『伝尸病肝心鈔』略解—」『唱導文学研究 第六集』三弥井書店，2008 年，40–95 頁。 315–318, 320, 471

でんしびょうくでん『伝屍病口伝』作者不詳 成立年不詳 『大正新修大蔵経 七十八巻』大蔵出版，1971 年。 313

でんしびょうしゅのこと『伝死病種事』作者不詳 成立年不詳 岡山県金山寺蔵（岡山県立博物館寄託）写本。 316, 317

でんしびょうしゅのこと・だんかん『伝死病種事 断簡』作者不詳 成立年不詳 名古屋市真福寺蔵写本。 317

てんしょうじゅうはちねんぼん・せつようしゅう『天正十八年本 節用集』著者不詳 天正 18 年（1590）刊 白帝社，1961 年（影印版）。 339

とういほうかん『東医宝鑑』許浚（朝鮮時代） 1596 年 享保 8 年（1723）和刻版（『訂正東医宝鑑』） 国立公文書館（内閣文庫）蔵本［『東医宝鑑』中国中医薬出版社（北京），1995 年も参照した］。 105, 133, 473

どういんくけつしょう『導引口訣抄』宮脇仲策 正徳 3 年（1713）刊 『導引口訣抄』盛文堂，1982 年（影印版）。 127

とうかいどうちゅうひざくりげ『東海道中膝栗毛』十返舎一九 文化 7 年（1810）—同 11 年（1814）頃刊 『新編 日本古典文学全集 東海道中膝栗毛』小学館，1995 年。 139, 145

とうかくいだん『東郭医談』和田東郭 成立年不詳 写本 『近世漢方医学書集成 和田東郭（二）』名著出版，1979 年（影印版）。 64, 70

どうかんしろく『導窾私録』小出君徳 天保 7 年（1836）序，天保 10 年（1839）刊 内藤記念くすり博物館蔵本。 371, 372

どうくんめいすうおうらい『童訓名数往来』著者不詳 享和 3 年（1803）刊 『日本教科書大系 往

来編　第六巻　社会』講談社，1973 年。 414
どうじゅせんせいいあんしゅう『道寿先生医案集』長沢道寿　成立年不詳，明和 9 年（1772）刊　『近世漢方治験選集　長沢道寿・古林見宜』名著出版，1985 年（影印版）。 64, 65, 457
とうしんかつようしんぽう『痘疹活幼心法』聶尚恒（明代）1616 年　寛文 6 年（1666）和刻版　架蔵［明和元年（1764）和刻版］。 216
とうせいおたふくめん『当世阿多福仮面』粥腹得心　安永 9 年（1780）刊　『日本名著全集　江戸文芸之部　第十五巻　滑稽本集』日本名著全集刊行会，1927 年。 462
とうせいしょせいかたぎ『当世書生気質』坪内逍遙　明治 18 年（1885）―同 19 年（1886）刊　『当世書生気質』岩波書店（岩波文庫），2006 年。 401
どうにおうどうわ『道二翁道話』中沢道二　寛政 7 年（1795）―文政 7 年（1824）刊　『子育ての書 2』平凡社（東洋文庫），1976 年。 148
とうもんずいひつ『東門随筆』山脇東門　成立年不詳　写本　『近世漢方医学書集成　永富独嘯庵　山脇東門　亀井南冥』名著出版，1979 年（影印版）。 63, 70, 96
とうりゅうしょちしょやくのはやみち『当流諸治諸薬之捷術』田代三喜　成立年不詳［弘治 2 年（1556）編の『三帰廻翁医書』に所収］『近世漢方医学書集成　田代三喜』名著出版，1979 年（影印版）。 340
とえんしょうせつ『兎園小説』曲亭（滝沢）馬琴ほか　文政 8 年（1825）成立　『日本随筆大成　第二期第 1 巻』吉川弘文館，1973 年。 458
ときつぐきょうき『言継卿記』山科言継　大永 7 年（1527）―天正 4 年（1576）記　『言継卿記』続群書類従完成会，1966–67 年。 329, 330
ときもききょうしゅっせのうけじょう『時桔梗出世請状』鶴屋南北ほか　文化 5 年（1808）初演　『鶴屋南北全集　第一巻』三一書房，1971 年。 182
とせきささろく『屠赤瑳瑳録』田能村竹田　文政 2 年（1819）自序，文政 12 年（1829）刊　『田能村竹田全集　全』国書刊行会，1916 年。 76, 88
とほうろん『吐方論』喜多村鼎（良宅）　文化 14 年（1817）序　『呉氏医聖堂叢書』思文閣，1923 年（1970 年復刻版）。 41, 456
とんいしょう『頓医抄』梶原性全　正安 4 年（1302）頃成立か　『頓医抄（全）』科学書院，1986 年［写本（江戸時代）内藤記念くすり博物館蔵本も参照した］。 215, 334
とんさいかんらん『遯斎閑覧』陳正敏（宋代）　佚書。 27, 28, 30, 32–35, 69, 144

［な行］

ないかすうよう『内科枢要』議亜納屈（フランス）原著，高松凌雲・訳　明治 13 年（1880）―同 16 年（1883）刊　国立公文書館（内閣文庫）蔵本。 403
ないかひろく『内科秘録』本間棗軒（玄調）　元治元年（1864）刊　『近世漢方医学書集成　本間棗軒　内科秘録（一）―（二）』名著出版，1979 年（影印版）。 42, 63, 65, 66, 70, 71, 97, 188, 203, 213, 222
ないけいびらん『内景備覧』石坂宗哲　天保 11 年（1840）刊　内藤記念くすり博物館蔵本。 372, 375, 376
なからいこせんほういんりょうちにっき『半井古仙法印療治日記』半井慶友　成立年不詳　『近世漢方治験選集　半井慶友・曲直瀬道三』名著出版，1985 年（影印版）。 338
なごやししんぷくじきゅうぞういつめいいしょ『名古屋市真福寺旧蔵逸名医書』編者不詳　成立年不詳　京都大学附属図書館（富士川文庫）蔵写本。 314
ななこまち『七小町』竹田出雲　享保 12 年（1727）初演　『叢書江戸文庫　竹本座浄瑠璃集　一』国書刊行会，1988 年。 141, 145
なるかみふどうきたやまざくら『雷神不動北山桜』（『鳴神』）津打半十郎ほか　寛保 2 年（1742）初演　『歌舞伎名作集　下』講談社，1970 年。 157, 166
なんぎょう『難経』（『黄帝八十一難経』）著者不詳　後漢代か　『難経集注《しっちゅう》』王惟（宋代）　慶安 5 年（1652）和刻版（『（王翰林集註）黄帝八十一難経』）　国立公文書館（内閣文庫）蔵本［熊宗立

（明代）『勿《ぶっ》聴《ちょう》子《し》俗解八十一難経』の正保 2 年（1645）和刻版（『（新刊）勿聴子俗解八十一難経』）および岡本一抱の『難経本義諺解』宝永 3 年（1706）刊も参照した］。 107, 108, 168, 169, 173, 464

なんぎょうほんぎ『難経本義』滑寿（元代） 1366 年　天和 4 年（1684）和刻版　架蔵［和刻版の最初は慶長 12 年（1607）の古活字版］。 169, 463

なんしょくおおかがみ『男色大鑑』井原西鶴　貞享 4 年（1687）刊 『新編　日本古典文学全集　井原西鶴集 2』小学館，1996 年。 228

なんそうさとみはっけんでん『南総里見八犬伝』曲亭（滝沢）馬琴　文化 11 年（1814）―天保 13 年（1842）刊 『新潮日本古典集成　別巻　南総里見八犬伝　一―十二』新潮社，2003-04 年。 20, 23, 158, 188, 196

にじょうえんじょうき『二条宴乗記』二条宴乗　永禄 12 年（1569）―天正 2 年（1573）記 『ビブリア』52，53，54，62，64 号　天理大学出版部，1972-77 年。 339

にせむらさきいなかげんじ『修紫田舎源氏』柳亭種彦　文政 12 年（1829）―天保 13 年（1842）刊 『新日本古典文学大系　修紫田舎源氏　上・下』岩波書店，1995 年。 189

にっぽじしょ『日葡辞書』［VOCABVLARIO DA LINGOA DE IAPAM com a declaração em Portugues 1603］『邦訳日葡辞書』岩波書店，1980 年。 339, 342, 343

にっぽんえいたいぐら『日本永代蔵』井原西鶴　貞享 5 年（1688）刊 『新編　日本古典文学全集　井原西鶴集 3』小学館，1996 年。 180-182

にほんこうき『日本後紀』藤原緒嗣ほか　承和 7 年（840）成立 『新訂増補　国史大系　日本後紀』吉川弘文館，1934 年。 347

にほんさんかいめいさんずえ『日本山海名産図会』平瀬補世・蔀関月・編か　寛政 11 年（1799）刊 『日本庶民生活史料集成　十巻　農山漁民生活』三一書房，1970 年。 249

にほんじぶつし『日本事物誌』 B. H. チェンバレン（B. H. Chamberlain） 明治 23 年（1890）刊 『日本事物誌　1』（高梨健吉・訳），平凡社（東洋文庫），1969 年。 391

にゅうがくしんろん『入学新論』帆足万里　弘化元年（1844）刊 『日本思想大系　近世後期儒家集』岩波書店，1972 年。 76

にんげんいっしょうむなさんよう『人間一生胸算用』山東京伝　寛政 3 年（1791）刊 『山東京伝全集　第二巻　黄表紙 2』ぺりかん社，1993 年。 104

にんこべんわくだん『人狐弁惑談』→じんこべんわくだん

ねなしぐさ・こうへん『根無草　後編』風来山人（平賀源内） 明和 6 年（1769）刊 『日本古典文学大系　風来山人集』岩波書店，1961 年。 228

ねんじゅうちょうほうき『年中重宝記』千葉胤矩　明治 27 年（1894）刊 『重宝記資料集成　第四十巻　明治以降 2』臨川書店，2007 年（影印版）。 401

のづち『野槌』林羅山　元和 7 年（1621）刊 『国文注釈全書　竹取物語抄補注　徒然草野槌　十六夜日記殘月抄補注　世諺問答考證　大井河行幸和歌考證』国学院大学出版部，1909 年。 33

［は行］

ばいかむじんぞう『梅花無尽蔵』伝・永田徳本　成立年不詳，明和 5 年（1768）刊　国立公文書館（内閣文庫）蔵本。 223, 341

ばいかむじんぞうべつろく『梅花無尽蔵別録』伝・永田徳本　明和 5 年（1768）刊　架蔵。 252

はいふうやなぎだる『誹風柳多留』呉陵軒可有ほか・編　明和 2 年（1765）―天保 11 年（1840）刊 『誹風柳多留（一）―（三）』岩波書店（岩波文庫），1995 年。 164

はいろうでんせんよぼうろん『肺労伝染予防論』コルネット（ドイツ）原著，柴田承桂・訳述　明治 24 年（1891）刊　国立公文書館（内閣文庫）蔵本。 398

はくたくへん『泊宅編』方勺（宋代） 成立年不詳 『叢書集成　2856-2857』中華書局（北京），1991 年。 29, 30, 32, 33, 45, 455

はりききがき『針聞書』茨木二介（元行） 永禄 11 年（1568）成立　九州国立博物館蔵本。 325, 327,

329, 330, 338, 339, 341, 342, 346, 348, 349, 471

はるのわかくさ『春の若草』為永春水　天保年間（1830–43）刊か　『梅こよみ　春告鳥』（帝国文庫）博文館，1928 年。 144

ひいろん『脾胃論』李東垣（金代）　1249 年　江戸時代和刻版（無刊記）　架蔵。 128

ひぞうし『非蔵志』佐野安貞　宝暦 10 年（1760）刊　内藤記念くすり博物館蔵本。 131

びちゅうず『微虫図』土田英章　嘉永元年（1848）刊　西尾市岩瀬文庫蔵［『忘筆竊記』所収］。 86–88

ひでんえいせいろん・こうへん『秘伝衛生論　後編』本井子承　寛政 9 年（1797）序，天保 8 年（1837）刊　内藤記念くすり博物館蔵本。 101, 228, 229, 381, 382

ひとふたぐさ『一二草』振鷺亭　寛政 7 年（1795）刊　『江戸怪異綺想文芸大系 1　初期江戸読本怪談集』国書刊行会，2000 年。 464

ひとりたびごじゅうさんつぎ『独道中五十三駅』鶴屋南北　文政 10 年（1827）初演　『鶴屋南北全集　第十二巻』春陽堂，1927 年。 199

ひみつみょうちでんちょうほうき『秘密妙知伝重宝記』著者不詳　天保 8 年（1837）写　『重宝記資料集成　第十六巻　俗信・年暦 1』臨川書店，2006 年（影印版）。 246, 248

ひゃくしょうたまてばこ『百姓玉手箱』山東京山　天保 8 年（1837）刊　『江戸怪異綺想文芸体系 4　山東京山伝奇小説集』国書刊行会，2003 年。 196

ひゃっかぜんしょ・ようじょうへん『百科全書　養生編』錦織精之進・訳　明治 7 年（1874）刊　架蔵。 418, 419

びょうかすち『病家須知』平野重誠　天保 3 年（1832）刊　内藤記念くすり博物館蔵本［『病家須知　翻刻訳注篇　上・下』農山漁村文化協会，2006 年も参照した］。 202, 205

びょうめいいかい『病名彙解』蘆川桂洲　貞享 3 年（1686）刊　架蔵。 32, 45, 116, 210, 223, 226, 227, 308, 345, 346, 455

びょうめいえんかくこう『病名沿革攷』多紀元簡　刊年不詳　『呉氏医聖堂叢書』思文閣，1923 年（1970 年復刻版）。 33

びょうめいぞくかい『病名俗解』名古屋玄医　成立年不詳　写本　国立公文書館（内閣文庫）蔵本。 206, 207

びょうめいるいじゅ『病名類聚』大阪公立病院・編　明治 12 年（1879）刊　内藤記念くすり博物館蔵本。 399

びょうりかくろん『病理各論』満斯歇兒篤（オランダ）原著，佐藤方朔・訳　明治 11 年（1878）—同 13 年（1880）刊　国立公文書館（内閣文庫）蔵本。 390, 403

びょうろんぞくかいしゅう『病論俗解集』著者不詳　寛永 16 年（1639）刊　『病論病名集』文史哲出版社（台湾），1972 年（影印版）。 220

ひらかなせいすいき『ひらかな盛衰記』文耕堂ほか　元文 5 年（1740）初演　『日本古典文学大系　浄瑠璃集・上』岩波書店，1960 年。 159

ふうぞくほんちょうべつじょでん『風俗本朝別女伝』振鷺亭　寛政 10 年（1798）刊　『叢書江戸文庫　中本型読本集』国書刊行会，1988 年。 189

ふうりゅうきょくじゃみせん『風流曲三味線』江島其磧か　宝永 3 年（1706）刊　『八文字屋本全集　第一巻』汲古書院，1992 年。 244

ふきゅうるいほう『普救類方』林良適，丹羽正伯　享保 14 年（1729）刊　架蔵。 65, 66, 70, 174, 458

ふくおうじでん『福翁自伝』福沢諭吉　明治 32 年（1899）刊　『新日本古典文学大系　明治編 10　福沢諭吉集』岩波書店，2011 年。 238

ふくしゅうきだんしちりがはま『復讐奇談七里浜』一渓庵市井　文化 5 年（1808）刊　『叢書江戸文庫　中本型読本集』国書刊行会，1988 年。 158

ふくしょうきらん『腹証奇覧』稲葉文礼　享和元年（1801）刊　架蔵。 131

ふくでんほう『福田方』有林（有隣）　成立年不詳（15 世紀前半か）　明暦 3 年（1657）刊（『有林福田方』）　国立公文書館（内閣文庫）蔵本［『日本古典全集　有林福田方』（文明 2 年〈1470〉写本

の影印版）現代思潮社，1979 年も参照した］。 333, 463

ふさいほんじほう『普済本事方』許叔微（南宋代） 1132 年　享保 21 年（1736）和刻版　内藤記念くすり博物館蔵本。 123, 133, 320, 406, 462

ふしけいけんいくん『扶氏経験遺訓』緒方洪庵・訳　天保 13 年（1842）成立，安政 4 年（1857）刊　架蔵。238, 239, 386, 399, 457

ふじんたいぜんりょうほう『婦人大全良方』陳自明（南宋代） 1237 年 『中医婦科名著集成』華夏出版社（北京），1997 年。 406

ふたごすみだがわ『双生隅田川』近松門左衛門　享保 5 年（1720）初演 『新日本古典文学大系　近松浄瑠璃集　下』岩波書店，1993 年。 118, 120

ふっしせいりしょ『弗氏生理書』弗知遜（アメリカ）原著，坪井為春・小林義直・訳　明治 8 年（1875）刊　国立公文書館（内閣文庫）蔵本。 421

ぶつりしょうしき『物理小識』方以智（明代） 1664 年　明刊本（1664 年序） 内藤記念くすり博物館蔵本。 367, 368, 472

ふでのすさび『筆のすさび』菅茶山　成立年不詳，安政 4 年（1857）刊 『新日本古典文学大系　仁斎日礼・たはれ草・不尽言・無可有郷』岩波書店，2000 年。 458

ぶんしょうじょうのりそう「文章上の理想」巖本義治→じょがくざっし

べいおうかいらんじっき『米欧回覧実記』久米邦武　明治 11 年（1878）刊 『特命全権大使米欧回覧実記』岩波書店（岩波文庫），1977 年。 424

へきじゃず「辟邪図」『日本の絵巻七　餓鬼草紙　その他』中央公論社，1987 年。 266

へまむしにゅうどうむかしばなし『ヘマムシ入道昔話』山東京伝　文化 10 年（1813）刊 『新日本古典文学大系　草双紙集』岩波書店，1997 年。 120, 461

べんめい『弁名』荻生徂徠　享保 2 年（1717）成立か，元文 2 年（1737）刊 『日本思想大系　荻生徂徠』岩波書店，1973 年。 110

ほうぎざっし『方技雑誌』尾台榕堂　明治 4 年（1871）刊 『近世漢方治験選集　尾台榕堂』名著出版，1986 年（影印版）。 42, 456

ぼうしんほう『棒心方』中川子公　宝徳 3 年（1451）序，寛政 12 年（1800）刊　国立公文書館（内閣文庫）蔵本。 333, 463

ぼうてつどくご『耄耋独語』杉田玄白　文化 13 年（1816）成立 『日本の名著　杉田玄白　平賀源内　司馬江漢』中央公論社，1971 年。 175

ほうないふどき『封内風土記』田辺希文　安永元年（1772）成立 『封内風土記』宝文堂，1975 年。 254, 255

ほうぼくし『抱朴子』葛洪（東晋代） 317 年頃成立か 『叢書集成初編　561–569』中華書局（北京），1985 年。 295

ほくえつせっぷ『北越雪譜』鈴木牧之　天保 6 年（1835）—同 7 年（1836）刊　岩波書店（岩波文庫），1936 年。 76, 77

ほくそうさだん『北窓瑣談』橘南蹊　成立年不詳（江戸後期） 『杏林叢書　下巻』思文閣，1926 年（1971 年復刻版）。 229

ほしくまんだら『星供曼荼羅』作者不詳　南北朝期か　高野山大明王院蔵写本　吉武貢「高野山大明王院所蔵星供曼荼羅について」東京国立博物館『MUSEUM』484 号，1991 年。 310

ほっかくたまごのしかく『北廓鶏卵方』百一誌　寛政 6 年（1794）刊か［文化 3 年（1806）刊という説もある］ 『洒落本大成　第十六巻』中央公論社，1982 年。 161

ほねつぎりょうじちょうほうき『骨継療治重宝記』高志玄登　延享 3 年（1746）刊 『重宝記資料集成　第二十五巻　医方・薬方 3』臨川書店，2007 年（影印版）。 473

ほんじほう『本事方』→ふさいほんじほう『普済本事方』

ほんぞうこうもく『本草綱目』李時珍（明代） 1578 年　江戸時代和刻版（無刊記） 架蔵［『本草綱目　上・下冊』人民衛生出版社（北京），1990 年も参照した］。 27, 28, 70, 96, 99, 122–124, 126, 133, 225, 247, 313, 349

ほんぞうこうもくけいもう『本草綱目啓蒙』小野蘭山　享和2年（1802）—文化2年（1805）刊　国立公文書館（内閣文庫）蔵本。 98, 99
ほんぞうびよう『本草備要』汪昂（清代）　1694年　『（増訂）本草備要』（清刊本）　武田科学振興財団杏雨書屋蔵本［享保14年（1729）和刻版（『（増補）本草備要』）架蔵も参照した］。 369, 473
ほんちょういだん・にへん『本朝医談　二篇』奈須恒徳　文政12年（1830）刊　架蔵。 346
ほんちょうせじだんき『本朝世事談綺』菊岡沾凉　享保19年（1734）刊　『日本随筆大成　第二期第12巻』吉川弘文館，1974年。 181
ほんちょうにじゅうふこう『本朝二十不孝』井原西鶴　貞享3年（1686）刊　『新編　日本古典文学全集　井原西鶴集2』小学館，1996年。 260

［ま行］

まくらのそうし『枕草子』清少納言　成立年不詳　『新編　日本古典文学全集　枕草子』小学館，1974年。 48, 348
まじないちょうほうき『咒調法記』著者不詳　元禄12年（1699）刊　『重宝記資料集成　第十六巻　俗信・年暦1』臨川書店，2006年（影印版）。 248
まつとうめたけとりものがたり『松梅竹取物語』山東京伝・作，歌川国貞・画　文化6年（1809）刊　『山東京伝全集　第七巻　合巻2』ぺりかん社，1999年。 459, 460
まんあんぽう『万安方』梶原性全　正和4年（1315）成立か　写本　『万安方（全）』科学書院，1986年（影印版）。 215, 225, 321, 322, 333
まんざいじゅごうにっき『満済准后日記』満済　応永18年（1411）—永享7年（1435）記か　続群書類従完成会，1958年。 326–328
まんなんろく『蔓難録』柘植彰常（竜州）　享和2年（1802）刊　内藤記念くすり博物館蔵本［文化14年（1817）跋版］。 60, 383
まんびょうかいしゅん『万病回春』龔廷賢（明代）　1587年　万治3年（1660）和刻版　架蔵。 58, 70, 95, 122
まんびょうかいしゅん・びょういんしなん『万病回春　病因指南』岡本一抱　元禄8年（1695）刊　『病因指南』盛文堂，1983年（影印版）。 204, 207, 220
まんゆうざっき『漫遊雑記』永富独嘯庵　明和元年（1764）初刊，文化6年（1809）再訂刊　『医聖永富独嘯庵』農山漁村文化協会，1997年。 227
みせものざっし『見世物雑志』小寺玉晁　文政元年（1818）—天保13年（1842）記　『名古屋叢書　第十七巻　風俗芸能編（二）』名古屋市教育委員会，1962年。 77
みゃくろんくけつ『脈論口訣』（『新鐫増補脈論口訣』）著者不詳（伝・曲直瀬道三）　成立年不詳，天和3年（1683）刊　『新鐫増補脈論口訣』経絡治療学会，1982年（影印版）。 108
みょうやくひほうしゅう『妙薬秘方集』著者不詳　明暦3年（1657）刊　武田科学振興財団杏雨書屋蔵本。 346
むかしがたりさんしょうだいふ『昔談柄三荘太夫』河竹新七ほか　嘉永5年（1852）初演　『時代狂言傑作集　第六巻』春陽堂，1926年。 140, 145
むかしばなし『むかしばなし』只野真葛　文化9年（1812）成立　『叢書江戸文庫　只野真葛集』国書刊行会，1994年。 121
むしかがみ『虫鑑』高玄竜　文化6年（1809）刊　京都大学附属図書館（富士川文庫）蔵本。 26, 33, 79–83, 86, 241, 242, 380, 381, 383, 384
めいあん『明暗』夏目漱石　大正6年（1917）刊　『漱石全集　第七巻』岩波書店，1966年。 439, 440
めいいざっちょ『明医雑著』王綸（明代）　1502年　江戸前期和刻版（無刊記）　架蔵。 128
めいいるいあん『名医類案』江瓘・江応宿（明代）　1549年　江戸時代和刻版（無刊記）　架蔵。 27, 28, 69, 133
めいぼくせんだいはぎ『伽羅先代萩』松貫四ほか　天明5年（1785）初演　『日本古典文学大系　浄

瑠璃集・下』岩波書店，1959 年。 166
めいろくざっし『明六雑誌』明治 7 年（1874）刊 『明六雑誌　上』岩波書店（岩波文庫），1999 年。 425
ももちどりなるとのしらなみ『百千鳥鳴門白浪』近松徳三　寛政 9 年（1797）初演 『日本戯曲全集　第九巻　寛政期世話狂言篇』春陽堂，1928 年。 16
ももんがこんかいだん『模文画今怪談』（『怪談四更鐘』）唐来参和　天明 8 年（1788）刊 『百鬼繚乱―江戸怪談・妖怪絵本集成―』国書刊行会，2002 年。 120
もん『門』夏目漱石　明治 43 年（1910）刊 『漱石全集　第四巻』岩波書店，1966 年。 437, 439
もんづくしごにんおとこ『紋尽五人男』松井幸三ほか　文政 8 年（1825）初演 『鶴屋南北全集　第十巻』三一書房，1973 年。 162
もんぶしょうざっし『文部省雑誌』第 4 号　明治 7 年（1874）刊　国立公文書館（内閣文庫）蔵本。 402

［や行］

やくしゅかくれな『薬種隠名』田代三喜　成立年不詳［弘治 2 年（1556）編の『三帰廻翁医書』に所収］『近世漢方医学書集成　田代三喜』名著出版，1979 年（影印版）。 336
やすとみき『康富記』中原康富　応永 15 年（1408）―康正元年（1455）記 『増補史料大成　康富記』臨川書店，1965 年。 326
やまいのそうし『病草紙』春日光長・絵，寂連・詩書　12 世紀半ば過ぎの成立か 『日本の絵巻　7　飢餓草紙　地獄草紙　病草紙　九相詩絵巻』中央公論社，1987 年。 193
やましろのくにちくしょうづか『山城の国畜生塚』近松半二ほか　宝暦 13 年（1763）初演 『叢書江戸文庫　近松半二浄瑠璃集　一』国書刊行会，1987 年。 184
やまとほんぞう『大和本草』貝原益軒　宝永 6 年（1709）刊［「付録・諸品図」は正徳 5 年（1715）刊］『大和本草　第一～第二冊』有明書房，1975 年。 378
ゆうそういわ『遊相医話』森立之（枳園）　文久 4 年（1864）刊 『杏林叢書　下巻』思文閣，1926 年（1971 年復刻版）。 462
ゆうようざっそ『酉陽雑俎』段成式（唐代）　成立年不詳 『叢書集成　276，277　酉陽雑俎』中華書局（北京），1985 年。 29
ゆらせんげんつきのみなと『由良千軒蟾兎湊』壕越二三次ほか　宝暦 4 年（1754）初演 『歌舞伎台帳集成　第九巻』勉誠社，1986 年。 198
ようかしゃくめい『幼科釈謎』沈金鰲（清代）　1773 年 『歴代中医名著文庫　中医児科名著集成』華夏出版社（北京），1997 年。 214
ようかしょうちじゅんじょう『幼科証治準縄』王肯堂（明代）　1602-08 年　寛文 13 年（1673）和刻版　架蔵。 216, 220
ようかせっちゅう『幼科折衷』秦昌遇（明代）　17 世紀中頃成立　享保 11 年（1726）和刻版（『（新刻）幼科折衷』）国立公文書館（内閣文庫）蔵本。 217, 218
ようかひゃっこうぜんしょ『幼科百效全書』龔居中（明代）　成立年不詳　元禄 9 年（1696）和刻版（『（新刻）幼科百效全書』）国立公文書館（内閣文庫）蔵本。 217, 219
ようかんびょうめいいちらん『洋漢病名一覧』栗原順庵　明治 11 年（1878）刊　架蔵。 393, 404
ようじょうくん『養生訓』貝原益軒　正徳 3 年（1713）刊　架蔵［文化 4 年（1807）刊版］。 128, 129, 233, 460, 462
ようじょうしちふか『養生七不可』杉田玄白　享和元年（1801）成立（無刊記）　内藤記念くすり博物館蔵本。 359
ようじょうたいいしょう『養生大意抄』多紀元悳　天明 8 年（1788）序　写本（江戸時代浄書本）国立公文書館（内閣文庫）蔵本。 462
ようじょうべん・こうへん『養生弁　後編』水野義尚　嘉永 4 年（1851）刊　架蔵。 109
ようようしんしょ『幼幼新書』劉昉（宋代）　1132 年　文政 4 年（1821）和刻版　国立公文書館（内

閣文庫）蔵本。 214, 215, 218
よしだむしのしょ『吉田虫之書』著者不詳　成立年不詳（江戸前期か）　京都大学附属図書館（富士川文庫）蔵本。 349
よしつねせんぼんざくら『義経千本桜』並木宗輔ほか　延享4年（1747）初演　『新日本古典文学大系　竹田出雲・並木宗輔　浄瑠璃集』岩波書店，1991年。 144
よものあか『四方のあか』 大田南畝　天明7年（1787）刊か　『新日本古典文学大系　狂歌才蔵集　四方のあか』岩波書店，1993年。 250
よろずのふみほうぐ『万の文反古』井原西鶴　元禄9年（1696）刊　『新編　日本古典文学全集　井原西鶴集4』小学館，2000年。 14

［ら行］

らいき『礼記』著者不詳　成立年不詳　『国訳漢文大成　経子部第四巻　礼記』国民文庫刊行会，1921年。 110
らんがくかいてい『蘭学階梯』大槻玄沢　天明8年（1788）刊　『日本思想大系　洋学・上』岩波書店，1976年。 73
らんけんいだん『蘭軒医談』伊沢蘭軒　成立年不詳，安政3年（1856）刊　『杏林叢書　下巻』思文閣，1926年（1971年復刻版）。 116
らんりょうほう『蘭療方』広川獬　享和4年（1804）刊　京都大学付属図書館（富士川文庫）蔵本［『江戸科学古典叢書　蘭療方・蘭療薬解』恒和出版，1980年（影印版）所収の『蘭療方』も参照した］。 175, 188, 226
りこんき『離魂記』陳元祐（唐代）　成立年不詳　『百部叢書集成　離魂記』藝文印書館（台北），1968年。 120
りょうじさだん・こうへん『療治茶談　後編』津田（田村）玄仙　天明元年（1781）刊　架蔵。 56–58
りょこうしゅうわ『旅行集話』水月堂　寛政12年（1801）刊　『国立国会図書館所蔵読本集』（DVD）　フジミ書房（影印版），2009年。 117, 118
りんしょうしなんいあん『臨証指南医案』葉桂（清代）　1764年　清・乾隆33年（1768）刊本　国立公文書館（内閣文庫）蔵本［『歴代中医名著文庫　医案医話医論名著集成』華夏出版社（北京），1997年所収の『臨証指南医案』も参照した］。 217
るいけい『類経』張介賓（明代）　1624年　江戸時代和刻版（刊年不詳）　架蔵［『四庫医学叢書　類経』上海古籍出版社（上海），1991年も参照した］。 379
るいしょうべんいぜんくしゅう『類証弁異全九集』月湖・原著，曲直瀬道三・増補改訂　天文13年（1544）成立，元和年間（1615–24）刊　内藤記念くすり博物館蔵本［元禄12年（1699）刊本］。 132, 133, 224, 337
れいすう『霊枢』→こうていだいけい・れいすう『黄帝内経　霊枢』
れっこくかいだんききがきぞうし『列国怪談聞書帖』十返舎一九　享和2年（1802）刊　『叢書江戸文庫　十返舎一九集』国書刊行会，1997年。 193
れっし『列子』列子　成立年不詳　『新釈漢文大系　列子』明治書院，1967年。 74
ろうさいひろく『癆瘵秘録』馮兆張（清代）　成立年不詳　享保15年（1730）和刻版（『（馮氏錦嚢）癆瘵秘録』）　国立公文書館（内閣文庫）蔵本。 223
ろくあみだもうで『六あみだ詣』十返舎一九　文化8年（1811）―同10年（1813）刊　『十返舎一九集・1　六あみだ詣』古典文庫，1981年。 104, 244

［わ行］

わがころも『我衣』加藤曳尾庵（玄亀）　文政8年（1825）成立　『日本庶民生活史料集成　第十五巻　都市風俗』三一書房，1971年。 250
わがはいはねこである『我輩は猫である』夏目漱石　明治38年（1905）―同39年（1906）刊　『漱

石全集　第一巻』岩波書店，1965年。 461
わかんさんさいずえ『和漢三才図会』寺島良安　正徳3年（1713）序　『和漢三才図会　上・下』東京美術，1970年（影印版）。 13, 14, 96, 98, 99, 108, 225, 249, 378, 384
わきょうがん『和胸丸』（引札）作者不詳　制作年不詳（明治初年）　内藤記念くすり博物館蔵。 165
わけきしょう『和気記抄』半井明親　成立年不詳　写本　『近世漢方治験選集　半井慶友　曲直瀬道三』名著出版，1985年。 337
わごうじん『和合人』滝亭鯉丈・為永春水　文政6年（1823）―弘化2年（1845）刊　『花暦八笑人　滑稽和合人　妙竹林話七偏人』有朋堂文庫，1926年。 140
わごくしゅう『和極集』田代三喜　大永5年（1525）成立［弘治2年（1556）編の『三帰廻翁医書』に所収］『近世漢方医学書集成　田代三喜』名著出版，1979年（影印版）。 334-336, 340, 341, 463
わだかっせんおんなまいづる『和田合戦女舞鶴』並木宗輔　享保21年（1736）初演　『叢書江戸文庫　豊竹座浄瑠璃集　二』国書刊行会，1990年。 198